U0377157

Visual Guide to Neonatal Cardiology

新生儿心脏病学
视图解析

主　编　〔美〕Ernerio T. Alboliras
　　　　〔卡塔〕Ziyad M. Hijazi
　　　　〔美〕Leo Lopez
　　　　〔美〕Donald J. Hagler
主　译　孙国成　李　军
副主译　朱　霆　高　宏　范珊红

世界图书出版公司
西安　北京　上海　广州

图书在版编目（CIP）数据

新生儿心脏病学：视图解析 /（美）欧内里奥·T.阿尔波利拉斯（Ernerio T. Alboliras）等主编；孙国成，李军主译 . —西安：世界图书出版西安有限公司，2021.11

书名原文：Visual Guide to Neonatal Cardiology

ISBN 978-7-5192-8166-3

Ⅰ.①新… Ⅱ.①欧… ②孙… ③李… Ⅲ.①新生儿疾病—心脏病学 Ⅳ.① R725.4

中国版本图书馆 CIP 数据核字（2021）第 166506 号

书　　名	新生儿心脏病学：视图解析 XINSHENG'ER XINZANGBING XUE：SHITU JIEXI
原　　著	〔美〕Ernerio T. Alboliras　　〔卡塔〕Ziyad M. Hijazi 〔美〕Leo Lopez　　〔美〕Donald J. Hagler
主　　译	孙国成　李　军
责任编辑	马元怡　胡玉平　杨　菲　杨　莉
装帧设计	新纪元文化传播
出版发行	**世界图书出版西安有限公司**
地　　址	西安市高新区锦业路 1 号都市之门 C 座
邮　　编	710065
电　　话	029-87214941　029-87233647（市场营销部） 029-87234767（总编室）
网　　址	http://www.wpcxa.com
邮　　箱	xast@wpcxa.com
经　　销	新华书店
印　　刷	陕西金和印务有限公司
开　　本	889mm×1194mm　　1/16
印　　张	30.75
字　　数	490 千字
版　　次	2021 年 11 月第 1 版　2021 年 11 月第 1 次印刷
版权登记	25-2018-175
国际书号	ISBN 978-7-5192-8166-3
定　　价	428.00 元

医学投稿　xastyx@163.com　‖　029-87279745　029-87279675

☆如有印装错误，请寄回本公司更换☆

致　谢

　　谨以此书献给我们的爱人、家人、同事、过去和现在的受训者、超声学专家和朋友们。我们也要感谢本书的作者们，他们是一支杰出的国际合作团队，感谢他们为帮助读者理解复杂的新生儿心脏病所做出的非凡学术贡献。

译者名单 ▌▌ TRANSLATORS

主　译　孙国成　李　军

副主译　朱　霆　高　宏　范珊红

译　者　（按姓氏笔画排序）

王　云　空军军医大学西京医院

王　峥　空军军医大学西京医院

王　音　空军军医大学西京医院

朱　霆　空军军医大学西京医院

朱永胜　南方医科大学深圳医院

朱海龙　空军军医大学西京医院

孙国成　空军军医大学西京医院

孙乐琪　加拿大多伦多大学

李　军　空军军医大学西京医院

杨文娟　空军军医大学西京医院

张建芳　空军军医大学西京医院

范珊红　空军军医大学唐都医院

郑建民　空军军医大学西京医院

郑敏娟　空军军医大学西京医院

赵敏俐　英国牛津大学圣·凯瑟琳学院

郝跃文　空军军医大学西京医院

顾春虎　空军军医大学西京医院

徐　鹏　空军军医大学西京医院

高　宏　西北妇女儿童医院

高巍伦　空军军医大学西京医院

唐　兴　空军军医大学西京医院

彭岚刚　空军军医大学西京医院

韩跃虎　空军军医大学西京医院

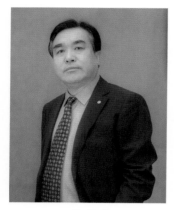

孙国成

主任医师，教授。空军军医大学西京医院心血管外科。

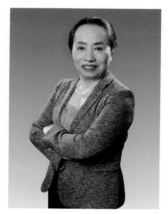

李 军

主任医师。空军军医大学西京医院超声医学科。

Ra-Id Abdulla, MD
Professor
Department of Pediatrics
Chief, Section of Pediatric Cardiology
Rush University Medical Center
Chicago, IL, USA

Michael J. Ackerman, MD, PhD
Professor in Medicine, Pediatrics, and Pharmacology
Windland Smith Rice Sudden Death Genomics
Laboratory
Mayo Clinic
Rochester MN, USA

Hitesh Agrawal, MD
Fellow in Pediatric Cardiology
Texas Children's Hospital
Houston, TX, USA

Ernerio T. Alboliras, MD
Medical Director
Genus Heart Center
Scottsdale, AZ, USA

Zahid Amin, MD
Professor and Chief
Division of Pediatric Cardiology
Children's Hospital of Georgia
Augusta University
Augusta, GA, USA

Robert H. Anderson, MD
Honorary Visiting Professor
Institute of Genetic Medicine
Newcastle University;
Division of Biomedical Sciences
St George's, University of London
London, UK

Enrique Oliver Aregullin, MD
Pediatric Cardiologist
Helen DeVos Children's Hospital (Congenital Heart
Center CVTS)
Grand Rapids, MI, USA

Sawsan Awad, MD
Associate Professor

Section of Pediatric Cardiology
Rush University Medical Center
Chicago, IL, USA

Carl L. Backer, MD
Division of Cardiovascular-Thoracic Surgery
Ann & Robert H. Lurie Children's Hospital of Chicago;
Department of Surgery
Northwestern University Feinberg School of Medicine
Chicago, IL, USA

Sowmya Balasubramanian, MD, MSc
Clinical Assistant Professor
Division of Cardiology
Department of Pediatrics
Stanford Medical School
Stanford, CA, USA

Piers C.A. Barker, MD
Professor of Pediatrics and Obstetrics
and Gynecology
Division of Pediatric Cardiology
Duke University Medical Center
Durham, NC, USA

Sergio Bartakian, MD
Assistant Professor of Pediatrics;
Director of Pediatric and Congenital Cardiac
Catheterization Laboratory
Division of Pediatric Cardiology
University of Texas at San Antonio
San Antonio, TX, USA

Aaron Bell, MD
Department of Paediatric Cardiology
Evelina Children's Hospital
London, UK

Hannah Bellsham-Revell, MD
Department of Paediatric Cardiology
Evelina Children's Hospital
London, UK

Darren P. Berman, MD
Co-Director of Cardiac Catheterization and
Interventional Therapy
Division of Cardiology

Nationwide Children's Hospital
Columbus, OH, USA

Rebecca S. Beroukhim, MD
Director of Pediatric Echocardiography and Fetal
Cardiology
Massachusetts General Hospital for Children
Boston, MA, USA

Deepti Bhat, MD
Pediatric Cardiologist
Cardon Children's Hospital
Mesa, AZ, USA

John W. Bokowski, PhD
Instructor, Section of Pediatric Cardiology
Rush Center for Congenital and Structural Heart Disease
Chicago, IL, USA

William L. Border, MBChB
Director of Noninvasive Cardiac Imaging
Children's Healthcare of Atlanta Sibley Heart Center;
Associate Professor of Pediatrics
Emory University School of Medicine
Atlanta, GA, USA

J. Martijn Bos, MD, PhD
Assistant Professor in Pediatrics
Windland Smith Rice Sudden Death Genomics
Laboratory
Mayo Clinic
Rochester, MN, USA

Jessica Bowman, MD
Pediatric Cardiologist
Nationwide Children's Hospital
Columbus, OH, USA

David W. Brown, MD
Pediatric Cardiologist, Director of Clinical Training
Program
Department of Cardiology
Boston Children's Hospital;
Associate Professor of Pediatrics
Harvard Medical School
Boston,MA, USA

Nigel A. Brown, MD
Professor
Division of Biomedical Sciences
St George's, University of London
London, UK

Sujatha Budde, MD, MS
Pediatric Cardiologist
Seattle Children's Hospital;

Assistant Professor
Department of Pediatrics
University of Washington School of Medicine
Seattle, WA, USA

Harold M. Burkhart, MD
Professor of Surgery and Chief
Division of Cardiovascular and Thoracic Surgery
University Health Sciences Center
Oklahoma City, OK, USA

Allison K. Cabalka, MD
Professor of Pediatrics
Division of Pediatric Cardiology
Mayo Clinic
Rochester, MN, USA

Bryan Cannon, MD
Associate Professor of Pediatrics;
Director, Pediatric Arrhythmia and Pacing Service
Mayo Clinic
Rochester, MN, USA

Qi–Ling Cao, MD
Medical Director, Echo and Research Laboratory
Sidra Cardiovascular Center of Excellence
Sidra Medical and Research Center
Doha, Qatar

Frank Cetta, MD
Professor of Medicine and Pediatrics
Division of Pediatric Cardiology
Mayo Clinic
Rochester, MN, USA

Sarah Chambers Gurson, MD
Pediatric Cardiology Associates PC
Fairfax, VA, USA

Grace Choi, MD
Ann & Robert H. Lurie Children's Hospital of Chicago
Northwestern University Feinberg School of Medicine
Chicago, IL, USA

Nadine Choueiter, MD
Assistant Professor in Pediatrics
Albert Einstein College of Medicine;
Director of Non-Invasive Imaging
Children's Hospital at Montefiore
Bronx, NY, USA

Meryl S. Cohen, MD
Attending Cardiologist, Professor of Pediatrics
Perelman School of Medicine at the University of
Pennsylvania;
Director, Cardiology Fellowship Training Program

The Children's Hospital of Philadelphia
Philadelphia, PA, USA

Timothy M. Cordes, MD
Director of Pediatric Echocardiography Laboratory;
Associate Professor of Pediatrics
Riley Children's Hospital,
Indiana University School of Medicine
Indianapolis, IN, USA

Clifford L. Cua, MD
Pediatric Cardiologist
Nationwide Children's Hospital
Columbus, OH, USA

Barbara J. Deal, MD
Division Head, Cardiology
Ann & Robert H. Lurie Children's Hospital;
Getz Professor of Cardiology
Northwestern University Feinberg School of Medicine
Chicago, IL, USA

Joseph A. Dearani, MD
Professor of Surgery
Division of Cardiovascular Surgery
Mayo Clinic
Rochester, MN, USA

Karim A. Diab, MD
Associate Professor
Director of Echocardiography Laboratory
Rush Center for Congenital Heart Disease
Chicago, IL, USA

Adam L. Dorfman, MD
Professor of Pediatrics
Division of Pediatric Cardiology
University of Michigan Congenital Heart Center
C.S. Mott Children's Hospital
Ann Arbor, MI, USA

Howaida El-Said, MD, PhD
Director of the Cardiac Catheterization Laboratory
Rady Children's Hospital, San Diego;
Clinical Professor of Pediatrics at UC San Diego
San Diego, CA, USA

Osama Eltayeb, MD
Assistant Professor of Surgery
Department of Surgery, Northwestern University
Feinberg School of Medicine;
Division of Cardiovascular-Thoracic Surgery
Ann & Robert H. Lurie Children's Hospital of Chicago
Chicago, IL, USA

Lowell Frank, MD
Attending Cardiologist and Director of Cardiology

Fellowship Training Program
Children's National Medical Center;
Assistant Professor of Pediatrics
George Washington University School of Medicine
Washington, DC, USA

Mark K. Friedberg, MD
Assistant Professor, Department of Pediatrics
University of Toronto;
Co-Director Echo Research Laboratory
Division of Pediatric Cardiology
The Labatt Family Heart Center
Hospital for Sick Children
Toronto, Canada

Miwa K. Geiger, MD
Assistant Professor, Pediatrics
Division of Pediatric Cardiology;
Director, Fetal Heart Program
Mount Sinai Hospital
NY, USA

Salwa Gendi, MD
Assistant Professor of Pediatrics
University of Mississippi Medical Center
Jackson, MS, USA

Tal Geva, MD
Cardiologist-in-Chief
Department of Cardiology
Boston Children's Hospital;
Professor of Pediatrics
Harvard Medical School
Boston, MA, USA

Donald J. Hagler, MD
Professor of Pediatrics and Medicine
Division of Pediatric Cardiology
Mayo Clinic
Rochester, MN, USA

Denise A. Hayes, MD
Assistant Professor
Hofstra Northwell School of Medicine;
Pediatric Cardiologist
Cohen Children's Medical Center
Queens, NY, USA

Camden L. Hebson, MD
Assistant Professor of Medicine
Division of Cardiology
Department of Medicine
Emory University School of Medicine
Atlanta, GA, USA

Ziyad M. Hijazi, MD, MPH
Acting Chief Medical Officer-Chair of the Department

of Pediatrics & Director
Sidra Cardiovascular Center of Excellence
Doha, Qatar

Ralf J. Holzer, MD
Chief, Division of Pediatric Cardiology
New York-Presbyterian/Weill Cornell Medical Center;
Director of Pediatric Cardiac Catheterization
The Komansky Children's Hospital
New York, NY, USA

Lisa Hornberger, MD
Professor of Pediatrics and Obstetrics and Gynecology
University of Alberta;
Director of Fetal and Neonatal Cardiology Program,
Section Head of Pediatric Echocardiography
Stollery Children's Hospital
Edmonton, Alberta, Canada

James C. Huhta, MD
Pediatric Cardiology Associates
St. Petersburg, FL, USA;
Professor of Pediatrics, Adjunct Professor
Institute of Clinical Medicine
University of Tromso, Norway

Darren Hutchinson, MBBS
Paediatric and Fetal Cardiologist
Department of Cardiology
Royal Children's Hospital Melbourne
Victoria, Australia

Amish Jain, MD
Division of Neonatology
Department of Pediatrics
Mount Sinai Hospital;
Department of Pediatrics
University of Toronto
Toronto, Canada

Jonathan N. Johnson, MD
Assistant Professor of Pediatrics
Division of Pediatric Cardiology
Mayo Clinic
Rochester, MN, USA

Supaluck Kanjanauthai, MD
Advocate Heart Institute for Children
Department of Pediatric Cardiology
Advocate Children's Hospital
Oak Lawn Campus
Oak Lawn,IL,USA

Deepak Kaura, MD
Executive Chair
Foundation Medical Services

Sidra Medical and Research Center
Doha, Qatar

Damien Kenny, MB, MD
Pediatric Cardiologist
Our Lady's Children's Hospital
Crumlin, Dublin, Ireland

H. Helen Ko, BS
Technical Director/Operations Manager of Pediatric Echocardiography
Division of Pediatric Cardiology
Mount Sinai Medical Center
New York, NY, USA

Peter Koenig, MD
Ann & Robert H. Lurie Children's Hospital of Chicago
Northwestern University Feinberg School of Medicine
Chicago, IL, USA

Wyman W. Lai, MD, MPH
Medical Director, Echocardiography and Co-Medical Director
Heart Institute, Children's Hospital of Orange County
Orange, CA, USA

Leo Lopez, MD
Director of Cardiac Non-Invasive Imaging
Nicklaus Children's Hospital;
Clinical Professor of Pediatrics
Herbert Wertheim College of Medicine
Florida International University
Miami, FL, USA

Irene D. Lytrivi, MD
Associate Professor of Pediatrics
Division of Pediatric Cardiology
Mount Sinai Medical Center
New York, NY, USA

Kiran K. Mallula, MD
Assistant Professor of Clinical Pediatrics
Division of Cardiology
Louisiana State University School of Medicine;
Interventional Cardiologist
Children's Hospital of New Orleans
New Orleans, LA, USA

Samer Masri, MD
Pediatric Cardiologist
American University of Beirut
Beirut, Lebanon

Marie McDonald, MD
Professor of Pediatrics
Division of Medical Genetics

Department of Pediatrics
Duke University Medical Center
Durham, NC, USA

Timothy J. Mohun, PhD
Developmental Biology Division
he Francis Crick Institute Mill Hill Laboratory
London, UK

Michael C. Mongé, MD
Division of Cardiovascular-Thoracic Surgery
Ann & Robert H. Lurie Children's Hospital of Chicago
Department of Surgery
Northwestern University Feinberg School of Medicine
Chicago, IL, USA

Anita J. Moon-Grady, MD
Professor, Clinical Pediatrics;
Director, Fetal Cardiovascular Program
University of California at San Francisco
San Francisco, CA, USA

Gareth J. Morgan, MD
Pediatric Cardiologist
Children's Hospital of Colorado;
Associate Professor of Pediatrics
University of Colorado School of Medicine
Aurora, CO, USA

Shaine A. Morris, MD, MPH
Pediatric Cardiology and Cardiac Non-Invasive Imaging
Texas Children's Hospital;
Assistant Professsor of Pediatrics-Cardiology
Baylor College of Medicine
Houston, TX, USA

Brieann Muller, MD
Assistant Professor of Pediatrics
Section of Pediatric Cardiology
Rush University Medical Center
Chicago, IL, USA

John J. Nigro, MD
Chief of Cardiac Surgery
Rady Children's Hospital;
Director, Rady Children's Heart Institute
Rady Children's Hospital-San Diego
San Diego, CA, USA

Patrick W. O'Leary, MD
Consultant, Division of Pediatric Cardiology;
Professor of Pediatrics, College of Medicine
Mayo Clinic
Rochester, MN, USA

Neil D. Patel, MD
Fellow in Pediatric Cardiology
Children's Hospital of Los Angeles
Los Angeles, CA, USA

Andrada R. Popescu, MD
Division of Cardiovascular-Thoracic Surgery
Ann & Robert H. Lurie Children's Hospital of Chicago;
Assistant Professor of Radiology
Department of Surgery
Northwestern University Feinberg School of Medicine
Chicago, IL, USA

Stephen Pophal, MD
Division of Cardiology
Phoenix Children's Hospital
Phoenix, AZ, USA

Rajesh Punn, MD
Clinical Assistant Professor
Division of Pediatric Cardiology
Department of Pediatrics
Stanford Medical School
Stanford, CA, USA

Robert Puntel, MD
Division of Cardiology
Phoenix Children's Hospital
Phoenix, AZ, USA

Michael D. Quartermain, MD
Division of Cardiology
The Children's Hospital of Philadelphia and Perelman
School of Medicine
University of Pennsylvania
Philadelphia, PA, USA

Muhammad Yasir Qureshi, MBBS
Division of Pediatric Cardiology
Mayo Clinic
Rochester, MN, USA

Shakeel A. Qureshi, MD
Professor and Consultant Paediatric Cardiologist
Evelina London Children's Hospital
London, UK

Randy Richardson, MD
Department of Radiology
St. Joseph's Hospital and Medical Center
Creighton University School of Medicine
Phoenix, AZ, USA

Anthony F. Rossi, MD
Director of Cardiac Critical Care
The Heart Program
Nicklaus Children's Hospital
Miami, FL, USA

Hyde M. Russell, MD
Department of Surgery
Northwestern University Feinberg School of Medicine
Division of Cardiovascular-Thoracic Surgery

Ann & Robert H. Lurie Children's Hospital of Chicago
Chicago, IL, USA

Justin Ryan, PhD
Division of Cardiology
Phoenix Children's Hospital
Phoenix, AZ, USA

Sameh M. Said, MD
Instructor of Surgery
Division of Cardiovascular Surgery
Mayo Clinic
Rochester, MN, USA

Vikas Sharma, MBBS
Assistant Professor of Surgery, Thoracic and Cardiac
Surgery
University of Utah Health Care-Hospital and Clinics
Salt Lake City, UT, USA

Gregory J. Schears, MD
Professor of Anesthesiology
Mayo Clinic
Rochester, MN, USA

Ira Shetty, MD
Department of Pediatric Cardiology
Advocate Heart Institute for Children
Advocate Children's Hospital
Oak Lawn Campus
Oak Lawn, IL, USA

Timothy C. Slesnick, MD
Director of Pediatric Cardiac Magnetic Resonance
Imaging;
Pediatric Cardiologist, Sibley Heart Center
Children's Healthcare of Atlanta;
Associate Professor of Pediatrics
Emory University
Atlanta, GA, USA

Shubhika Srivastava, MBBS
Professor of Pediatrics;
Director of Echocardiography Laboratory
Division of Pediatric Cardiology
Mount Sinai Medical Center
New York, NY, USA

Nicole Sutton, MD
Assistant Professor of Pediatrics
Albert Einsein College of Medicine;
Pediatric Cardiologist
Children's Hospital at Montefiore
Bronx, NY, USA

Nathaniel W. Taggart, MD
Assistant Professor of Pediatrics
Division of Pediatric Cardiology

Mayo Clinic
Rochester, MN, USA

Gregory H. Tatum, MD
Associate Professor of Pediatrics
Division of Pediatric Cardiology
Duke University Medical Center
Durham, NC, USA

Darshit Thakrar, MD
Assistant Professor of Radiology
University of Pittsburgh
Pittsburgh, PA, USA

Sabrina Tsao, MBBS
Director, Electrophysiology
Division of Cardiology
Ann & Robert H. Lurie Children's Hospital;
Assistant Professor of Pediatrics (Cardiology)
Feinberg School of Medicine
Northwestern University Feinberg School of Medicine
Chicago, IL, USA

Gregory Webster, MD, MPH
Director, Electrocardiogram Laboratory, Cardiology
Ann & Robert H. Lurie Children's Hospital;
Assistant Professor of Pediatrics
Northwestern University Feinberg School of Medicine
Chicago, IL, USA

Stephanie Burns Wechsler, MD
Associate Professor of Pediatrics
Divisions of Pediatric Cardiology and Medical Genetic
Duke University Medical Center
Durham, NC, USA

Mark Wylam, MD
Associate Professor of Pediatrics and Medicine
Division of Pediatric Pulmonology and Critical Care
Medicine
Department of Pediatric and Adolescent Medicine
Mayo Clinic
Rochester, MN, USA

Evan M. Zahn, MD
Director
Congenital Heart Program and Division of Pediatric
Cardiology
Cedars-Sinai Medical Center
Los Angeles, CA, USA

Mark V. Zilberman, MD
Director, Pediatric Echocardiology and Fetal Cardiolog
Pediatric Cardiologist, Boston Floating Children's
Hospital;
Associate Professor of Pediatrics
Tufts University School of Medicine
Boston,MA, USA

本书译自 Ernerio T. Alboliras、Ziyad M. Hijazi、Leo Lopez 及 Donald J. Hagler 等共同主编的 *Visual Guide to Neonatal Cardiology*，该书由 103 位小儿心脏病专家、心脏外科医生、病理学专家、超声影像医生、相关护理专家及工程科学家撰写而成。

全书共分七部分 71 章，集新生儿先天性心脏病理论之概要、详尽诊断之方法与严谨治疗之原则于一体，全面、清晰、简洁地讨论了新生儿心脏病所涉及的各个领域，不仅有翔实的文字描述，还有大量相关数据、曲线图、实物照片、标本图、示意图及表格等，直观的解读使读者更容易理解相应的主题内容。期望它成为婴幼儿心血管及众多相关专业的重要基础书籍。

本着充分尊重原著的原则，在翻译过程中，对原作者的理念及描述方式未做变动，对类似于同病异名、异病同名以及可能有悖于目前国内同行认同的理论均未做改动，留待大家思考。婴幼儿心血管外科的进步，本来就是在谦逊的学习中传承，不断的探索中创新，反复的实践中完善，不懈的努力中提高。

感谢所有参译者的努力及辛勤付出，感谢陆军军医大学李泽桂教授对本书第 1 章的审核，使本书得以顺利出版发行。

由李军主任医师和孙国成教授主译、即将编译出版的另一本专著《胎儿心脏病学》可视为其姊妹篇，与本书相得益彰，相信对促进胎儿、新生儿及婴幼儿心脏病综合诊疗的发展会有所裨益。

最后还是要强调，由于专业水平有限，对原著的理解及表述一定有不当之处，敬请各位同道不吝赐教！

真诚希望本译著能对国内同道有所启发与帮助。

孙国成　李　军

前 言 ∎∎ FOREWORD

大多数心脏缺陷在新生儿期即有表现。由于心血管疾患的独特性和此年龄段心脏缺陷谱的复杂性，需要有一本实用的教学媒介。本书是103位儿科心脏病专家、心脏外科医生、病理学专家、影像科医生、超声医师、科学家和新生儿心脏病护理专家共同努力的结晶。

本书全面、清晰、简洁地讨论了新生儿心脏病的各个方面。每部分都极具价值，不仅有丰富翔实的文字，还有大量的数据、曲线图、实物照片、图像、实体标本图、示意图和表格。使用这些直观图表可使读者更容易理解相应的主题。本书许多章节中，书面文本同时附加插图、患儿照片、X线片、心电图、超声图像、血管造影图像、CT片、MRI、病理标本图片和其他相关的辅助资料。

全书共71章，分为七大部分。第一部分产前和围生期问题，包括胚胎心脏发生和胚胎病变的机制及新论点，以及有关胎儿心脏及其在新生儿心脏学中的表现。第二部分新生儿一般问题，包括流行病学、过渡期循环、对疑似有心脏病的新生儿进行病史采集和体格检查的方法，以及关于常见表现——发绀、呼吸窘迫、灌注不足和畸形——的讨论。第三部分诊断方法，共有7章，讨论了准确和全面诊断新生儿心脏病的各种方式。第四部分特殊形态学异常，共41章，通过大量数据和表格，进行广泛深入讨论，使读者易于理解各种心脏缺陷。第五部分新生儿心律失常，分4章论述新生儿心律失常及其表现、评估和处理。第六部分，新生儿心脏的特殊问题，包括有结合大量直观图像所体现的重要主题，涉及球囊房间隔造口术、介入治疗手术、杂交手术、新生儿心脏外科手术、体外膜肺氧合、心室辅助装置、心脏移植及术后护理。第七部分即最后一部分，新生儿处方集，详细介绍了适用于新生儿年龄组的各种心脏药物，以及为营养保健提供的指导。

本书有望成为儿科心脏病专家、新生儿病专家、住院医师、研究人员、超声医师或技师、护士及其他照护心脏病患儿相关专业人员的重要参考资料。

Ernerio T. Alboliras

Ziyad M. Hijazi

Leo Lopez

Donald J. Hagler

郑重声明

本书内容是为了进行深入的整体性科学研究、理解和讨论，不是也不应该被视为医生为特定患者推荐的科学方法、诊断或治疗依据。鉴于临床研究、设备改善、政府法规的持续变化以及与药品、设备和器械使用相关信息的不断更新，建议读者学习和评估包装说明书中提供的信息，或每种药品、设备或器械的说明，此外，还有使用说明或指示的任何更新，以及新增的警告和预防措施。尽管出版商和作者在准备本书时尽了最大努力，但他们对本书内容的准确性或完整性不作任何陈述或保证，并明确否认所有保证，包括但不限于对企业能力或特定目的适应性的任何暗示保证。本书不为销售代表、书面销售材料及促销声明提供担保。在本著作中，机构、网站或产品被称为引文和（或）进一步信息的潜在来源，但并不意味着出版商和作者认可机构、网站或产品可能提供的信息或服务或其可能提出的建议。这部作品的出售是基于出版商不从事提供专业服务的理解。此处所包含的建议和策略可能不适合你的情况，你应该在适当的时候咨询专家。此外，读者应该意识到，当该作品出版和阅读的时候，其作品中列出的网站可能已经改变或消失。无论是出版商还是作者，都不对任何利润损失或任何其他商业损失承担责任，包括但不限于特殊的、偶然的、间接的或其他的损害。

目　录

产前和围生期问题
Prenatal and Perinatal Issues

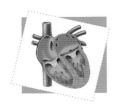

第 1 章
心脏胚胎学与胚胎病

Robert H. Anderson, Nigel A. Brown, Timothy J. Mohun

早在 20 世纪初，Abbott [1] 就认为胚胎学知识对了解先天性心脏畸形至关重要，但直到近些年，有关心脏发育的必要论据才足以解释病变的形态学改变。人们对心脏发育的认知是基于证据而非推测的，这些证据不仅可以帮助人们了解正常的心脏形态学，还有助于了解包括大多数明确的先天性心脏畸形。在很大程度上，揭示心脏发育过程中的三维技术的进步使这些进展得以实现 [2]。

发育初期

当内、中、外三个胚层能够识别时，人胚呈圆盘状，其内胚层和外胚层分别在胚盘边缘与卵黄囊和羊膜囊相连 [3]。此时，原条出现，其节点位于胚胎头端，发育中的胚胎可区分左右。原肠胚形成后期，通过原条增殖的细胞迁入双侧中胚层内，融合形成心脏新月体。随着胚胎卷曲，生心区的褶皱形成线样原始心管。既往认为成熟心脏的所有结构均来源于原始心管，近些年研究发现心管两端不断有新的细胞加入，而原始心管最终只形成左心室（left ventricle，LV）心尖部和部分肌部室间隔 [4]。虽然这些迁入细胞是否来自第二"生心区"或"生心区"，其本身是否有头、尾部目前尚无定论，但可以肯定的是，当心管发生卷曲并分隔为左、右侧时，确实有心肌细胞和非心肌细胞从心管两端不断加入 [5]。

心管襻化

人类心脏胚胎发育阶段通常用卡内基分期（Carnegie stages，CS）的阶段性描述，从CS1 期到 CS23 期相当于人胚发育前 8 周，当然 CS23 期后胚胎心脏仍保持形态学变化。在 CS9 期，相当于人胚第 20 天，心脏就可清楚地被识别。出现成对血管前，心肌层呈条状，胶冻样心内膜组织位于心肌层和内皮层之间 [3]。随后心肌组织褶曲包绕血管基，血管基聚集、融合形成一个单腔心管。心管与发育的胚胎循环相连，便可分辨心管的动、静脉极。心室襻出现于 CS11 期，相当于人胚第 25 天，此时房室管位于心房和流入襻之间，此发育特征也见于第 9.5 天的小鼠胚胎（图 1.1）。心襻是心脏发育的关键特征，心管正常向右弯曲形成右襻，心襻流入道形成左室心尖部，而右室心尖部来自心襻流出道（图 1.2）。由于左、右心室是由心管节段顺序形成，左、右心耳则由原始心房平

Robert H. Anderson[1,2], Nigel A. Brown[2], Timothy J. Mohun[3]

1.Institute of Genetic Medicine, Newcastle University, UK
2.Division of Biomedical Sciences, St. George's, University of London, UK
3.Developmental Biology Division, The Francis Crick Institute Mill Hill Laboratory, London, UK

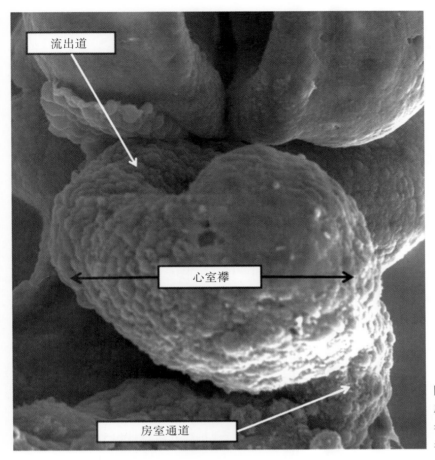

图 1.1 电子显微镜扫描图显示小鼠胚胎第 9.5 天的心脏发育。心脏通过移除围心腔腹侧显示。心室襻由房室通道延伸而来并支撑流出道

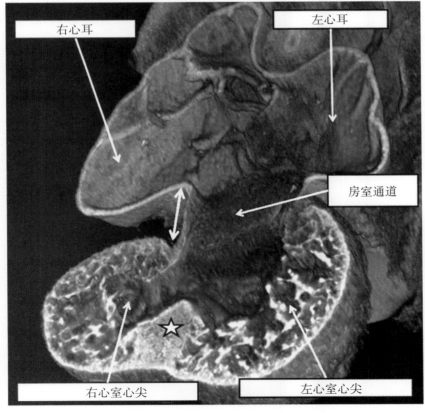

图 1.2 图示由小鼠第 11.5 天早期胚胎发育投射数据制作。心脏四腔切片显示心耳如何从共同心房开始平行膨隆，同时心室发育是从心尖部由心室襻顺序膨隆。心尖部膨隆时在它们之间形成肌部室间隔（星形符号）。房室通道主要连接正在发育的左心室，但其右侧右心房和正在发育的右心室之间已经开始连接（右心室：双向箭头）

行发育形成。因此，发生内脏异位时通常存在单侧化的异构特征，而心耳是左右对称的[6]。研究发现，敲除负责左侧形态发育的 *Pitx2c* 基因[7]，导致小鼠基因改造后的心脏特征为右心耳异构（图 1.3）。但是，因为左、右心室是由心管节段顺序形成，所以敲除 *Pitx2c* 基因不会出现心室异构。内脏异位综合征中心室襻化方向是随机的[8]。

心管膨隆

心管襻曲后，可以识别出发育中的心腔形态学特征。心耳与房室通道的关系能够帮助区分左、右心房形态。同时，心尖结构将最后区分左、右心室。心耳和心尖是通过"膨隆"过程形成[9]。线形心管腔的重构形成心房并左右分隔，与相应心室连接，同时动脉干也与各自心室相连。然而，当心室襻首次出现时，房室管周围几乎完全由发育中的左心室支撑（图 1.4）。具有独立管腔的流出道则完全由发育中的右心室形成。因此，自然的发育结果是形

成左室双入口和右室双出口。起初，右心室仅有心尖小梁区和流出道（图 1.5），尽管从一开始右心室壁通过右侧房室通道与正在发育的右心房相邻（图 1.2）。

心房形成

在人胚 CS11 期，相当于小鼠胚胎第 9.5 天，所有体静脉血液流入心管心房端的静脉极。此时心房通过心背系膜附着于咽的间充质。最初各组体静脉均以对称方式流入静脉窦两侧，附着点区域的咽间充质反折形成一个中间"凹陷"区（图 1.6）。随着肺、纵隔静脉系统形成，发育中双侧肺血通过这个"凹陷"进入心房。此时，肺静脉管腔化并同心脏连接，左侧体静脉系统重组。因此，在小鼠胚胎第 10.5 天，左侧体静脉各支并入左房室沟并保留自身管壁（图 1.7）；同时，发育中右心房内褶皱形成，作为静脉瓣对体静脉分支入口进行保护，并可辨认出上、下腔静脉和冠状窦，冠状窦起源于静脉窦左角（图 1.8）。如果出生后，心包内左侧静脉通路持续存在，便

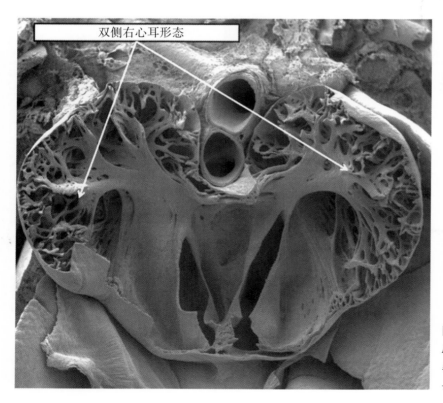

图 1.3 电子显微镜扫描图显示 *Pitx2c* 基因敲除后的小鼠心房，沿短轴切开心脏，从心室端观。右心耳异构

双侧右心耳形态

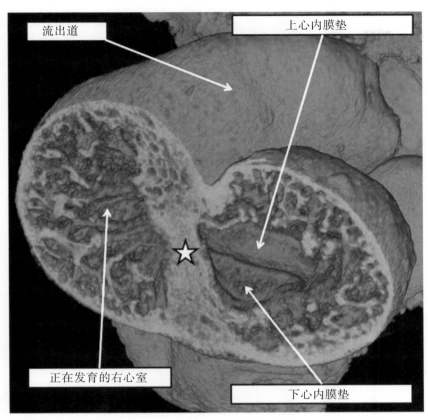

流出道

上心内膜垫

正在发育的右心室

下心内膜垫

图 1.4 图示由小鼠胚胎第 11.5 天的投射数据制作。沿心室襻短轴切开，然后从心尖横切面观察。星形符号表示正在发育的室间隔。房室垫之间的开口仅进入正在发育的左心室腔。流出道由正在发育的右心室支撑

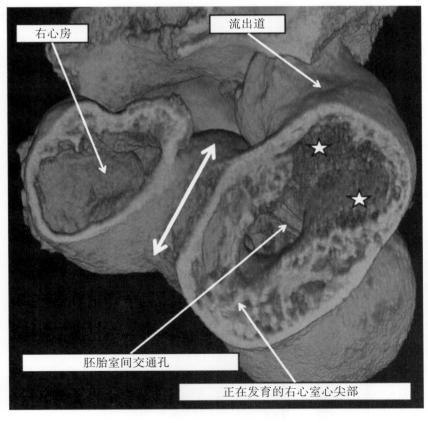

右心房

流出道

胚胎室间交通孔

正在发育的右心室心尖部

图 1.5 图示由小鼠胚胎第 11.5 天的投射数据制作。右心室心尖小梁部从心室襻流出道部开始膨隆。此时右心房和右心室之间没有直接连通，血液通过胚胎室间交通孔流入正在发育的右心室。房室通道的右侧壁（双向箭头）已经使右心房和右心室之间出现连接。流出道完全来自右心室，其腔内已经出现近端流出道雏形（星形符号）

成为左上腔静脉，这在小鼠心脏中很普遍。人的肺静脉最初只是心房中一个孤立开口，将血液引流入左房室交汇处的左心房（图1.9）。以后，肺静脉扩大并迁移到心房顶部。最终，每条肺静脉都分别连接于发育后的左心房的四个角[10]。在小鼠中，类似的扩张在肺静脉与左心房连接和右心房壁之间产生一个背侧褶曲（图1.10）。发育中肺静脉的相关结构还参与心房分隔。

心房分隔

心房分隔的标志是心房顶部出现原发性房间隔或称原发隔（图1.7），原发隔向房室管方向生长，位于体静脉通道开口（现属于右心房）和新形成的肺静脉开口之间（图1.11）。在房室管处，心胶质通过内皮–间充质转化参与形成上、下心内膜垫（图1.10）。原发隔下缘与心内膜垫之间的裂隙为原发性房间孔或原发孔。原发孔头侧缘由发育中原发隔下缘的间充质帽

围成（图1.11）。原发隔继续向下生长使原发孔缩小。在原发孔闭合前，原发隔头侧发生溶解，形成继发性房间孔或继发孔。继发孔在胎儿循环发育中必不可少，因为来自胎盘的富氧血需要通过它到达发育中的左心系统。最后间充质帽与心内膜垫融合，使原发孔关闭。同时，咽间充质组织向心腔内迁移也参与原发孔的关闭。

新细胞通过肺静脉"凹陷"右缘进入心脏，扩展成为前庭棘（图1.12）。前庭棘增生使静脉瓣下端向前延伸，锚定在融合的心内膜垫右侧。起源于间充质帽和前庭棘（图1.13）的间质组织随后心肌化，形成最终房间隔的前下壁，而原发隔形成卵圆窝底（图1.10）。虽然卵圆窝头侧缘被认为从心房顶生长而来，但其边缘在出生后是一皱襞而不是肌肉脊。发育期间，右肺静脉在到达左心房顶的最终位置后，才能看到皱襞。小鼠的皱襞位于背侧而非头侧。在人类，直到肺静脉发育接近尾声进行重组时，皱襞才出现（图1.10）。

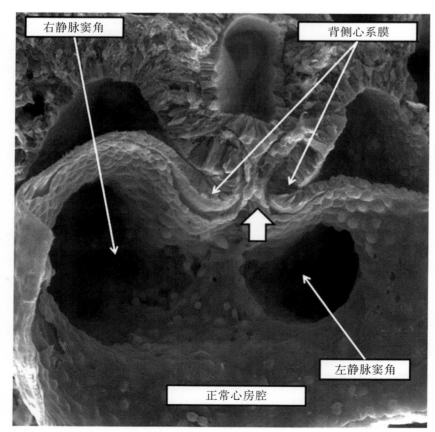

图1.6　电子显微镜扫描图显示小鼠胚胎第9.5天，胚胎期体静脉–心房连接基本对称，尽管左静脉窦角比右静脉窦角小。通过背侧心系膜横切面显示肺的"凹陷"（粗箭头）。此时，肺尚未形成

右静脉窦角

背侧心系膜

左静脉窦角

正常心房腔

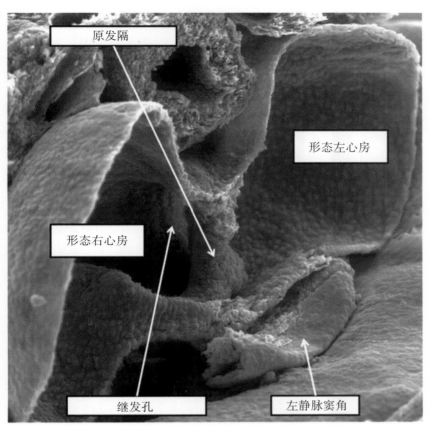

图 1.7 电子显微镜扫描图显示小鼠第 10.5 天正在发育的心脏胚胎。去除心室腔后显露心房腔。解剖显示左静脉窦角自身游离管壁，开始融入正在发育的左房室交界。注意继发孔

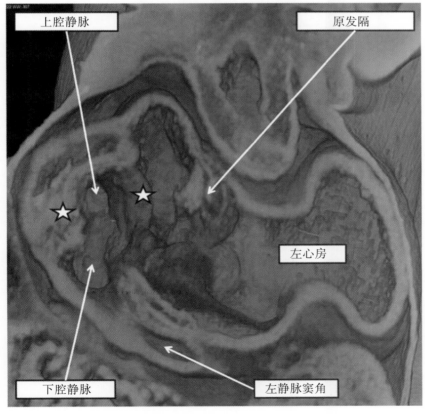

图 1.8 此图由 CS14 期人类胚胎投射数据制作。显示从心室方向观察心房腔。左静脉窦角已合并入左房室沟，在静脉瓣（星形符号）范围内可见腔静脉开口。注意原发隔位置，它发自心房顶部

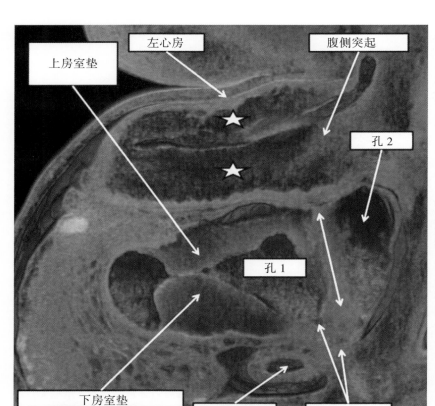

图 1.9 该图由图 1.8 所示的同一投射数据制作，矢状切面，相当于胸骨旁长轴超声心动图切面。显示房室垫在房室管中彼此相对，流出道垫（星形符号）延伸至整个流出道。同时看到从主动脉囊背侧壁发出的腹侧"突起"。该切面可显示孤立的肺静脉及正在发育的左心房入口，此时与正在发育的房室交界区毗邻。双向箭头显示原发隔将原发孔（孔 1）和继发孔（孔 2）分开。注意左静脉窦角的游离管壁已并入左房室交界区

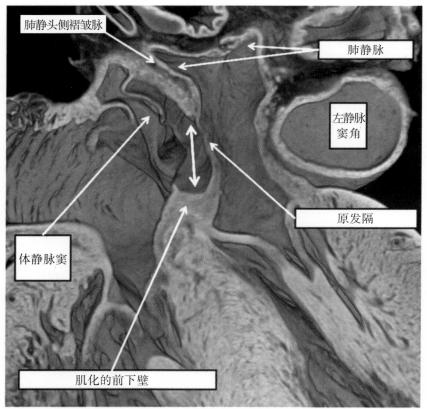

图 1.10 小鼠心脏胚胎第 18.5 天投射数据制作的四腔切面。间充质帽和前庭棘肌化，形成卵圆窝前下壁（双向箭头）。而卵圆窝头侧缘是位于右心房和肺静脉进入左心房附着点之间的深层皱褶。卵圆窝底由原发隔构成。注意左静脉窦角的游离管壁，在小鼠体内作为左上腔静脉持续存在

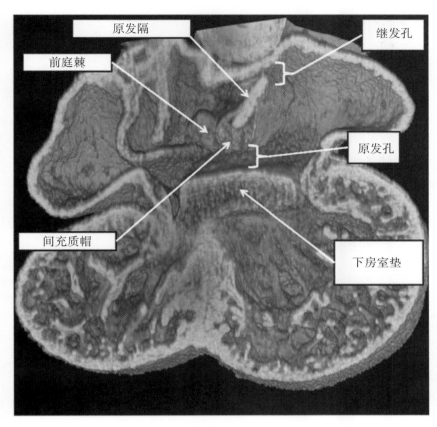

原发隔

继发孔

前庭棘

原发孔

间充质帽

下房室垫

图 1.11　小鼠心脏胚胎第 11.5 天投射数据制作的四腔切面。显示房间隔构成。心房顶发出的原发隔裂孔形成继发孔。间充质帽前缘和下房室垫之间的空隙是原发孔。注意位于瓣膜前缘的前庭棘拱卫着右心房的体静脉窦

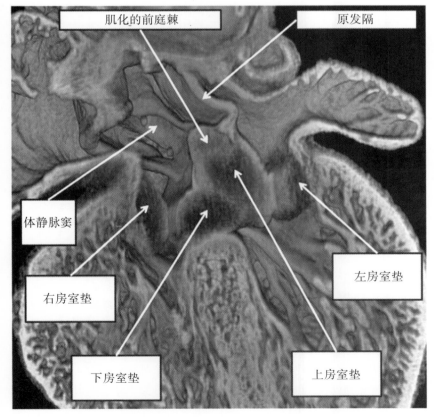

肌化的前庭棘

原发隔

体静脉窦

左房室垫

右房室垫

下房室垫

上房室垫

图 1.12　小鼠心脏胚胎第 13.5 天投射数据制作的四腔切面。房间隔的间充质帽与房室垫融合关闭原发孔。该切面去除了较多背侧组织，显示前庭棘如何加强右侧融合区域。前庭棘开始肌化，形成卵圆窝前下壁（参见图 1.10）

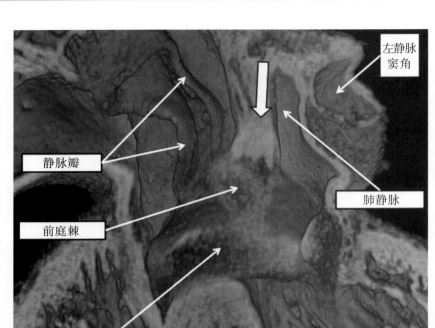

图 1.13　小鼠心脏胚胎第 13.5 天投射数据制作的四腔切面。显示从右肺嵴位置发出的前庭棘。粗箭头表示与咽间充质的连接。前庭棘在静脉瓣位置下方水平拱卫着体静脉窦。注意左上腔静脉，从左静脉窦角发出，进入左房室交界区

原发隔和卵圆孔周缘的继发隔达到完全的解剖融合在正常人群中仅占 2/3~ 3/4[11]，缺乏解剖融合会导致卵圆孔持续开放。如果原发隔较短或原发隔裂孔，会产生继发缺损，准确描述应该是继发孔缺损，实际形成卵圆窝的孔隙。房间隔前下壁不适当融合和心肌化也会在房间隔上形成孔隙，准确描述为前庭缺陷[12]。原发孔缺损是由于分隔房室管的房室间隔缺损导致，而不是房间隔发育缺陷所致；其病理特征是房室连接正常，伴有三叶的左侧房室瓣。强调这一特征是因为其他房室连接正常的房室间隔缺损是由于前庭棘形成失败（图 1.13~1.14）[13]导致。静脉窦缺损是一个或两个右肺静脉与上腔静脉或下腔静脉异常连接，其余肺静脉仍与左心房连接[14]。冠状静脉窦开窗至完全无顶的畸形表明，冠状窦壁和左心房壁被侵蚀是产生冠状窦缺损的必要条件[15]。

心室发育

来自心襻的心室壁发育为心尖含有小梁的结构，同时心室膨隆预示着肌部室间隔开始发育。起初，原始室间孔由肌部室间隔和心内褶曲构成（图 1.15），此孔不会闭合。相反，它的重塑使右房室口与右心室连通，发育中主动脉流出道与左室心尖部相通。室间孔重塑前，右房室沟位于发育中右心房和右心室腔之间（图 1.5）。右房室口发育缺失导致右房室沟扩展障碍而形成典型的三尖瓣闭锁[16]。随着房室管分隔，肌部室间隔与心内膜垫融合，使右心房与右心室相连（图 1.16）。

侧心内膜垫在新出现的心室流出道形成，它们将参与形成三尖瓣（tricuspid valve, TV）和二尖瓣（mitral valve, MV）（图 1.17）。在右房室口，侧心内膜垫形成前上瓣叶、下瓣叶或后瓣叶，而融合的上、下心内膜垫形成隔瓣叶（图 1.18）。左房室口，发育中的二尖瓣最

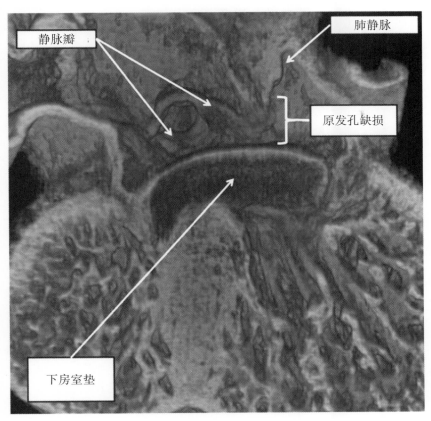

静脉瓣

肺静脉

原发孔缺损

下房室垫

图 1.14 *Tbx*1 零小鼠心脏胚胎第 12.5 天投射数据制作的四腔切面。小鼠有房室间隔缺损，此切面显示原发孔缺损。前庭棘缺如。注意右肺嵴发育不良

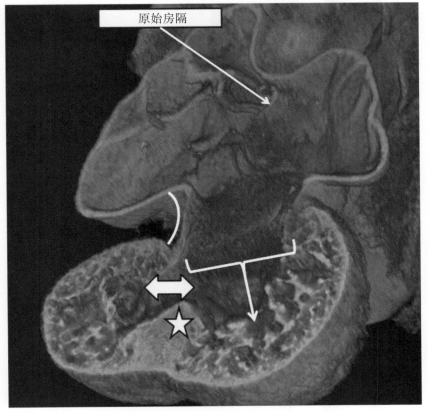

原始房隔

图 1.15 图示与图 1.2 相同，来自正在发育的第 11.5 天小鼠早期胚胎。重新标记显示，此早期阶段，房室通道几乎完全与正在发育的左心室连接（括号）。血流进入右心室需要通过胚胎室间交通孔（双向箭头），下缘以发育的肌部室间隔（星形符号）为界，头侧则以心内褶曲右缘（白曲线）为界

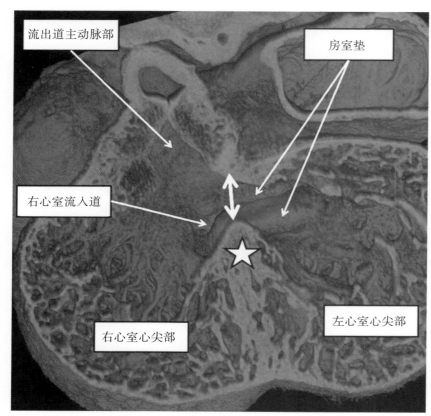

流出道主动脉部

房室垫

右心室流入道

右心室心尖部

左心室心尖部

图 1.16 图示是小鼠心脏胚胎早期发育第 12.5 天投射数据制作的额状切面。房室通道已经扩展，正在发育的右心房与右心室腔直接相连，右心室流入道形成。然而，大部分房室垫仍位于左心室。相反，正在发育的流出道主动脉部分仍然由发育的右心室支撑，因此进入主动脉的血流仍必须通过胚胎室间交通孔（双向箭头）。星形符号：肌部室间隔顶部

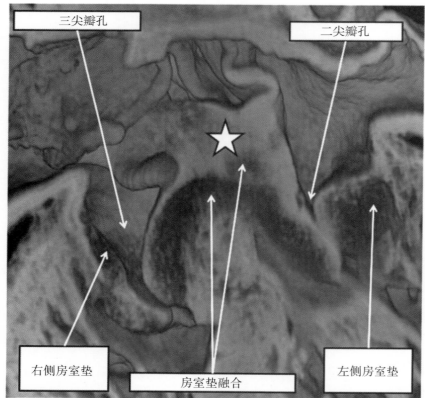

三尖瓣孔

二尖瓣孔

右侧房室垫

房室垫融合

左侧房室垫

图 1.17 图片显示正在发育小鼠心脏胚胎晚期第 12.5 天通过房室交界的心脏四腔切面。大部分房室内膜垫已经融合、分化组成三尖瓣口和二尖瓣口。侧垫已经在新形成的左、右交汇处发育形成二尖瓣后瓣叶，以及三尖瓣的前瓣和后瓣（图 1.18）。星形符号为肌化的前庭棘和间充质帽，它们将房间隔与房室垫表面相连

初具有三个瓣叶的外形[17]，直到主动脉与左心室连通，融合的上、下心内膜垫才从室间隔分化出，形成二尖瓣的主动脉下瓣叶（图1.19），如果融合失败会导致二尖瓣大瓣叶裂。乳头肌由各自心室的肌小梁汇聚形成，心室侧壁肌肉分化形成三尖瓣隔瓣、后瓣及二尖瓣后瓣[17]。心肌组织异常，如拱廊病变会导致瓣叶游离缘无法从心肌组织分化。三尖瓣后瓣、隔瓣从右心室流入道间隔肌肉分化失败时便形成三尖瓣Ebstein畸形[17]。

心室结构形成需要将流出道的一半连接至发育中的左心室，再通过对线性心管腔进行重塑来实现。心室重构前，流出道已被在管腔内全程延伸的心内膜垫分隔为肺动脉干和主动脉干（图1.9）[18]。心内膜垫远端融合，与动脉囊背侧形成的"突起"一起分隔心包内动脉干，心内膜垫中段亦融合形成动脉瓣的瓣叶和瓣窦，心内膜垫近段形成螺旋状融合后，与肌部室间隔顶部相连（图1.20）。肺动脉圆锥心

肌化形成右心室漏斗部（图1.21）。室间孔（图1.20）在右侧缘由上、下心内膜垫相互融合，流出道垫肌化而闭合（图1.22）。此进程失败能很好地解释膜部室间隔缺损的产生，而流出道垫心肌化失败则很好解释了双动脉相关型室间隔缺损和动脉干下室间隔缺损的发生原理。心尖肌部室间隔致密化失败是肌部室间隔缺损的胚胎学基础。

流出道的发育与发育不良

最初线性心管的流出道从右心室延伸至围心腔边缘，并且具备发育完好的肌层[18]。管腔在围心腔边缘与双侧对称性的咽弓动脉相连（图1.23~1.24）。咽弓动脉在咽间充质中产生的动脉交汇处称为主动脉囊。咽弓动脉并不同时出现，当第四和第六对弓动脉出现时，前三对弓动脉已经失去了与动脉囊的连接。最终右侧血管消失，左第四弓动脉成为主动脉横弓，

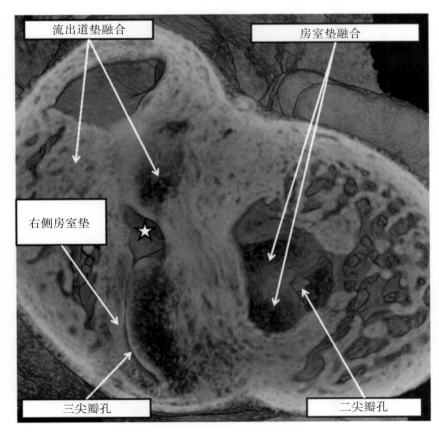

图1.18　图示小鼠胚胎第13.5天投射数据制作的短轴切面。大部分融合的房室垫仍在左心室内，并融合形成二尖瓣的主动脉下瓣叶。然而，这一阶段，主动脉流出道仍然由右心室（星形符号）支撑。右侧房室垫和融合房室垫右侧缘拱卫着正在发育的三尖瓣

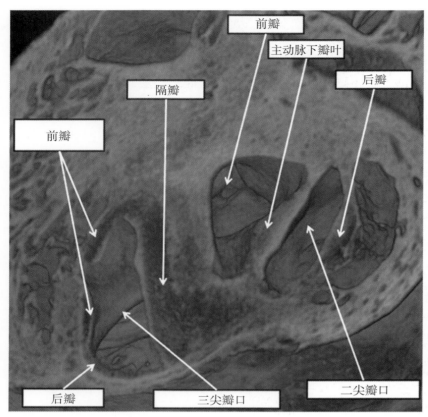

前瓣
主动脉下瓣叶
后瓣
隔瓣
前瓣
后瓣
三尖瓣口
二尖瓣口

图 1.19　图片由小鼠胚胎第 14.5 天投射数据制作，心尖短轴切面观。主动脉根部已经转至左心室，插入室间隔和二尖瓣之间，此时二尖瓣已经具备主动脉下瓣叶和后瓣叶。三尖瓣已经发育出前瓣和后瓣，而隔瓣尚未从肌部室间隔分化

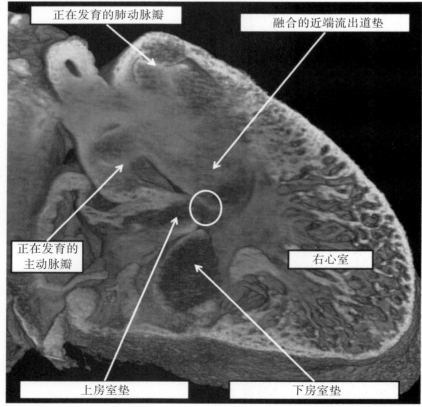

正在发育的肺动脉瓣
融合的近端流出道垫
正在发育的主动脉瓣
右心室
上房室垫
下房室垫

图 1.20　投射切面显示发育中小鼠心脏胚胎第 13.5 天右侧面。近端流出道垫组织已融合形成胚胎室间交通孔（白圈）的头侧缘

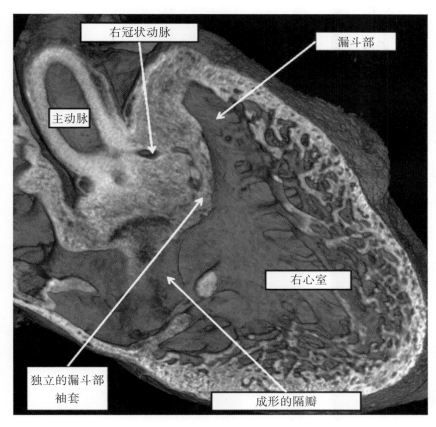

图 1.21 与图 1.20 相同的投射平面，小鼠胚胎第 14.5 天。近端融合垫组织表面肌化，形成邻近主动脉根部独立的漏斗部袖套边界

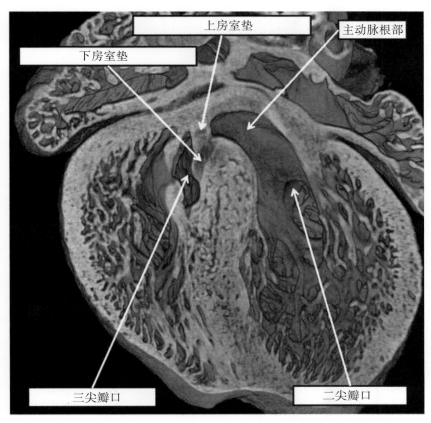

图 1.22 小鼠胚胎第 14.5 天投射数据制作的四腔切面，显示房室心内膜垫右侧缘如何融合，将右心室与主动脉下前庭交通口关闭，形成膜部空间隔，完成心室分隔

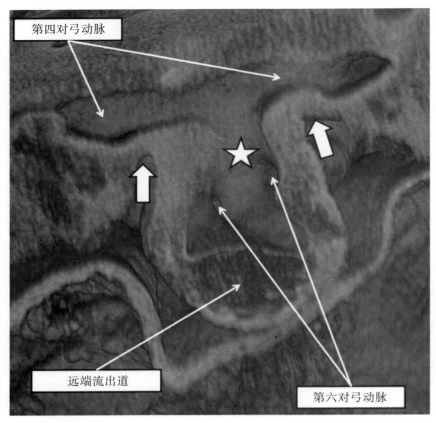

图1.23 图示由CS13期人类胚胎投射数据制作。在心包反折（粗箭头）水平远端流出道腔与主动脉囊腔相连。起源于主动脉囊的动脉流经第四和第六咽弓。第四对弓动脉将成为体循环动脉，第六对弓动脉为正在发育的肺动脉供血，因此这一阶段，主动脉囊（星形符号）背侧壁假想为主－肺动脉间隔

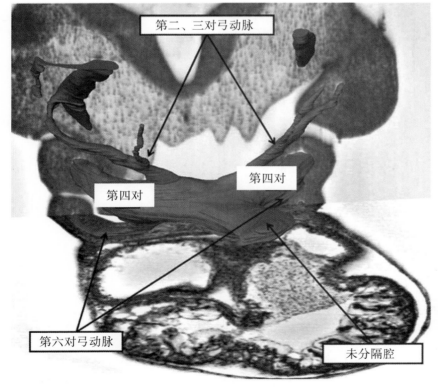

图1.24 图为小鼠胚胎第11.5天投射数据制作的正交切面，重建穿过咽间充质的动脉。这一阶段，第四弓动脉明显占优势且双侧对称，第一到第三弓动脉逐渐萎缩，第六弓动脉仍在发育

左第六弓动脉作为动脉导管在胎儿循环持续存在（图 1.25）。

血管环的多种变异可以很好地解释最初的双侧对称性血管中为什么有不同结构保留下来的胚胎学基础[19]，最初只有一个腔的流出道被分隔为肺循环和体循环的流出道，这个分隔是由动脉囊背侧向腹侧生长的突起与贯穿整个管腔的螺旋形垫从远端开始彼此融合完成的（图 1.26）[18]。而在融合前，有来自第二生心区的非心肌组织进入心脏，参与形成主动脉干和肺动脉干的管壁。动脉囊背侧壁"突起"与远侧垫组织融合使暂时性主 - 肺动脉孔消失，神经嵴细胞覆盖"突起"，而垫组织内充满神经嵴细胞。主 - 肺动脉孔不能关闭则导致主 - 肺动脉窗形成[18]。垫组织融合失败则形成永存动脉干，永存动脉干的各种变异取决于腹侧生长的"突起"变化[18]。流出道最初完全由右心室支撑，正常发育的一个重要步骤是主动脉转移到左心室。因此，不完全转移能很好地解释主动脉骑跨的各种畸形，如法洛四联症或类似艾森门格综合征型室间隔缺损。右心室双出口是流出道发育不良的必然结果。而心室 - 动脉连接不一致或动脉转位则是由于螺旋状分隔的组织垫变为直行分隔形成。相对于主动脉，肺动脉干不恰当转移能很好解释已知的 Taussig-Bing 畸形[20]。

冠状循环发育

为心脏壁内各种组织供血的冠状动脉和接受低氧血回流的冠状静脉均起源于心外膜。其中大部分细胞来自生长、覆盖整个心脏表面至流出道远端的心外膜器官[21]。围绕远端形成的另一组细胞群则并入毗邻肺动脉干的两个主动脉窦内。与肺动脉瓣窦的异常连接可以解释冠状动脉主干异常起源于肺动脉干，同时发育中主动脉窦异常合并则很好地解释了冠状动脉异常起源于异常瓣窦或流出道的各种畸形[22]。近端冠状动脉从主动脉壁发出，开口最初位于正在发育的瓣窦与心包内主动脉部分交汇远端（图 1.27~1.28）。

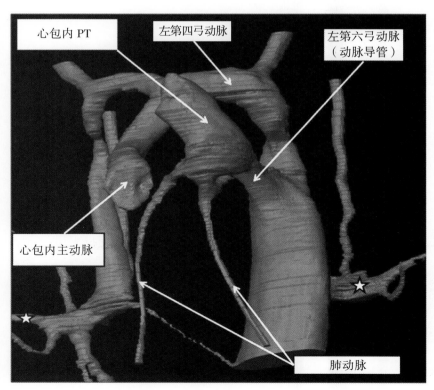

图 1.25 图示为小鼠胚胎第 14.5 天投射数据重建。显示通过咽囊的最初双侧对称动脉的右侧管腔退化，该系统已经转变为主动脉弓和动脉导管。而第七对节间动脉（星形符号），继续迁移到头侧成为锁骨下动脉。PT：肺动脉干

（图中标注：心包内 PT；左第四弓动脉；左第六弓动脉（动脉导管）；心包内主动脉；肺动脉）

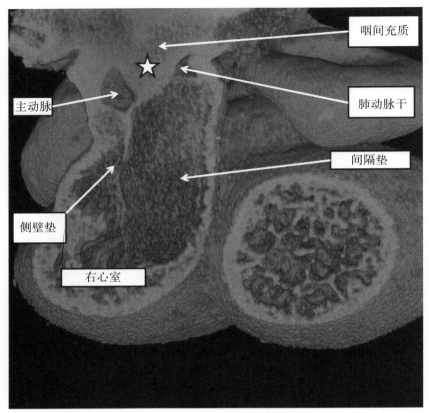

咽间充质

主动脉

肺动脉干

间隔垫

侧壁垫

右心室

图 1.26　图示由正在发育的小鼠心脏胚胎第 11.5 天投射数据制作。显示发育的流出道长轴切面。源自第二"生心区"的主动脉、肺动脉管壁已进入心脏。远端流出道通过围绕主动脉囊（星形符号）的咽间充质腹侧腔内"突起"和延伸至流出道的垫组织末端融合而分隔

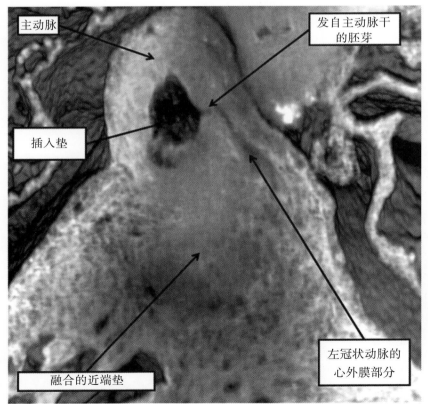

主动脉

发自主动脉干的胚芽

插入垫

融合的近端垫

左冠状动脉的心外膜部分

图 1.27　图示由正在发育的小鼠心脏胚胎第 13.5 天投射数据制作。额状切面显示部分主动脉根部邻近新分隔出的肺动脉根部。注意，分隔由近端流出垫融合体完成。左冠状动脉胚芽从主动脉主干远端发出至流出垫末端，流出垫变形成主动脉瓣叶。胚芽与正在发育的左冠状动脉心外膜部分相连

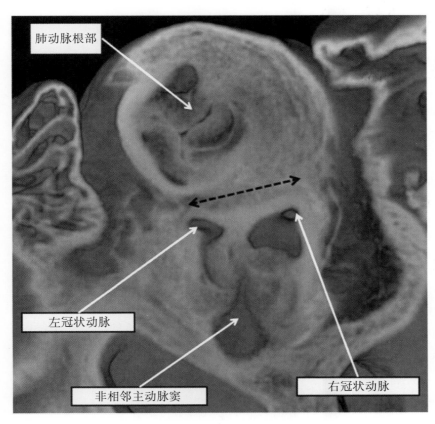

肺动脉根部

左冠状动脉

非相邻主动脉窦

右冠状动脉

图 1.28　图示由小鼠心脏胚胎第 15.5 天投射数据以俯视角度制作，短轴切面。冠状动脉起源，最初形成于正在发育的瓣窦和心包内主动脉交界处的远端（参见图 1.27），并合并在靠近肺动脉根部的主动脉瓣窦中。虚线：暂时性主－肺动脉孔

致　谢

本章很大一部分是基于笔者为施普林格即将出版的教科书（由科罗拉多州丹佛市的工作团队编辑）所编写的相关章节[3]。笔者还分析了准备提交关于心室分隔的综述材料——《解剖记录》，为本章提供的图例将以相同数据用于更多的正式出版物。笔者保留基于投射数据图的知识版权。感谢纽卡斯尔大学 Simon Bamforth 博士授权允许笔者使用他为说明图 1.24 和图 1.25 所示概念而绘制的重建示意图。还要感谢马赛大学 Robert Kelly 博士分享他的观察结果，显示近端冠状动脉茎从正在发育的主动脉根部长出，并获得没有前庭棘的小鼠。

参考文献

[1] Abbott ME. Atlas of Congenital Cardiac Disease. New York: American Heart Association, 1936: 2.

[2] Mohun TJ, Weninger WJ. Imaging heart development using high-resolution episcopic microscopy. Curr Opin Genet Dev, 2011, 21: 573–578.

[3] Anderson RH, Moorman AFM, Brown NA, et al. Normal and abnormal development of the heart, in Pediatric and Congenital Cardiology, Cardiac Surgery and Intensive Care (eds Cruz E da, Ivy D, Jaggers J). New York: Springer, 2014: 151–177.

[4] Aanhaanen WT, Brons JF, Dominguez JN, et al. The Tbx2+ primary myocardium of the atrioventricular canal forms the atrioventricular node and the base of the left ventricle. Circ Res, 2009, 104: 1267–1274.

[5] Moorman AFM, Christoffels VM, Anderson RH, et al. The heart-forming fields: one or multiple? Phil Trans Roy Soc Biol, 2007, 362: 1257–1265.

[6] Uemura H, Ho SY, Devine WA, et al. Atrial appendages and venoatrial connections in hearts with patients with visceral heterotaxy. Ann Thorac Surg, 1995, 60: 561–569.

[7] Brown NA, Anderson RH. Symmetry and laterality in the human heart: developmental implications, in Heart Development (eds RP Harvey, N Rosenthal). San Diego: Academic Press, 1999: 447–462.

[8] Cohen MS, Anderson RH, Cohen MI, et al. Controversies, genetics, diagnostic assessment, and outcomes relating to the heterotaxy syndrome. Cardiol Young, 2007, 17 (Suppl

2): 29–43.

[9] Moorman AFM, Christoffels VM. Cardiac chamber formation: development, genes, and evolution. Physiol Rev, 2003, 83: 1223–1267.

[10] Webb S, Kanani M, Anderson RH, et al. Development of the human pulmonary vein and its incorporation in the morphologically left atrium. Cardiol Young, 2001, 11: 632–642.

[11] Hagen PT, Scholz DG, Edwards WD. Incidence and size of patent foramen ovale during the first decades of life: an autopsy study of 965 normal hearts. Mayo Clin Proc, 1984, 59: 17–20.

[12] Sharratt GP, Webb S, Anderson RH. The vestibular defect: an interatrial communication due to a deficiency in the atrial septal component derived from the vestibular spine. Cardiol Young, 2003, 13: 184–190.

[13] Anderson RH, Wessels A, Vettukattil JJ. Morphology and morphogenesis of atrioventricular septal defect with common atrioventricular junction. World J Ped Card Surg, 2010, 1: 59–67.

[14] Butts RJ, Crean AM, Hlavacek AM, et al. Veno-venous bridges: the forerunners of the sinus venosus defect. Cardiol Young, 2011, 21: 623–630.

[15] Knauth A, McCarthy KP, Webb S, et al. Interatrial communication through the mouth of the coro nary sinus. Cardiol Young, 2002, 12: 364–372.

[16] Scalia D, Russo P, Anderson RH, et al. The surgical anatomy of hearts with no direct communication between the right atrium and the ventricular mass: so-called tricuspid atresia. J Thorac Cardiovasc Surg, 1984, 87: 743–755.

[17] Kanani M, Moorman AFM, Cook AC, et al. Development of the atrioventricular valves: clinicomorphologic correlations. Ann Thorac Surg, 2005, 79: 1797–1804.

[18] Anderson RH, Brown NA, Chaudhry B, et al. Formation of the intrapericardial arterial trunks in the developing human and mouse heart. Cardiovasc Res, 2012, 95: 108–115.

[19] Edwards JE. Anomalies of the derivatives of the aortic arch system. Med Clin N Am, 1948, 32: 925–948.

[20] Stellin G, Zuberbuhler JR, Anderson RH, et al. The surgical anatomy of the Taussig–Bing malformation. J Thorac Cardiovasc Surg, 1987, 93: 560–569.

[21] Pérez-Pomares JM, Phelps A, Sedmerova M, et al. Experimental studies on the spatiotemporal expression of WT1 and RALDH2 in the embryonic avian heart: a model for the regulation of myocardial and valvuloseptal development by epicardially derived cells (EPDCs). Dev Biol, 2002, 247: 307–326.

[22] Parisot P, héveniau-Ruissy M, Kelly R. Conotruncal and coronary artery development in two mouse models of congenital heart defects. Arch Cardiovasc Dis Suppl, 2011, 3: 101.

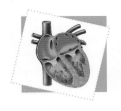

第 2 章
母体、家族史与胎儿非心源性异常对胎儿及新生儿心脏的影响

Miwa K. Geiger, Anita J. Moon-Grady

遗传、表观遗传、宫内和宫外等诸多因素影响人类心血管系统的形成、发育和功能。尽管这些因素之间的相互作用尚未完全明了，但已经确认一些母体、胎盘和胎儿因素会干扰正常胎儿心脏发育和（或）功能。

母体因素

代谢系统

母亲糖尿病时胎儿心脏结构畸形的风险增加 5 倍[1]。报道最多的畸形是室间隔缺损、圆锥动脉干畸形（尤其是大动脉转位）、单心室畸形[2]和肺动脉瓣畸形。妊娠晚期糖尿病控制不佳会增加胎儿肥厚型心肌病（hypertrophic cardiomyopathy, HCM）的风险，高血糖程度（糖化血红蛋白维持 <6% 时风险很小）[3]与肥厚程度之间存在剂量 - 效应关系。HCM 婴儿常有非对称性的室间隔肥厚（图 2.1），但预后良好，因为肥厚一般随时间的推移而消退。虽然大多数婴儿没有症状，但由于心室顺应性降低和(或)严重的左心室流出道梗阻，严重肥厚的婴儿会发展为充血性心力衰竭，可能需要支持治疗。

患有苯丙酮尿症孕妇体内苯丙氨酸水平高于 15mg/dL 时，其胎儿结构性心脏畸形风险会增加 10~15 倍[4]。最常见的心脏畸形为左心发育不良综合征、主动脉缩窄和法洛四联症。

自身免疫系统

抗 Ro 和抗 La 自身抗体常见于红斑狼疮或其他自身免疫疾病。即使孕妇没有症状，也可引起胎儿完全性房室传导阻滞（complete atrioventricular block, CAVB）和（或）心内膜弹力纤维组织增生等相关心肌病（图 2.2）。据报道血清反应阳性的孕妇，胎儿心脏传导阻滞的发生率为 1%~5%，若以前孕育的胎儿患过此病，则发生率增加到 11%~19%[5]。这些抗体引发的全身炎症反应可导致胎儿心肌和传导系统的损伤和纤维化。CAVB 的胎儿表现为心动过缓（心室率 50~70/min），导致心脏增大、心室肥厚。心率 <55/min 的胎儿水肿风险增加且预后较差。有报道指出新生儿死亡率为 19%~31%。有水肿或其他低心排表现的婴儿有安置心脏起搏器指征。曾有关于通过母体应用地塞米松治疗宫内获得性房室传导阻滞（三度房室传导阻滞发生

Miwa K. Geiger[1], Anita J. Moon-Grady[2]
1.Mount Sinai Hospital, New York, NY, USA
2.University of California at San Francisco, San Francisco, CA, USA

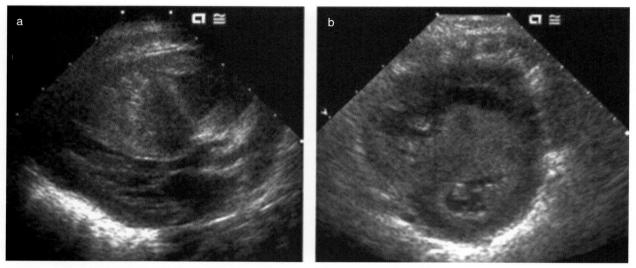

图2.1　与母亲糖尿病相关的新生儿肥厚型心肌病。a.胸骨旁长轴。b.心尖短轴切面显示：非对称性的室间隔肥厚，左心室腔几乎闭塞。在妊娠晚期，心肌肥厚程度与母体糖化血红蛋白（HbAlc）水平 >60g/L 有关，一般在出生后缓慢消退。引自 Jaeggi, et al[3]. 经 John Wiley & Sons Inc. 许可引用

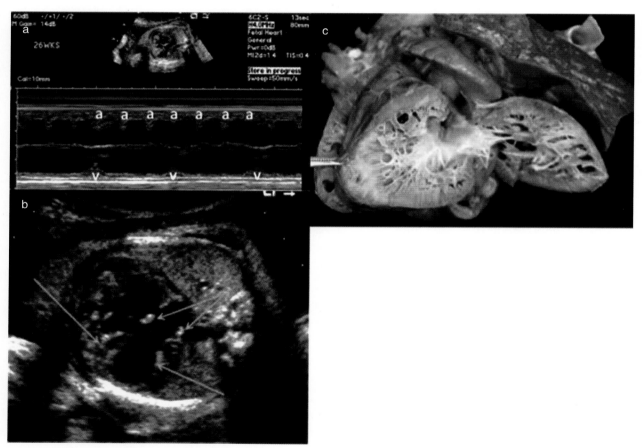

图2.2　母体自身抗体相关性心脏传导阻滞和心肌病。a. M 形曲线显示：SSA 阳性母亲妊娠 26 周，胎儿三度房室传导阻滞表现为房室分离（a：房性收缩；v：室性收缩）。b.胎儿超声心动图显示心内膜弹性纤维组织增生累及左心室，即心房和心室内膜（箭头）的强回声区域。c.尸检标本。心脏传导阻滞一旦发生通常不可逆；预测婴儿期死亡率或心脏移植率高的心肌病，可以在宫内或新生儿期使用地塞米松和静脉注射免疫球蛋白进行治疗，以提高存活率[18]。图 c 由 Norman H. Silverman, MD, DSc （MED）提供

前）的报道，但该方法存在争议[6]。

感 染

母体感染与胎儿结构性心脏畸形和心肌炎有关。风疹感染与出生后动脉导管未闭、肺动脉狭窄、肺动脉分支狭窄和室间隔缺损相关。据报道，孕早期 3 个月内的任何发热性疾病都会增加胎儿先天性心脏病的风险[2]。胎儿心肌炎也被认为与柯萨奇病毒、腺病毒、巨细胞病毒、弓形虫和孕期感染艾滋病毒有关。母亲细小病毒 B19 感染是一种罕见的胎儿贫血（和非免疫性水肿）及心肌炎的原因[7]。

心脏致畸因子

妊娠早期接触抗惊厥药、锂剂、维甲酸、选择性 5 – 羟色胺再摄取抑制剂和血管紧张素转换酶抑制剂与胎儿的心脏结构畸形有关。吲哚美辛（用于治疗早产和羊水过多）和其他非甾体类药物同样会导致动脉导管提前收缩（图 2.3）。通常停药后几天内就可以逆转[8]。如果动脉导管继续收缩，则会出现严重的右心室功能障碍、三尖瓣反流和水肿。此时需要终止妊娠，

而这些新生儿发生肺动脉高压的风险较高。

双胞胎

双胎的心脏畸形比单胎妊娠更常见，单卵双胎比双卵双胎的风险更高。即使没有双胎输血综合征（twin-twin transfusion syndrome, TTTS），单卵双胎也会有高达 9 倍的先天性心脏病风险[9]。尽管基因组成相同，大多数仅双胎之一受到影响[10]。

家族性遗传

据报道，在没有染色体缺失综合征的情况下，父母一方有先天性心脏病，其后代心脏畸形发生率为 3%~14%，发病率取决于不同病种[11,12]。夫妻曾有一个先天性心脏病子女的，其子女的先天性心脏病再发风险为 3%，有多个先天性心脏病子女的再发风险约为 10%。

孟德尔显性遗传的单基因缺失家族（如 Noonan 综合征、Williams 综合征、Alagille 综合征等）中先天性心脏病发生风险显著增加（表 2.1）[13]。然而，某些疾病如马方综合征（Marfan

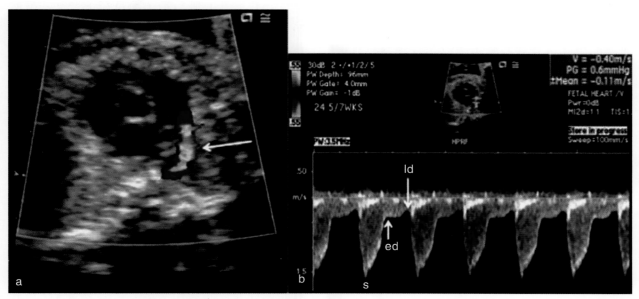

图 2.3　因母体摄入吲哚美辛（消炎痛）而导致胎儿动脉导管收缩。a. 胎儿近心底部短轴切面彩色多普勒血流图显示，导管内为混叠血流（箭头）。b. 相应部位频谱多普勒信号显示收缩期、舒张早期和舒张晚期血流加速。S：收缩期；ed：舒张早期；ld：舒张晚期

表 2.1　各种遗传性疾病伴发心脏缺陷类型及发生率

遗传性疾病	常见心脏畸形	心脏畸形发生率
Alagille 综合征	PPS，PS，圆锥干畸形	<90%
Noonan 综合征	PS，HCM	<80%
Williams-Beuren 综合征	主动脉瓣上狭窄，PS，PPS	<50%
Holt-Oram 综合征	ASD，VSD，心律失常	<60%
22q11 缺失（DiGeorge）综合征	圆锥干畸形，主动脉弓畸形，VSD	75%
Ellis-van Creveld 综合征	ASD（共同心房）	50%
9 三体综合征	PDA，VSD，TOF，DORV	<65%
21 三体综合征	AVC，VSD，ASD，TOF	40%~50%
18 三体综合征	ASD，VSD，TOF，CoA，PDA，DORV	<90%
13 三体综合征	PDA，ASD，VSD，HLHS，CoA	80%
Klinefelter（XXY）综合征	ASD，MVP，PDA,静脉栓塞	50%
Turner（XO）综合征	CoA，二叶主动脉瓣，AS	<25%
结节硬化	心脏横纹肌瘤	90%
马方综合征，Ehlers-Danlos 综合征	主动脉瘤，瓣膜关闭不全	很少发生于胎儿和新生儿

AS：主动脉狭窄；ASD：房间隔缺损；AVC：房室通道；CoA：主动脉缩窄；DORV：右心室双出口；HCM：肥厚型心肌病；HLHS：左心发育不良综合征；MVP：二尖瓣脱垂；PDA：动脉导管未闭；PPS：外周肺动脉狭窄；PS：肺动脉狭窄；TOF：法洛四联症；VSD：室间隔缺损。数据引自 Pierpont 等[13]

syndrome），心脏问题可能在儿童期或更晚才表现出来。因此，如果不进行基因检测，可能无法在胎儿或新生儿期发现相关疾病。

胎儿和新生儿家族性心肌病是这类疾病较严重类型，通常预后不良。伴 X 染色体心肌病的患儿可合并心脏扩张或非致密型心肌病（图 2.4）。胎儿很少有代谢性异常，如糖原贮积疾病和细胞色素氧化酶缺乏症，在产前或围生期可能表现为肥厚性心肌病。结节性硬化症（横纹肌瘤，图 2.5）、特发性婴儿动脉钙化、Noonan 综合征和其他代谢或储存障碍等遗传性疾病在心脏方面的表现多种多样。

胎儿非心源性异常

高心排病变

高心排状态可导致胎儿非免疫性水肿，包括严重胎儿贫血、大的动静脉畸形、血管瘤、绒毛膜血管瘤、骶尾部畸胎瘤（图 2.6）、TTTS 和单绒双胎的动脉反向灌注序列（twin reversal arterial and perfusion, TRAP）。这些情况可导致胎儿心脏负荷（前负荷）增加。虽然胎儿在失代偿前可以产生几倍于正常的心排血量，而胎儿胎盘循环的被动性质对静脉压力的轻微升高异常敏感。因此，毛细血管高通透性加之胎儿腔隙压低，导致液体渗出进入不同腔隙，出现心包积液、胸腔积液、腹水、皮肤水肿、羊水过多和胎盘水肿。诊断为积液的证据是液体积聚到两个或更多腔隙。

胸部占位性病变

胸部病变会影响心脏的位置，偶尔也会影响心脏的功能和发育。先天性肺气道畸形（原名先天性囊性腺瘤样畸形）是细支气管良性肿瘤，造成囊性占位性病变，如病变较大，可压迫胎儿肺、食管、心脏和其他血管结构（图 2.7）。

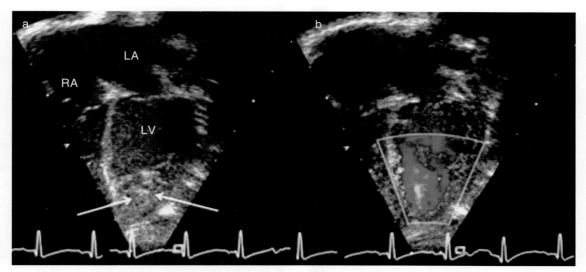

图 2.4　左室非致密型心肌病。a. 左心室心肌呈"海绵状"（箭头）表现：大范围的非致密性组织，与正常心肌层不同；相应区域的彩色多普勒血流（b）显示很明确。此新生儿表现为低心排，在心脏超声检查后不久接受了原位心脏移植，提取心脏组织进行病理学检查后确诊。RA：右心房；LA：左心房；LV：左心室

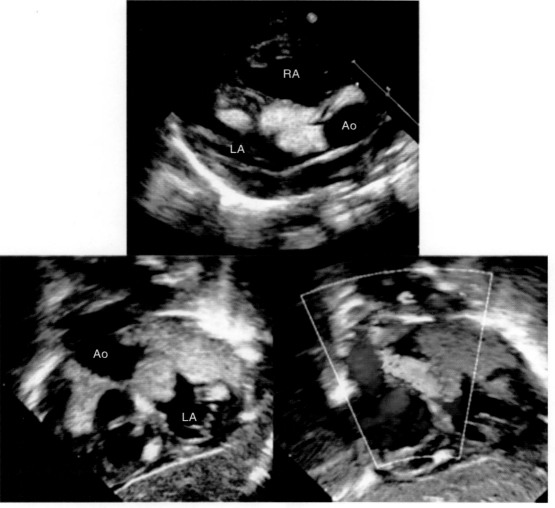

图 2.5　新生儿结节性硬化症的多发性心脏横纹肌瘤。虽然很少发生梗阻，但该特殊病例的剑突下冠状切面（右下）显示左心室流出道中度梗阻。肿瘤可在妊娠中期发现，通常肿瘤会在整个妊娠期快速增大，但出生后会退化。LV：左心室；Ao：主动脉；RV：右心室

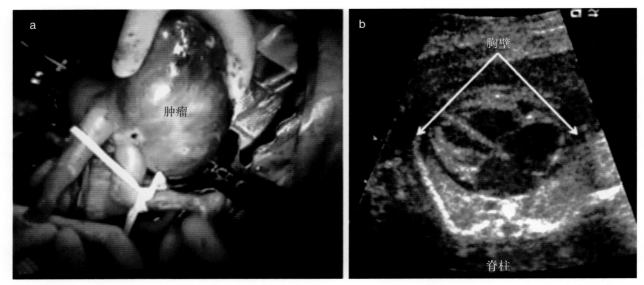

图 2.6 胎儿骶尾部巨大畸胎瘤（sacrocaccygeal teratoma, SCT）。a. 胎儿术中切除肿瘤的照片。b. 术前胎儿超声心动图显示因为高心排导致液体增加发现心脏增大和心包积液。鳞状细胞瘤是起源于尾骨并向外生长的一种生殖细胞肿瘤，可生长为一实性富含血管的肿块，常占据胎儿的骨盆和腹部。SCT 可导致高输出性心力衰竭，因为其典型的低血管阻力可与胎盘竞争血流量，从而导致前负荷增加。巨大 SCT 胎儿的心脏表现为心室肥厚和扩张，收缩功能降低，房室瓣反流，导致水肿加重和胎儿死亡风险升高。严重时需要行宫内外科手术或提早分娩

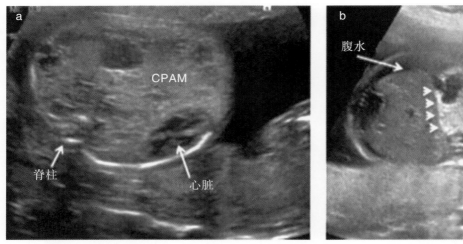
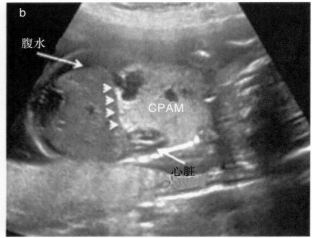

图 2.7 先天性肺气道畸形（congenital pulmonary airway malformation, CPAM），曾被称为先天性囊性腺瘤样畸形（congenital cystic adenomatoid malformations, CCAM）。a. 胸腔横轴切面，心脏向右极度移位和挤压，胸腔内可见大的混合性囊肿和囊性 CPAM。b. 同一胎儿矢状位切面，显示左侧横膈（箭头）变平，中度腹水。这些病变组织学复杂，可在超声上表现为均匀的囊性或混合型病变。心脏和大静脉受压可导致心脏充盈受损和水肿。心肌功能尚可保留，但一些研究表明，随着时间推移功能减弱。引自 Szwast, et al[19]. 经 John Wiley & Sons Inc 许可引用

心包畸胎瘤及合并的心包积液可能影响心排血量（图 2.8）。先天性膈疝可导致肺发育不良和心脏受压。尽管大多数病例出生后左心结构和大小正常，但也有文献报道左心系统小和心肌变薄[14]。左心发育不良综合征偶尔可能与左侧膈疝有关。

胎盘异常

单绒毛膜多胎妊娠有发生双胎输血综合征的风险，双胎输血综合征是一种复杂的疾病，

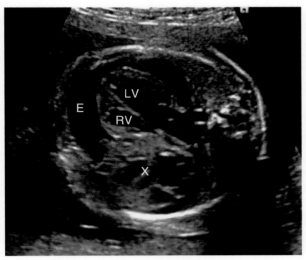

图 2.8 妊娠 26 周胎儿心包畸胎瘤合并心包积液。畸胎瘤起源于靠近主动脉或右房室沟的心脏底部（导致从外压迫右心房），通常由升主动脉供血。虽然心包畸胎瘤合并心包积液通常耐受性良好，但大型畸胎瘤也会产生压迫作用，导致胎儿积液或新生儿严重损害，需要紧急手术减压和（或）切除肿瘤。E：积液；LV：左心室；RV：右心室；X：畸胎瘤

发生率约为 15%，如果不治疗，则会导致 80% 以上的胎儿死亡[15]。孕中期最常见这种异常，表现为双胎"受体"羊水过多，"供体"羊水过少。在严重病例中，受体胎儿为应对增高的前负荷和循环中的血管活性因子，可出现心脏舒张功能障碍、心脏扩张和心室肌肥厚。除了心力衰竭导致水肿和胎儿死亡之外，受体获得性结构性心脏畸形的风险增加，右心室流出道梗阻[9]最常见。胎儿 TTTS 治疗包括羊膜缩减和激光凝固术，后一种方法已被证明能够逆转受体胎儿的大部分心脏问题[16]。

胎盘"灌注不足"与宫内生长受限有关，表现为胎盘血管阻力增加，向胎儿输氧的脐静脉血流量减少。胎儿心脏后负荷增加，胎儿组织氧供减少，导致心肌和脑优先灌注（脑血管阻力降低和冠脉流量增加）[17]。随着病情发展，出现舒张和收缩功能不全——心房收缩时静脉导管血流逆灌，出现脐静脉搏动是宫内胎儿死亡的晚期表现。

参考文献

[1] Ramos-Arroyo MA, Rodriguez-Pinilla E, Cordero JF. Maternal diabetes: the risk for specific birthdefects. Eur J Epidemiol, 1992, 8(4): 503–508. [Research Support, Non-US Govt]

[2] Jenkins KJ, Correa A, Feinstein JA, et al. Noninherited risk factors and congenital cardiovascular defects: current knowledge: a scientific statement from the American Heart Association Council on Cardiovascular Disease in the Young: endorsed by the American Academy of Pediatrics. Circulation, 2007, 115(23): 2995–3014. [Review]

[3] Jaeggi ET, Fouron JC, Proulx F, et al. Cardiac performance in uncomplicated and well-controlled maternal type I diabetes. Ultrasound Obstet Gynecol, 2001, 17(4): 311–315.

[4] Levy HL, Guldberg P, Guttler F, et al. Congenital heart disease in maternal phenylketonuria: report from the Maternal PKU Collaborative Study. Pediatr Res, 2001, 49(5): 636–642. [Clinical Trial Research Support, Non-US Govt Research Support, US Govt, P.H.S.]

[5] Buyon JP, Hiebert R, Copel J, et al. Autoimmune-associated congenital heart block: demographics, mortality, morbidity and recurrence rates obtained from a national neonatal lupus registry. J Am Coll Cardiol, 1998, 31(7): 1658–1666. [Research Support, US Govt, P.H.S.]

[6] Buyon JP, Clancy RM. Maternal autoantibodies and congenital heart block: mediators, markers, and therapeutic approach. Semin Arthritis Rheum, 2003, 33(3): 140–154. [Research Support, Non-US Govt Research Support, US Govt, P.H.S. Review]

[7] Ergaz Z, Ornoy A. Parvovirus B19 in pregnancy. Reprod Toxicol, 2006, 21(4): 421–435. [Review]

[8] Moise KJ Jr, Huhta JC, Sharif DS, et al. Indomethacin in the treatment of premature labor: effects on the fetal ductus arteriosus. N Engl J Med, 1988, 319(6): 327–331.

[9] Pettit KE, Merchant M, Machin GA, et al. Congenital heart defects in a large, unselected cohort of monochorionic twins. J Perinatol, 2013, 33(6): 457–461.

[10] Alrais F, Feldstein VA, Srivastava D, et al. Monochorionic twins discordant for congenital heart disease: a referral center's experience and possible pathophysiologic mechanisms. Prenat Diagn, 2011, 31(10): 978–984.

[11] Fesslova V, Brankovic J, Lalatta F, et al. Recurrence of congenital heart disease in cases with familial risk screened prenatally by echocardiography. J Pregnancy,

2011: 368067.

[12] Nora JJ, Nora AH. Recurrence risks in children having one parent with a congenital heart disease. Circulation, 1976, 53(4): 701–702. [Research Support, US Govt, P.H.S.]

[13] Pierpont ME, Basson CT, Benson DW Jr, et al. Genetic basis for congenital heart defects: current knowledge: a scientific statement from the American Heart Association Congenital Cardiac Defects Committee, Council on Cardiovascular Disease in the Young: endorsed by the American Academy of Pediatrics. Circulation, 2007, 115(23): 3015–3038. [Review]

[14] Vogel M, McElhinney DB, Marcus E, et al. Significance and outcome of left heart hypoplasia in fetal congenital diaphragmatic hernia. Ultrasound Obstet Gynecol, 2010, 35(3): 310–317. [Research Support, Non-US Govt]

[15] Simpson LL. Twin–twin transfusion syndrome. Am J Obstet Gynecol, 2013, 208(1): 3–18. [Practice Guideline]

[16] Moon-Grady AJ, Rand L, Lemley B, et al. Effect of selective fetoscopic laser photocoagulation therapy for twin–twin transfusion syndrome on pulmonary valve pathology in recipient twins, 2011: Ultrasound Obstet Gynecol, 37(1), 27–33. [Evaluation Studies Research Support, Non-US Govt]

[17] Aburawi EH, Malcus P, huring A, et al. Coronary flow in neonates with impaired intrauterine growth. J Am Soc Echocardiogr, 2012, 25(3): 313–318. [Research Support, Non-US Govt]

[18] Trucco SM, Jaeggi E, Cuneo B, et al. Use of intravenous gamma globulin and corticosteroids in the treatment of maternal autoantibody-mediated cardiomyopathy. J Am Coll Cardiol, 2011, 57(6): 715–723. [Multicenter Study]

[19] Szwast A, Tian Z, McCann M, et al. Impact of altered loading conditions on ventricular performance in fetuses with congenital cystic adenomatoid malformation and twin–twin transfusion syndrome. Ultrasound Obstet Gynecol, 2007, 30(1): 40–46. [Research Support, N.I.H., Extramural Twin Study]

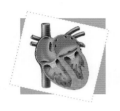

第3章
胎儿心脏病的自然史及非自然病史

Karim A. Diab, Samer Masri

胎儿超声促进了医生对妊娠期胎儿心脏缺陷如何发生和发展的认识。最主要的结构性心血管畸形一般发生在妊娠第6~7周，其他异常则在妊娠晚期出现或变得明显，这些畸形在整个妊娠期持续进展并导致明显的血流动力学异常。正确认识和评估胎儿心脏病对提出正确的出生前医学建议、产后处置预案以及可能改变其自然病史的任何计划性宫内干预都有重要意义。

心室流入道或流出道梗阻性病变常导致心脏结构发育障碍等严重后果[1]。图3.1描述了妊娠期流出道梗阻性病变的进展。随着畸形进展，重要的是更好地预判产后的处理方式（图3.2~3.4），这将有助于指导宫内干预的决策，防止病情恶化。胎儿右心梗阻性病变如法洛四联症（tetralogy of Fallot, TOF）可能发生进行性肺动脉发育不良，导致更严重的梗阻甚至肺动脉闭锁。

明显的房室瓣（atrioventricular valve, AVV）反流（如房室通道、Ebstein 畸形）或半月瓣反流（如永存动脉干、TOF 合并肺动脉瓣缺如）的胎儿通常耐受性很差[2]。图3.5描述了 AVV 反流可导致宫内胎儿明显的心血管损害（图3.6~3.7）。

其他的结构性心脏异常在宫内亦可进展。完全型大动脉转位的进行性血流动力学改变可导致严重的产后低氧，需行紧急房间隔球囊切开术（图3.8~3.9）[3]。有些室间隔缺损并无血流动力学意义，重要的是认识它的自然病史，如有的室间隔缺损可能变大，有些可能自然愈合，这样医生才能给患者家属适当的医学建议（图3.10）[4]。

妊娠期胎儿心律失常发生率约为2%，可在整个妊娠期发生（图3.11）[5]。经胎盘治疗是必要的，这将改变疾病的自然病史。心脏肿瘤可改变整个胎儿期生存环境，导致胎儿继发性血流动力学改变（图3.12）。

Karim A. Diab[1], Samer Masri[2]

1.Rush Center for Congenital Heart Disease, Chicago, IL, USA
2.American University of Beirut, Beirut, Lebanon

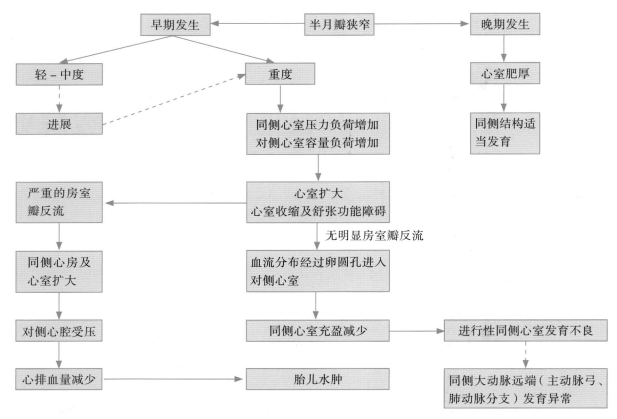

图 3.1 心室流出道梗阻（主动脉／肺动脉狭窄）的自然进展

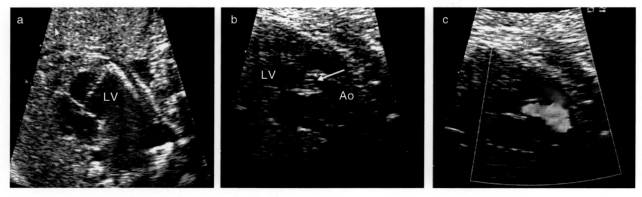

图 3.2 胎儿主动脉狭窄的进展。胎儿流出道梗阻发生得越早，左心室发育不良的可能性就越高。a. 21 周，左心室大小及功能正常。b. 主动脉瓣增厚（箭头处）导致 LV 流出道梗阻。c. 彩色多普勒血流显示跨左室流出道涡流。d. 峰值压差为 46mmHg。e. 随着梗阻加重，左心室进行性扩大，收缩功能降低，可能存在经卵圆孔及主动脉弓的反向血流。为了改变其自然病史及潜在 AS 相关的左心室发育不良综合征，给予宫内胎儿闭式球囊主动脉瓣介入成形术。f. 术后左心室大小及功能正常，未闭卵圆孔正常右向左分流。g. 出生后左心室大小正常，仅需主动脉瓣球囊成形。LV：左心室；Ao：升主动脉；RV：右心室

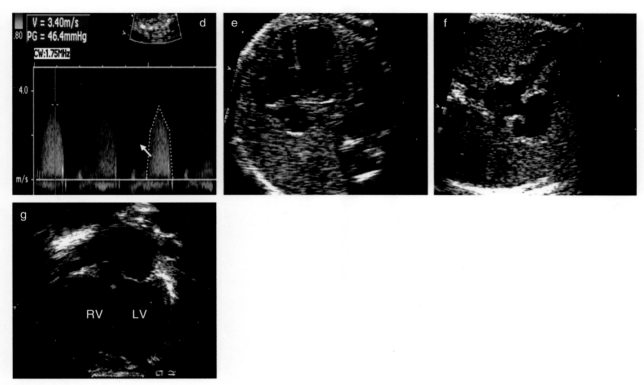

图 3.2（续）

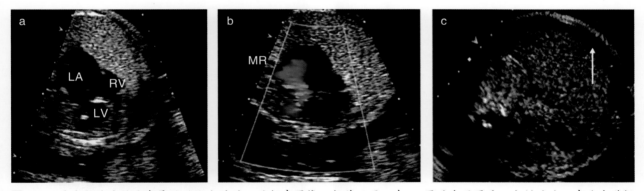

图 3.3　严重主动脉瓣狭窄导致胎儿水肿的心脏超声图像。与前不同，在 30 周时出现严重二尖瓣反流，有流出道梗阻者通常将演变成心室发育不良，当出现明显房室瓣关闭不全，则心室会明显扩大。a. 四腔心切面显示严重左心室扩大，收缩功能严重降低，左心房扩大压迫右心房。b. 严重二尖瓣反流。c. 出现明显腹水及水肿。MR：二尖瓣反流；LV：左心室；LA：左心房；RA：右心房

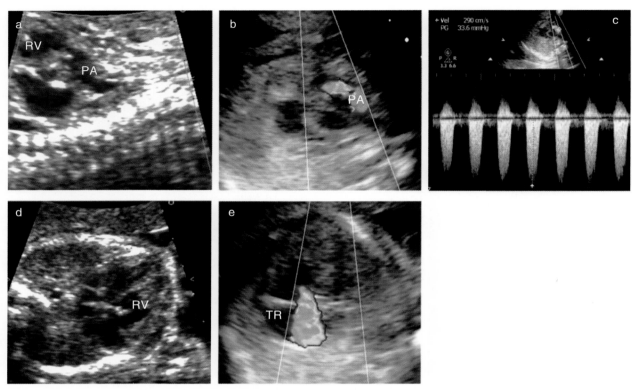

图3.4 右室流出道梗阻的进展。a. 20周，肺动脉瓣隆起并增厚，右心室轻度肥厚，收缩功能正常。b. 彩色多普勒血流显示瓣膜水平有湍流。c. 频谱多普勒测得峰值压差34mmHg。d. 24周出现中度右心室肥厚及发育不良。e. 彩色多普勒显示严重的三尖瓣反流。这些特征预示着右心室压力骤然增高。PA：肺动脉；RV：右心室；TR：三尖瓣反流

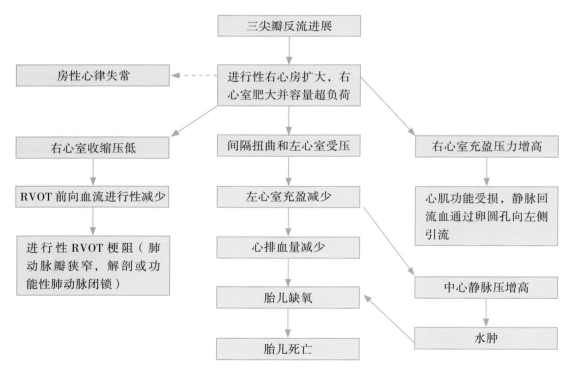

图3.5 胎儿存在明显房室瓣反流（如Ebstein畸形）时的自然病史及进展。RVOT：右室流出道

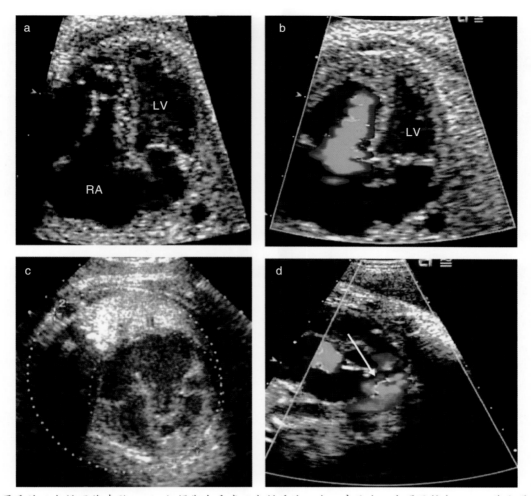

图 3.6　严重的三尖瓣下移畸形。a~b. 妊娠期内重度三尖瓣反流，右心房及右心室明显扩大。c. 心胸比明显扩大，左心室受压。d. 经右室流出道前向血流减少形成功能性肺动脉闭锁伴有动脉导管（箭头）反向血流。LV：左心室；RA：右心房

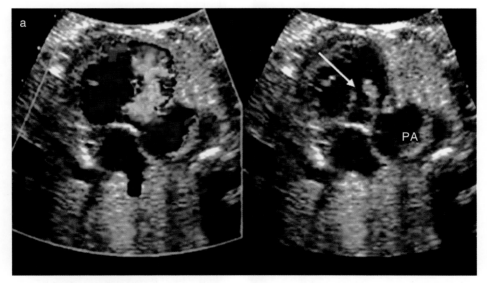

图 3.7　法洛四联症合并肺动脉瓣缺如综合征。a. 前融合不良型室间隔缺损（箭头），大量肺动脉瓣反流（彩色部分）导致近端肺动脉进行性扩张，进而引起明显的气管、支气管及食管压迫。b. 右室流出道频谱多普勒血流波形提示大量肺动脉反流。PA：肺动脉

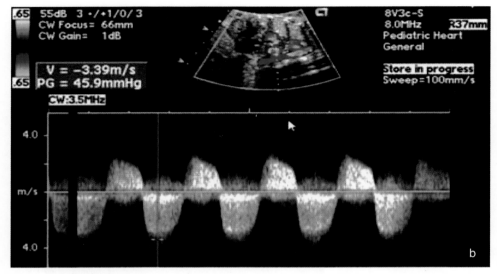

图 3.7（续）

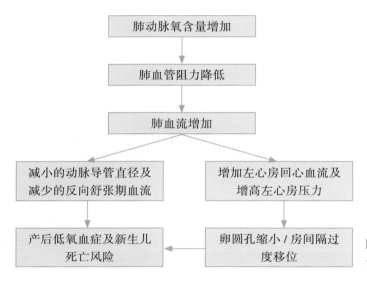

图 3.8　完全型大动脉转位可导致产后严重缺氧，需急诊行房间隔球囊切开术

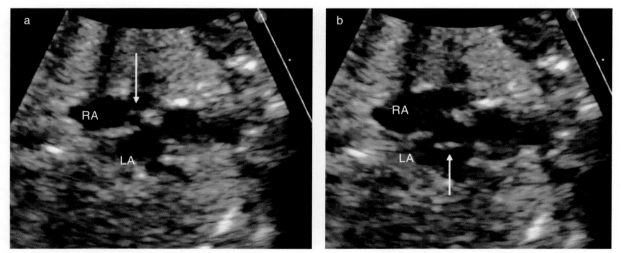

图 3.9　完全型大动脉转位。进行性左心房血流增加，压力增高，引起房间隔在（a）右心房和（b）左心房之间摆动。这种情况预示着产后严重缺氧，需行急诊房间隔球囊切开术。LA：左心房；RA：右心房

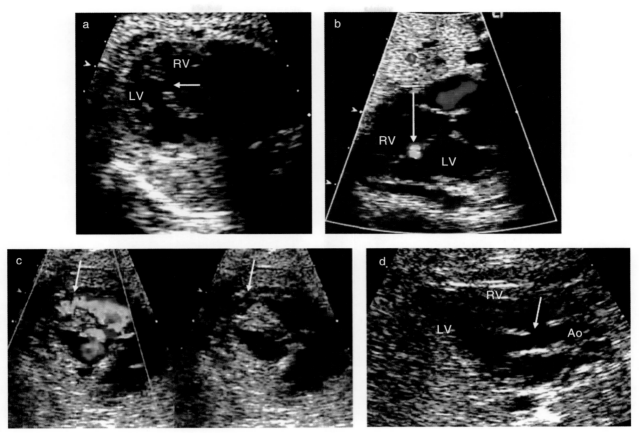

图 3.10 室间隔缺损。a~b 为肌部小室间隔缺损（箭头）。这种缺损有 1/3 可在宫内自然闭合。c. 肌部大室间隔缺损，位于心尖部肌肉间隔（箭头）。这种缺损在宫内很少能闭合，往往需要产后干预。d. 大的对位不良型室间隔缺损合并主动脉骑跨不会自然闭合，可能合并染色体异常。LV：左心室；RV：右心室；Ao：主动脉

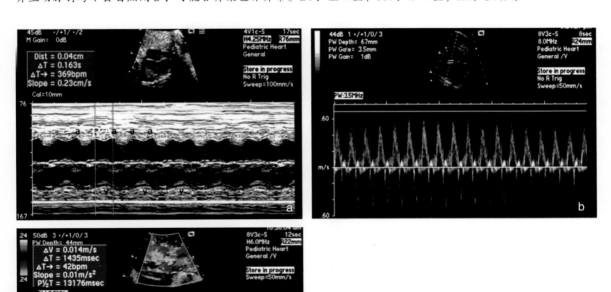

图 3.11 胎儿心律失常。a. 心房扑动。b. 室上性心动过速。胎儿快速性心律失常通常发生在妊娠中期或妊娠晚期，病情可能进展并导致严重的胎儿损害，需要早期识别和经胎盘治疗。c. 完全性心脏传导阻滞。无论是与结构性心脏疾病，还是与更常见的母体自身免疫相关性疾病有关，均可导致严重的心血管损害

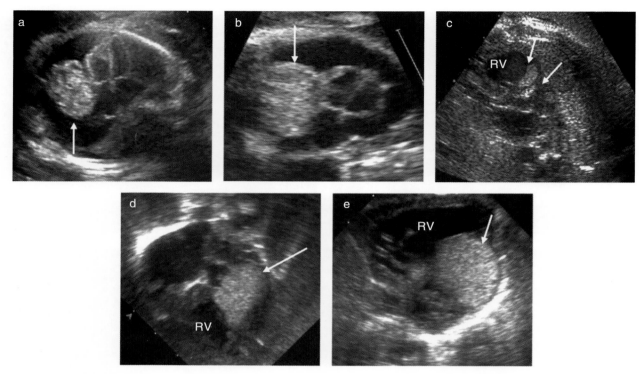

图 3.12　心脏肿瘤。a~b. 心包畸胎瘤（箭头），可进行性增大，导致严重的心包积液和胎儿水肿。c. 横纹肌瘤往往是多发的（箭头），逐渐增大，在退化前有导致流入道或流出道梗阻的可能。d~e. 巨大横纹肌瘤（箭头）占据左心室的大部分，并导致左心室流出道血流受阻，引起左心发育不良综合征。RV：右心室

参考文献

[1] Yamamoto Y, Hornberger LK. Progression of outflow tract obstruction in the fetus. Early Hum Dev, 2012, 88: 279–285.

[2] Acharya G, Archer N, Huhta JC. Functional assessment of the evolution of congenital heart disease in utero. Curr Opin Pediatr, 2007, 19: 533–537.

[3] Punn R, Silverman NH. Fetal predictors of urgent balloon atrial septostomy in neonates with complete transposition. J Am Soc Echocardiogr, 2011, 24: 425–430.

[4] Paladini D, Palmieri S, Lamberti A, et al. Characterization and natural history of ventricular septal defects in the fetus. Ultrasound Obstet Gynecol, 2000, 16: 118–122.

[5] Hornberger LK, Sahn DJ. Rhythm abnormalities of the fetus. Heart, 2007, 93: 1294–1300.

新生儿一般问题

General Neonatal Issues

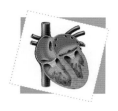

第 4 章
心脏病流行病学

Gregory H. Tatum, Piers C.A. Barker

美国或其他国家大量的流行病学研究表明，先天性心脏病（congenital heart disease, CHD）是最常见的出生缺陷（表 4.1）[1-4]，占严重先天性畸形的 28%[5]。在世界范围内，每年大约有 1.35 亿 CHD 儿童出生[6]。CHD 仍然是婴儿死亡的主要原因之一[4,7,8]。CHD 患者的死亡大多发生在出生后的第一年，但高死亡率却一直持续到成年[9]。由于存活率的提高，估计现在有更多的成年 CHD 患者存活，数量甚至多于儿童患者[10]。

个体病变发生率

据估计，CHD 的发病率约为 8‰，非发绀型 CHD 比发绀型更常见，室间隔缺损是最常见的病变（表 4.2）。法洛四联症和完全型大动脉转位是最常见的发绀性心脏病变（表 4.3）。尸检研究表明，27.3% 的人存在卵圆孔未闭[11]，高达 2% 的人为二叶主动脉瓣[12]。然而，大多数关于 CHD 患病率的研究并不包含这两种无症状的病例。

发病率的实时变化

随着时间的推移，CHD 的发病率呈非线性上升趋势，从 20 世纪 30 年代的每 1000 个活产儿的 0.6 上升至 1995 年以来的 9.1[6]。患病率的差异可能是多因素的。在 20 世纪 30~50 年代，随着人们对 CHD 认识的深入，CHD 检出率提升。出生登记制度的出现，获得了大量 CHD 发病程度的前瞻性研究结果，但使用的方法存在显著差异。有些研究通过侵入性方法确诊了最严重类型的 CHD，而低估了 CHD 的真实发病率。随着超声心动图的临床普及，CHD 的流行病学亦随着检测手段的改进而发生变化[13]。尽管发病率的增加大部分是因为之前研究未包含一些小的缺陷[14]，但一些严重类型的 CHD 发生率也有增加，这就说明 CHD 的增加不仅与检测方法的改进有关[6]，还与生育年龄的推迟与高龄产妇的增加有关。早产儿存活率的提高也使某些特定类型的 CHD 发生率增加，如卵圆孔未闭。

地区和人种差异

已报道的 CHD 发病率存在地区差异，亚洲最高（活产新生儿约为 9.3‰），非洲最低（活产新生儿约为 1.9‰）[6]。同一地区内不同国家之间亦有差别[5,15]。地区间除整体发病率的差异之外，个别病变也存在差异。据报道，亚洲右心梗阻性病变的发病率高，而左心梗阻性病变

Gregory H. Tatum, Piers C.A. Barker

Division of Pediatric Cardiology, Duke University Medical Center, Durham, NC, USA

表 4.1　美国、加拿大和欧洲常见出生缺陷的发病率

出生缺陷类型	每 1000 名胎儿的活产率		
	美国（2004—2006）	加拿大（1991—1993）	欧洲（2003—2007）
先天性心脏病	62~90[a]	79.1	73.2
室间隔缺损	–	30.4	30.4
房间隔缺损	–	23.0	22.7
房室间隔缺损	4.71	2.8	3.8
法洛四联症	3.97	4.2	2.9
大动脉转位	3.0	4.2	3.2
左心发育不良综合征	2.3	2.9	2.9
永存动脉干	0.72	1.2	0.8
21 三体综合征	14.47	12.4	20.5
唇裂伴或不伴腭裂	10.63	10.7	9.4
腹裂	4.49	–	2.5
脊柱裂不伴无脑畸形	3.5	6.3	5.1
先天性膈疝	2.61	–	2.8

a. 由 Botto 等公布的数据估计的概率[14]

表 4.2　每 1000 名活产儿中非发绀性心脏病的发病率

	巴尔的摩（1981—1982[34]）	亚伯达省（1981—1984[35]）	卡塔尔（1984—1994[36]）	亚特兰大（1968—1997[14]）	魁北克（1985—2000[10]）
室间隔缺损	0.863	1.945	4.971	1.66	4.2
房间隔缺损	0.317	0.580	0.882	0.46	3.89
房室间隔缺损	0.362	0.242	0.341	0.12（非 21 三体） 0.15（21 三体）	0.57
肺动脉瓣狭窄	0.189		1.062	0.38	0.5
动脉导管未闭	0.089	0.251	0.622	0.66	0.31
主动脉瓣狭窄	0.111		0.3	0.1	0.27
主动脉缩窄	0.239		0.51	0.29	0.25

表 4.3　每 1000 名活产儿中发绀性心脏病的发病率

	巴尔的摩（1981—1982[34]）	亚伯达省（1981—1984[35]）	卡塔尔（1984—1994[36]）	亚特兰大（1968—1997[14]）	魁北克（1985—2000[10]）
法洛四联症	0.262	0.203	0.622	0.38	0.45
大动脉转位	0.211	0.28	0.381	0.25	0.27
左心发育不良综合征	0.267		0.22	0.21	
完全型肺静脉异位引流	0.083	0.087	0.22	0.07	
肺动脉闭锁 / 室间隔完整	0.083		0.08	0.05	
右室双出口	0.056	0.145	0.321	0.11	
三尖瓣闭锁	0.039		0.1	0.3	
三尖瓣下移			0.04	0.04	0.02
永存动脉干	0.056			0.06	0.04

的发病率低 [6,16]。这种地区间的差异意味着不同群体间遗传因素可能影响 CHD 的发病风险。

国家经济状况与报道的 CHD 发病率之间存在相关性，在富裕地区 CHD 的发病率更高 [6]。社会经济地位的差异和 CHD 的出生患病率之间的相关性表明，缺乏医疗保健可能会导致低收入人群的 CHD 发病率被低估。

在美国，多项报道表明 CHD 患病率存在人种及社会经济阶层差异 [14,17,18]。非西班牙裔黑人中法洛四联症的患病率高于非西班牙裔白人，而西班牙裔人的患病率最低。西班牙裔婴儿左心发育不良综合征的患病率也较低 [17]。一些比较黑、白人种差异的研究发现：黑人中肺动脉瓣狭窄的发病率较高，白人中完全型大动脉转位、主动脉缩窄和主动脉瓣狭窄的发病率较高 [14,18]。这些人种间差异的根源也许是遗传。然而，医疗保障也在 CHD 的患病率差异中起着重要的作用。人种间婴儿死亡率也存在差异 [8,19]，这显示医疗保障的不同是造成人种间患病率差异的一个因素。

胎儿检查的影响

胎儿针对性检查是造成胎儿出生前后许多病变发生率提高的潜在影响因素。宫内诊断允许家庭和医疗团队有更充分的准备以优化出生后的治疗，也决定了是否继续或终止妊娠。终止妊娠的选择随国家不同而有巨大变化，也受诊断时孕周和心脏缺陷种类的影响 [20-24]。例如，在 1991—1995 年的英国，合并室间隔完整型肺动脉闭锁胎儿有 61% 终止妊娠 [25]。总的来说，终止妊娠会使许多类型 CHD 的患病率降低 2%~50%，其中最高的是单心室缺陷 [26]。

非遗传风险因素

对非遗传因素与 CHD 之间联系的研究还在持续深入。已确定的风险因素列于框表 4.1[27]。其他风险因素仍存在争议。有几项研究报告认为，通过辅助生殖技术的胎儿 CHD 风险增加，特别是罹患间隔缺损风险 [28-29]。然而，大多数对辅助生殖影响的研究都被增加的胎儿监测所混淆，这些研究对象通常伴有妊娠高风险，且终止妊娠的可能性较低，以及由于母亲年龄增加或导致母亲不育而产生的内在风险也增加 [30]。

据报道，母亲肥胖与 CHD 也有关系 [31-33]，随着身体质量指数的增加，胎儿 CHD 风险也会增加。除漏诊的母体糖尿病或营养失衡，辅助

框表 4.1　已确定或可能与后代先天性心血管缺陷相关的危险因素

母体疾病	母体药物作用
·苯丙酮尿症：任何缺陷	·抗痉挛药：任何缺陷
·妊娠糖尿病：VSD，d-TGA，主动脉狭窄，肺动脉闭锁，右位心，PDA，其他圆锥动脉干畸形（法洛四联症、动脉干、右室双出口）	·子宫抑制剂（吲哚美辛）：动脉导管收缩或宫内动脉导管闭合
·母体风疹：VSD，PDA，肺动脉瓣狭窄，外周肺动脉狭窄	·非甾体抗炎药（布洛芬）：d-TGA，房室通道，VSD
·流感：三尖瓣闭锁，主动脉缩窄，d-TGA，所有右侧或左侧梗阻性病变	·沙利度胺：任何缺陷
	·甲氧苄啶 – 磺胺类药物：任何缺陷
·发热性疾病：三尖瓣闭锁，主动脉缩窄，所有右侧或左侧梗阻性病变	·类维生素 A：任何缺陷
·癫痫：任何缺陷	·大麻：三尖瓣下移畸形，VSD
	环境（母体的）：有机溶剂
	·有机溶剂：房室间隔缺损，肺动脉狭窄，三尖瓣下移畸形，d-TGA，HLHS，圆锥动脉干畸形，TAPVR

d-TGA：完全型大动脉转位；PDA：动脉导管未闭；HLHS：左心发育不良综合征；TAPVR：完全型肺静脉异位引流；VSD：室间隔缺损

生殖和肥胖导致 CHD 风险增加的机制尚不清楚。与此相反，在怀孕前和怀孕早期补充叶酸对胎儿 CHD 发生有预防作用，但仍需要进一步的流行病学研究来证实这一效果[27]。

参考文献

[1] Parker SE, Mai CT, Canfield MA, et al. Updated National Birth Prevalence estimates for selected birth defects in the United States, 2004–2006. Birth Defects Res A Clin Mol Teratol, 2010, 88 (12): 1008–1016. PubMed PMID: 20878909.

[2] Johnson KC, Rouleau J. Temporal trends in Canadian birth defects birth prevalences, 1979–1993. Can J Public Health, 1997, 88 (3): 169–176. PubMed PMID: 9260357.

[3] Dolk H, Loane M, Garne E. The prevalence of congenital anomalies in Europe. Adv Exp Med Biol, 2010, 686: 349–364. PubMed PMID: WOS: 000282382800020.

[4] Billett J, Majeed A, Gatzoulis M, et al. Trends in hospital admissions, in-hospital case fatality and population mortality from congenital heart disease in England, 1994 to 2004. Heart, 2008, 94 (3): 342–348. PubMed PMID: 17646196.

[5] Dolk H, Loane M, Garne E; European Surveillance of Congenital Anomalies (EUROCAT) Working Group. Congenital heart defects in Europe prevalence and perinatal mortality, 2000–2005. Circulation, 2011, 123(8): 841–849.

[6] van der Linde D, Konings EE, Slager MA, et al. Birth prevalence of congenital heart disease worldwide: a systematic review and meta-analysis. J Am Coll Cardiol, 2011, 58 (21): 2241–2247. PubMed PMID: 22078432.

[7] Heron M, Hoyert DL, Murphy SL, et al. Deaths: final data for 2006. Natl Vital Stat Rep, 2009, 57(14): 1–134. PubMed PMID: 19788058.

[8] Boneva RS, Botto LD, Moore CA, et al. Mortality associated with congenital heart defects in the United States: trends and racial disparities, 1979–1997. Circulation, 2001, 103 (19), 2376–2381. PubMed PMID: 11352887.

[9] Gilboa SM, Salemi JL, Nembhard WN, et al. Mortality resulting from congenital heart disease among children and adults in the United States, 1999 to 2006. Circulation, 2010, 122 (22): 2254–2263. PubMed PMID: 21098447.

[10] Marelli AJ, Mackie AS, Ionescu-Ittu R, et al. Congenital heart disease in the general population: changing prevalence and age distribution. Circulation, 2007, 115 (2): 163–172. PubMed PMID: 17210844.

[11] Hagen PT, Scholz DG, Edwards WD. Incidence and size of patent foramen ovale during the first 10 decades of life: an autopsy study of 965 normal hearts. Mayo Clinic Proc, 1984, 59 (1): 17–20. PubMed PMID: 6694427.

[12] Roberts WC. The congenitally bicuspid aortic valve: a study of 85 autopsy cases. Am J Cardiol, 1970, 26(1): 72–83. PubMed PMID: 5427836.

[13] Wilson PD, Correa-Villasenor A, Loffredo CA, et al. Temporal trends in prevalence of cardiovascular malformations in Maryland and the District of Columbia, 1981–1988. The Baltimore-Washington Infant Study Group. Epidemiology, 1993, 4 (3): 259–265. PubMed PMID: 8512990.

[14] Botto LD, Correa A, Erickson JD. Racial and temporal variations in the prevalence of heart defects. Pediatrics, 2001, 107 (3): E32. PubMed PMID: 11230613.

[15] Rankin J, Pattenden S, Abramsky L, et al. Prevalence of congenital anomalies in five British regions, 1991–1999. Arch Dis Child Fetal Neonatal Ed, 2005, 90 (5): F374–379. PubMed PMID: 16113153. Pubmed Central PMCID: 1721948.

[16] Jacobs EG, Leung MP, Karlberg J. Distribution of symptomatic congenital heart disease in Hong Kong. Pediatr Cardiol, 2000, 21 (2): 148–157. PubMed PMID: 10754087.

[17] Canfield MA, Honein MA, Yuskiv N, et al. National estimates and race/ethnic-specific variation of selected birth defects in the United States, 1999–2001. Birth Defects Res A, 2006, 76 (11): 747–756.

[18] Correa-Villasenor A, McCarter R, Downing J, et al. White-black differences in cardiovascular malformations in infancy and socioeconomic factors. The Baltimore-Washington Infant Study Group. Am J Epidemiol, 1991, 134 (4): 393–402. PubMed PMID: 1877600.

[19] Yang Q, Chen H, Correa A, et al. Racial difierences in infant mortality attributable to birth defects in the United States, 1989–2002. Birth Defects Res A Clin Mol Teratol, 2006, 76 (10): 706–713. PubMed PMID: 17022030.

[20] Khoshnood B, De Vigan C, Vodovar V, et al. Trends in prenatal diagnosis, pregnancy termination, and perinatal mortality of newborns with congenital heart disease in France, 1983–2000: a population-based evaluation. Pediatrics, 2005, 115 (1): 95–101. PubMed PMID: 15629987.

[21] Montana E, Khoury MJ, Cragan JD, et al. Trends and outcomes after prenatal diagnosis of congenital cardiac

malformations by fetal echocardiography in a well defined birth population, Atlanta, Georgia, 1990–1994. J Am Coll Cardiol, 1996, 28 (7): 1805–1809. PubMed PMID: 8962570.

[22] Nikkila A, Bjorkhem G, Kallen B. Prenatal diagnosis of congenital heart defects: a population based study. Acta Paediatrica, 2007, 96 (1): 49–52. PubMed PMID: 17187603.

[23] Shevell T P-DA, Simpson L. Prenatal diagnosis of congenital heart disease and voluntary pregnancy termination: experience of a single tertiary care center. Am J Obstet Gynecol, 2001, 185 (6): S254.

[24] Tegnander E, Williams W, Johansen OJ, et al. Prenatal detection of heart defects in a non-selected population of 30 149 fetuses: detection rates and outcome. Ultrasound Obstet Gynecol, 2006, 27 (3): 252–265. PubMed PMID: 16456842.

[25] Daubeney PE, Sharland GK, Cook AC, et al. Pulmonary atresia with intact ventricular septum:impact of fetal echocardiography on incidence at birth and postnatal outcome. UK and Eire Collaborative Study of Pulmonary Atresia with Intact Ventricular Septum. Circulation, 1998, 98 (6): 562–566. PubMed PMID: 9714114.

[26] Germanakis I, Sifakis S. The impact of fetal echocardiography on the prevalence of liveborn congenital heart disease. Pediatr Cardiol, 2006, 27 (4): 465–472. PubMed PMID: 16830077.

[27] Jenkins KJ, Correa A, Feinstein JA, et al. Noninherited risk factors and congenital cardiovascular defects: current knowledge: a scientific statement from the American Heart Association Council on Cardiovascular Disease in the Young: endorsed by the American Academy of Pediatrics. Circulation, 2007, 115(23): 2995–3014. PubMed PMID: 17519397.

[28] Hansen M, Bower C, Milne E, et al. Assisted reproductive technologies and the risk of birth defect: a systematic review. Human Reprod, 2005, 20 (2): 328–338. PubMed PMID: 15567881.

[29] Reefhuis J, Honein MA, Schieve LA, et al. Assisted reproductive technology and major structural birth defects in the United States. Human Reprod, 2009, 24 (2): 360–366. PubMed PMID: 19010807.

[30] Tandulwadkar S, Lodha P, Kharb V. Congenital malformations and assisted reproductive technique: where is assisted reproductive technique taking us? J Hum Reprod Sci, 2012, 5(3): 244–247. PubMed PMID: 23533070. Pubmed Central PMCID: 3604829.

[31] Madsen NL, Schwartz SM, Lewin MB, et al. Prepregnancy body mass index and congenital heart defects among offspring: a population-based study. Congenit Heart Dis, 2013, 8(2): 131–141. PubMed PMID: 22967199.

[32] Mills JL, Troendle J, Conley MR, et al. Maternal obesity and congenital heart defects: a population-based study. Am J Clin Nutr, 2010, 91(6): 1543–1549. PubMed PMID: 20375192. Pubmed Central PMCID: 2869507.

[33] Stothard KJ, Tennant PW, Bell R, et al. Maternal overweight and obesity and the risk of congenital anomalies: a systematic review and meta-analysis. JAMA, 2009, 301(6): 636–650. PubMed PMID: 19211471.

[34] Ferencz C, Rubin JD, McCarter RJ, et al. Congenital heart disease: prevalence at livebirth. The Baltimore-Washington Infant Study. Am J Epidemiol, 1985, 121 (1): 31–36. PubMed PMID: 3964990.

[35] Grabitz RG, Joffres MR, Collins-Nakai RL. Congenital heart disease: incidence in the first year of life. The Alberta Heritage Pediatric Cardiology Program. Am J Epidemiol, 1988, 128 (2): 381–388. PubMed PMID: 3394704.

[36] Robida A, Folger GM, Hajar HA. Incidence of congenital heart disease in Qatari children. Int J Cardiol, 1997, 60 (1): 19–22. PubMed PMID: 9209935.

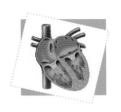

第 5 章
妊娠末胎儿及新生儿的心脏与血管系统

Timothy M. Cordes

在妊娠期结束时，正常胎儿有几种不同的心血管结构和独特的血流动力学特性，包括从静脉导管到右心房的静脉回流占胎儿心排血量的 45%；卵圆孔右向左分流约占心排血量的 1/3，以及肺动脉经动脉导管直接流向降主动脉的血流。据估计，经动脉导管血流量约占总心排血量的一半。在妊娠后期，只有大约 11% 的心脏输出血液流至肺循环。宫内右心室的优势在于具有独特的血流动力学特性，负责约 60% 的心脏输出，而左心室约为 40%。大约 45% 的心脏输出循环流向低阻力的胎盘血管床[1, 2]。

分娩及新生儿期

在分娩时或分娩后不久，新生儿有几项重要的心血管变化。静脉导管在结扎脐带时功能性闭合，在分娩 3~7d 后进一步永久性闭合。右心房静脉前负荷的减少有效降低了右心房压力。同时，正常新生儿呼吸可显著增加经肺循环的血流量并返回左心房，从而使左心房压力略高于右心房。这种房压关系的改变迫使卵圆孔瓣关闭。功能性闭合发生非常早，但大多数儿童的卵圆孔在 2 ~5 岁[3]不是永久性封闭。在此期间，少量的左向右分流穿过房间隔是很正常的（图 5.1~5.2）。

动脉导管在宫内是右向左分流，但在分娩时会发生一些变化。随着脐带血管的结扎和胎盘从循环中移除，体循环阻力迅速上升。同时，肺血管阻力有所下降。最初，肺血管阻力可能略高于全身阻力，动脉导管分流方向依然是右向左或双向分流。在正常新生儿几个小时内肺血管阻力已经降至低于全身阻力，导致经动脉导管少量左向右分流。这种左向右分流增加了经动脉导管的血液 PO_2。氧张力的增加和胎盘前列腺素 E_2 的消失导致动脉导管的主动收缩。93% 的婴儿在 60h 内动脉导管关闭。在接下来的 4~8 周内，内皮细胞坏死和内膜下增生会导致永久性闭合（图 5.3）。

虽然分娩后左、右心室体积及输出量均有明显变化，但右心室的大小与左心室相比仍相对较大。因此，在新生儿超声心动图中，与婴幼儿相比右心室会出现轻度扩张[4,5]。在分娩后 2~4 周，左、右心室体积比恢复正常（图 5.4）。

室间隔变扁平反映右心室和肺动脉压力升高（图 5.5~5.6）。分娩时，肺动脉压和阻力接近体循环。在开始的几个小时内，肺动脉压会下降到低于体循环水平，24h 内降至体循环压力的 50% 左右。然而，二维和 M 型的研究表明，室间隔扁平可在出生后 5~7d 内看到，而高动力性间隔壁运动在 1 周时仍然存在，在 1 月龄时停止[6,7]。

由于子宫的容积和压力生理状态相同，因

Timothy M. Cordes

Riley Children's Hospital, Indiana University School of Medicine, Indianapolis, IN, USA

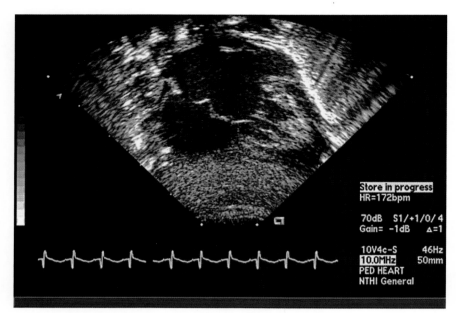

图 5.1　剑突下二维切面，显示尚未永久性闭合的小卵圆孔

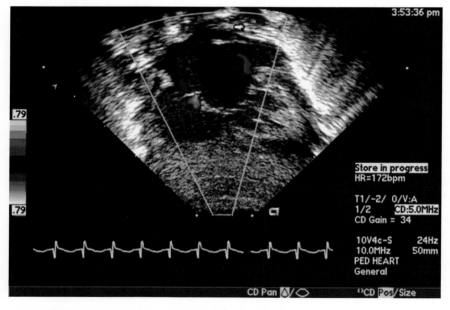

图 5.2　剑突下切面，彩色多普勒显示通过尚未永久闭合存在少量左向右分流的卵圆孔

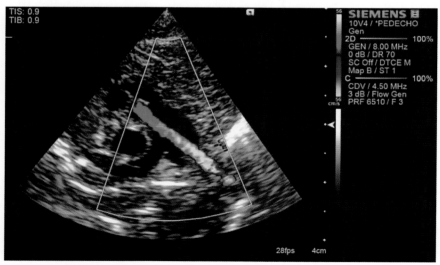

图 5.3　胸骨旁短轴切面，彩色多普勒显示动脉导管未闭

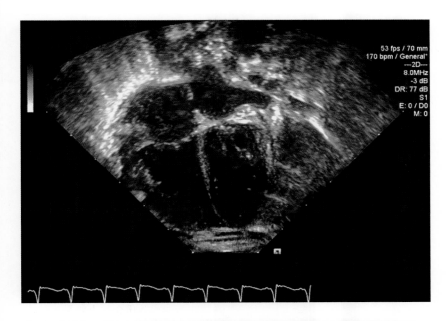

图 5.4　四腔心切面显示右心系统占优势

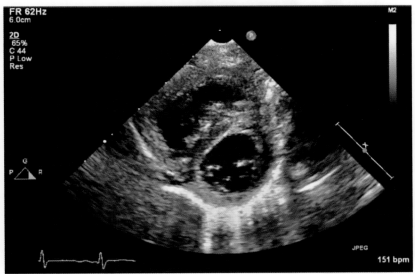

图 5.5　胸骨旁短轴切面显示正常新生儿右心室容积和扁平的室间隔

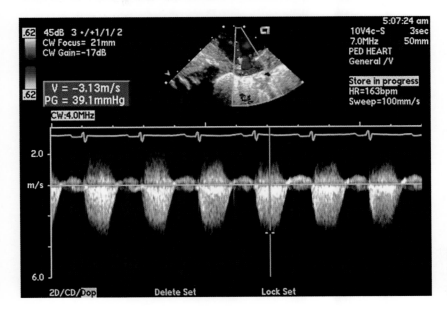

图 5.6　胸骨旁长轴切面，频谱多普勒显示三尖瓣反流，右心室及肺动脉收缩压升高

此与新生儿主动脉环和近端升主动脉相比，胎儿期肺动脉瓣环和肺动脉主干的大小随时间变化会有不同（图5.7）。

在胎儿期，肺动脉主干和肺动脉近端分支之间存在内径大小差异，肺动脉主干约占总心排血量的60%，肺动脉近端分支占总心排血量的8%~11%。由于肺动脉分支与主干呈锐角，加之大小差异，导致生理性肺动脉分支狭窄[9]。此外，肺动脉分支在出生时与体循环动脉相似，具有较厚的中层和较细小的管腔。随着时间的推移，这种情况会发生变化，在大约6个月大正常婴儿的心脏中，肺动脉具有较大的管腔和较薄的中层，在年龄较大的儿童和成人中亦可见。这些新生儿和婴儿的解剖变化所产生的血流加速，在彩色及频谱多普勒超声心动图像中很常见（图5.8~5.9）。

最近有研究者用组织多普勒和应变方法来定义新生儿心肌收缩和舒张的变化[11-12]。在出生后的头几天、几周和几个月，心肌功能的过渡性变化有待深入研究。

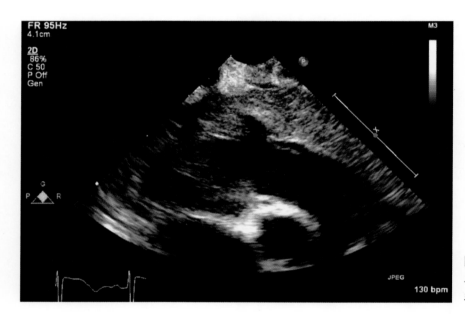

图5.7 胸骨旁右室流出道切面二维图。肺动脉主干及肺动脉瓣环内径均略大于主动脉

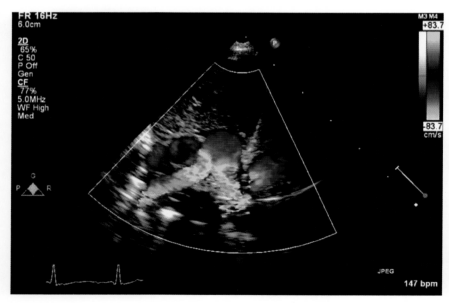

图5.8 胸骨旁大血管短轴切面彩色多普勒血流图，肺动脉分叉处血流加速

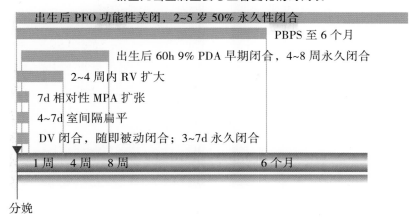

新生儿出生后主要心血管变化的时间表

出生后 PFO 功能性关闭，2~5 岁 50% 永久性闭合

PBPS 至 6 个月

出生后 60h 9% PDA 早期闭合，4~8 周永久闭合

2~4 周内 RV 扩大

7d 相对性 MPA 扩张

4~7d 室间隔扁平

DV 闭合，随即被动闭合；3~7d 永久闭合

1周　4周　8周　　　　　　　6个月

分娩

图5.9 新生儿主要心血管变化时间简表。DV：静脉导管；MPA：肺动脉主干；PBPS：肺动脉周围分支狭窄；PDA：动脉导管未闭；PFO：卵圆孔未闭；RV：右心室

参考文献

[1] Mielke G, Benda N. Cardiac output and central distribution of blood flow in the human fetus.Circulation, 2001, 103 (12): 1662–1668.

[2] Keane JF. Fetal and transitional circulation //JF Keane, JE Lock, DC Fyler. Nadas' Pediatric Cardiology: 2nd. USA: Elsevier, 2006: 75–79.

[3] Sharma A, Ford S, Calvert J. Adaptation for life: a review of neonatal physiology. Anesthes Intensive Care Med, 2011,9(3): 93–98.

[4] Azancot A, Caudell TP, Allen HD, et al. Analysis of ventricular shape by echocardiography in normal fetuses, newborns, and infants. Circulation, 1983, 68 (6): 1201–1211.

[5] Clark SJ, Yoxall CW, Subhedar NV. Measurement of right ventricular volume in healthy term and preterm neonates. Arch Dis Child Fetal Neonatal Ed, 2002, 87 (2): F89–93; discussion F93–94.

[6] Rein AJ, Sanders SP, Colan SD, et al. Left ventricular mechanics in the normal newborn. Circulation, 1987, 76 (5): 1029–1036.

[7] Miyazaki A, Ichida F, Hashimoto I, et al. Analysis of left ventricular regional wall motion in normal neonates. Br Heart J, 1992, 68 (6): 574–549.

[8] Ichida F, Aubert A, Denef B, et al. Cross sectional echocardiographic assessment of great artery diameters in infants and children. Br Heart J, 1987, 58 (6): 627–634.

[9] Danilowicz DA, Rudolph AM, Hoffman JI, et al. Physiologic pressure differences between main and branch pulmonary arteries in infants.Circulation, 1972, 45 (2): 410–419.

[10] Dammann JF Jr, Muller WH Jr. The role of the pulmonary vascular bed in congenital heart disease. Pediatrics, 1953, 12 (3:1): 307–325.

[11] Mori K, Nakagawa R, Nii M, et al. Pulsed wave Doppler tissue echocardiography assessment of the long axis function of the right and left ventricles during the early neonatal period. Heart, 2004, 90 (2): 175–180.

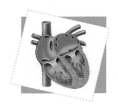

第6章
病史与体检

Ernerio T. Alboliras

随着母婴医学和胎儿心脏病学的迅速发展，产前检查亦能提供大量信息，但绝大多数严重的心脏病直至新生儿期才被检测出来。虽然超声心动图和心电图等诊断技术已能准确、快速诊断新生儿心脏病，但是，进行简要的病史和体格检查是很有必要的，尤其是患先天性心脏病的新生儿，应与诊断同时进行。

当新生儿状况稳定后，可以收集更全面的信息并进行详细地体检。所收集的信息和证据可以帮助确诊先天性心脏病，为进一步诊断和治疗提供判断依据。

病　史

新生儿有以下情况时，需要进行心脏评估：

·产前胎儿心脏检查时已诊断为心脏病，或者其他器官和系统有畸形。

·心脏杂音。

·心脏节律异常。

·发绀。

·出现灌注不良的临床症状。

·无脉。

·病因不明的呼吸窘迫。

·纳差（食欲缺乏）。

·遗传病或遗传综合征表现。

·可能与心脏异常有关的其他器官或系统异常。

初次收集新生儿病史时，病史是否完整和全面取决于病情呈现的时间和严重程度。当新生儿生命体征和病情危重时，采集简明扼要且条理清晰的信息，以便提供及时的诊断和治疗干预。更加详细的病史采集可以待症状缓解后再采集。危重新生儿表现包括严重心动过缓或心动过速、呼吸窘迫、严重的发绀和灌注不足。

在会诊心脏病前需要一份简单扼要的孕产妇情况说明，如既往史、用药史、是否进行胎儿超声心动图检查及检查结果有无异常、分娩方式和难度、胎儿阿普加（Apgar）评分、妊娠周数、新生儿大小、出现症状的时间，以及本次检查诊断前做过的任何治疗、方式及结果。

产科所记录的信息可能揭示与病毒性感冒有关的心脏疾病，如孕妇有红斑狼疮抗体则可能导致心脏传导阻滞，如早产儿早期使用消炎痛（吲哚美辛）则可能引起动脉导管的闭合从而导致右心衰竭。胎儿超声心动图可以提示与基因遗传有关的心脏病证据，如21三体综合征和18三体综合征。

应排除引起呼吸窘迫的心外因素，如新生儿短暂性呼吸暂停、败血症、膈疝、气胸和持

Ernerio T. Alboliras
Genus Heart Center, Scottsdale, AZ, USA

续性胎儿循环（又称持续性肺动脉高压）。围生期窒息与心肌功能降低、新生儿持续性肺动脉高压有关，也可能是新生儿血管压迫气道导致的呼吸窘迫。心脏畸形越严重，出生后症状就可能出现得越早，这些严重畸形包括梗阻性完全型肺静脉异位引流，房间隔完整型左心发育不良综合征，以及导管依赖性病变（如大动脉转位、合并肺动脉狭窄的三尖瓣闭锁、合并肺动脉闭锁的法洛四联症等）的动脉导管闭合等。

当新生儿疾病症状稳定时，需要仔细观察并收集详细病史。需要明确以下会增加新生儿患心脏病风险的因素：孕妇是否高龄、家族有无心脏病史或遗传病史、孕妇有无糖尿病、吸毒史、孕期血清学筛查结果（四联、三联检验），有无非整倍体和出生缺陷高风险，抗 Ro/SSA 抗体是否显著升高和胎儿颈项透明层有无增厚等。目前越来越多的孕妇在孕期常规接受胎儿超声检查和心脏检查，在宫内就能检出胎儿是否患先天性心脏病、其他器官或系统是否异常。

诊断需要考虑新生儿症状出现的时间。由于早产或其他系统疾病如膈疝、脑积水、肠旋转不良、喂养困难或发现心脏杂音等原因，需要留院观察的患儿，还需要进行相关心脏会诊。许多心脏病伴有显著的左向右分流，如大的室间隔缺损、动脉导管未闭、房室间隔缺损、永存动脉干、主-肺动脉窗等，出生后由于肺血管阻力的降低可引发症状。

体　检

如果是危重新生儿，简单的体检流程可以快速帮助评估静脉置管、脐血管置管，检查气管插管和机械通气的可行性，以及进一步行超声心动图、心电图和胸片检查。体检包括明确体重和孕龄，粗略检查面部和四肢有无明显异常，检查心率，听心音排除有无杂音，听诊肺啰音，触诊腹部以检查有无腹内脏器大，触诊检查股动脉脉搏、检查头部和肝脏有无杂音传导，建立生命体征监测（如测定心率和节律、氧饱和度、呼吸和血压）。

当新生儿生命体征平稳时，应记录新生儿体重、身长、体温、呼吸频率、心率和氧饱和度等，不能仅做心肺听诊检查。妊娠周数过长或过短提示出现心脏缺陷的风险增加。一般评估包括检查头部、躯干和四肢是否有任何严重的异常、呼吸功能、面色及全身肤色、运动活跃程度和对触觉刺激的反应性。新生儿皮肤局部出现淤青是正常的。皮肤指压后会快速再充盈。出生不久后缓慢充盈也许是正常的，但也可能是心排血量差导致的。婴儿哭闹后脸色会变红。

首先检查头面部可发现是否有面部畸形，这些畸形可能是引起心脏缺陷的遗传或染色体异常导致的。前囟听诊可发现是否有脑血管畸形，检查颈部有无皮肤冗赘。新生儿呼吸时胸部应有对称的运动，呼吸频率大约是每分钟40~60次，与鼻翼扇动无关，能听诊到同频率的呼吸音。某些心血管病变可导致呼吸窘迫，如肺动脉吊带、血管环、法洛四联症。肺动脉瓣缺如综合征会引起肺动脉明显扩张。

随后检查心脏。通过视诊、触诊心脏判断有无震颤。通常，年龄较大的新生儿心尖搏动较强。右侧胸壁观察到有明显心脏搏动提示可能右位心、左侧气胸或左侧膈疝。听诊应从识别第一心音和第二心音开始，第一心音在心尖处最为明显，第二心音多在心脏基底部。尽管心率很快，但第二心音的分裂音是能辨识出来的，其中肺动脉高压会表现出第二心音的亢进。在永存动脉干、法洛四联症合并严重肺动脉狭窄或肺动脉闭锁、主动脉闭锁、大动脉转位和右心室双出口中，第二心音很单一，这是因为主动脉瓣和肺动脉瓣闭合具有前后关系。在永存动脉干瓣膜狭窄及主动脉瓣或肺动脉瓣狭窄时，听诊时可闻及收缩射血期第一心音之后有类似于"咔嗒"声的高音。

心脏杂音是由血液流经瓣膜、腔室、心内间隔缺损以及血管时发生湍流引起的，可通过心音的响度（Ⅰ~Ⅵ级）、基于心动周期的时相、性质、位置和传导来描述。

应注意避免混淆呼吸音与心脏杂音。左前胸可听到动脉导管闭合时短暂、柔和的收缩期杂音。出生时听到的收缩期杂音可能源于半月瓣狭窄，或者是房室瓣反流。没有心脏杂音并不意味着不存在心脏缺陷，室间隔缺损通常只在肺阻力下降后才出现杂音。大动脉转位、法洛四联症合并肺动脉闭锁、主动脉闭锁和持续性肺动脉高压等病变听诊可能无杂音，但有明显的发绀或灌注不足症状。刚出生的新生儿动脉导管未闭时，听诊可无典型的连续性收缩期和舒张期杂音，而对于冠状动脉瘘、主动脉-左室隧道、法洛四联症合并肺动脉瓣缺如、永存动脉干合并瓣膜反流等病变，在出生时可听到收缩及舒张期的双期杂音。

还应听诊股动脉和肱动脉。严重的扩张性心肌病、室上性心动过速和完全性房室传导阻滞导致低心排血量，可听诊到全身脉搏减弱。主动脉缩窄时股动脉搏动减弱。如果触不到右肱动脉和股动脉搏动，可能存在右锁骨下动脉水平及其远端的主动脉缩窄。在动脉导管未闭早产儿、高心输出量型心力衰竭（如甲状腺功能亢进和动静脉血管畸形）的新生儿中，可以出现脉压增大。

应触诊肝脏是否有增大，这与右心衰竭有关，并听诊有无动静脉畸形引起的杂音。全身性水肿或积水可提示动静脉畸形、完全性房室传导阻滞、长期快速节律失常或严重心肌病。

层次清晰、条理分明的病史采集和体检可以提供评估新生心脏病严重程度、诊断及选择治疗策略所需的信息。

拓展阅读

Anderson RH, Macartney FJ, et al. History and physical examination//Paediatric Cardiology: Edinburgh: Churchill Livingstone, 1987, 1: 183–190.

Cassidy SC, Allen HD, Phillips JR. Moss and Adams' Heart Disease in Infants, Children and Adolescents: 5 th. Philadelphia: Wolters Kluwer, Lippincott Williams & Wilkins, 2013: 82–92.

Fanaroff AA, Fanaroff JM. Kalus and Fanaroff's Care of the High Risk Neonate: 6th. Philadelphia: Elsevier Saunders, 2013.

Keith JD. History and physical examination//JD Keith, RD Rowe, P Vlad. Heart Disease in Infancy and Child-hood. New York: Macmillan, 1978: 14–31.

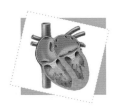

第 7 章
新生儿发绀

Ernerio T. Alboliras

发绀是由于血液中脱氧血红蛋白增加而引起皮肤和黏膜呈青紫色。临床上对新生儿发绀原因的准确评估仍较困难。中心性发绀应该与指端发绀或周围性发绀相鉴别，后者是手、脚或脸部为青紫色。如果发绀新生儿的肢体脉搏正常，指端血氧测定亦正常，有学者认为是由于毛细血管血流缓慢引起皮肤小动脉血管痉挛。通常由感冒引起的发绀不需要治疗。中心性发绀的动脉血通常脱氧血红蛋白 >3mg/dL、毛细血管血中脱氧血红蛋白 >5mg/dL 时，临床评估的最好方法是观察舌头。

首先应排除非心源性发绀：

·原发性肺病（呼吸窘迫综合征、气胸、肺不张）。

·中枢神经系统抑制。

·膈疝。

·红细胞增多症。

·高铁血红蛋白血症。

发绀性心脏病一般分为以下两大类：

·肺血流（pulmonary blood flow, PBF）阻塞性病变。

·PBF 正常或增高，但肺静脉回流和体循环并行分隔（并联）。

在这两种情况下，有效的 PBF 或返回体循环的含氧血液量都很低。通过卵圆孔和动脉导管未闭（patent ductus arteriosus, PDA）从右向左分流可加重发绀的严重程度。

第一类发绀性心脏病的影像学表现为肺血减少：如法洛四联症（TOF）伴严重肺动脉狭窄或闭锁、三尖瓣闭锁伴肺动脉狭窄、严重的新生儿持续肺动脉高压（persistent pulmonary hypertension, PPHN）。第二类则肺动脉血管影正常或增多：如大动脉转位（TGA）、全肺静脉异位引流（TAPVR）以及永存动脉干。

如果强烈怀疑患儿有心脏病又无法进行超声心动图检查，可进行高氧试验。给婴儿提供氧浓度（FIO$_2$）为 100% 的氧气吸入，持续 10min，并进行动脉血气检查。有肺疾病的患儿动脉氧分压（PaO$_2$）通常会增加至大于 100mmHg，而患有发绀性心脏病的婴儿 PaO$_2$ 变化不大。如果 PaO$_2$ 没有增加到 100% 以上，可能患有发绀性心脏病，在某些情况下也可能会产生误判。在患有严重 PPHN 的婴儿中，PaO$_2$ 在 FIO$_2$ 为 100% 时可能不会升高。同样，某些肺血流量增高的发绀性心脏病，如永存动脉干和三尖瓣闭锁伴大室间隔缺损，PaO$_2$ 大于 100mmHg。

同时测量右上肢和下肢的氧饱和度也是一种方法。这一方法提供了先天性心脏病存在的关键线索，提示是否需要进一步进行检查和诊

Ernerio T. Alboliras
Genus Heart Center, scottsdale, AZ, USA

断。这是由于某些心脏缺陷通过未闭动脉导管存在右向左分流。通常右上肢和下肢的血氧饱和度大于95%是正常的。右下肢的血氧饱和度低于右上肢（3次随机均 >3%）被称为差异性发绀，可能意味着通过未闭动脉导管右至左分流，如主动脉缩窄、主动脉弓离断和PPHN。在TGA中可见右上肢血氧饱和度低于下肢（3次都 >3%），也称为逆向发绀。同样某些心脏缺陷中也可能出现低氧饱和度，如永存动脉干、

TOF或完全型肺静脉异位连接。

美国儿科学会提倡上述筛选方法，推荐用于常规检查。并建议疾病控制中心在无症状新生儿出生24h后至出院前（图7.1）进行常规筛查。任何筛查阳性的婴儿都应进行超声心动图诊断，包括在院内或分娩中心、转院到其他机构前进行的超声心动图检查，或使用远程医疗进行医学评估。

主管医生应该及时关注婴儿的状况，并确

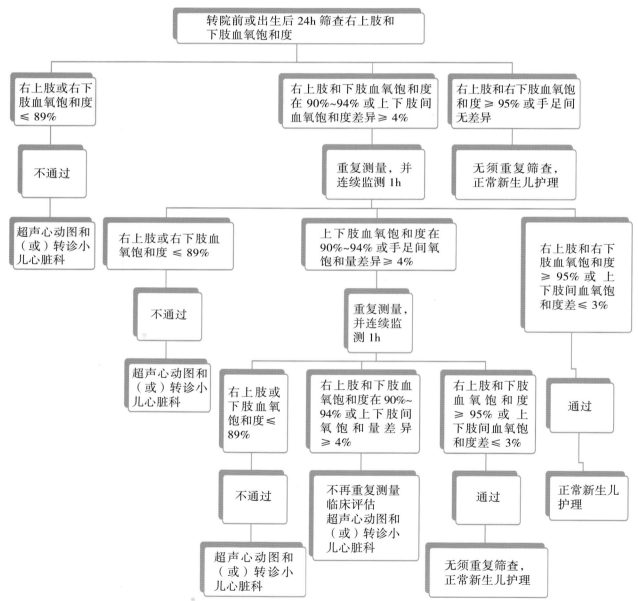

图7.1 新生儿出生24h后或转院前推荐用指脉氧筛查法。筛查阳性的新生儿，无论是在医院或分娩中心，还是转诊到其他科室或医院前，必须做超声心动图检查进行诊断，或应用远程会诊系统进行医学评估。新生儿主管医生必须重视这个情况，可能还需要心脏科医生随访（引自 Kemper, et al, 2011[1]）

定是否需要心脏病专家进行随访。

　　如果不方便对婴儿进行超声心动图检查以评估心脏缺陷的严重性，此时应维持婴儿血氧饱和度的稳定，这一点非常重要。给氧后同时给予前列腺素，以维持动脉导管开放直至评估完成。

参考文献

[1] Kemper AR, Mahle WT, Martin GR, et al. Strategies for implementing screening for critical congenital heart disease. Pediatrics, 2011, 128: e1259–1267.

拓展阅读

Anderson RH, Macartney FJ, Shinebourne EA, et al. Paediatric Cardiology, vol. 1. Edinburgh: Churchill Livingstone, 1987.

Centers for Disease Control and Prevention. Screening for critical congenital heart defects. [2017-10-19]. http://www.cdc.gov/ncbddd/pediatricgenetics/pulse.html.

Cloherty JP, Eichenwald EC, Stark AR. Manual of Neonatal Care. Philadelphia: Wolters Kluwer, Lippincott Williams & Wilkins, 2011.

Keane JF, Lock JE, Fyler DC. Nadas' Pediatric Cardio-logy. Philadelphia: Saunders Elsevier, 2006.

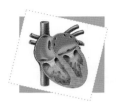

第8章
新生儿呼吸窘迫

Ernerio T. Alboliras

在众多呼吸系统影响因素中，导致呼吸窘迫的首要因素仍是通气和氧合，临床表现为气短、鼾症、三凹征、鼻翼翕动、发绀、浅慢呼吸或呼吸末期呼吸暂停等。因此，临床上需要详细地询问病史和严格的体格检查，还必须完善胸部 X 线、全血计数、红细胞比容、血糖、动脉血气和血氧饱和度等相关检查。此外，心电图检查对持续性心动过速或心动过缓具有重要的价值，不可忽略心电图检查。出现呼吸窘迫的时间可提示相关心脏疾病的线索，发病越早，病情越严重。

肺器质性疾病是新生儿呼吸窘迫最常见的原因，但还应考虑其他病因包括心脏疾病（框表 8.1）。在一些肺实质或呼吸道疾病中，还要考虑是否合并相对独立的心脏疾病。罹患心脏疾病者，除表现有呼吸困难的症状外，还会合并心脏杂音，胸部 X 线片可见心影异常扩大、肺纹理增粗，右上肢与右下肢之间存在差异性发绀等表现。因此，若怀疑有心脏疾病者应进一步行超声心动图检查。

左心梗阻性心脏病可引起肺静脉淤血，并导致肺水肿和呼吸窘迫。完全型肺静脉异位连接即有此类表现，尤其是心下型肺静脉异位连接，由于存在诸多梗阻因素，可引起严重的呼吸窘迫及发绀。此外，主动脉缩窄、重度主动

脉瓣狭窄、重度二尖瓣狭窄等可引起体循环灌注不足，亦表现出呼吸窘迫的症状。

大量的体 – 肺分流会引起肺循环过度灌注，从而导致呼吸窘迫。严重的动静脉畸形和双胎输血征属此类，均可导致胎儿水肿和新生儿早期心力衰竭。除了早产儿合并动脉导管未闭会早期出现症状外，其他情况出现症状较晚，其时间取决于肺血管阻力下降的时间。此类心脏疾病包括：室间隔缺损、完全型房室通道、永存动脉干及主肺动脉窗。

低心排综合征是另一种可引起新生儿呼吸窘迫的非左向右分流性心脏疾病，包括室上性心动过速、扩张性心肌病、心肌炎、主动脉 – 左室通道以及严重的主动脉瓣或二尖瓣反流。

某些心脏疾病中，扩大的心腔压迫气道和肺组织会导致机械性梗阻，从而引起呼吸窘迫。在三尖瓣下移畸形（Ebstein 畸形）中，由于三尖瓣的大量反流，引起右心室及右心房的显著扩大，可压迫气道和肺组织。法洛四联症合并肺动脉瓣缺如的患儿，主肺动脉及其近端分支的扩张，可导致支气管梗阻和肺动脉发育不良。先天性二尖瓣反流导致巨大左心房及左心室扩张，亦可引起气道梗阻和肺组织压迫。左心室显著扩张还见于主动脉 – 左室通道、先天性主动脉瓣关闭不全、扩张心肌病等。另外，先天

Ernerio T. Alboliras
Genus Heart Center, Scottsdale, AZ, USA

性血管畸形包括双主动脉弓、右位主动脉弓合并迷走左锁骨下动脉并动脉导管韧带、肺动脉吊带等，则直接压迫气道，尤其是肺动脉吊带合并完全性气管环时可引起严重的通气障碍。

胸腔外占位性疾病——左侧膈疝，除引起肺压迫外，还可导致左心发育不良综合征。

其他特殊疾病将于相关章节详述。

框表 8.1　新生儿呼吸窘迫的病因

肺疾病	·低血糖
·呼吸窘迫综合征	·肺动脉高压
·短暂性呼吸急促	·先天性心脏病
·胎粪吸入综合征	**呼吸系统解剖异常**
·肺炎	·上呼吸道梗阻
·肺气渗漏综合征	·气管畸形
·肺发育不良	·占位性疾病
系统性疾病	·肋骨异常
·低体温	·膈神经损伤
·代谢性酸中毒	·神经肌肉性疾病
·贫血/红细胞增多症	

引自 Martin，Crowley，2013[1]. 经 Elsevier 公司许可引用

参考文献

[1] Martin RJ, Crowley MA. Respiratory problems// AA Fanaroff, JM Fanaroff. Klaus and Fanaroff's Care of the High-Risk Neonate. 6th. Philadelphia: Elsevier Saunders, 2013: 248.

拓展阅读

Anderson RH, Macartney FJ, Shinebourne EA, et al. Paediatric Cardiology. Edinburgh: Churchill Livingstone, 1987.

Fanaroff AA, Fanaroff JM. Klaus and Fanaroff's Care of the High Risk Neonate. 6th. Philadelphia: Elsevier-Saunders, 2013.

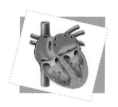

第 9 章
新生儿灌注不良

Deepti Bhat

病情最危重的新生儿往往是那些表现出体循环灌注不良的患儿。虽然这种临床疾病在病因学上通常是非心源性的，但心脏病变也需要评估和排除，包括心血管系统病变导致的左心室心排血量不能满足机体代谢需要。初期临床症状可能不明显，但进展迅速，如果诊断或治疗不及时最终可导致失代偿性休克甚至死亡。

病因学

导致心排血量不足最主要的心血管病变有两类：解剖性（器质性）左心室流出道梗阻与心搏量下降导致的泵血异常。

左心室流出道梗阻可能涉及一处或多处异常，近端从肺静脉入口到远端主动脉均可发生梗阻（框表 9.1）。这种病变出生后短期内可能没有明显症状，这是因为开放的动脉导管能让降主动脉、升主动脉及其分支以及冠状动脉得到灌注（导管依赖性体循环）。一旦动脉导管开始闭合，体循环灌注就会减少，临床症状凸显，这一情况可能发生在出生后数天到数周内，及时经静脉注射前列腺素 E 治疗可延缓这一过程。

另一种是因心肌病变引起心肌收缩力下降而导致的心搏量减少。同样，健康心肌在持续心动过速或完全性传导阻滞的情况下，由于心

室充盈受到影响也会导致心室射血效率下降。这些病变并不依赖导管的开放，需要根据病因学治疗，包括正性肌力药、抗心律失常药，甚至是安装起搏器。

病　史

产前和产后病史需要准确收集。胎儿水肿可能提示心肌病变、快速性心律失常或传导阻滞。母亲孕期服用可能致畸的药物，患有糖尿病、红斑狼疮或基因筛查异常需注意可能发生先天性心脏病变。母亲近期有病毒感染病史可能会导致新生儿心肌炎。然而，感冒、吮吸无力、呕吐或腹泻等可能与非心源性的灌注不足有关，如败血症和血容量不足。

体格检查

新生儿体格检查可发现嗜睡、皮肤苍白、四肢厥冷、外周脉搏减弱或消失以及毛细血管充盈延迟等体征。常发生的呼吸窘迫是由肺静脉压力增高导致的肺水肿以及机体组织灌注不足导致的进行性代谢性酸中毒。奔马律、第二心音分裂或心脏杂音可能有助于诊断，但在心动过速和心功能较差的情况下可能很难分辨。

Deepti Bhat
Cardon Children's Hospital,Mesa, AZ, USA

表 9.1　新生儿灌注不足的病因（更多细节可参考各病种相关章节）

心源性

1）解剖结构异常

· 主动脉缩窄

· 横弓发育不良（通常合并主动脉缩窄）

· 主动脉弓离断（所有类型）

· 严重的主动脉瓣、瓣上或瓣下狭窄

· 左心室闭锁或严重发育不良（左心发育不良综合征）

· 二尖瓣闭锁、严重发育不良或狭窄

· 二尖瓣瓣上狭窄环、三房心合并严重梗阻

· 严重梗阻的完全型肺静脉异位引流

2）功能异常

· 扩张型心肌病

· 肥厚性心肌病及充盈异常

· 左心室致密化不全

· 心肌炎

· 围生期窒息导致的心功能不良

· 快速性心律失常：室上性心动过速、心房扑动

· 完全性（三度）心脏传导阻滞

非心源性

· 新生儿败血症

· 血容量不足

· 遗传性代谢障碍

· 肾上腺功能不全

· 严重贫血

· 神经系统异常

上、下肢血压测量也有助于诊断，当上肢血压较下肢高 10mmHg 以上时提示主动脉缩窄或弓离断。当存在非限制性导管血流、迷走右锁骨下动脉或心功能不良时，这种差异可能减小或消失。如有经卵圆孔或动脉导管的右向左分流，脉搏氧通常提示轻度氧饱和度不足。上肢脉搏氧高于下肢可能是由于弓缩窄或弓离断情况下经导管的右向左分流导致。反向差异性发绀（下肢氧饱和度高于上肢）可能出现于大动脉转位合并动脉导管未闭及肺动脉高压，亦可能出现于大动脉转位合并导管前型弓缩窄或弓离断。

诊断性检测

动脉血气分析可提示代谢性酸中毒及乳酸水平升高。胸部 X 线能够明确心脏大小及肺血管分布。12 导联心电图可以识别和诊断快速性心律失常或传导阻滞。当左冠状动脉异常时心电图可出现下壁心肌缺血，心内膜弹性纤维组织增生症时可出现明显 Q 波。新生儿败血症如果未及时治疗结局将是致命的，因此所有危重新生儿均应行败血症相关检查，诊断未明确前应用抗生素治疗。急诊超声心动图检查对准确诊断至关重要。

治　疗

不管病因学如何，初始治疗必须包括稳定气道和纠正电解质失衡及代谢性酸中毒。对于怀疑存在导管依赖性的左心梗阻型病变，应当立即使用前列腺素 E 治疗，初始计量为 $0.01\mu g/$（$kg \cdot min$），用以维持导管开放，如果导管出现收缩或闭合，则应加大剂量 [$0.05\sim0.1\mu g/$（$kg \cdot min$）]。病情危重的新生儿应用前列腺素后可能出现呼吸暂停，特别是在大剂量应用的情况下，应及时行气管插管。接诊机构必须做好急诊手术干预的准备，如行球囊房间隔造口术或主动脉球囊扩张术等。心功能不良的患儿需静脉给予正性肌力药物并监测是否出现心律失常，必要时行机械通气以辅助呼吸。当患儿出现心律失常并血流动力学不稳定时，需要紧急给予药物或电复律，甚至应用起搏器。

即使在设备精良的三级医疗机构中，这些疾病的预后仍不乐观。尽早诊断、超声心动图

及时评估、转运和接诊机构的交流沟通都是改善预后的关键。

拓展阅读

Fanaroff AA, Fanaroff JM. Kalus and Fanaroff's Care of the High Risk Neonate. 6th. Philadelphia: Elsevier Saunders, 2013.

Meckler GD, Lowe C. To intubate or not to intubate. Transporting infants on prostaglandin E1. Pediatrics, 2009, 123 (1): e25–30.

Morris SA, Ethen MK, Penny DJ, et al. Prenatal diagnosis, birth location, surgical center, and neonatal mortality in infants with hypoplastic left heart syndrome. Circulation, 2014, 129 (3): 285–292.

Yap SH, Anania N, Alboliras, ET, et al. Reversed differential cyanosis in the newborn: a clinical finding in the supracardiac total anomalous venous connection. Pediatr Cardiol, 2009, 30 (3): 359–362.

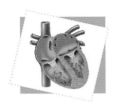

第 10 章
新生儿畸形

Stephanie Burns Wechsler, Marie McDonald

当新生儿被诊断为先天性心脏病时，临床医生应回顾胎儿阶段检查或出生后仔细检查其身体其他器官有无异常，因为 25% 的先天性心脏病患儿会合并其他部位畸形。有些畸形出生后就很明显，比如唇腭裂或脐膨出，这些畸形往往在产前就可通过检查明确诊断。有些畸形并不明显，只有在胎儿出生后通过详细的查体才能被发现。明确出生缺陷的类型能够提示特定的遗传综合征。早期明确诊断对于患儿的护理以及和家属的沟通非常重要，虽然有时在新生儿期做出明确的遗传学诊断很困难，比如发育迟缓在出生后早期并不明显。尽管如此，通过仔细检查来寻找遗传学诊断的证据仍十分重要，可以借此判断是否需要进行遗传学检测以及帮助确定患儿后续的诊疗计划。

确定新生儿是否存在异常畸形需要系统、完善的体格检查。有些特殊解剖区域是畸形综合征的"高发"部位，由于篇幅所限，无法在本章一一详述，仅重点阐述这些"高发"区域。此外，与先天性心脏病相关的特定遗传综合征也是本章阐述的重点。

首先，新生儿形体大小和发育很重要，包括出生时的体重、身长以及头围大小。形体偏小的新生儿提示子宫内发育不良，这是判断遗传学异常的重要证据。染色体异常的新生儿出生时形体都偏小，例如 18 三体和 13 三体综合征。形体偏大在临床上较为少见，可能和母亲糖尿病有关（也可能引起先天性心脏病），相关的遗传综合征较少，最常见的是 Beckwith-Wiedemann 综合征（BWS）。BWS 一般不合并先天性心脏病，但可能出现心脏扩大等器官肥大症。新生儿体形明显不匀称也是不正常的，如软骨发育不全的新生儿会出现巨颅畸形和近端长骨短小，但合并先天性心脏病的概率通常不高，不过可能会因为胸腔过小、气道上部梗阻导致的呼吸困难和发绀而需要行先天性心脏病的检查。

头、面部是体格检查的重点区域。新生儿常见的头部外形异常包括短头畸形（头部前后径缩短）、小头畸形以及巨颅畸形等。短头畸形常见于 21 三体综合征（唐氏综合征）；小头畸形可见于多种综合征；巨颅畸形较为少见，可出现于 BWS 综合征或脑积水患儿；前额突出可见于努南综合征（Noonan 综合征）（图 10.1）。顶枕部位头皮的局限性异常称为表皮发育不良（图 10.2a），其与角膜浑浊（图 10.2b）都是 13 三体综合征的标志性体征。

后发际线下移可见于特纳综合征（Turner 综合征）或 Noonan 综合征。眼部检查发现瞳孔缺损提示可能存在 CHARGE 综合征（瞳孔

Stephanie Burns Wechsler, Marie McDonald
Duke University Medical Center, Durham, NC, USA

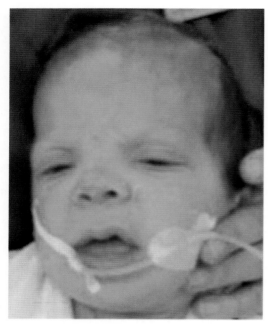

图 10.1　Noonan 综合征

缺损、心脏畸形、鼻孔闭锁、生长发育迟缓、生殖器及耳部异常）。眼距异常和睑裂也有助于确诊，上睑裂常见于 21 三体综合征（图 10.3a），下睑裂可见于 Noonan 综合征（图 10.1）。眶周饱满或合并眼睑下垂可见于 22q11 染色体缺失综合征（图 10.4）、Noonan 综合征（图 10.1）及 Williams 综合征（图 10.5）。通常认为耳朵的外形和位置异常是轻微畸形，例如位置下移或后旋，这些体征一般都是非特异性的，与特定的遗传综合征没有明显关联。也有一些耳部的畸形能够提示明确的遗传综合征，

如 BWS 综合征的耳朵褶皱、CHARGE 综合征的耳垂缺失和耳廓中断（图 10.6）以及 21 三体综合征的小杯形耳。鼻根突出、球状鼻尖、鼻翼发育不良及鼻尖裂都是 22q11 染色体缺失综合征的特征（图 10.4c）。面部不对称可能提示患儿有半身短小症或合并先天性心脏病。母亲在孕期服用维甲酸类药物时，患儿可能有面部不对称，同时合并先天性心脏病。唇腭裂也是明显的体征，大多数患儿没有合并的遗传综合征，但中线唇腭裂可能合并 13 三体综合征。

　　另一处畸形特征的高发部位是上肢，特别是前臂、手和拇指。先天性心脏病合并上肢异常可能存在心 – 手综合征（Holt-Oram 综合征）。Holt-Oram 综合征包括一系列合并心脏间隔缺损的上肢畸形，如腕骨异常，拇指发育不良甚至缺失，以及由于桡骨异常导致的前臂发育不良等（图 10.7a）。Holt-Oram 综合征的患儿常伴有进行性的心脏传导系统异常，但是在新生儿期其电生理异常尚未表现出来。Townes-Brocks 综合征患者可能存在多种拇指畸形合并耳部畸形、副耳、肛门闭锁等，这些患者都可合并先天性心脏病。血小板减少伴桡骨缺失（TAR）综合征患者存在血小板减少症和双侧桡骨缺失，但拇指健在，1/4~1/3 的 TAR 综合征患者除肢体畸形外还合并先天性心脏病。范科尼贫血患儿新生儿期首先察觉到的就是肢体

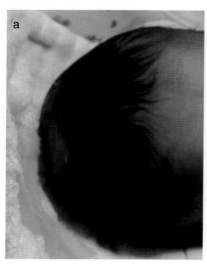
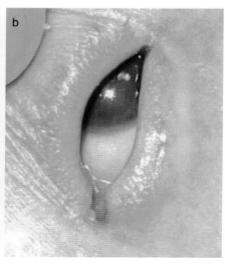

图 10.2　13 三体综合征。a. 皮肤发育不良。b. 角膜浑浊

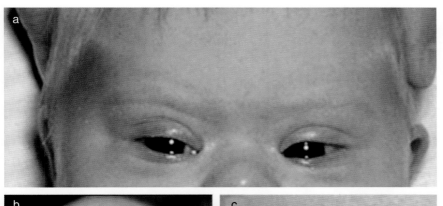

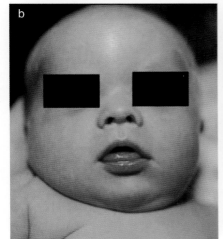

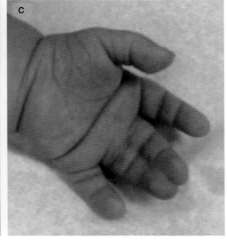

图 10.3　21 三体综合征。a. 上睑裂和内眦赘皮褶皱。b. 鼻梁低平和伸舌。c. 单掌纹

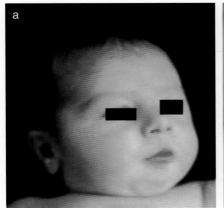

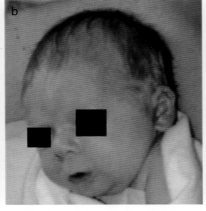

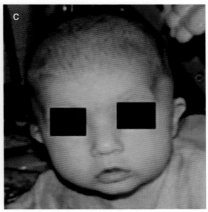

图 10.4　22q11 染色体缺失综合征。a~c. 眶周饱满，鼻根突出，球状鼻尖，鼻尖夹捏

畸形和先天性心脏病，远早于典型贫血症状，因为贫血的血液学证据需要数年的演变才能发现。VACTERL 综合征患者中，除肢体畸形、桡骨及拇指发育不良外，约 50% 的患者还合并先天性心脏病，伴随的畸形包括多指症、脊柱畸形、肛门闭锁、气管食管瘘和肾脏异常。手部或足部的多指畸形可能提示 13 三体综合征或 18 三体综合征（图 10.7c~10.8a）。除了骨骼系

统畸形，女性 Turner 综合征新生儿手或足肿胀合并指甲发育不良也非常显著，应当进一步评估心脏左侧结构情况（图 10.8b）。"摇椅足"是 13 三体或 18 三体综合征常见的足部体征（图 10.8c）。

怀疑有先天性心脏病的多数新生儿都应行胸部 X 线检查。当发现有骨骼系统畸形，如脊柱和（或）肋骨畸形，提示可能存在特定的遗

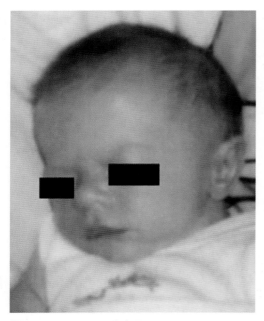

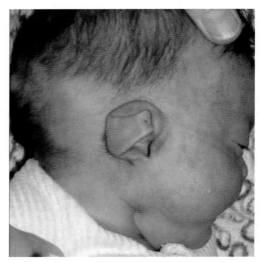

图10.6 CHARGE综合征患者的耳部。耳垂缺失和耳廓中断

图10.5 Williams综合征

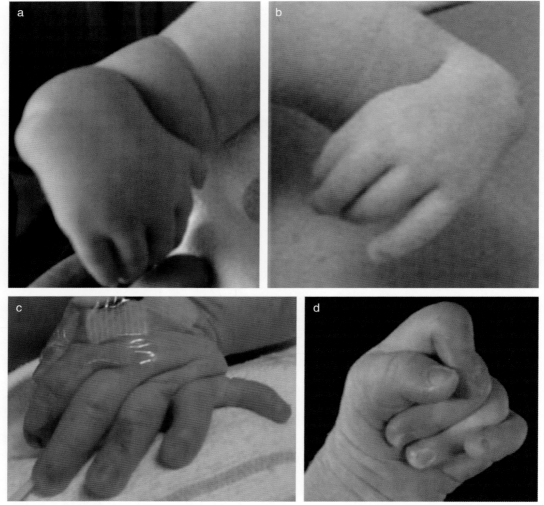

图10.7 上肢、手及手指畸形。a. Holt-Oram综合征的拇指发育不良及腕部畸形。b. VACTERL综合征的桡骨及拇指缺失。c. 18三体综合征的多指畸形。d. 18/13三体综合征的拳状手和手指重叠

传综合征。Alagille 综合征可有"蝴蝶椎"合并先天性心脏病,特别是右室流出道异常例如肺动脉狭窄,其典型的由于胆管缺失导致的高胆红素血症和黄疸在新生儿期还未显现出来。Noonan 综合征可能存在椎体节段异常,这也是 VACTERL 综合征的重要体征。13 三体综合征的患儿常可见肋骨后部变薄。

一些遗传性综合征,特别是染色体异常,通常可在新生儿期做出诊断。21 三体综合征是新生儿最常见的染色体缺陷合并畸形的疾病。典型面容包括内眦褶皱、鼻梁低平、上睑裂、小耳、突舌、单掌纹以及张力减退,这一综合征通常在临床体检发现并由细胞学检验来确诊(图 10.3)。21 三体综合征患儿合并先天性心脏病很常见(40%~50%),因此可疑婴幼儿均应行超声心动图检查。对于检查发现患有完全型房室间隔缺损的患儿也应仔细检查是否同时患有 21 三体综合征。

18 三体综合征的及时诊断非常重要,因为这类患儿死亡率很高。很多家庭和医疗团队对于 18 三体综合征的婴幼儿不采取积极的治疗方案,如进行心脏手术,因此做出正确诊断很重要。18 三体综合征的患儿可有小眼、小嘴畸形、胸骨短小、手指重叠、拳状手及摇椅足,同时合并先天性心脏病,如间隔缺损和瓣膜组织赘生(图 10.7d~10.8c)。类似地,13 三体综合征患儿的存活率也十分有限,所以很多情况下都没有进行心脏手术。这些患儿可能存在唇腭裂(图 10.9)、前脑无裂畸形、肋骨变薄、摇椅足、手指重叠、拳状手、多指畸形及皮肤发育不良等(图 10.8c、10.7d、10.7c)。13 三体综合征患儿普遍合并先天性心脏病(比例高达 80%),但其中大多是常见的间隔缺损或动脉导管未闭,复杂先天性心脏病很少。

患有先天性心脏病的女性婴幼儿,特别是左心梗阻性疾病(主动脉瓣二瓣化畸形、主动脉狭窄、弓缩窄及左心发育不良综合征等)的患儿应警惕合并 Turner 综合征,特别是存在后发际线下移、蹼状颈、乳距增宽、漏斗胸、手足水肿以及指甲突出等时(图 10.8b)。

随着基因芯片检测技术的广泛应用,染色体缺失的报道越来越多,其中 22q11 染色体缺失最常见,这些患儿出现圆锥动脉干畸形的概率很高,尤其应该注意永存动脉干及主动脉弓离断的可能。尽管面部特征可能比较轻微并且容易忽视,但存在眶周饱满、鼻根突出或鼻尖裂、鼻翼狭窄、软腭或硬腭裂等同时合并先天性心脏病的婴幼儿,应高度怀疑 22q11 染色体缺失综合征,尤其伴有低钙血症的患儿(图 10.4)。Williams 综合征也是一种染色体缺失综合征,这种患儿出生时体重小并且发育迟缓。面部特征包括短睑裂、内眦赘皮、眶周饱满、鼻梁低平、鼻孔前倾、人中过长、嘴宽以及突唇等。合并的先天性心脏病包括各种类型的动脉狭窄,尤其是主动脉瓣上狭窄的患者应特别注意是否合并 Williams 综合征(图 10.5),这些患儿可能同时患有高钙血症可以帮助诊断。

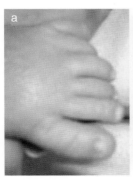
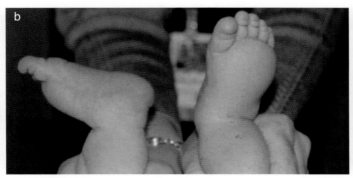
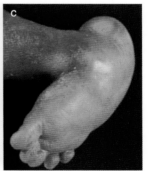

图 10.8　足及脚趾畸形。a. 足部多指畸形。b. Turner 综合征的足背淋巴水肿。c. 18/13 三体综合征的摇椅足

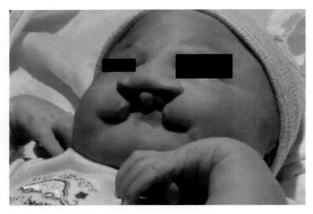

图 10.9   13 三体综合征的唇腭裂

一些单基因异常合并先天性心脏病的患儿在新生儿期就可以做出诊断。Noonan 综合征的患者通常出生后就可发现头颈部的异常表现，包括蹼状颈、后发际线下移、上睑下垂、内眦赘皮褶皱、下睑裂及鼻梁短小等（图 10.1）。当存在这些症状且合并肺动脉瓣狭窄，特别是肺动脉瓣发育不良的情况下高度怀疑合并 Noonan 综合征，有时新生儿患者还会出现严重的心肌肥厚。CHARGE 综合征大多是由于 CHD7 突变造成的，这些患儿由于潜在的呼吸、心血管及胃肠道问题，出生后往往状态很差。尽管 CHARGE 综合征的有些症状在新生儿期并不明显，如听力下降和发育迟缓，但仔细观察该综合征一系列主要的临床表现（详见前述），特别是耳部特征，将有助于在新生儿期就做出及时诊断（图 10.6）。史－莱－奥综合征（Smith-Lemli-Opitz 综合征，SLO）患儿可有胆固醇水平降低、小体重、小头畸形、生殖器畸形及先天性心脏病等表现，特别是房室间隔缺损及间隔缺损。SLO 综合征由于胆固醇合成异常导致胆固醇水平低下，如果发现血浆中胆固醇前体 7- 脱氢胆固醇水平增高则可诊断。母亲孕期服药或患有代谢性疾病可导致胎儿先天性心脏病合并其他出生缺陷。服用维甲酸可能和先天性心脏病有关，特别是圆锥动脉干畸形，同时也与不对称面容、前额倾斜及小耳畸形有关。胎儿酒精综合征的表现包括人中过长、上唇过薄以及先天性心脏病。学术界一直认为母亲糖尿病和胎儿先天性心脏病及产时体重过大有关。母亲苯丙酮尿症也和胎儿先天性心脏病有关，例如间隔缺损、法洛四联症及主动脉缩窄等。这些患儿同时可能出现小眼、内眦赘皮褶皱、人中过长、上唇过薄、唇腭裂等面部特征，以及其他部位的畸形。

有畸形表现和先天性心脏病的患儿不可能在新生儿期全部都做出明确诊断，遗传学评估和随访，包括不同形式的遗传学检验都可以从新生儿期开始进行。做出准确的遗传学诊断最终有助于为患儿制订最好的临床治疗方案。

拓展阅读

Jones KL. Smith's Recognizable Patterns of Human Malformation: 6th. Philadelphia: Elsevier Saunders, 2006.

Pagon RA, Adam MP, Ardinger HH, et al. Gene Reviews® 1993–2014. Seattle: University of Seattle. [2017-11-13]. https://www.ncbi.nlm.nih.gov/books/NBK1116/.

诊断方法
Diagnostic Procedures

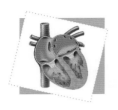

第 11 章
胸部 X 线检查

Randy Richardson, Darshit Thakrar, Deepak Kaura

几十年前，胸部 X 线在先天性心脏病诊断中发挥了至关重要的作用。自从出现了超声心动图、CT 和 MRI 技术后，除少数特殊情形外，这些无创诊断方式逐渐取代了 X 线检查。但在治疗和护理先天性心脏病新生儿的过程中，X线检查仍然有重要的辅助作用。

本章回顾了 X 线成像用于诊断新生儿先天性心脏病的经典影像学技术。X 线可观察某些先天性心脏病变，有一定的诊断价值。本章还回顾了 X 线在评估导丝引导下静脉置管、术后并发症及流体状态等方面的辅助作用。

经典的 X 线成像可评估肺血管、心脏肥大、心脏位置、大血管和心脏外结构。

肺 血

肺血增加或减少可作为肺水肿或心力衰竭的证据。肺血（分流）增加，在 X 线片上显示肺动脉增宽，但仍能明显区分肺实质（图11.1）。肺血管的清晰度或锐利度减弱表明水肿正在渗入肺实质，从而使血管轮廓模糊（图11.2）。当没有足够的血液流到肺部时，可以看到肺血减少。在这种情况下，肺部看起来更加透亮，血管也比正常情况下更小，数量更少（图

11.3 ）。

一般可以根据先天性心脏病患儿肺血的情况来判断患儿心脏病的类型。当患儿无发绀但肺血增多，提示可能为典型的分流病变之一，如房间隔缺损（atrial septal defect, ASD）、室间隔缺损（ventricular septal defect, VSD）、动脉导管未闭（patent ductus arteriosus, PDA）、完全型房室间隔缺损（complete common artioventricular canal, CCAVC）或房室间隔缺损。

当患儿发绀且肺血增多时，需要诊断的病种可能是大动脉或大血管转位（transposition of

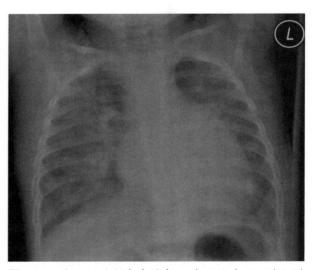

图 11.1 室间隔缺损患者胸部 X 线正位片显示肺血增多，双侧可见明显的肺血管影像

Randy Richardson[1], Darshit Thakrar[2], Deepak Kaura[3]

1.St. Joseph's Hospital and Medical Center, Creighton University School of Medicine, Phoenix, AZ, USA
2.University of Pittsburgh, Pittsburgh, PA, USA
3.SidraMedical and Research Center, Doha, Qatar

the great arteries，TGA；或 transposition of the great vessels，TGV）、完全型肺静脉异位引流（total anomalous pulmonary venous return，TAPVR）、永存动脉干、单心室或单心房等。

患儿发绀且肺血少，提示诊断的病种有法洛四联症、肺动脉闭锁、三尖瓣闭锁或 Ebstein 综合征。

如 X 线显示围生期弥漫性肺水肿，则提示患儿心力衰竭，病因有多种可能，应与左心室流出道梗阻，如严重主动脉缩窄、弓离断，主动脉闭锁或严重主动脉狭窄、左心发育不良综

合征和二尖瓣狭窄等相鉴别。

心脏扩大

从胸部正位 X 线片看，新生儿的心脏占胸部宽度不应超过 50%~55%（图 11.4）。X 线平片的心脏轮廓可作为心脏腔室增大的特异性诊断依据，如心尖上翘呈靴形可提示右心室肥大。在新生儿胸部 X 线正位片上，可能难以评估心脏扩大，因为胸腺组织通常很突出，可能会包裹心脏，在正位片上会遮蔽心脏的实际大小（图 11.5）。但这些患者的侧位片提示心脏大小是正常的。

位　置

进行 X 线平片检查时首先要确定心脏位置。当心脏正位时，心脏处于正常位置，心尖指向左侧，同时胃泡位于左侧。当心脏反位时，显示心脏在右侧，心尖指向右侧，胃泡在右侧（图 11.6a）。当内脏位置不确定时，不要去套用前两种情况。位置不确定时 X 线片通常会显示心尖指向左侧，而显示胃泡在右侧（图 11.6b）。如果胃部没有充满空气和（或）心脏被肺部疾病遮住，胸部 X 线片上可能无法明确位置。

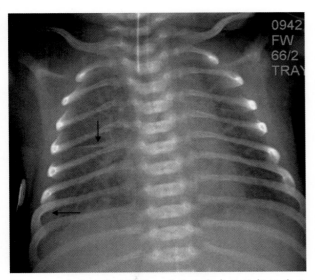

图 11.2　完全性静脉异位回流受阻患者的胸部 X 线正位片，显示在右侧肋膈角和水平裂隙处（黑色箭头）可见弥漫型肺水肿和胸腔积液，肺血管的模糊度增加

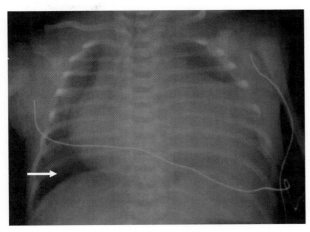

图 11.3　Ebstein 畸形患者的胸部 X 线正位片，可见肺血少，心脏明显增大。注意肺部很清晰，几乎看不到血管（箭头）

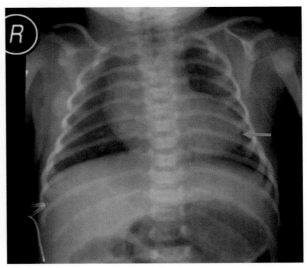

图 11.4　法洛四联症的胸部 X 线正位片，显示肺血减少，心尖上翘（箭头），这通常被称为"靴形心"

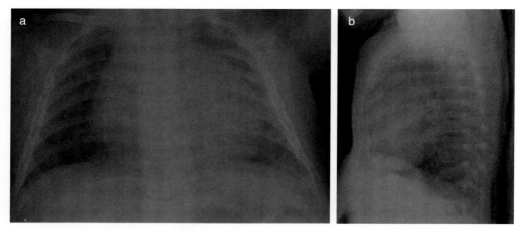

图 11.5　a. 无症状患者胸部 X 线正位片。b. 侧位片。正位片可见心脏明显增大，侧位片可见心脏大小正常。胸腺组织可能会使心脏轮廓变大

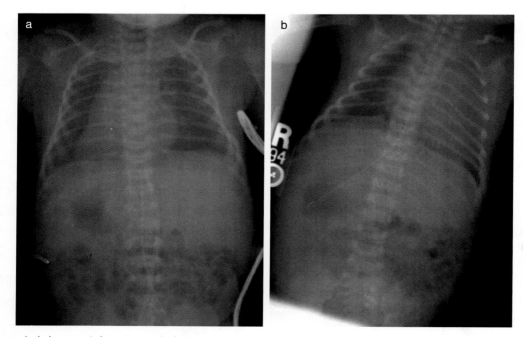

图 11.6　两例患者都显示胃在右边。a. 患者的心尖在右侧，与位置反转一致。b. 患者心尖指向左侧，与心脏位置异常一致

大血管

要确定主动脉弓的边界会很困难，因为有胸腺组织覆盖在其上。三个基本操作常有助于确定主动脉弓的边界。第一，找到纵隔上方的弓部。它通常位于主肺动脉的正上方，沿着左上纵隔形成第一个圆形突起。第二，寻找气管，顺着气管向左偏移即为右位主动脉弓（图 11.4）。第三，寻找降主动脉。它通常被视为平行于脊柱的线性高密度影。右位主动脉弓通常是一个重要的证据，因为它可能是血管环的一部分，与畸形的左锁骨下动脉和 PDA 构成了血管环。可以在侧位片上看到胸内气管后面的圆形高密度影，这可能是气道受压的表现。

主肺动脉通常沿左上纵隔形成第二个圆形突起。需要注意的是，当患者有左向右分流时，其肺动脉是扩张的；而肺血减少的患者，其肺动脉是缩小的。

心脏外结构评估

　　有多项证据表明，心脏外结构畸形与先天性心脏病密切相关，因此有必要对心脏外结构进行全面评估。VACTERL 综合征是一种多系统畸形同时发生的病变，已发生畸形的，器官的英文首字母表示。V 代表脊椎，常见的脊椎畸形通常伴有蝴蝶椎和半椎体；A 代表闭锁，在 X 线胸片上，当看到近端囊袋扩张时，可伴有食管闭锁，双泡征通常伴有十二指肠闭锁；C 代表心脏；TE 代表气管 – 食管瘘，可能表现为孤立性的食管闭锁；R 代表肾脏，X 线很难评估；L 代表肢体异常，最常见的是桡骨缺失，这是在给新生儿拍胸片时无意间发现的（图 11.7）。

　　唐氏综合征通常伴有先天性心脏病，胸片上有一些典型的影像学表现，如胸部侧位片上可能有胸骨柄的色素沉着（图 11.8）。

　　迪格奥尔格综合征（DiGeorge 综合征）患儿可能先天无胸腺组织，而许多先天性心脏病患儿也可能胸腺组织偏小，可能是血氧降低时机体产生明显应激反应所致。

　　在某些情况下，X 线片可能有助于诊断某些类型的先天性心脏病。弯刀综合征就是一种

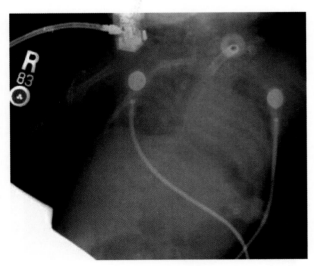

图 11.7　气管食管瘘矫治前的患者胸部 X 线正位片。注意，该例患者有大的房间隔缺损和室间隔缺损，心脏扩大。同时需注意第 2 腰椎处的半椎体和缺失的右桡骨。先天性心脏病患者通常伴有其他系统畸形，可通过 VACTERL 记忆法逐个筛查

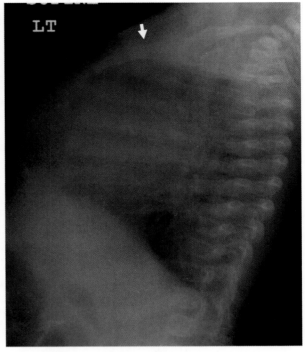

图 11.8　唐氏综合征患者的胸部 X 线侧位片。注意该平片显示唐氏综合征患者通常出现的胸骨柄的色素沉着（箭头）

仅依据 X 线成像就可以诊断的综合征，由于部分畸形肺静脉回流至下腔静脉，导致胸片右下叶肺呈现特征性新月形阴影，并伴有右肺发育不良（图 11.9）。

　　"3" 字征是年龄较大儿童主动脉缩窄的一个典型影像学表现，显示第 4~8 肋骨下缘有切迹。如果狭窄接近锁骨下动脉的起点，肋骨下缘切迹可能是单侧的（图 11.10）。

　　Ebstein 综合征的患儿因肺血减少，心脏呈所谓的 "方盒形"，这是由三尖瓣大量反流引起右心扩大的典型影像学特征（图 11.3）。

　　虽然基于心脏轮廓的诊断不是很可靠，但还是有一些经典的特征表现，如心上型的 TAPVR（图 11.11）出现的 "雪人" 征是由上纵隔左侧明显异常的垂直静脉所引起的，尽管 "雪人" 征更常见的变异为胸腺扩大。

　　右旋 TGA（D-TGA）显示的 "绳下悬蛋" 征是由一颗典型的球形心脏和狭窄的上纵隔引起的，原因是肺动脉排列在主动脉后面，导致纵隔变窄（图 11.12）。

"靴形"心常见于典型的法洛四联症患者，但是在其他有右心室肥大的心脏病患者中也可以看到（图11.13）。心下型TAPVR伴有静脉阻塞，典型表现为心脏大小正常，但合并肺水肿和双侧胸腔积液（图11.2）。

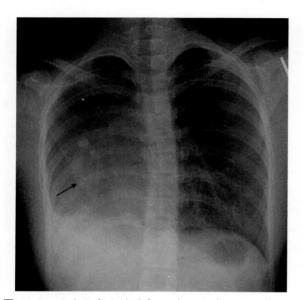

图11.9　无症状患儿的胸部X线正位片显示一条弧形静脉向前汇入下腔静脉（黑色箭头）。这是部分型肺静脉异位引流。注意右肺发育不全引起的右纵隔移位，与先天性肺发育不良综合征或弯刀综合征一致

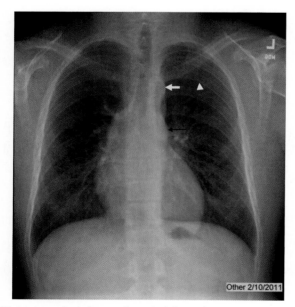

图11.10　上肢高血压患儿的胸部X线正位片显示，左锁骨下动脉扩张（白色箭头）和近侧降胸主动脉狭窄后扩张（黑色箭头）形成典型的"3字"征。肋骨下表面的细微硬化和波浪样改变与突出的动脉侧支（三角形箭头）上的肋骨切迹一致

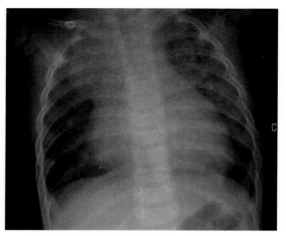

图11.11　心上型的完全型肺静脉异位引流（TAPVR）患儿的胸部X线正位片。注意畸形静脉引流引起的上纵隔显著增宽，使纵隔外观形状类似雪人

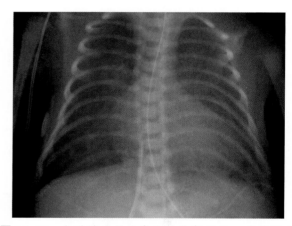

图11.12　大动脉右转位患儿的胸部正位X线片显示狭窄的纵隔和一颗近似球形或蛋形的心脏，类似"绳下悬蛋"

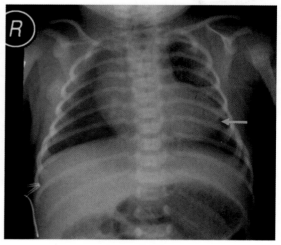

图11.13　法洛四联症患儿的胸部X线正位片显示肺血减少，心尖上翘（箭头），称为"靴形"心

先天性心脏病患儿的导管和管路

虽然大多数导管和管路不是专为先天性心脏病患儿所设计的，但是对于这些患儿来说，却有一些独特的位置和类型的管路。

先天性心脏病的一个常见特点是在左锁骨下动脉置管或经外周静脉置管穿刺中心静脉（peripherrally inserted central venous catheters, PICC）置管的位置，可能沿纵隔右侧向下走行。尽管这些尖头导管在动脉走行，常常与先天性心脏病患者中最常见的左上腔静脉伴行（图 11.14）。

当患儿存在位置异常时，就增加了肠旋转不良的风险。喂养管的位置难以定位，泌尿系检查可能有助于阐明解剖结构。

手术后放置的临时心外起搏器导线可能没有完全拔除，而是留在体内。此种情况可能是后续进行 MRI 检查的一个禁忌证。

患者可以放置心外双心室起搏器电极，电极头圆形部分应该始终面向心脏。

并发症

先天性心脏病术后早期胸部影像学所提示的并发症往往与游离气体（气胸、纵隔气肿和心包积气）以及出血有关（图 11.15）。后期影像学所提示的并发症往往与感染性疾病有关，如肺炎和肺脓肿。

总之，因为有其他无创、具有更高灵敏度和特异性的影像技术，先天性心脏病患者的 X 线影像学评估通常不具有关键的诊断作用。X 线检查在先天性心脏病的监护过程中确实有一定的作用，了解和理解这些患者需要什么将有助于改善其整体护理。

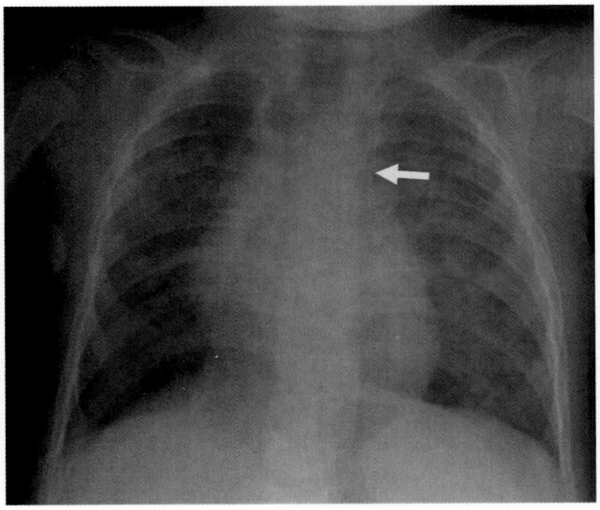

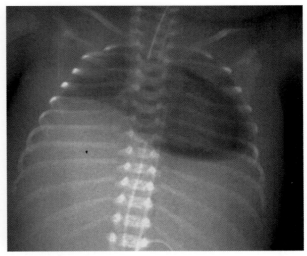

图 11.14　胸部 X 线正位片显示左上肢静脉 PICC 管路沿纵隔左侧的上腔静脉下行（箭头）

图 11.15　胸部 X 线正位片显示，一患儿引流了大量积液后出现了大量的心包积气

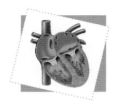

第 12 章
心电图

Bryan Cannon

心电图是评估心脏电活动的重要工具之一。本章旨在对心电图基础知识进行解读，即实际阅读心电图前，有必要了解和掌握心电图的基本工作原理和形成过程，而相关进展和心律失常并未在此讨论。

导　联

心电图的肢体导联包括 Ⅰ、Ⅱ、Ⅲ、aVR、aVL、aVF。这些导联都是综合向量，位于冠状位（图 12.1）。除极方向指向肢体导联测量电极者，在心电图上表现为向上的正波（正极）；而除极方向远离肢体导联测量电极者，表现为向下的负波（负极）。

胸导联包括 V1~V6 导联，其综合向量位于水平位。同样，除极方向指向胸导联检测电极者，表现为正波（正极）；而远离胸导联检测电极者，则为负波（负极）。心电图是以此种方式来分辨心电波的方向。

基本设备

心电图是实时测量的，并记录在特殊的心电图纸上，心电图纸被纵线和横线划分成 1mm×1mm 小方格，一大格为 5mm×5mm。心电图按时间记录并打印，标准走纸速度为 25mm/s，横轴上每小格为 0.04s（40ms），其时间间隔可以通过测量横轴的长度来进行计算。纵轴则代表心电电压，其大小取决于心房扩大和心室肥厚的程度。每小格长度为 1mm，实际单位为mV，即每小格代表 0.1mV。

波　形

心电图由若干个波形组成，起始波以字母 P命名（图 12.2）。P 波代表心房除极的电位变化，QRS 波代表心室除极的电位变化。QRS 波开始向下称为 Q 波；Q 波之后，高于基线水平并向上的波为 R 波；R 波之后出现，低于基线水平并向下的波为 S 波。T 波则是心室快速复极电位变化。在 T 波之后可能出现波幅较小的附加波称为 U 波。

心电周期

PR 间期指从 P 波起点到 QRS 波起点的时间间期，代表心房开始除极到心室开始除极的时间和房室结的传导。QT 间期为 QRS 波群的起点至 T 波终点的距离，表示心室除极和复极的全过程。QT 间期的长短与心率快慢密切相关，这个间期需要校正（QTc）。通常使用 Bazett

Bryan Cannon

Pediatric Arrhythmia and Pacing Service, Mayo Clinic, Rochester, MN, USA

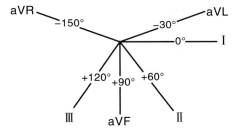

图 12.1 心电图导联的定位。除极方向指向导联电极者则为向上的正波或正极，除极方向远离导联电极者则为向下的负波或负极

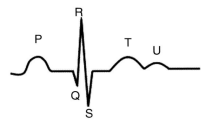

图 12.2 心电图的 P 波、QRS 波群、T 波和 U 波

公式来校正，即 QT 间期（以 s 为单位）除以 RR 间期（以 s 为单位）的平方根，QTc=QT/RR。QT 间期的测量以在 II 导联和 V5 导联为宜。测量新生儿的 QT 间期可能很困难，因为新生儿 T 波低平，很难确定 T 波的确切终点。出生后会出现短暂的 QT 间期延长，在出生后的第一周左右消退。大于 500ms 的 QT 间期应被视为异常，需要评估是否为长 QT 综合征（图 12.3），或者是否有其他原因，如电解质紊乱、颅内压增高或使用某些药物等。

心　率

可以用心电图测量心率，有两种方法：其一，在律齐的情况下，先合计出 10s 内 QRS 波群的数量（心电图的标准长度），然后将该数乘以 6，即可快速计算出心率。其二，先算出两个 QRS 波群之间的时间（单位为 ms，心电图纸上每小格 40ms），然后用 60 000 除以该时间，即可求出心率。

心　律

大多数新生儿，心房收缩源自上腔静脉和

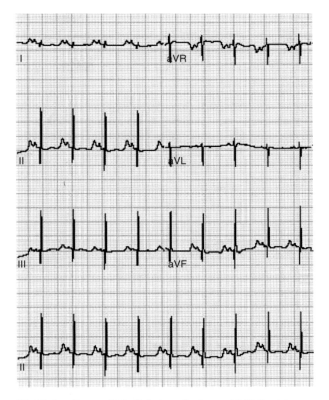

图 12.3 长 QT 间期综合征，校正 QT 间期为 550ms。T 波终止于下个 P 波开始

右心房交界处的窦房结，称为窦性心律。它应符合三个标准：首先每个 QRS 波群之前必须有一个 P 波；其次，每次 P 波后都必须有 QRS 波群；第三，必须有一个正常的 P 波轴（导联 I 和 aVF 中为直立的 P 波）。若在导联 I 和 aVF 中没有直立 P 波，表示大多数心房活动不是来自窦房结，则意味着心律失常。

电　轴

QRS 轴提供了心脏综合向量关系的相关信息。电轴的正常范围随年龄而变化，新生儿电轴大多向右，即电轴右偏。肢体导联（I、II、III、aVR、aVL 和 aVF）可用于计算电轴，但有关电轴的计算详情不在本章的介绍范围。新生儿的常规电轴为 60°~190°，其电轴可受心室肌肥厚、束支传导阻滞或其他传导障碍的影响。

右侧胸导联

多数小儿心电图可能包括右侧胸导联（V3R和V4R）。这些导联与V3和V4导联解剖位置相同，但位于胸部的右侧。这些导联有助于诊断右心室肥厚、右心缺血和右位心，且与成人相比，其在新生儿人群中应用更有意义。如果V3R和V4R导联中R和S波幅电压大于V3和V4导联，则心脏位于胸腔右侧，可以诊断为右位心或右旋心。可能需要增加V7导联，但临床意义不明确。

心电图异常表现

心房扩大

由于大多数P波除极是由右心房起始的，右心房扩大导致P波高尖。任何导联高于3mm（3小格）的P波都提示右心房扩大，但最常见于Ⅱ或V1导联中。而左心房除极在P波后期，左心房扩大导致P波增宽。P波宽度>0.08s（2小格）提示新生儿左心房扩大。常见于Ⅱ和V1导联中，V1导联可呈现双峰型P波，表现为先正而后深宽的负向波（图12.4）。

心室肥厚

心电图可以提示一个或两个心室肥厚。尽管假阳性的发生率相对较高，但心电图在预测

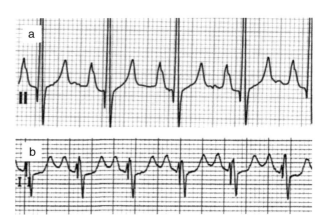

图12.4　a.右心房扩大：P波高尖，高度大于3格。b.左心房扩大：P波增宽，宽度大于2格

心室肥厚方面相当准确，特别是新生儿。因此，心电图提示的心室肥厚应该再通过超声心动图检查确诊。框表12.1列出了右心室肥厚和左心室肥厚的心电图表现。另外，糖原贮积病（最常见的是Pompe病，也称为酸性麦芽糖酶缺乏症或糖原贮积病Ⅱ型）或其母亲患有妊娠糖尿病的婴儿可见极度的高电压（高到难以全部呈现在心电图纸上）。

低电压QRS波

如果在肢体导联中R波+S波小于5mm，则诊断为低电压QRS波群。正常新生儿（特别是早产儿）可能会出现低压QRS波群，因为这些小婴儿的心肌质量较小。这种表现也可能存在于患有心肌炎、心包炎、气胸或严重甲状腺功能减退症的患者中。

框表 12.1　右心室肥厚和左心室肥厚的标准

右心室肥厚	疑似右心室肥厚
·V1导联R波大于各年龄段高限	·V6导联S波大于各年龄段高限
·7日龄V1导联直立T波（通常可能在6岁时再次变得直立）	·V1导联R/S比值大于各年龄段高限
·V1、V3R或V4R导联出现Q波>1格	**疑似左心室肥厚**
·新生儿rSR'+R'>15 mm	·V1导联S波大于各年龄段高限
·6月龄婴儿V1导联出现单纯R波	·V5、V6、Ⅱ、Ⅲ或aVF导联Q波大于各年龄段高限
左心室肥厚	·V1导联R/S比值小于各年龄段低限
·V6导联R波大于各年龄段高限	

QRS 波持续时间

与几乎所有其他心电图间期相似，年轻患者的 QRS 持续时间较短，特别是新生儿。1 岁以内婴儿 QRS 持续时间通常 <0.08s（2 小格）。在床旁监护仪上，QRS 持续时间 <0.08s 时看似很窄，因此需要行标准导联心电图以确定 QRS 持续时间。QRS 持续时间延长见于束支传导阻滞或心室肥厚，因此应当进行更进一步的心脏评估以确定任何潜在的缺陷或异常。

预激综合征

预激综合征即 WPW（Wolff-Parkinson-Whiter）综合征，是指在正常的房室结外，还存在附加的房室传导旁路。图 12.5 中可见 PR 间期缩短，QRS 起始部有 Δ 波。预激综合征患者室上性心动过速的风险增加，有高达 20% 的病例合并心脏畸形，如 Ebstein 畸形等。

异常 Q 波

Q 波通常表示室间隔的去极化，几乎存在于任何导联中，常见于 Ⅱ、Ⅲ 和 aVF 导联中。

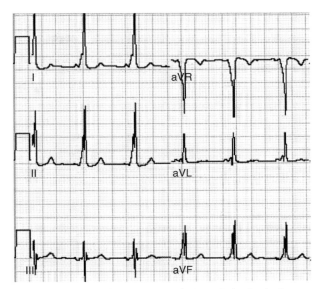

图 12.5 预激综合征：PR 间期缩短伴有 Δ 波（QRS 波起始处向右上升的小坡）

Q 波的正常持续时间为 0.01~0.015s。在新生儿中，Q 波 >0.02s（1/2 小格）提示异常。在心肌梗死、心肌纤维化、肥厚性心肌病、预激综合征和左心室心肌致密化不全中可见宽大 Q 波。左冠状动脉起源异常的新生儿心电图中，典型的表现为导联 Ⅰ 和 aVL 中出现深而宽 Q 波，此时应当立即转诊给儿科心脏病专家。左冠状动脉起源于肺动脉，该动脉供血区域的缺血可导

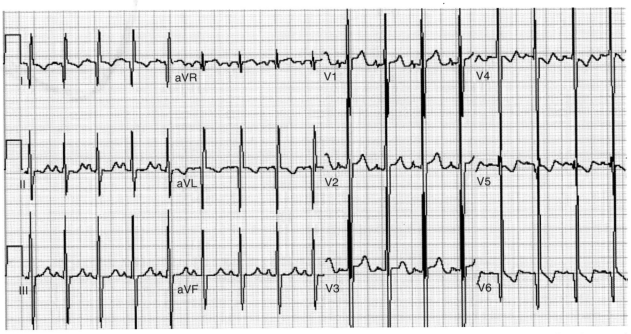

图 12.6 冠状动脉异常伴有早期梗死（Q 波超过 1/2 小格，导联 Ⅰ 和 aVF 的 ST 段改变）。注意前侧壁导联（V4~V6）的异常 Q 波和 ST 段变化

致心肌梗死，导联 I 和 aVL 中可见异常 Q 波（图 12.6）。梗死通常在 2~4 个月左右肺动脉压力下降时发生。深且不宽的 Q 波，可能表明心室肥厚或存在正常变异。

T 波改变

由于心室复极不像心室去极化那样有规律性，因此 T 波变化是非特异性的。V1 导联中的 T 波出生时是直立的，出生后第一周会发生倒置，而青春期后再次直立。1 周至 6 岁之间的直立 T 波高度怀疑右心室肥厚。在高钾血症、左心室肥厚和心肌梗死中可见高尖 T 波。高钾血症患儿中，血清钾 6.0mmol/L 左右时，T 波开始出现峰值。随着钾离子水平的增加，QRS 持续时间延长，随后 PR 间期延长，然后 P 波消失。随着钾水平持续上升，宽大的 QRS 波和 T 波融合（呈现正弦波模式，图 12.7）。随之而来的是室颤和心搏骤停，应该立即纠正高钾，而非使用抗心律失常药物。这些心电图改变也可源于严重的酸中毒或低氧血症。在新生儿中，T 波在 V4~V6 导联中几乎总是直立的，若这些导联中 T 波倒置则高度怀疑左心室病变。

ST 段

ST 段是 QRS 波群终点到 T 波起点的一段。ST 段的异常是基于 J 点（QRS 波群终末与 ST 段起始交接点）的，J 点在肢体导联（I ~aVF）抬高或压低超过 1mm，或在胸导联超过 2mm（V1~V6）即视为异常。ST 段改变可见于心室肥厚、心肌炎、心肌缺血或梗死、颅内压增高和电解质紊乱等。弥散性 ST 段抬高是心包炎的典型表现，但并非在所有病例中均存在，不应作为心包炎治愈的特异性诊断标准。非病理性

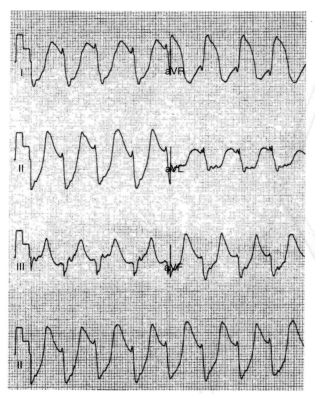

图 12.7 宽大的 QRS 波与 T 波融合形成正弦波的特征性表现，常见于高钾血症、严重酸中毒和低氧血症

ST 段改变见于早期复极化。这种情况下，在 ST 段抬高的导联中，伴有直立的 T 波，而在 ST 段压低的导联中，伴有倒置的 T 波。另外，ST 段的斜率与 T 波的方向相同。

拓展阅读

Cannon B, Snyder C. Disorders of cardiac rhythm and conduction//Allen HD, Driscoll DJ, Shaddy RE, et al. Moss and Adams' Heart Disease in Infants, Children, and Adolescents: 8th edn. Philadelphia: Lippincott Williams & Wilkins, 2012.

Park M, Guntheroth W. How to Read Pediatric ECGs. 4th. St. Louis: Mosby, 2006.

Schwartz PJ, Garson A Jr, Paul T, et al. Guidelines for the interpretation of the neonatal electrocardiogram: a Task Force of the European Society of Cardiology. Eur Heart J, 2002, 23: 1329–1344.

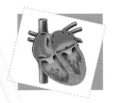

第 13 章
超声心动图

Michael D. Quartermain

前 言

　　超声成像技术用于诊断评估心血管系统疾病的历史已有 50 多年，20 世纪 70 年代开始应用超声心动图来诊断小儿先天性心脏病且得到了飞速发展。随着适用小儿心脏成像的探头日益完善，超声不仅能清晰显示复杂先天性心脏病患儿的心脏解剖结构，还能无创测算生理学指标，甚至能显示刚出生婴儿的极小病变。超声心动图技术从患者床边到手术室应用非常便利，为小儿心脏病的临床实践带来了革命性的进步。

物理基础

　　了解超声成像物理基础方面的知识，对理解超声仪器功能、应用及局限性有很大帮助，也非常必要。一台超声心动图设备由三部分组成，即探头、中央处理单元和显示部分（有键盘能录入信息）。超声波是超声探头内的压电晶体受到电激励后产生的特定频率的声波，医用超声波的频率比人耳可以听到的声波频率要高，因此命名为"超声"[1]。当超声波在人体组织中传播时，组织界面声阻抗的不同决定声波是被反射回到探头还是继续朝前传播。超声

分辨率是指超声能分辨出两个非常近的目标的能力，但如果两个目标距离小于波长，则超声无法分辨这两个目标。从以下公式可以得知，频率越高，超声分辨率越好，越利于显示新生儿小心脏的结构，其中 c 是超声在组织中的传播速度（1540m/s），f 是频率，w 是波长。

$$c = f \cdot w$$

　　多普勒超声心动图能分辨血管和心脏内血流的方向和速度快慢。多普勒效应是 1843 年一位叫克里斯汀·佐汉尼·多普勒的科学家发现而命名的，他发现声波频率会随着声源的运动而改变。例如，球场上一辆鸣笛的汽车朝向一个站立不动的人开过来，这个人听到的喇叭鸣笛声调会升高，相反它要是驶离则声调会降低。超声正是利用这种原理，用超声探头发射脉冲声波，声波遇到运动的血细胞，血细胞会反射超声并引起超声频率发生变化，这个变化和血细胞运动有关。检测超声频率变化的值就可以评估心脏和血管内血液流动的速度，将其与已知正常值比较就可以确定血流状态是否有异常[2]。另外，可以测算出狭窄瓣膜的跨瓣压差，通过测量其前后的血流速度，利用简化的伯努利公式 $\Delta p = 4(V_2^2 - V_1^2)$ 进行计算，其中 V_1 是瓣膜近端的速度，V_2 是瓣膜远端的速度，通常

Michael D. Quartermain

Division of Cardiology, The Children's Hospital of Philadelphia and Perelman School of Medicine, University of Pennsylvania, Philadelphia, PA, USA

V_1 远小于 V_2（<1m/s），因此 V_1 可忽略不计，则公式可简化为 $\Delta p=4V^2$。如，一位主动脉瓣狭窄的患儿，多普勒超声测量过瓣的血流峰值流速是 3.5m/s，用这个公式估算得到跨瓣压差是 48mmHg。超声多普勒技术测算的压差可靠性高，在一些复杂外科手术中应用很广泛，现已不太采用有创心导管的检查方法来测定压差。

小儿超声心动图现状

通常患儿进行完整、全面的超声心动图检查平均需要 45~60min，复杂先天性心脏病需要的时间会更长[3]。检查前需要做些准备及确定注意的事项，以保证患儿安全。如果患儿躁动不安则有必要使用镇静方法，以保证获得临床所需的诊断图像和信息[4]。大多数诊疗中心对小于 50 周的婴幼儿不使用镇静剂。胎儿超声心动图可以对 16~18 周早孕的胎儿进行常规检查并能诊断出复杂的先天性疾病[5]，但要确保安全以及获得满意图像，有必要对小儿超声心动图操作人员进行认证。1998 年小儿超声心动图检查技术认证程序建立，该程序提出了超声检查成像和诊断报告的标准和指南，内容还涉及超声设备及操作人员。制定这些指南的人员中，既有临床医生、工程技术人员，也有获得小儿和（或）先天性心脏病认证的超声诊断医生和超声技师，以及参与了小儿心脏专业规培的医生。全部编撰人员都必须有长期接受医学教育的学习经历。

全面的小儿超声心动图检查包括连续多切面的心脏多成像模式扫描，成像模式有二维灰阶超声、频谱多普勒、彩色多普勒血流成像。美国超声心动图学会（ASE）推荐的小儿超声心动图检查[6]，包含剑突下、胸骨旁、心尖和胸骨上 4 个重要的切面（图 13.1）。在实际超声检查过程中会调整不同切面的检查顺序，剑突下切面可以判断腹部脏器和心脏位置。

大多数超声扫查都可以显示心脏的 3 个断面结构，如矢状面、横断面和冠状面，可以按瓣膜、心腔、房室间隔、动脉血管和静脉血管、流出道等结构顺序全面评估心脏情况。二维超声检查后切换到彩色多普勒血流成像模式，可以提供心脏的血流动力学信息，其中红色表示朝向探头的血流方向，蓝色表示背离探头的血流方向。颜色的亮暗与血流运动速度的快慢有关。表 13.1 说明了患儿各个超声扫查切面可显示的重要心脏结构。

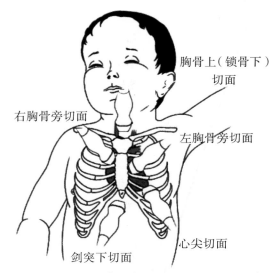

图 13.1　小儿心脏超声成像的 4 个重要切面：胸骨上、心尖、胸骨旁和剑突下切面

表 13.1　小儿超声扫查切面与可期望"看到"的心脏结构信息

切面	结构
剑突下	腹部脏器和心脏位置； 房间隔和室间隔； 流出道主干，包括主动脉瓣、肺动脉瓣膜
心尖	左、右心室大小及心功能测算； 二尖瓣、三尖瓣； 左、右心房，房、室间隔
胸骨旁	室间隔； 二尖瓣、三尖瓣； 主动脉瓣、主动脉瓣环根部、升主动脉； 肺动脉瓣、肺动脉主干及左右分支； 冠状动脉； 动脉导管未闭（高位胸骨旁切面，或"导管"切面）
胸骨上	肺静脉分叉； 上腔静脉、左无名静脉、升主动脉； 主动脉弓（包括弓位置）

剑突下切面

剑突下扫查是一个重要的小儿心脏常用切面，尤其是新生儿。这个部位扫查从心尖开始，超声横切腹部脏器，可以判断胃、肝、下腔静脉、降主动脉、心脏等脏器的位置。心脏反位的患儿（如右位心）或内脏位置异常（如内脏异位综合征），在此切面很容易判定（图 13.2）。然后偏转、旋转探头，从后向前、从右到左，对心脏进行全面扫查。在剑突下从后向前扫查过程中（冠状面），可显示肺静脉回流到左心房，房间隔可以非常清楚地显示，紧接着是室间隔。继续向后扫查可以分别显示左、右室流出道。横断面扫查及透明成像模式可以显示更多的心脏信息。图 13.3 显示在剑突下往前扫查时正常的心脏结构。这个位置的降主动脉多普勒信号将有助于确诊异常血流状况，如判断主动脉缩窄或动脉导管未闭。

心尖切面

心尖切面成像可以同时显示心脏四个腔室（图 13.4）及多个结构（如房室瓣，间隔，左、右室流出道等）。二维超声和多普勒可检查二尖瓣和三尖瓣，判断瓣膜生理状况，并提供心脏舒张功能方面的信息。该切面可以检测心房、心室大小，评估心室收缩功能，室间隔是否有缺损。应用彩色血流成像和频谱多普勒技术，

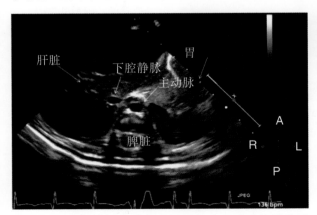

图 13.2　腹部横切的剑突下切面可显示脏器位置是否正常，肝脏正常位于右侧，胃在左侧，下腔静脉位于脊柱右前方，主动脉位于脊柱的左前方

可以明确诊断瓣膜有无反流或狭窄。

胸骨旁切面

胸骨旁长轴切面观，可以测量主动脉瓣环和根部直径（图 13.5），短轴切面则可以确诊右室流出道和肺动脉的异常（图 13.6）。胸骨

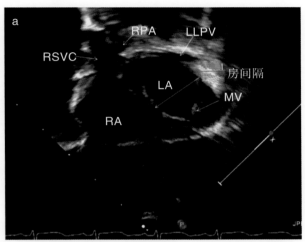

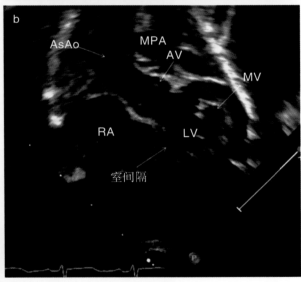

图 13.3　a. 剑突下前面观切面从后往前开始扫查，可以清楚显示房间隔的连续性。本例图像上可见一个小的卵圆孔，清楚显示右心房、左心房，并能同时显示左肺静脉和右上腔静脉。右肺动脉在右上腔静脉的后方。b. 剑突下前面观切面往前扫查，可显示左心室、二尖瓣和流出道，主动脉瓣和升主动脉也能清楚显示。主动脉左前方则是肺动脉主干，这个切面图像上也能清楚看到室间隔。RPA：右肺动脉；LLPV：左肺静脉；RSVC：右上腔静脉；LA：左心房；RA：右心房；MV：二尖瓣，AsAo：升主动脉；MPA：肺动脉主干；AV：主动脉瓣，LV：左心室

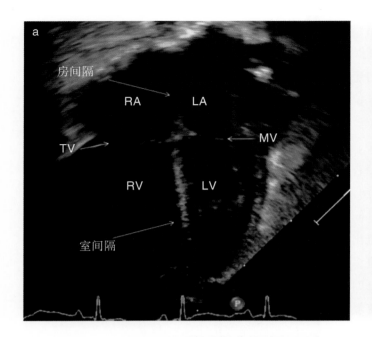

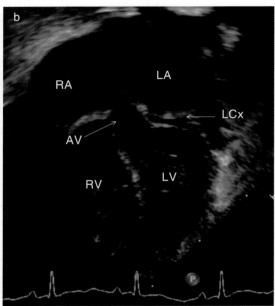

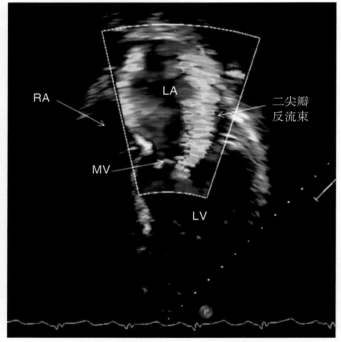

图 13.4　a. 心尖切面观可以显示整个心脏的 4 个腔室：左心房、右心房、左心室和右心室，以及二尖瓣和三尖瓣两个瓣膜。b. 探头偏向前方，即四腔心切面，可以显示左室流出道和主动脉瓣，左回旋冠状动脉紧邻二尖瓣走行。c. 心尖四腔切面观加上彩色多普勒成像，可以显示过二尖瓣的大量反流直达左心房，反流束中明亮的蓝色表明反流血流的方向，夹杂的黄色表明血流速度很高。RA：右心房，LA：左心房，RV：右心室，LV：左心室，TV：三尖瓣，MV：二尖瓣，AV：主动脉瓣，LCx：左回旋冠状动脉

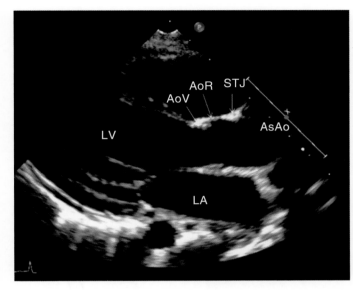

图 13.5　胸骨旁左室流出道长轴切面。图中显示主动脉、主动脉根部、窦管交界处和升主动脉。还可利用此切面提供的信息评估二尖瓣和左心室的情况。AoV：主动脉瓣；AoR：主动脉根部；STJ：窦管交界处；AsAo：升主动脉；LV：左心室；LA：左心房

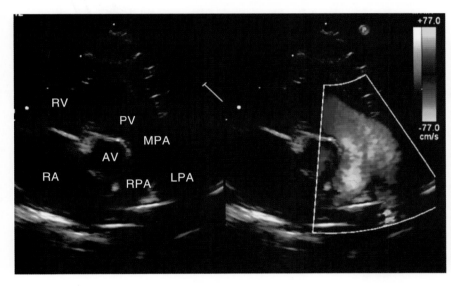

图 13.6　胸骨旁主动脉根部短轴切面的二维和彩色多普勒成像，左图为二维图，右图为同一部位同一切面的彩色多普勒血流图。均可以清楚显示右室流出道，肺动脉主干，以及左、右肺动脉。此切面还可以明确显示右心房、右心室和主动脉。RV：右心室；PV：肺动脉瓣；MPA：肺动脉主干；RA：右心房；AV：主动脉瓣；RPA：右肺动脉；LPA：左肺动脉

旁左室短轴切面的 M 型模式可以定量分析左室大小和功能。尽管有新的成像技术和测量方法，M 型成像模式仍然是小儿心室大小和心功能分析最精确的基础方法。在该切面还可观察到其他一些结构，包括冠状动脉、主动脉瓣和动脉导管未闭（若存在时）。

胸骨上切面

　　胸骨上切面可以对呈"棒棒糖状"的主动脉弓进行评价（图 13.7）。彩色血流多普勒和频谱多普勒可精确显示主动脉弓和降主动脉中的血流异常，识别对临床上重要的梗阻（如主动脉缩窄）。当提示血管环时，主动脉弓周边和分支形态评价就显得尤为重要。高位胸骨旁横切面显示的"螃蟹"征可明确是否所有肺静脉均引流入左心房（图 13.8）。还可通过该切面是否可见上腔静脉和无名静脉来评估全身静脉回流情况。

　　小儿超声心动图的量化非常重要，包括评估心房和心室大小、心室收缩和舒张功能等方面的指南已发布[7]，但涉及一些更先进成像模式的儿科指南如三维超声心动图和应变分析等，尚未发布。

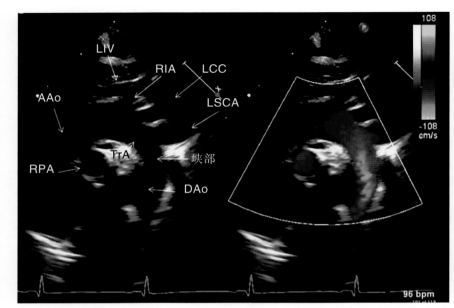

图 13.7　胸骨上主动脉弓切面观（呈"棒棒糖状"），显示主动脉弓及其分支，如主动脉的升部、横部和降部，其分支包括无名动脉、左颈总动脉和左锁骨下动脉。主动脉峡部和降主动脉均能显示。主动脉下方是右肺动脉，左无名静脉向上向前跨（绕）过主动脉弓。LIV：左无名静脉；RIA：右无名动脉；LCC：左颈总动脉；AAo：主动脉升部；TrA：主动脉横部；LSCA：左锁骨下动脉；RPA：右肺动脉；DAo：主动脉降部

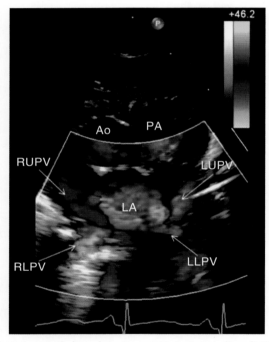

图 13.8　胸骨旁左房切面，可明确显示全部 4 条肺静脉，呈螃蟹状。左上肺静脉、左下肺静脉、右上肺静脉、右下肺静脉等 4 条静脉通过彩色多普勒均可清晰显示，主动脉和肺动脉位于左房上方。LUPV：左上肺静脉；LLPV：左下肺静脉；RUPV：右上肺静脉；RLPV：右下肺静脉；Ao：主动脉；PA：肺动脉；LA：左心房

参考文献

[1] Suetens P. Ultrasonic imaging, in, Fundamentals of Medical Imaging. Cambridge: Cambridge University Press, 2002: 145–183.

[2] Grenadier E, Lima CO, Allen HD, et al. Normal intra-cardiac and great vessel flow velocities in infants and children. J Am Coll Cardiol, 1984, 4: 343–350.

[3] Kisslo J, Byrd BF, Geiser EA, et al. Recommendations for continuous quality improvement in echocardiography. J Am Soc Echocardiogr, 1995, 8: S1–S28.

[4] American Academy of Pediatrics: Committee on Drugs. Guidelines for monitoring and management of pediatric patients during and after sedation for diagnosis and therapeutic procedures. Pediatrics, 1992, 89: 1110–1115.

[5] Rychik J, Ayres N, Cuneo B, et al. American Society of Echocardiography guidelines and standards for performance of the fetal echocardiogram. J Am Soc Echocardiogr, 2004, 17: 803–810.

[6] Lai WW, Geva T, Shirali GS, et al. Guidelines and standards for performance of a pediatric echocardiogram: a report from the Task Force of the Pediatric Council of the American Society of Echocardiography. J Am Soc Echocardiogr, 2006, 19: 1413–1430.

[7] Lopez L, Colan SD, Frommelt PC, et al. Recommendations for quantification methods during the performance of a pediatric echocardiogram: a report from the Pediatric Measurements Writing Group of the American Society of Echocardiography Pediatric and Congenital Heart Disease Council. J Am Soc Echocardiogr, 2010, 23: 465–495.

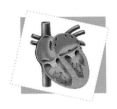

第 14 章
心导管及心血管造影

Howaida El-Said, Sergio Bartakian

在过去的十年内，无创胎儿影像技术取得了长足的发展，使大部分先天性心脏病在胎儿期得以诊断，准确率明显提高。这也使以诊断为目的的新生儿心导管检查需求明显减少。目前大部分婴幼儿导管室可为先天性心脏病新生儿实施介入手术。尽管如此，对正常及异常血管造影解剖的深入了解至关重要。很多教科书都在讨论血管造影的基本原则[1]。本章节简述新生儿心导管及血管造影，不涉及各种先天性心脏病的详细细节。

动脉导管未闭

新生儿常见的先天性心脏病中，动脉导管未闭（图 14.1~14.2）的变异性非常大，可以毫无症状无须干预，亦可因大量分流导致急性心力衰竭。

肺动脉瓣狭窄

肺动脉瓣狭窄（图 14.3）畸形症状轻重不一（动脉导管对维持危重患儿心排血量很重要）。危重患儿应进行急诊干预，行瓣膜球囊扩张成形术，以缓解梗阻并改善心排血量。

重度主动脉瓣狭窄

与前述之重度肺动脉瓣狭窄（图 14.4）类似，应予以高度关注的是，采用心导管治疗时既要减轻梗阻又要防止瓣膜反流，二者需平衡兼济。目的并非是要彻底解除梗阻，而是把梗阻减小到可以耐受的程度，且无主动脉瓣反流。当然，解除严重的梗阻而导致的轻微反流一般是可以耐受的。可以有效地延缓手术干预。

主动脉缩窄

新生儿主动脉缩窄包括单纯缩窄（图 14.5a）、复杂缩窄（图 14.5b）、长段缩窄、主动脉弓发育不良（图 14.5c），以及术后再缩窄（图 14.5d）。前三种的基本治疗方法是外科修复，第四种采用介入球囊成形术。

粗大主 – 肺侧支动脉

粗大主 – 肺侧支动脉（major aorto-pulmonary collateral arteries，MAPCA；图 14.6）通常是胎儿期肺动脉闭锁后形成的侧支血管，有单支或

Howaida El-Said[1], Sergio Bartakian[2]
1. Rady Children's Hospital, San Diego, CA, USA
2. University of Texasat San Antonio, San Antonio, TX,USA

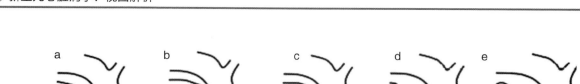

a	b	c	d	e
圆锥型	窗型	管型	复杂型	延长型

图 14.1 各种类型动脉导管未闭（Krichenko 分型）[2]。AO：主动脉；PA：肺动脉

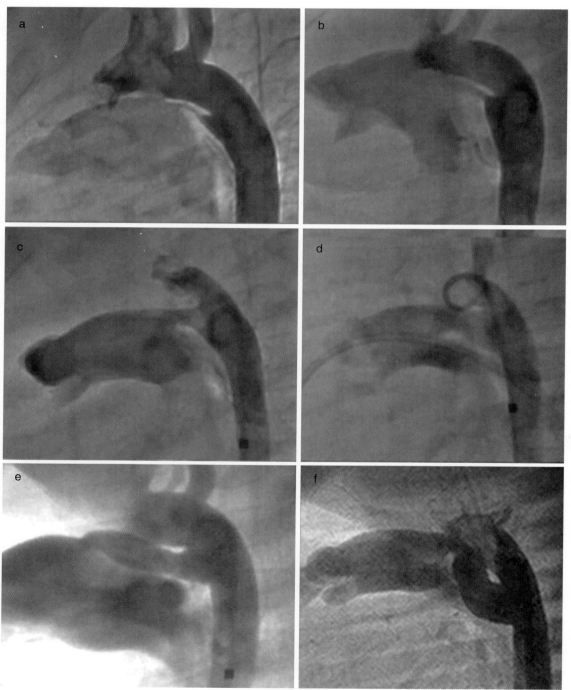

图 14.2 各种类型的动脉导管未闭。a.无症状动脉导管未闭。b~c.细小和粗大圆锥型动脉导管未闭。e.复杂型动脉导管未闭。f.常见于三尖瓣或肺动脉闭锁的延长型动脉导管未闭

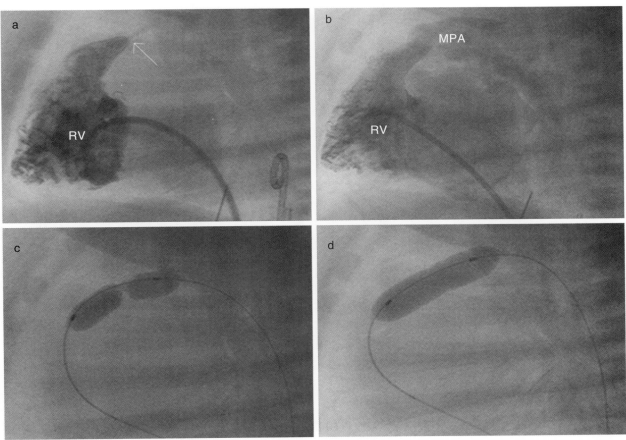

图 14.3　重度肺动脉瓣狭窄。a.肺动脉瓣成形术前，右心室向肺动脉血流"喷嘴"影（箭头）。b.肺动脉瓣成形术后，通过肺动脉瓣口的血流影像。c.球囊中部腰线显示肺动脉瓣狭窄位置。d.通过球囊扩张成形解除肺动脉瓣狭窄。MPA：主肺动脉；RV：右心室

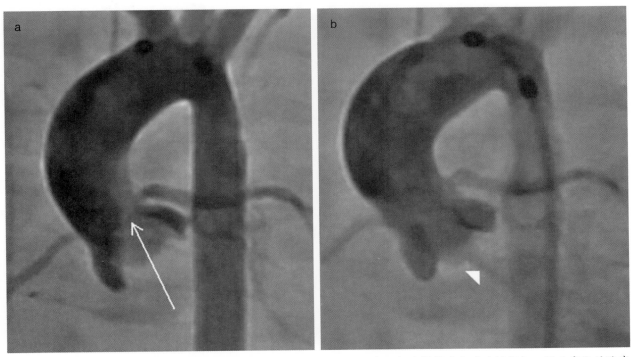

图 14.4　a.重度主动脉瓣狭窄，箭头示造影剂部位（无造影剂血流进入含造影剂的主动脉根部），显示实际的狭窄的瓣膜开口。b.瓣膜球囊成形术后造影图像显示轻度主动脉瓣反流（三角箭头处）

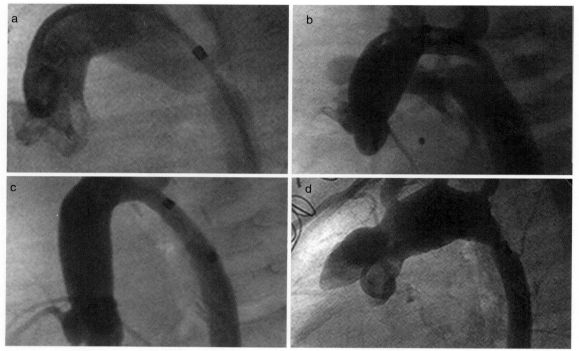

图 14.5 新生儿不同类型的主动脉缩窄

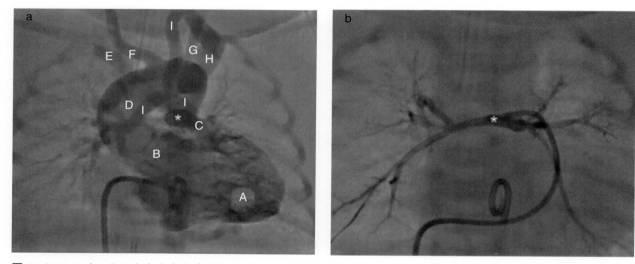

图 14.6 a. A点：右心室内球囊血管造影。B点：主动脉瓣水平。C点：右心室流出道，星号在两个图像为同一个点（恰好跨越肺动脉瓣环水平），显示导管顶端。D点：降主动脉。E点：主动脉第四分支异常发自降主动脉的右锁骨下动脉。F点：主动脉第一分支：右颈总动脉。G点：主动脉第二分支，左颈总动脉。H点：主动脉第三分支，左锁骨下动脉，该分支随即进入I点：单支粗大主-肺侧支动脉，其末端向下走行并分支供应左、右肺循环。b. 闭锁肺动脉瓣环以上水平：自体肺动脉有共汇，但严重发育不良，直径<2mm

多支，提供全部肺血流。自身肺动脉需要通过外科分流术促进其生长发育。有些病例自身肺动脉严重发育不良，或无法恢复发育，这种情况只能依靠MAPCA进行血管汇总（一般为多支），并通过右室-肺动脉管道吻合至右心室重建肺动脉及右室流出道。

大动脉转位

正常心脏的主动脉瓣位于肺动脉瓣右后方。完全型大动脉转位（D-TGA）最常见的类型是主动脉瓣位于肺动脉瓣右前方，并与前方右心室相连接（图 14.7）。导致非氧合血泵入主动脉并循环全身，而左心室氧合血则进入肺循环。由此形成两个独立而并联的循环系统。

左心室发育不良

许多先天性心脏病患者均存在不同程度的左心梗阻性病变（图 14.8），导致体循环输出功能障碍。B-T 分流或者 Sano 分流（Norwood 手术时运用）是目前左室发育不良姑息及修复手术"三步骤"第一阶段可供选择的两种术式。而杂交手术则由外科医生行肺动脉环缩术，同时介入心脏医生在动脉导管内植入支架，提供体循环血流。另一种选择是进行原位心脏移植，但可供利用的供体器官有限。

全肺静脉异位连接

由于胚胎发育过程中共同肺静脉与肺静脉

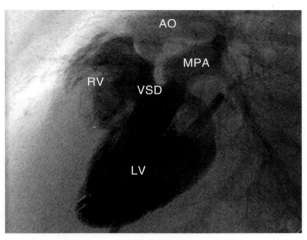

图 14.7　侧位投影，左前斜位 60°，头侧 30°。后位内壁光滑的左心室与主肺动脉相连。造影剂充盈不全的右心室与错位前移的主动脉相连，合并室间隔缺损（此类畸形中常伴发出现）。RV：左心室；LV：左心室；MPA：主肺动脉；AO：主动脉；VSD：室间隔缺损

丛连接失败，致正常肺静脉无法回流至左心房（图 14.9）。Darling 分型是目前广泛使用的全肺静脉异位连接（TAPVC）的命名方式[3]。I

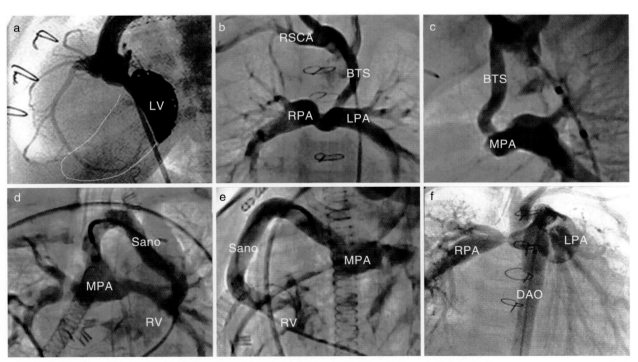

图 14.8　a. 左心室严重发育不良 Norwood 术后，白线标识部分为正常心脏左心室应占据位置。b~c. Blalock-Taussig 分流（BTS）：自右颈总动脉及右锁骨下动脉至主肺动脉管道连接。d~e. Sano 分流：右心室至主肺动脉管道连接。f. 杂交手术中肺动脉环缩术，以限制肺血流量（箭头）。LPA：左肺动脉；RPA：右肺动脉；LV：左心室；RSCA：右锁骨下动脉；BTS：体 – 肺分流；MPA：肺动脉主干；RV：右心室；Sano：右心室至肺动脉连接术；DAO：降主动脉

型，肺静脉异位连接至残留的左上腔静脉或者右上腔静脉。Ⅱ型，肺静脉异位连接至右心房或冠状静脉窦。Ⅲ型，肺静脉异位连接位于心下（膈下），通过下腔静脉汇入右心房。Ⅳ型，TAPVC 为上述类型各种组合[4]。

三维血管造影术

许多心导管室采用现代血管造影系统进行三维螺旋血管造影，以获取更多的重要数据，结合标准的血管造影技术，对其解剖结构做出更为合理的评估（图 14.10）。

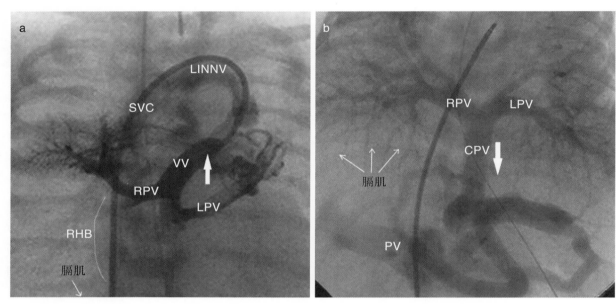

图 14.9 　a. 心上型全肺静脉异位连接：肺静脉引流至垂直静脉，经左无名静脉、上腔静脉，最终汇至右心房。b. 心下型全肺静脉异位引流：肺总静脉引流至膈下门静脉系统最终通过下腔静脉汇入右心房。两例均显示了膈肌水平，粗箭头表示通过连接肺静脉血流的方向。LPV：左肺静脉；RHB：右心缘；RPV：右肺静脉；LINNV：左无名静脉；SVC：上腔静脉；VV：垂直静脉；CPV：肺总静脉；PV：膈下门静脉

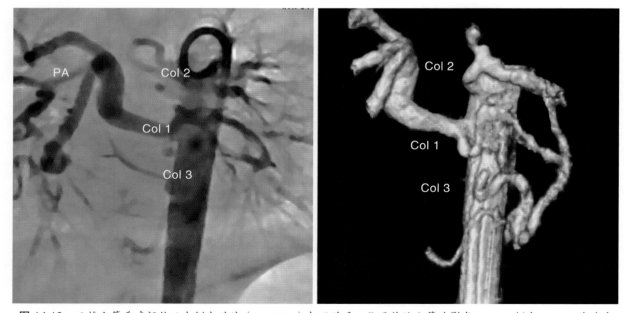

图 14.10 　三维血管重建评估三支侧支动脉（MAPCA）相互关系，优于传统血管造影术。Col：侧支；PA：肺动脉

参考文献

[1] Freedom RM, Mawson JB, Yoo S, et al. Congenital Heart Disease: Textbook of Angiography. Oxford: Wiley-Blackwell, 2003.

[2] Krichenko A, Benson LN, Burrows P, et al. Angiographic classification of the isolated, persistently patent ductus arteriosus and implications for percutaneous catheter occlusion. Am J Cardiol, 1989, 63: 877–879.

[3] Darling RC, Rothney WB, Craig JM. Total pulmonary venous drainage into the right side of the heart. Lab Invest, 1957, 6: 44–64.

[4] Herlong JR, Jaggers JJ, Ungerleider RM. Congenital Heart Surgery Nomenclature and Database Project: pulmonary venous anomalies. Ann Thorac Surg, 2000, 69: S56–S69.

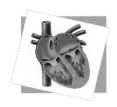

第 15 章
CT 成像

Randy Richardson

具有快速旋转速度、高空间分辨率和时间分辨率的多层探测器——计算机断层扫描（CT）极大地改变了新生儿心脏成像的可能性。与任何有电离辐射的成像方式一样，该检查必须严格遵守适合的扫描技术，特别注意利用最新的技术来减少对婴儿的辐射剂量，同时获得必要的信息。本章回顾获得高质量的新生儿心脏CT成像的基本方案，同时强调降低辐射剂量，讨论了心脏CT相对于其他横断面成像模式的优势，并展示了心脏CT的后处理技术。

新生儿心脏 CTA 扫描技术

安全利用心脏CT血管成像（computed tomography angiography, CTA）应考虑射线照射（辐射曝光）和优化扫描技术。较短的扫描时间和对复杂的心脏及冠状动脉解剖的高质量评估使CTA有助于患儿管理和制定治疗计划。目前，有两种公认的用于婴幼儿先天性心脏病的心脏CTA扫描技术，即回顾性和前瞻性心电门控扫描。

新生儿检查常规需要全身麻醉，以优化扫描和减少运动伪影。碘造影剂按1ml/lb（1lb ≈ 0.4536kg）体重，注射速率为0.5~0.7ml/s。虽然有多个静脉注射部位，但对先天性心脏病患儿，选择左上肢注射可能更适合于显示左上腔静脉（superior vena cava, SVC）。对于新生儿进行前瞻性扫描时要考虑体重，根据体重调节X射线仪的80kV管电压和管电流。机架速度设定的越快越好，通常采用半转或四分之一转的技术来与婴儿的快速心率同步。层厚通常为0.6mm，检测器覆盖范围约为40mm。推注造影剂的时间是优化扫描的关键，并且存在许多自动检测程序。从患儿头侧开始扫描，扫描范围为锁骨下动脉水平至膈肌水平。麻醉师在扫描过程中要协助患儿屏住呼吸以最大限度地减少运动伪影。通常不用 β 受体阻滞剂来降低先天性心脏病患儿的心率。

在回顾性扫描期间，X线在整个心动周期打开，螺旋扫描在扫描床移动期间持续进行（图15.1）。回顾性门控使用小螺距（0.2），得到心脏所有空间位置的衰减测量值，并在心动周期的各个阶段（包括整个R–R间期）进行扫描。采用回顾性技术的CT扫描辐射暴露明显增高。

为减少辐射剂量，绝大多数扫描采用前瞻性心电门控触发扫描技术。该技术采用非螺旋步进式轴向扫描方法，在扫描过程中X线束在短时间内处于开启状态，在检查床移动时关闭。成像窗口可以在心动周期的任何时间点。由于婴儿的心率过快，可采用短时间内填充来捕获

Randy Richardson

St. Joseph's Hospital, Creighton University School of Medicine, Phoenix, AZ, USA

高达 50% 的心动周期，来评估心脏功能（图 15.2）。当需要功能分析时，通常使用 175ms 填充。对于成年人来说，在心动周期 65%~80% 的收缩末期是冠状动脉成像的最佳时间。对于婴儿，冠状动脉成像的最佳时间通常是在心脏收缩期，即心动周期的 45%~55%。

应该始终优先考虑并使用尽可能低的辐射剂量进行患儿 CT 扫描。使用前瞻性心电门控技术和基于婴儿体重的方案将显著降低辐射剂量。目前，预处理和后处理降噪技术既是大多

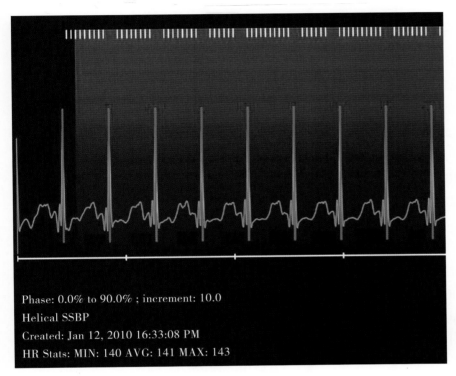

Phase: 0.0% to 90.0% ; increment: 10.0
Helical SSBP
Created: Jan 12, 2010 16:33:08 PM
HR Stats: MIN: 140 AVG: 141 MAX: 143

图 15.1　回顾性心电门控扫描。X 线束（蓝色）在多个心动周期均打开

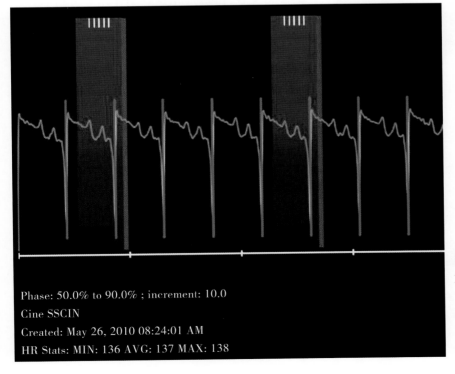

Phase: 50.0% to 90.0% ; increment: 10.0
Cine SSCIN
Created: May 26, 2010 08:24:01 AM
HR Stats: MIN: 136 AVG: 137 MAX: 138

图 15.2　前瞻性心电门控扫描。X 线束（蓝色）在多个心动周期中都没有打开。在这种情况下，使用足够的时间填充覆盖 50%~90% 的心动周期。心率最快可达 137/min。X 线束由心动周期触发

数 CT 扫描仪的标准技术，也可以进一步降低辐射剂量，还不会明显降低图像质量。调制技术也被用来降低辐射剂量，但由于新生儿心率过快，其成功率往往较低。

心脏 CTA 相对于其他成像方式的优势

心脏 CTA 是所有横断面成像技术中空间分辨率最高的。因此，CTA 是观察冠状动脉、主 - 肺动脉侧支、直径仅 1~2mm 的新生儿肺动脉的最佳方法。这种高空间分辨率成像为三维（three dimension，3D）重建提供尽可能详细的信息，这对于复杂性先天性心脏病患儿进行术前评估非常重要（图 15.3）。3D 的高空间分辨率，对心室进行最准确的容积分析，为左、右心室发育不良患儿提供良好的信息，以确定双心室修补术的可行性。心脏 CTA 具有较高的特异性和时间分辨率，是冠状动脉成像的最佳成像方式。冠状动脉异常与先天性心脏病有关，可能对术前评估有重要意义。即便婴儿的心率很快，心脏 CT 扫描依然能可靠地显示冠状动脉。

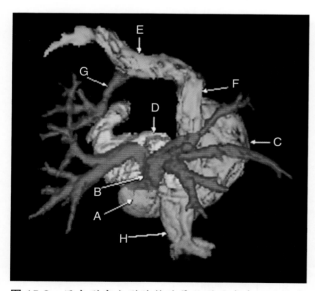

图 15.3　混合型完全型肺静脉异位引流患者心脏彩色三维后处理重建。整个右肺静脉和左下肺静脉（粉红色）通过一个共同通道（B），汇入冠状静脉窦（A），流入到右心房（C），左上肺静脉（G）汇入至左头臂静脉（E）。上腔静脉（H）和下腔静脉（F）均可见

其他横断面扫描模式也可以识别冠状动脉的起源，但是心脏 CTA 对冠状动脉的走行和起止提供了更可靠的评估。例如，在法洛四联症（图 15.4）或肺动脉瓣闭锁合并冠状动脉瘘患儿，可观察到冠状动脉走行在肺动脉流出道前方。

CT 可很好地评估气道和肺组织，而磁共振成像和超声心动图对气道和肺组织的显示有一定的限制。气道异常在先天性心脏病患儿中较为常见，并可导致术前和术后显著的发病率。支气管软化症在先天性心脏病中也很常见，动态 CT 无须额外的影像学检查或支气管镜检查，即可显示支气管软化症的表现。心脏 CT 扫描需要较短的麻醉时间，一次常规扫描仅需几秒钟。对于复杂的先天性心脏病，麻醉时间短是一种优势，因在重症监护室外长时间麻醉管理可能非常困难，这使得 MRI 很难进行。典型的心脏 CTA 仅需 4~5s 的扫描时间。

心脏 CTA 后处理

有商用的提供心脏 CTA 体积分析的后处理工作站及软件包。应用这些工作站和分析软件，很容易获得右心室和左心室的收缩末期和舒张末期容积。一旦确定收缩末期和舒张末期的容积，就可以计算射血分数和每搏输出量，并提供在报告里。将舒张末期和收缩末期容积按体表面积进行校正，可得到有临床意义的容积指数，即将左、右心室总舒张末期和收缩末期容积差值除以体表面积得到的值即是容积指数（图 15.5）。

肺血管的 CT 容积后处理可使用商用 3D 工作站进行。肺血管（肺动脉和静脉）是在自动血管选择工具的帮助下描记勾画出来的。右肺血容量百分比是用右肺血容量除以左、右肺血容量总和得到的，可用同样方法计算左肺血容量百分比（图 15.6）。在某些情况下，这种技术可以替代核医学肺灌注扫描。

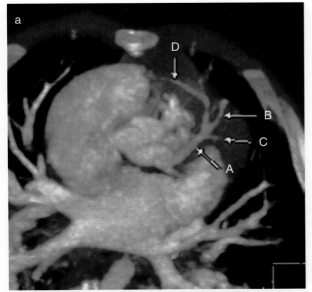

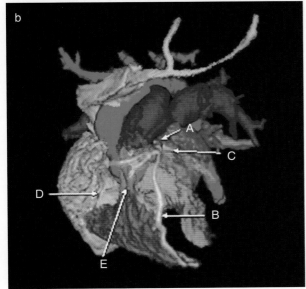

图 15.4　心脏 CT 轴位最大密度投影和心脏 CT 正面彩色编码 3D 图像，显示左冠状动脉（A）起源于左窦，并伴有回旋支（C），左前降支（B）和右冠状动脉（D）均起源于左冠状动脉。注意：右冠状动脉在狭窄的右室流出道前交叉（E）。术前应提示外科医生这一特征，以便规划最佳的手术路径

　　常用心脏解剖的 3D 模型来显示复杂的先天性心脏病患者的心脏，这种做法在一台标准的后处理工作站就可以实现。对心脏的各个部分分割解剖，着色后并重新组合。可以使用标准的 3D 颜色编码方案来标记，以便进行交流和发现异常，并提高对复杂解剖的理解（图15.7）。

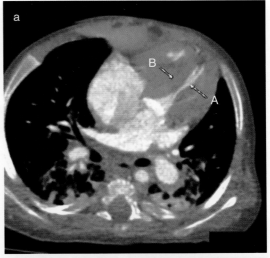

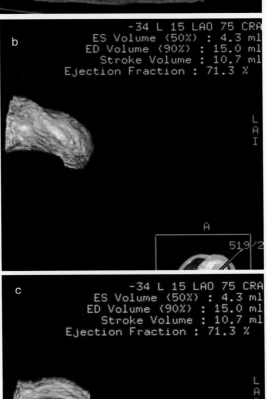

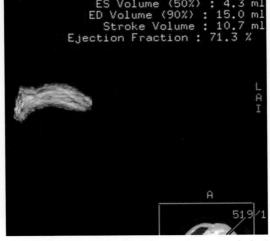

图 15.5　梗阻性心肌病患儿的心脏轴位 CT（a）和容积图像（b~c），显示室间隔和左心室心肌明显增厚。后处理功能分析显示，射血分数高达 71.3%。总容积测量：收缩末期容积（ES）=4.3mL，舒张末期容积（ED）=15mL，每搏量 =10.7mL。总容积除以体表面积，即可得到容积指数

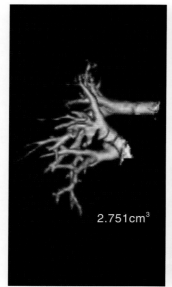

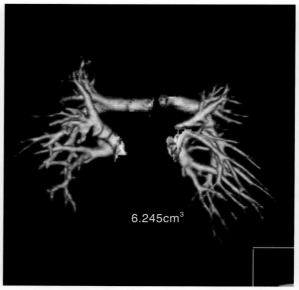

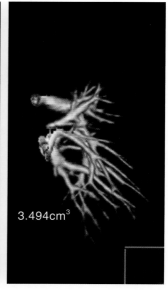

2.751cm³   6.245cm³   3.494cm³

图15.6 肺血管的三维重建图像，可显示动脉导管未闭患儿的左右肺动脉，其中左肺动脉与动脉导管相通。右肺血容量百分比 =2.751/6.245×100%=44%，左肺血容量百分比 =3.494/6.245×100%=56%

在会议和学术交流中使用后处理图像可以让观众快速有效地理解解剖结构。配色方案源于常用动静脉标记颜色，如主动脉为红色，肺动脉为蓝色，右心室为紫色，左心室为鲑鱼色，右心房和全身静脉为浅蓝色，左心房和肺静脉为粉红色等。

一旦模型的分割和着色完成，3D数据就建立和保存下来，可利用这些数据制作一个3D解剖树脂模型。应用一种3D原始数据快速打印设备，打印出心脏模型（图15.8）。模型可按比例制作和消毒，便于在手术室中使用。

图15.7 右室双出口转位患者的心脏CT彩色三维后处理的图像。注意：右心室（蓝紫色）连接主动脉（红色），并向主肺动脉供血（蓝色）。肺动脉瓣下室间隔缺损（A）。降主动脉发育不全（E）。因需要向降主动脉输送足够的血液，导致动脉导管明显增宽（绿色）。锐缘支（B）起源于右冠状动脉起始点附近的右冠状动脉窦（D）。左前降支（C）起源于左冠状动脉

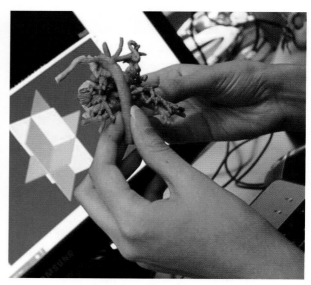

图15.8 法洛四联症患儿的三维彩色编码后处理树脂模型。注意：降主动脉和右头臂动脉（红色）发出的主肺动脉侧支（绿色）

拓展阅读

Goo HW. Cardiac MDCT in children: CT technology overview and interpretation. Radiol Clin North Am, 2011, 49 (5): 997–1010. doi: 10.1016/j.rcl.2011.06.001 [Review]

Huang MP, Liang CH, Zhao ZJ, et al. Evaluation of image quality and radiation dose at prospective ECG-triggered axial 256-slice multi-detector CT in infants with congenital heart disease. Pediatr Radiol, 2011, 41(7): 858–866. doi: 10.1007/s00247-011-2079-2.

Kim YM, Yoo SJ, Kim TH, et al. Three-dimensional computed tomography in children with compression of the central airways complicating congenital heart disease. Cardiol Young, 2002, 12 (1): 44–50.

Krishnamurthy R. Neonatal cardiac imaging. Pediatr Radiol, 2010, 40 (4): 518–527.

Lapierre C, Déry J, Guérin R, et al. Segmental approach to imaging of congenital heart disease. Radiographics, 2010, 30 (2): 397–411.

Lee YW, Yang CC, Mok GS, et al. Infant cardiac CT angiography with 64-slice and 256-slice CT: comparison of radiation dose and image quality using a pediatric phantom. PLoS One, 2012, 7(11): e49609. doi: 10.1371/journal.pone. 0049609.

Long YG, Yang YY, Huang IL, et al. Role of multi-slice and three-dimensional computed tomography in delineating extracardiac vascular abnormalities in neonates. Pediatr Neonatol, 2010, 51 (4): 227–234.

Watanabe N, Hayabuchi Y, Inoue M, et al. Tracheal compression due to an elongated aortic arch in patients with congenital heart disease: evaluation using multidetector-row CT. Pediatr Radiol, 2009, 39 (10): 1048–1053.

Young C, Taylor AM, Owens CM. Paediatric cardiac computed tomography: a review of imaging techniques and radiation dose consideration. Eur Radiol, 2011, 21 (3): 518–529. doi: 10.1007/s00330-010-2036-8. Review. PubMed PMID: 21188593.

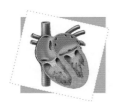

第 16 章
磁共振成像

Shaine A. Morris, Timothy C. Slesnick

超声心动图是儿童先天性心脏病诊断和手术规划的主要手段。随着技术的不断发展，产前和产后超声心动图都能够有效地描述胎儿的心血管结构、心功能以及心脏的血流动力学。超声心动图是一项需要细心和熟练技巧的检查项目，对于某些特殊患者还需要提供额外的诊断信息。以往这类患者可能需要做心导管检查，30 多年来随着技术进步，心血管磁共振成像（cardiovascular magnetic resonance，CMR）已经成为临床医生认可的检查手段，CMR 对胎儿心血管解剖结构进行完整评估的同时也避免了有创心导管带来的固有风险。CMR 具有良好的空间分辨率和时间分辨率、非侵入性及无电离辐射等优点，且不受超声心动图声窗的限制。由于新生儿心脏体积小、心率快，需要对标准的磁共振成像序列调整后才可以应用。尽管新生儿 CMR 检查存在一定的局限性，但此项检查依然可以用于评估新生儿心血管系统的解剖、心功能、血流动力学量化以及心脏肿瘤性组织的特征等。

随着磁共振系统主磁场强的增大、磁场均匀性不断提高及梯度磁场的增加，使 CMR 检查可以综合地评估心血管的解剖以及心功能特征。对于儿童来讲，控制运动是提高磁共振成像质量的关键，可以通过深度镇静或者全身麻醉来达到目的。CMR 检查是用心电导联门控技术来暂时冻结心脏的运动，一些患者通过呼吸门控或者全身麻醉来暂时冻结呼吸以消除呼吸运动对检查结果的影响（图 16.1）。

除了对呼吸运动关注之外，新生儿 CMR 检查还需要注意扫描环境。新生儿存在体温过低的风险，即使检查时间很短也需要通过热毯或者包裹来保持整个检查过程中体温的恒定，应该根据临床具体情况进行调整并尽量减少总的扫描时间。常规 CMR 检查需要 45~60min，但新生儿 CMR 检查应尽可能控制在 5~10min 完成。

新生儿 CMR 检查通常使用亮血的稳态自由进动（steady state free procession，SSFP）序列，静态图像采用轴位、冠状位及矢状位进行平面定位。动态电影 SSFP 序列是新生儿 CMR 的主要序列，能够提供整个心脏循环亮血多相位动态图像。亮血电影序列分别扫描心脏两腔、四腔、短轴位以及流出道平面等，可增加其他位置（如垂直的轴位或冠状位）以全面显示心脏和血管的解剖。

静态黑血成像序列利用率较小，但是黑血序列有助于血管、气道以及心脏肿瘤组织特征

Shaine A. Morris[1], Timothy C. Slesnick[2]

1.Texas Children's Hospital and Baylor College of Medicine, Houston, TX, USA

2.Sibley Heart Center Children's Healthcare of Atlanta; Emory University, Atlanta, GA, USA

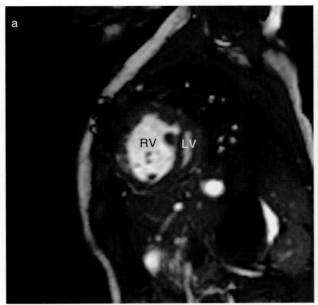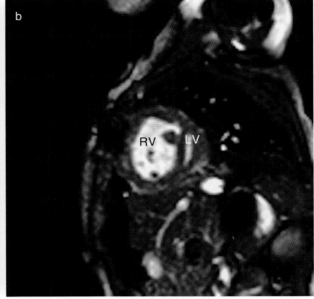

图 16.1　非均衡房室间隔缺损患儿短轴位稳态自由进动序列图像。a. 多个信号平均图像。b. 呼吸触发图像。这两个图像都显示了相似的图像质量。LV：左心室；RV：右心室

的评估，主要是使用双翻转恢复快速自旋回波序列或自旋平面回波序列（图 16.2）。流速编码的动态电影成像可以用于量化血液流动的方向和血流量，并且用于测量血液分流、肺血流量及通过分析狭窄引起的血流喷射和反流来评估瓣膜和血管病变。

磁共振增强血管造影技术（contrast enhanced

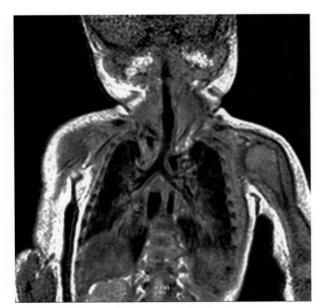

图 16.2　异位综合征患儿的冠状旁位呼吸触发产生的自旋－平面回波序列成像，显示双侧对称的气管－支气管位于右侧动脉上

magnetic resonance angiography，CE-MRA）是在注射钆造影剂后，使用高分辨率三维 T1 加权梯度回波序列采集数据，可以在任意方位进行重建。通过使用并行采集技术和先进的 K 空间填充技术可以获得相对较高的时间分辨率图像实现造影剂跟踪获取肺灌注、肺动脉分离以及全身动脉和静脉的图像。

这些数据允许双斜角重建从而可以精确地测量胸腔内任何血管横截面积及评估远端血管的狭窄情况。三维容积成像对于复杂的心血管解剖结构提供一个完整的显示（图 16.3）。利用翻转恢复梯度回波序列的增强后图像可以评估心肌延迟强化程度来检测和量化心肌纤维化程度。

新生儿心血管磁共振检查适应证

胸部血管的评估

超声心动图可以提供良好的心内评估，但是超声对于心外血管的评估有时会受到肺通气以及细小而曲折的动静脉的影响。采用磁共振高空间分辨率、薄层成像以及相位对比的速率

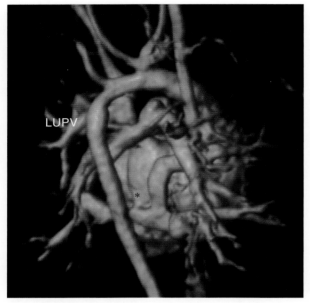

图 16.3　曾有过心上型完全肺静脉异位回流病史的异位综合征患儿，术后胸部造影剂增强血管成像的三维重建图像，显示左右下肺静脉和右上肺静脉回流至后方汇合，该处与心房的吻合术出现严重狭窄（＊）而左上肺静脉流入左上腔静脉。LUPV：左上叶肺静脉

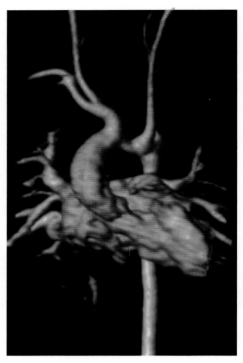

图 16.4　三维容积成像显示一例复杂主动脉缩窄伴横弓发育不全

成像图的结合，可以评估异常的主动脉弓异常，如图 16.4 中复杂的主动脉缩窄或主动脉弓离断。对于新生儿已知或者可疑的血管环，血管和气道的解剖均可以通过薄层黑血序列来评估（图 16.5）。不管是否通过主肺动脉、动脉导管未闭或主动脉 – 肺侧支动脉供血，都可利用薄层的电影延迟强化序列结合对比剂增强磁共振成像来评估肺血流以及远端的肺动脉结构。体静脉回流异常很难通过超声心动图完整显示，尤其是在复杂畸形的背景下，如异位综合征，而 CMR 可显示异常静脉回流（图 16.6）和梗阻的证据（外部压迫或血管内血栓压迫）。CMR 可显示肺静脉畸形，特别是部分或完全异常的肺静脉回流，而超声心动图无法显示其解剖结构。

心脏内解剖及外科手术规划

　　对于部分病例，超声心动图无法提供足够的术前规划信息，CMR 可以替代并避免常规的心导管介入术带来的侵害及电离辐射风险。对处于临界的发育不良心室是否给予双心室修复

或单心室阶段性姑息治疗，应通过 CMR 来提供准确的心室容积，从而评估左右心室平衡并显示动静脉的尺寸和连接于心室的情况[1]。当怀疑心内膜纤维弹性组织增生时可采用心肌延迟强化成像来评估心肌活性。右心室双出口或是伴有室间隔缺损的大动脉转位患者，双斜位可

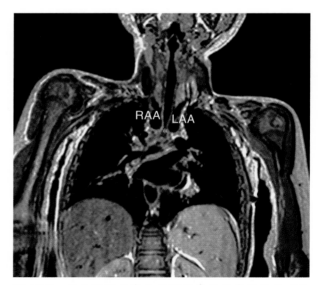

图 16.5　双主动脉弓患儿斜冠状旁位的自旋平面回波成像显示在双弓水平处气道缩窄（＊）。LAA：左主动脉弓；RAA：右主动脉弓

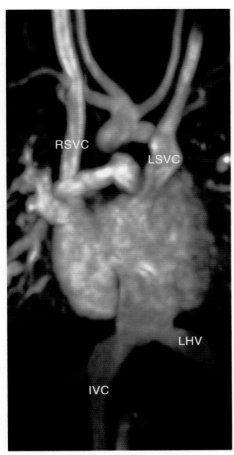

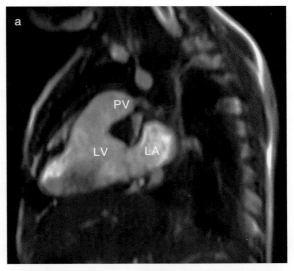

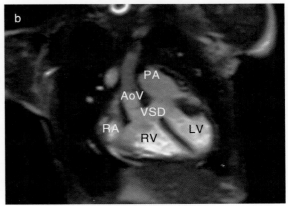

图 16.6　异位综合征患儿胸部增强 MRI 的最大密度投影显示体静脉畸形，包括下腔静脉在右侧上行，然后进入左心房，肝静脉和双侧上腔静脉进入同侧心房。IVC: 下腔静脉；LHV: 左肝静脉；LSVC: 左上腔静脉；RSVC: 右上腔静脉

以更好地显示这些解剖结构关系，以协助外科医生决定是否进行动脉调转手术或心室间缺损的修复（图 16.7）。

术后评估

随着先天性心脏病手术的改进，越来越多的儿童可以接受完整的解剖修复或是在新生儿期进行阶段性的姑息治疗。对于大部分儿童，超声心动图可满足术后心血管解剖及血流动力学信息的随诊，但有时需要更多的信息。心血管磁共振可以提供残留病灶或并发症的信息，包括心内分流、心内及血管的梗阻（图 16.3、图 16.8）、动脉瘤以及血管内血栓存在的程度等。

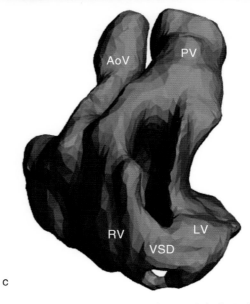

图 16.7　完全型大动脉转位和室间隔缺损患儿的稳态自由进动序列图像。a. 左心室肺动脉流出道。b. 右室流出道。c. 血池计算模型显示复杂室间隔缺损以及动脉与半月瓣的关系。AoV: 主动脉瓣；LA: 左心房；LV: 左心室；PV: 肺动脉瓣；RA: 右心房；VSD: 室间隔缺损；RV: 右心室

新生儿肿瘤评估

　　新生儿原发性心肌肿瘤少见且绝大多数是良性的。多数病例为横纹肌瘤合并结节性硬化症或是纤维瘤。超声心动图可以很好地描述这些肿块的特征，对于大多数患儿而言仅超声心动图就足够了。对于少数病例中非典型病变，需要进一步检查。CMR 可以提供组织特征、肿块定位与范围以及相邻心血管结构受压对血流动力学的影响（图 16.9）[2]。

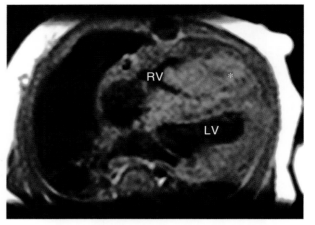

图 16.9　T1 加权成像的四腔心显示患儿的室间隔巨大横纹肌瘤。LV：左心室；RV：右心室

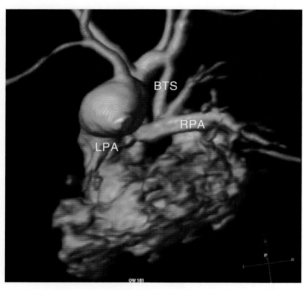

图 16.8　左心室发育不全综合征患儿的三维重建成像显示使用 Blalock-Taussig 分流（BTS）的术后状态，分流血管左侧左肺动脉近端严重狭窄。RPA：右肺动脉；LPA：左肺动脉

参考文献

[1] Grosse-Wortmann L, Yun TJ, Al-Radi O, et al. Borderline hypoplasia of the left ventricle in neonates: insights for decisionmaking from functional assessment with magnetic resonance imaging. J horac Cardiovasc Surg, 2008, 136 (6): 1429–1436. PubMed PMID: 19114185.

[2] Beroukhim RS, Prakash A, Buechel ER, et al. Characterization of cardiac tumors in children by cardiovascular magnetic resonance imaging: a multicenter experience. J Am Coll Cardiol, 2011, 58 (10): 1044–1054. PubMed PMID: 2186784.

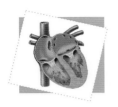

第 17 章
电生理研究、经食管起搏与起搏器

Bryan Cannon

起搏器

传导系统异常的新生儿心率可能会非常缓慢（如完全性房室传导阻滞），有时可能需要植入永久起搏器来维持适当的心率及机体灌注。

新生儿放置永久起搏器最常见的原因是完全性房室传导阻滞，但并不是所有这类患儿都需要立即放置，因为其中的很多患儿可能长期没有临床表现。完全性房室传导阻滞患儿需要立即植入永久起搏器的指征包括：

· 存在临床症状（如嗜睡、喂养困难以及低体重等）。

· 宽大波形逸搏心率。

· 明显的暂时停搏（24h 心电监测发现超过 3s 或是正常周期的 2~3 倍）。

· 平均心室率低于 55/min（合并严重先天性心脏病患者低于 70/min）。

· 心室功能障碍。

· 复杂心室异位节律。

除此之外，由于 QT 间期延长综合征导致的房室传导阻滞（完全或 2∶1）也是一种严重威胁生命的室性心律失常，并且猝死的发生率很高（达到 50%）。对于这类患者提高心房或心室率能够有效地避免室性心律失常的发生，并且在患者出院前应放置永久起搏器。其他需要放置起搏器的指征见框表 17.1。

一旦有适应证，起搏器可以通过静脉（通过锁骨下静脉进入，经过三尖瓣到达右心室）或心外膜途径（通过胸骨正中下段切口直接缝于心外膜表面）来放置。通常来说，由于新生儿静脉血管细和心脏小，一般都通过心外膜途径来放置（图 17.1）。利用计算机编程（每个设备公司都有专门的程序员），能够方便地通过在起搏器上安装编程程序改变起搏速率和其他设置，而不需要侵入性的操作。很多设备还能够和家庭的监测设备配合，使患者在家中就能进行评估和设定。

可植入除颤复律器

可植入除颤复律器（implantable cardioverter-defibrillator，ICD）适用于发生过心搏骤停并且通过评估排除可逆转因素的患者。新生儿和小婴儿通常无法使用 ICD，因为 ICD 本体、导联及线圈尺寸偏大。对于小于 1 岁、反复发作危及生命的室性心律失常（如 QT 间期延长综合征合并室性心动过速 / 室颤）的患儿可以考虑应用。儿童应用 ICD 一般通过胸骨正中切口心外膜途径来放置（图 17.2）。以前通过放置心外膜片来植入 ICD，但由于纤维化和

Bryan Cannon

Pediatric Arrhythmia and Pacing Service, Mayo Clinic, Rochester, MN, USA

框表 17.1　新生儿及儿童永久起搏的适应证

永久起搏器的适应证	于 40/min 或心室率间隔大于 3s。

永久起搏器的适应证

· 进展性二度或三度房室传导阻滞，同时存在心动过缓、心室功能不良及低心排出量的临床症状。

· 窦房结功能明显异常，出现与年龄不符的心动过缓相关症状。

· 术后或导管引起的Ⅱ°或Ⅲ°房室传导阻滞，并且其他方法无法解决。

· 持续暂停或依赖性的室性心动过速，或合并 Q-T 间期延长。

以下情况可考虑应用永久起搏器

· 复杂先天性心脏病合并窦性心动过缓，静息心率低

于 40/min 或心室率间隔大于 3s。

· 先心病患儿由于窦性心动过缓或房室同步异常导致的血流动力学异常。

永久起搏器的禁忌证

· 术后短暂房室传导阻滞有可能自发恢复，并且没有症状的患者。

· 没有症状的Ⅰ型二度房室传导阻滞。

· 相对风险区间小于 3s 或心率最小值大于 40/min 的有症状的窦性心动过缓。

引自 Epstein, et al, 2008 [1]

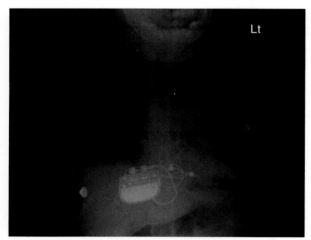

图 17.1　心外膜起搏系统。双极导联传递能量以起搏心脏，两个电极直接缝于心外膜表面，导联穿至腹部与发生器（内含芯片及电池）相连

系统失效等并发症过多，现在此种方式基本上已被弃用。

电生理学研究

电生理研究包括放置专门的起搏导管，能够准确有效地检测并记录、监测和追踪心房和心室的搏动及电活动。导管一般放置在心脏的特定位置：心房、心室及希氏束。通过观察心脏的电活动和房室的收缩，可明确心脏传导系统的特点，并且能理解多种类型心律失常的机制。导管通过静脉系统进入心脏，包括股静脉、

颈静脉及脐静脉等，方式和放置血流动力学导管类似。这些导管从 4Fr 到 8Fr，孔隙从 2 个到 20 个，能够准确监测穿过心肌的电活动曲线，同时也能够通过任何一个孔隙来完成心脏起搏。有些导管能够通过尖端释放射频能量或冷冻来破坏引起心律失常的心脏异常区域。

电生理学研究在新生儿期的应用比较局限。血管内径小限制了进入心脏的通道，只有少部分导管能通过。导管材料相对较硬，容易穿破新生儿相对薄弱的心肌。此外，几乎所有的心律失常相关信息都能够通过非侵入方式获得。只有对严重影响心室功能，并且多种药物治疗无效的新生儿才会应用射频消融技术。因为多数新生儿期的心动过速都能够自行缓解，所以不应常规应用消融技术，而且对年龄 <（4~5）岁、体重 <15kg 的患儿消融术的风险显著增加（并发症发生率从 2% 增加到 10%）。然而，对于严重影响心功能并且无法通过 3 种或更多大剂量药物控制的心律失常，除了尝试进行射频消融可能也没有其他选择。这种情况下应通知儿童心脏外科医师，有体外膜式氧合装置（extracorporeal membrane oxygenation，ECMO）或机械辅助装置的应做好准备，以防操作过程中出现严重并发症或心律失常导致的血流动力学异常。

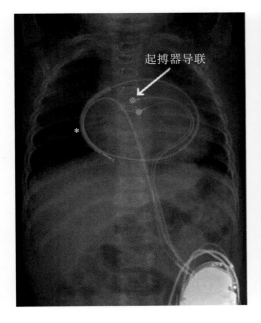

起搏器导联

*

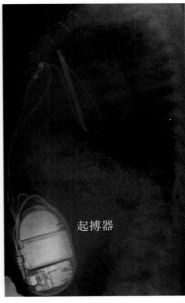

起搏器

图 17.2　心外膜可植入型心脏除颤复律器（ICD）系统。标准化的双极起搏传感导联置于心外膜表面。电流线圈（*）放置于心包腔，导联穿至腹部与 ICD 发生器相连。起搏导联能够识别出心律失常，发生器此时传导除颤电流到线圈来转复可能引起致命的室性心律失常。注意：线圈置于心包腔不是厂家提供的标准使用方式

经食管临时起搏

　　解剖结构正常的患儿，左心耳位于食管前面并紧邻食管。因此，通过口或鼻将电生理导管插入食管内，能够很好地起搏左心房并且记录心房的电活动。柔软的电生理导管（小号的经静脉导管或特殊的经食管导管）可放置在食管内，其位于左心房位置的后方。还可以通过透视（理想情况下）或放置导管后观察心脏电活动来确定效果。导联可以连接到心电图机或电生理记录系统来获取并记录左房的电信号，也可以连接临时起搏装置来行心房起搏。不过这容易引起患儿的不适，并且由于存在食管糜烂的风险，使用不宜超过 24~48h。通常来说，心室无法通过经食管途径起搏，最好通过静脉放置临时起搏电极。股静脉是最常用的途径，颈静脉或脐静脉也可以选择，但这些途径在放置导联电极过程中需要护套。有多种临时起搏导联可供选择，一种是球囊导管，能够通过心脏血流直接进入心室。对于没有心室搏动无法

使用这种导管，因为需要依靠血流将导管带入心室。第二种是固定弯曲导管，能够在透视辅助下操纵导管进入心室。第三种是一种尖端带小螺纹的临时导管，能够在透视辅助进入心室后旋入心肌。第四种是利用尖端固定螺纹的永久起搏导联。通过外置除颤器的经皮起搏从技术上来说比较困难，因为两个巨大的起搏片需要植入胸腔。外置起搏片可以修剪至适合新生儿的大小，但大多数情况下这有悖于设备的使用要求。心室起搏一般仅在心脏电活动明显异常时发挥作用，如房室传导阻滞。当缺氧或酸中毒引起继发性心动过缓时，临时起搏通常难以有效发挥作用，积极治疗心动过缓的原发病因更为重要。

参考文献

[1] Epstein AE, DiMarco J, Ellenbogen K, et al. ACC/AHA/HRS 2008 Guidelines for device-based therapy of cardiac rhythm abnormalities. J Am Coll Cardiol, 2008, 51 (21): e1–62.

SECTION **4**

第 4 部分

特殊形态学异常
Specific Morphologic Conditions

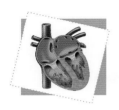

第 18 章
完全肺静脉异位连接

David W. Brown, Tal Geva

定 义

完全肺静脉异位连接（total anomalous pulmonary venous connection，TAPVC）是指所有肺静脉连接到体静脉循环系统，是比较少见的先天畸形，约占活产婴儿的 9/10 万 [1,2]。通常按照肺静脉异常连接至肺静脉与体静脉之间的不同部位来分型（图 18.1）[3]：

（1）心上型：全部肺静脉连接至无名静脉，奇静脉或上腔静脉。

（2）心内型：全部肺静脉连接至冠状静脉窦。

（3）心下型：全部肺静脉连接至膈肌平面以下体静脉系统。

（4）混合型：全部肺静脉经一个以上部位连接至体静脉系统。

无论何种类型，为维持患儿生存，必须有心房间的交通，以便血流进入体循环系统。

病 因

大部分肺静脉异位连接是单发的，然而，也有一些已知的综合征与之相关，如猫眼综合征、心手综合征和无脾综合征。非综合征家族中也有大量病例报道，可能与某些遗传基因位点变异有关，美国犹他州有一个 TAPVC 的大家族，基因缺陷位于 4p13 及 4q12[4]。

胚胎学

理解肺静脉胚胎学发育将有助于解释肺静脉异常连接于体静脉各种组合的发生。肺脏和支气管树起源于前肠，肺血管床起源于部分内脏神经丛。因此，在孕早期，原始肺静脉经主静脉和脐卵黄静脉被内脏静脉丛连接至体循环。怀孕第 32~33 天，分支肺静脉与共同肺静脉建立交通，在静脉窦左、右角之间冠状静脉窦上方、原始间隔左侧进入左心房，并成为左心房后壁发育的一部分。一旦这些过程发生，原始肺静脉至体静脉连接将正常退化。发生 TAPVC 是因为内脏静脉系统连接退化前，肺静脉丛与共同肺静脉间的正常连接失败。通常左肺静脉异常连接于左主静脉（如左无名静脉和冠状静脉窦），而右肺静脉异常连接于右主静脉（上腔静脉和下腔静脉）。因为内脏静脉丛是一种中线结构，所以跨越中线的异位连接也可以发生。肺静脉与体静脉间的永存胚胎连接因其走行方向被称为垂直静脉。

David W. Brown, Tal Geva

Department of Cardiology, Boston Children's Hospital; Department of Pediatrics, Harvard Medical School, Boston, MA, USA

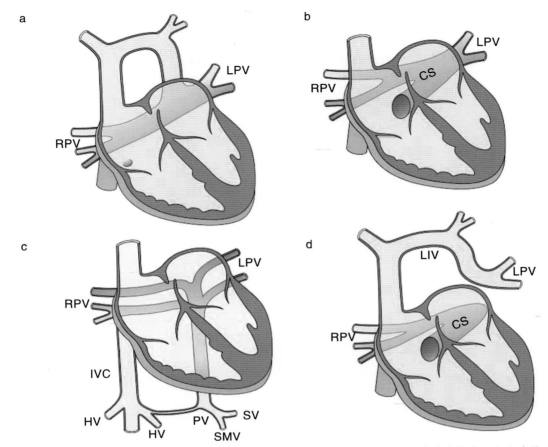

图 18.1　TAPVC 解剖类型。a. 心上型：左肺静脉和右侧肺静脉于心脏后方汇入共同肺静脉，经垂直静脉向上走行进入左侧无名静脉，回流右心房。b. 心内型：共同肺静脉经冠状静脉窦进入右心房。c. 心下型：共同肺静脉经向下的垂直静脉进入门静脉或肝静脉，回流右心房。d. 混合型：左肺静脉进入左无名静脉，右肺静脉进入冠状静脉窦。IVC：下腔静脉；SMV：肠系膜上静脉；SV：脾静脉；LPV：左肺静脉；RPV：右肺静脉；CS：冠状静脉窦；PV：门静脉；HV：肝静脉；LIV：左无名静脉。引自 Brown，2009 [9]，经 John Wiley & Sons 授权转载

解　剖

心上型 TAPVC 最常见（约占 47%）[3]，大多连接至无名静脉左侧（图 18.1a、图 18.2~18.3），即肺静脉于左心房后汇合，经左垂直静脉连接至无名静脉，垂直静脉常位于左肺动脉和左主支气管前方，偶尔从两者之间通过，常导致肺静脉血流梗阻。

心内型 TAPVC 约占 16%[3]，共同肺静脉通常在左侧房室沟附近与冠状静脉窦连接（图 18.1b、图 18.4）。冠状静脉正常回流至冠状静脉窦近端，明显扩张的冠状静脉窦则正常引流

至右心房，冠状静脉窦间隔一般保持完整。

心下型 TAPVC 占 13%~23%[3]，通常在膈肌平面以下连接至脐卵黄静脉系统（图 18.1c、图 18.5~18.6），一支向下的垂直静脉发自共同肺静脉穿过膈肌，与门静脉（最常见）、静脉导管、肝静脉或下腔静脉连接。心下型 TAPVC 易出现梗阻，有多种原因，最常见的是连接血管先天性狭窄，肺静脉回流至心脏过程中，途径肝窦状隙、门静脉和缩窄的静脉导管均可发生梗阻。

混合型 TAPVC 最少见，占 7%~10%[3-6]，通常为上述各种肺静脉异位连接的混合变异（图 18.1d、图 18.7）。

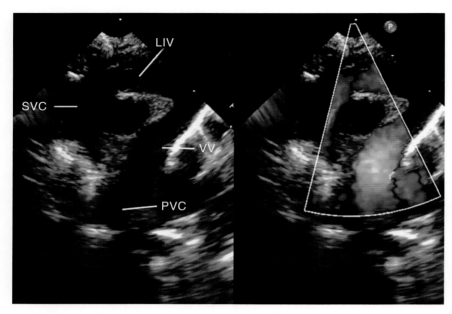

图 18.2　心上型 TAPVC 胸骨旁短轴彩色多普勒超声心动图。共同肺静脉经垂直静脉，进入无名静脉左侧。SVC：上腔静脉；LIV：左无名静脉；VV：垂直静脉；PVC：共同肺静脉

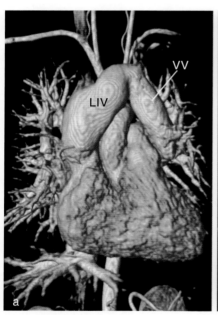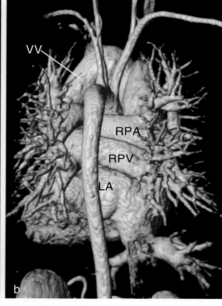

图 18.3　男性，50 岁，经左无名静脉引流的心上型 TAPVC，矫治前磁共振血管造影容积重建图像。前面观（a 图）和后面观（b 图）：右心室明显扩大（舒张末容积指数 216mL/m²），肺循环 / 体循环血流比 3.9。心导管检查确诊轻度肺动脉高压，肺血管阻力 2.1 Wood 单位，外科成功矫治。LIV：左无名静脉；VV：垂直静脉；RPA：右肺动脉；LA：左心房；RPV：右肺静脉

病理生理

　　TAPVC 的病理生理改变主要基于是否存在肺静脉梗阻，以及是否有足够血流经心房间缺损进入体循环系统。无肺静脉梗阻时，体、肺静脉血在右心房充分混合，因肺循环阻力明显低于体循环，故会出现肺循环血流量明显增加（通常为正常的 3~5 倍）。体循环氧饱和度一

般为 90% 或略高，临床常出现轻度发绀，常见右心室扩大和肥厚，伴有不同程度的肺动脉高压。心房间交通口大小对 TAPVC 的临床症状有重要影响，心房间血流严重受阻，不仅明显增加肺循环血流量和肺动脉压力，还会降低体循环输出量。婴幼儿典型的梗阻症状常在出生第 1 天即出现，从呼吸困难到心肺功能衰竭，发病急、进展迅速。无梗阻的患者临床可能发现较晚。

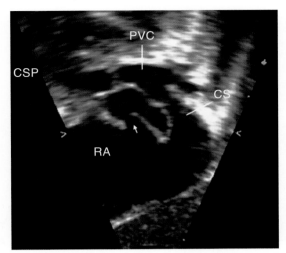

图 18.4　心内型 TAPVC，剑突下短轴二维超声心动图，共同肺静脉经交通静脉进入明显扩张的冠状静脉窦，可见相对发育不良的左心房和开放的卵圆孔（箭头），开放的卵圆孔有助于左心充盈。RA：右心房；PVC：共同肺静脉；CS：冠状静脉窦

完全肺静脉异位引流

　　TAPVC 必须和完全肺静脉异位引流（total anomalous pulmonary venous drain，TAPVD）相区别，后者虽然肺静脉正常连接至左心房，但房间隔的解剖异常会将肺静脉血引流至右心房（图 18.8~18.9）。完全肺静脉异位引流原因多为原发房间隔向左侧移位或附着位置异常（常见于多脾综合征[6]）。根据房间隔异位程度和受累肺静脉数量可出现部分或完全肺静脉异位引流。

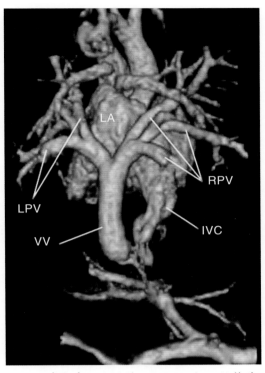

图 18.5　2 岁女童，心下型 TAPVC，汇入门静脉，磁共振血管造影容积重建图像，后面观：左肺静脉和右肺静脉在左心房后下方分别汇入垂直静脉，再汇入门静脉，肺静脉血流通过下腔静脉回流至右心房。LA：左心房；LPV：左肺静脉；RPV：右肺静脉；VV：垂直静脉；IVC：下腔静脉

处　理

　　TAPVC 需要外科矫治，即在共同肺静脉和左心房后壁之间建立解剖连接。考虑该病的自然病史，一经诊断即应外科矫治。新生儿期如

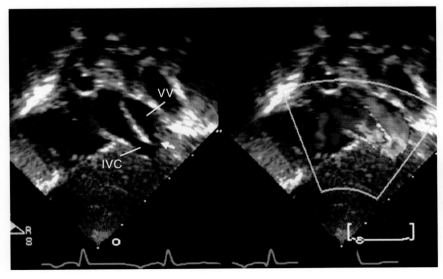

图 18.6　心下型 TAPVC，剑突下短轴二维和彩色多普勒超声心动图，垂直静脉于膈肌下向前汇入下腔静脉。下腔静脉汇合处狭窄（箭头），彩色多普勒示血流加速。VV：垂直静脉；IVC：下腔静脉

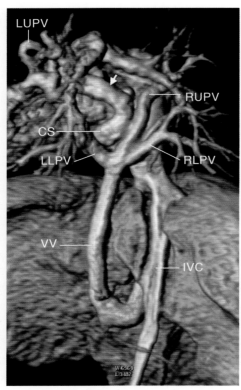

图 18.7　混合型 TAPVC，3 岁女性，磁共振血管造影容积重建图像，后面观：左上叶肺静脉和舌叶肺静脉汇合为一支半水平走行静脉（箭头）进入冠状静脉窦，左下肺静脉、右上肺静脉和右下肺静脉汇入垂直静脉，于膈肌下经门静脉汇入下腔静脉。LUPV：左上叶肺静脉；CS：冠状静脉窦；LLPV：左下肺静脉；RUPV：右上肺静脉；RLPV：右下肺静脉；VV：垂直静脉；IVC：下腔静脉

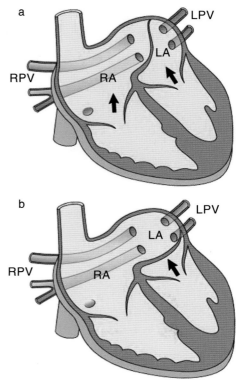

图 18.8　原始间隔异位导致的肺静脉异位引流。a. 原始间隔轻度向左侧移位，左肺静脉连接正常，右上和右下肺静脉异位引流至右心房。b. 原始间隔严重移位，导致 4 支肺静脉全部异位引流至右心房。可见继发房间隔发育不全，常见于内脏异位并多脾综合征病例。LA：左心房；LPV：左肺静脉；RA：右心房；RPV：右肺静脉。引自 Brown，2009 [9]，经 John Wiley & Sons 授权转载

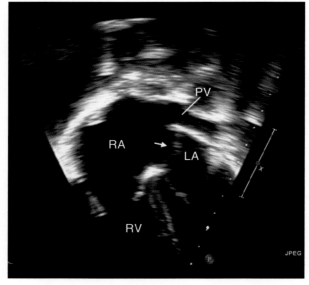

图 18.9　肺静脉异位引流，心尖四腔心二维超声心动图。原始间隔向左严重移位（箭头），继发房间隔上部缺失，肺静脉正常连接至左心房后壁，导致所有肺静脉异位引流至右心房。PV：肺静脉；RV：右心室；LA：左心房；RA：右心房

出现梗阻症状，应急诊手术。双心室解剖矫治
疗效较好，3 年存活率可达 90%[6]，但单心室
矫治疗效略差，相同报道中存活率仅为 47%。
再发肺静脉梗阻是术后晚期死亡的主要原因，
发生率为 10%~15%[7-8]，常见于术后 6 个月以
内，可发生于共同肺静脉与左心房吻合口或
单支肺静脉。此类患者若再发肺静脉梗阻则
预后更差。

参考文献

[1] Ferencz C, Rubin JD, McCarter RJ, et al. Congenital heart disease: prevalence at livebirth. The Baltimore-Washington Infant Study. Am J Epidemiol, 1985, 121(1): 31–36.

[2] Hoffman JI, Kaplan S. The incidence of congenital heart disease. J Am Coll Cardiol, 2002, 39 (12): 1890–1900.

[3] Burroughs JT, Edwards JE. Total anomalous pulmonary venous connection. Am Heart J, 1960, 59: 913–931.

[4] Bleyl S, Nelson L, Odelberg SJ, et al. A gene for familial total anomalous pulmonary venous return maps to chromosome 4p13-q12. Am J Hum Genet, 1995, 56 (2): 408–415.

[5] Rammos S, Gittenberger-de Groot AC, Oppenheimer-Dekker A. The abnormal pulmonary venous connexion: a developmental approach. Int J Cardiol, 1990, 29 (3): 285–295. PubMed PMID: 2283187. Epub 1990/12/01. eng.

[6] Lucas RV Jr, Adams P Jr, Anderson RC, et al. Total anomalous pulmonary venous connection to the portal venous system: a cause of pulmonary venous obstruction. Am J Roentgenol Radium her Nucl Med, 1961, 86: 561–575.

[7] Hancock Friesen CL, Zurakowski D, Thiagarajan RR, et al. Total anomalous pulmonary venous connection: an analysis of current management strategies in a single institution. Ann Thorac Surg, 2005, 79 (2): 596–606.

[8] Seale AN, Uemura H, Webber SA, et al. Total anomalous pulmonary venous connection: outcome of postoperative pulmonary venous obstruction. J horac Cardiovasc Surg, 2013, 145 (5): 1255–1262. PubMed PMID: 22892140.

[9] Brown DW. Pulmonary venous anomalies//WW Lai, LL Mertens, MS Cohen, et al. Echocardiography in Pediatric and Congenital Heart Disease: From Fetus to Adult (eds) Oxford: Wiley-Blackwell, 2009: 119–142.

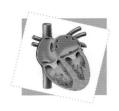

第19章
其他肺静脉和体静脉连接异常

Mark V. Zilberman, Clifford L. Cua

部分肺静脉异位连接（partial abnormal pulmonary venous return，PAPVR）是指至少1支肺静脉连接至左心房，其余连接至体静脉系统的一组疾病。该疾病有多种变异类型，可有1~3支肺静脉连接至上腔静脉、冠状静脉窦和（或）下腔静脉。最常见类型为左侧肺静脉通过左无名静脉连接至上腔静脉以及右侧肺静脉连接至下腔静脉（弯刀综合征）。右上腔静脉与右上肺静脉之间分隔缺失时，常合并静脉窦型房间隔缺损。房间隔缺损是PAPVR最常见的合并畸形[1]。当PAPVR孤立存在时，病理生理学变化为肺循环血流量增加，临床表现与左向右分流量接近的房间隔缺损类似。大多数部分肺静脉异位连接患儿在新生儿期无症状，而弯刀综合征胎儿出生数月即可出现临床症状[2]。PAPVR多经超声心动图诊断，也可经计算机断层扫描（CT）或磁共振血管成像（MRA）确诊。除可疑肺静脉狭窄外，已很少应用心导管检查来诊断。

左侧肺静脉经垂直静脉、左无名静脉引流至上腔静脉时，胸部X线片可表现出典型的"雪人"征。新生儿期由于胸腺遮挡，很少出现该特征。当多普勒超声心动图显示背离心脏的头向血流时则可以诊断（图19.1）。不合并其他心脏畸形的单支肺静脉异位连接可不予处理，

多支可在儿童期进行外科纠治。

弯刀综合征占PAPVR的3%~6%，其全部右肺静脉（少数为右中和右下肺静脉）于膈肌上方或下方汇入下腔静脉。该综合征常合并其他疾病，如右肺发育不良、支气管畸形、马蹄肺、继发性右位心、右肺动脉发育不良、体动脉异常连接右肺、肺隔离症等。尽管弯刀综合征患者症状不明显，但婴幼儿期大多会有充血性心力衰竭和肺动脉高压表现。这些患儿往往并存其他先天性心脏畸形，最常见的是房间隔缺损和（或）室间隔缺损[2]。当婴幼儿胸部X线影像提示充血性心力衰竭和右位心时，应怀疑弯刀综合征，一般经超声心动图、CT或MRA可确诊（图19.2）。有症状的患儿应外科纠治异位连接的肺静脉，并结扎动脉侧支，甚至切除患肺[2]。外科纠治后持续肺动脉高压较少见，但严重者不排除后期实施肺移植[3]。

先天性体静脉异位连接包括多种不同形式的畸形，往往与复杂的先天性心脏病并存，也可以单独出现。其中一部分无临床症状，如永存左上腔静脉连接入冠状静脉窦（图19.3）或主动脉后无名静脉（图19.4）[4]。一旦临床发现婴幼儿动脉氧饱和度降低，或经中心静脉、脐静脉置入的导管走行轨迹异常，都应怀疑体

Mark V. Zilberman[1], Clifford L. Cua[2]

1.Pediatric Echocardiology and Fetal Cardiology; Pediatric Cardiologist, Boston Floating Children's Hospital; Associate Professor of Pediatrics, Tufts University School of Medicine, Boston, MA, USA
2.Nationwide Children's Hospital, Columbus, OH, USA

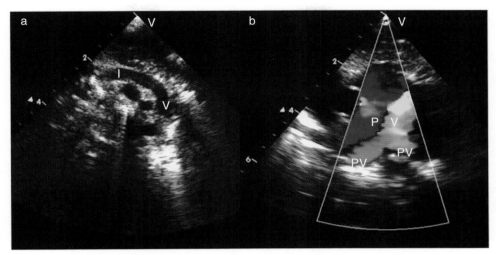

图 19.1　心上型部分肺静脉异位连接患儿胸骨上窝切面超声图像。a. 垂直静脉连接入左侧无名静脉形成"雪人"征的顶部。b. 2 支肺静脉连接入垂直静脉，血流方向是背离心脏的，左肺动脉向右走行。V：垂直静脉；I：无名静脉；PV：肺静脉；P：肺动脉

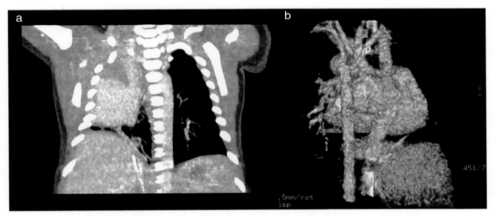

图 19.2　弯刀综合征 CT 图像。a. 右肺发育不良和右位心。b. 血管造影容积重建图像，可见一支细小右肺静脉连接至下腔静脉 – 右心房交界处

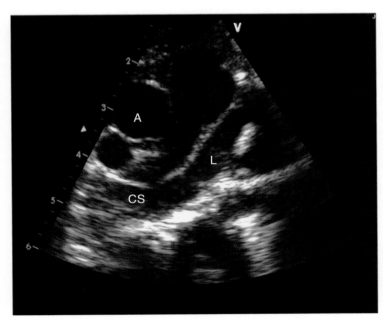

图 19.3　左上腔静脉合并矫正型大动脉转位和室间隔缺损的超声图像，左上腔静脉连接至冠状静脉窦。CS：冠状静脉窦；A：主动脉；L：左（上腔静脉）；V：探头方向标记点

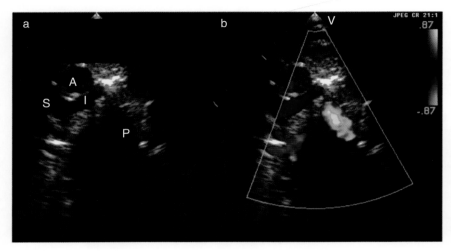

图 19.4　a. 胸骨上窝超声心动图图像，左侧无名静脉沿主动脉下方入右上腔静脉。b. 右侧部分显示上腔静脉血流，左侧为左肺动脉血流。I：无名静脉；A：主动脉；S：上腔静脉；P：肺动脉

静脉异位连接。多种方式的体静脉血回流入左心房均可使动脉氧饱和度降低，如左上腔静脉直接或经无顶冠状静脉窦回流入左心房（图19.5），右上腔静脉直接回流入左心房（图19.6）。当下腔静脉中断，体静脉血经奇静脉（图19.7）、脐静脉（图19.8）或静脉导管回流时，可见置入的静脉导管走行轨迹异常。

永存左上腔静脉是相对常见的解剖变异，通常情况下经完整的冠状静脉窦回流入右心房，此时体静脉血回流正常，故无临床影响。永存左上腔静脉与正常右上腔静脉并存的尸检检出率约0.3%[5]。只有左上腔静脉，而右上腔静脉缺如者很罕见，其中约半数合并其他心脏畸形[6]，其房性心律失常发病率明显高于双上腔静脉者[7]，心外畸形发生率也较高[8]。当超声心动图提示冠状静脉窦扩大（图19.4）以及经左锁骨下静脉或颈静脉置入的静脉导管走行轨迹异常时，应高度怀疑存在永存左上腔静脉。

永存左上腔静脉约8%经无顶冠状静脉窦回流入左心房[5]而直接回流入左心房者常同时合并有左心房异构的复杂先天性心脏病。如果永存左上腔静脉单独存在，一般不会导致临床可见的发绀出现，但有导致反向血栓、脑血管意外和颅内脓肿的风险[9, 10]。

单纯右上腔静脉回流入左心房非常罕见[11]，常伴有发绀。经超声造影或心血管造影均可确诊，需行外科纠治[12, 13]。

永存奇静脉合并下腔静脉中断者，约占先天性心脏病的0.6%，常合并左心房异构。而不合并下腔静脉中断者，一般也不合并内脏异位，但常合并右肺静脉异位引流至奇静脉或上腔静脉，这类患者下腔静脉管径正常[14]。

胎儿静脉导管缺如的检出率约为6‰[15]。尽管该病可能以扩张的脐静脉或门静脉窦形式出现，但可导致心脏肥大或下腔静脉扩张。胎儿脐静脉引流，无论经肝内或肝外，发育后期均进入右心房或下腔静脉。胎儿静脉导管缺如可能导致充血性心力衰竭，因此需提前分娩。但单纯静脉导管缺如而不伴有水肿者，出生后短期存活率较高[16]。脐静脉回流位于膈肌上方者，出生后易发生膈疝[17]。

正常情况下，静脉导管于出生后14~18d自然闭合。闭合失败很少见，静脉导管未闭合时可引起胆汁淤积和肝功能障碍，可通过外科结扎[18]或封堵器治疗[19]。

静脉窦的右窦角退化不全会在右心房内残存带分流孔的膜样结构，即希阿里网。希阿里网无临床意义，但可能与右侧心脏结构发育不良有关[20]。

致　谢

衷心感谢心脏超声诊断注册医师Joyce Cordier女士帮助准备图片资料。

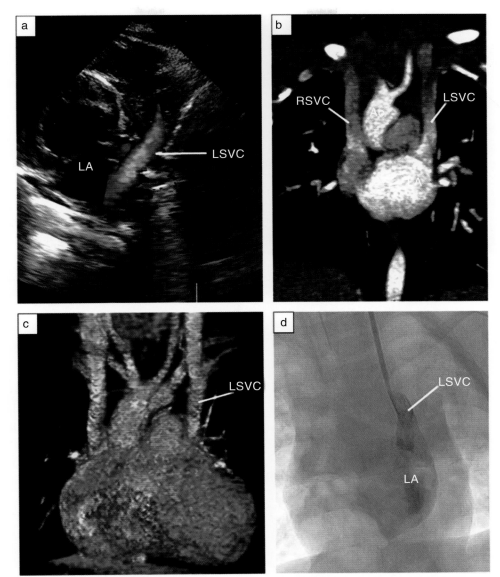

图 19.5 a. 二维超声图像显示左上腔静脉进入左心房。b. CT 扫描图像显示双上腔静脉，左侧无名静脉缺如。c. CT 图像三维重建显示双侧上腔静脉间无血流交通。d. 血管造影明确左上腔静脉进入左心房顶部。Ao：主动脉；LA：左心房；LSVC：左上腔静脉；RSVC：右上腔静脉。引自 Tampere，et al，2012[21]。经 Elsevier Masson SAS. 授权转载

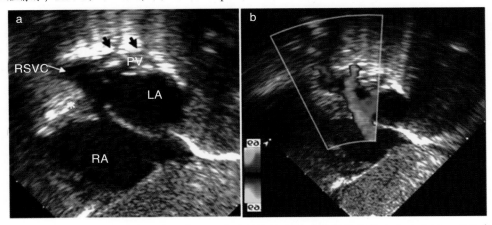

图 19.6 二维图像。a. 右上腔静脉连接左心房。b. 非限制性继发孔房间隔缺损的左向右分流，以及来自右肺静脉血流进入右上腔静脉。RSVC：右上腔静脉；LA：左心房；PV：肺静脉；RA：右心房。引自 Vassallo，et al，2006[13]。经 John Wiley & Sons 授权转载

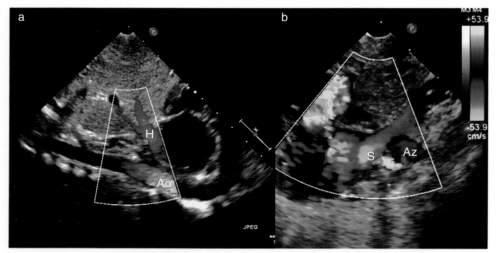

图 19.7　内脏异位综合征，下腔静脉中断并奇静脉回流的二维超声图像。a.肝静脉直接进入右心房。b.奇静脉进入右上腔静脉。H：肝静脉；Az：奇静脉；S：上腔静脉；Ao：主动脉

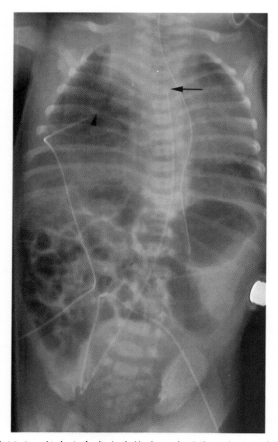

图 19.8　新生儿永存右脐静脉 X 线图像。脐动脉导管走行正常，经右髂动脉向上进入降主动脉，导管尖位于胸 3 水平（三角箭头）；脐静脉导管向右肋膈角走行，向左折返，导管尖位于右胸廓中部（长箭头）。图像引自 Nikstad，Smevik，2004 [22]。经 Nakstad and Smevik 授权转载

参考文献

[1] Hlavacek AM, Shirali GS, Anderson RH. Pulmonary venous abnormalities//RH Anderson: Paediatric Cardiology. 3rd edn. (ed.). Philadelphia: Churchill Livingstone, 2010:497–521.

[2] Huddleston CB, Exil V, Canter CE, et al. Scimitar syndrome presenting in infancy. Ann Thorac Surg, 1999, 67: 154–160.

[3] Vida VL, Padalino MA, Boccuzzo C, et al. Scimitar syndrome: a European Congenital Heart Surgeons Association (ECHSA) Multicentric Study. Circulation, 2010, 122: 1159–1166.

[4] Gerlis L, Ho SJ. Anomalous subaortic position of the brachiocephalic (innominate) vein: a review of published reports and report of three new cases. Br Heart J, 1989, 61: 540–545.

[5] Geva T, Van Praagh S. Abnormal systemic venous connections//AJ Moss and HD Allen.Moss And Adams' Heart Disease in Infants, Children, and Adolescents: Including the Fetus and Young Adult. 7th edn. Philadelphia: Wolters Kluwer Health/Lippincott Williams & Wilkins, 2008: 792–803.

[6] Bartram U, Van Praagh S, Levine JC, et al. Absent right superior vena cava in visceroatrial situs solitus. Am J Cardiol, 1997, 80: 175–183.

[7] Ratnasamy C, Idris SF, Carboni MP, et al. Arrhythmias in children having a single left superior vena cava and minimal structural heart disease. J Cardiovasc Electrophysiol, 2009, 20: 182–186.

[8] Postema PG, Rammeloo LAJ, van Litsenburg R, et al. Left superior vena cava in pediatric cardiology associated with extra-cardiac anomalies. Int J Cardiol, 2008, 123: 302–306.

[9] Butera G, Salvia J, Carminati M. When side matters: contrast echocardiography with injection from the left antecubital vein to detect a persistent left superior vena cava draining to the left atrium in a patient with cerebral stroke. Circulation, 2012, 125 (1): e1.

[10] Vizzardi E, Fracassi F, Farina D, et al. Persistence of left superior vena cava, absence of coronary sinus and cerebral ictus. Int J Cardiol, 2008, 126 (2): e39–41.

[11] Smallhorn JF, Anderson RH. Anomalous systemic venous return//RH Anderson. Paediatric Cardiology. 3rd edn. Philadelphia: Churchill Livingstone, 2010: 485–496.

[12] Gorenflo M, Sebening C, Ulmer HE. Anomalous connection of the right superior caval vein to the morphologically left atrium. Cardiol Young, 2006, 16: 184–186.

[13] Vassallo M, Pascotto M, Pisacane C, et al. Right superior vena cava draining into the left atrium: prenatal diagnosis and postnatal management Ultrasound Obstet Gynecol, 2006, 27: 445–448.

[14] Punn R, Olson I. Anomalies associated with a prominent azygos vein on echocardiography in the pediatric population. J Am Soc Echocardiogr, 2010, 23: 282–285.

[15] Acherman RJ, Evans WN, Galindo A, et al. Diagnosis of absent ductus venosus in a population referred for fetal echocardiography. J Ultrasound Med, 2007, 26: 1077–1082.

[16] Homas JT, Petersen S, Cincotta R, et al. Absent ductus venosus: outcomes and implications from a tertiary centre. Prenat Diagn, 2012, 32: 686–691.

[17] Jowett V, Paramasivam G, Seale A, et al. Diaphragmatic hernia: a postnatal complication of anomalous drainage of the umbilical vein. Ultrasound Obstet Gynecol, 2013, 41 (5): 589–591.

[18] Yoshimoto Y, Shimizu R, Saeki T, et al. Patent ductus venosus in children: a case report and review of the literature. J Pediatr Surg, 2004, 39: E1.

[19] Schwartz YM, Berkowitz D, Lorber A. Transvenous coil embolization of a patent ductus venosus in a 2-month-old child. Pediatrics, 1999, 103: 1045.

[20] Loukas M, Sullivan A, Tubbs RS, et al. Chiari's network: review of the literature. Surg Radiol Anat, 2010, 32: 895–901.

[21] Tampere L, Paranon S, Seguela PE. Percutaneous closure of a left superior vena cava draining directly into the left atrium in a child. Arch Cardiovasc Dis, 2012, 1051: 53–55.

[22] Nikstad B, Smevik B. Abnormal systemic venous connection possibly associated with a persistent right umbilical vein; a case report. BMC Pediatrics, 2004, 4: 7.

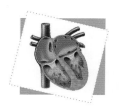

第 20 章
房间隔缺损

Darren Hutchinson, Lisa Hornberger

房间隔缺损（atrial septal defect，ASD），即左、右心房之间存在交通，在常见先天性心脏病中排第三位 [1]。单纯性 ASD 很常见，但更多是合并其他心脏结构畸形。本章仅讨论单纯性 ASD。

背景与解剖

根据定义不同，各类文献报道的 ASD 发病率存在差异，尤其将卵圆孔未闭也归入其中时差异更甚。

胎儿期，卵圆孔的重要作用是将右心房血分流到左心。下腔静脉瓣在胎儿期的作用是引导富氧血经卵圆孔流向左心房。食管超声检查和右心造影研究显示，成人卵圆孔未闭的发病率高达 10% [2]。胎儿期可以诊断病理性 ASD，尤其是原发孔 ASD，但由于有卵圆孔会受到一些限制。

ASD 主要分为 4 类：继发孔型、原发孔型、静脉窦型、冠状静脉窦型（图 20.1）。继发孔型 ASD 最常见，至少占 ASD 的 2/3，发病率为每 10 000 例新生儿中 10.3 例 [1]。继发孔型 ASD 是卵圆窝处的缺损，表现为原发隔上的单孔或多孔（图 20.2）。静脉窦型缺损多发于上腔静脉（SVC）接近右心房入口处房间隔，也可能在近下腔静脉入口处的房间隔（图 20.3）。上腔静脉型 ASD 常伴发右上肺静脉异位引流入上腔静脉或者右心房内，下腔静脉型 ASD 则易伴发右下肺静脉异位引流。冠状静脉窦型 ASD 是冠状静脉窦顶部缺损导致的，较罕见。此外，部分型或完全型房室间隔缺损也会有原发孔型 ASD 表现（图 20.4），将在 22 章详细讨论。

继发孔型 ASD 多见于早产、低出生体重和宫内发育迟缓患儿 [3]，常伴有染色体异常，如 21 三体（占 ASD 的 6%~14%）[3]，其他先天性综合征如 VACTERL 联合畸形、Holt-Oram 综合征、22q 微缺失综合征等。

新生儿期表现

新生儿期单纯性 ASD 通常难以发现，多数情况下是因其他原因做心脏超声检查时才被检出。即使是较大的 ASD，大部分患者可以数十年不出现任何症状。新生儿期右心房、右心室及肺动脉顺应容量扩大，心房水平左向右分流引起的血流动力学变化并不严重，对于这种持续存在的分流所导致的右心室容量负荷增加，一般情况下能够很好地耐受。当存在严重

Darren Hutchinson[1], Lisa Hornberger[2]

1 Department of Cardiology, Royal Children's Hospital Melbourne, Victoria, Australia
2 University of Alberta; Section Head of Pediatric Echocardiography, Stollery Children's Hospital, Edmonton, Alberta, Canada

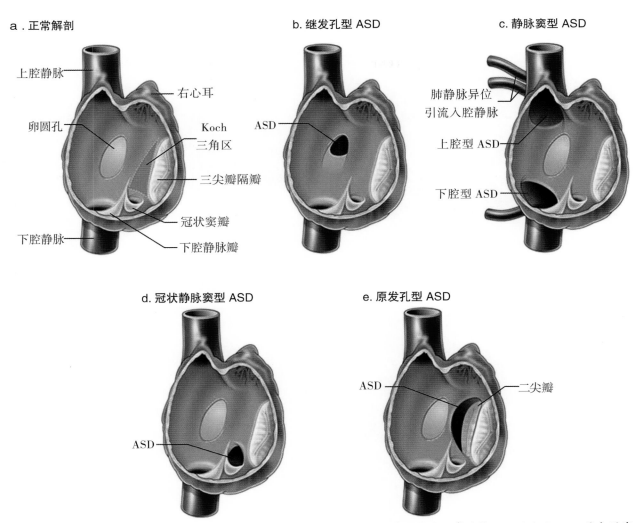

a. 正常解剖　　　　　　　　　b. 继发孔型 ASD　　　　　　c. 静脉窦型 ASD

上腔静脉　　　　　　　　　右心耳

卵圆孔　　　　　　　　　　Koch
三角区
三尖瓣隔瓣

冠状窦瓣
下腔静脉　　　　　　　　　下腔静脉瓣

ASD

肺静脉异位
引流入腔静脉
上腔型 ASD

下腔型 ASD

d. 冠状静脉窦型 ASD　　　　　e. 原发孔型 ASD

ASD

ASD　　　　　　　　　二尖瓣

图 20.1　a. 正常房间隔解剖（右心房面观）。卵圆窝是胎儿期呈活瓣样开放的正常结构。b. 继发孔 ASD 是卵圆窝处的 ASD。注意缺损口形态，应在多切面测量。c. 静脉窦型 ASD 发生于上腔静脉或下腔静脉入口处房间隔。此型 ASD 易伴发右侧肺静脉异位引流至上腔静脉。d. 冠状静脉窦型 ASD 于右心房入口处可见缺损。左心房内（图中未显示）的冠状静脉窦顶部有不同程度的缺损。e. 原发孔 ASD 发生位置在房室瓣的正上方，可能是部分性或完全性房室间隔缺损的一部分。ASD：房间隔缺损

肺动脉高压时——如新生儿持续性肺动脉高压（persistent pulmonary hypertension of the newborn, PPHN），心房水平右向左分流会导致新生儿发绀。少数患儿会在出生最初几年出现症状，但多数在 3~4 岁后才开始出现症状，可能出现的症状包括体重不增、轻度活动性呼吸困难、好发呼吸道感染。

单纯 ASD 新生儿期的临床体格检查可能是正常的，到幼儿期听诊可能会发现明显的第二心音分裂固定。通过正常肺动脉瓣的右心血流量增加会导致血流速度增快而出现收缩期杂音，

通过正常三尖瓣时则可能出现柔和的舒张中期杂音。

胸部 X 线检查可见右心影增大、主肺动脉增宽，偶见肺血管纹理增多。心电图改变包括一度房室传导阻滞、假性右束支传导阻滞（右心室扩大导致的复极化延长）、异常 P 波（特别是静脉窦型 ASD）、电轴右偏和右心室肥大。

二维超声心动图使用彩色多普勒模式可评估 ASD 位置、大小、房间隔上下缘长度及血流动力学改变。初次应检查全部心内结构以排除其他先天性畸形，由于 ASD 口形态并非圆形，

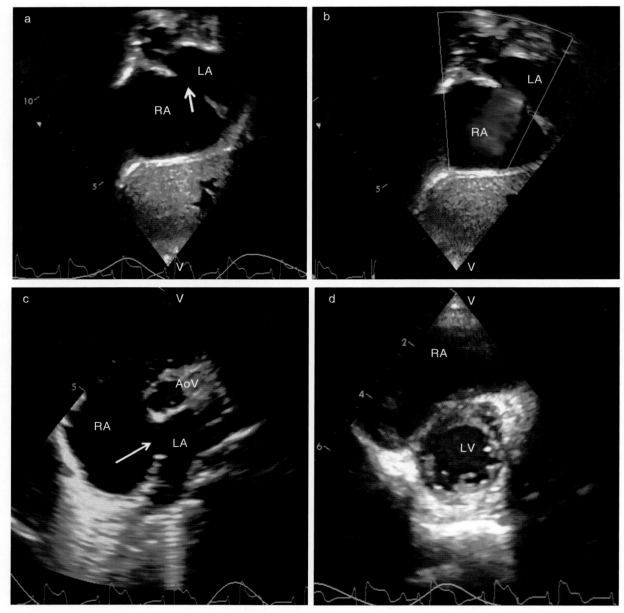

图 20.2　继发孔型 ASD。a. 剑突下切面示较大的中央型继发孔 ASD（箭头）。b. 彩色多普勒血流显示明显的左向右分流（箭头）。c. 同一患者的胸骨旁短轴切面清晰显示继发孔型 ASD 位置紧邻主动脉后方，提示该缺损几乎没有前缘而后缘较长。d. 胸骨旁短轴切面示右心室扩大、室间隔平直，表明右心室容量负荷增大引起血流动力学改变。AoV：主动脉瓣；LA：左心房；LV：左心室；RA：右心房；RV：右心室

应多切面扫描评估其具体形状，分别仔细测量缺损口边缘至下方、前方（主动脉）、下腔静脉和上腔静脉的距离。右心房和右心室扩大、肺动脉瓣血流速度增快、主肺动脉增宽均提示出现血流动力学改变。原发孔型 ASD 还应仔细检查有无房室瓣裂隙。

个别临床案例中，还需要应用其他影像检查，如心脏磁共振、计算机断层扫描来全面评估 ASD 解剖和肺静脉引流情况，特别是静脉窦型 ASD。

治疗管理方案

必须了解大部分新生儿期发现的继发孔 ASD 都可以自愈。一项纳入了 101 例继发孔 ASD 患儿的研究显示，3 个月内自愈率达到

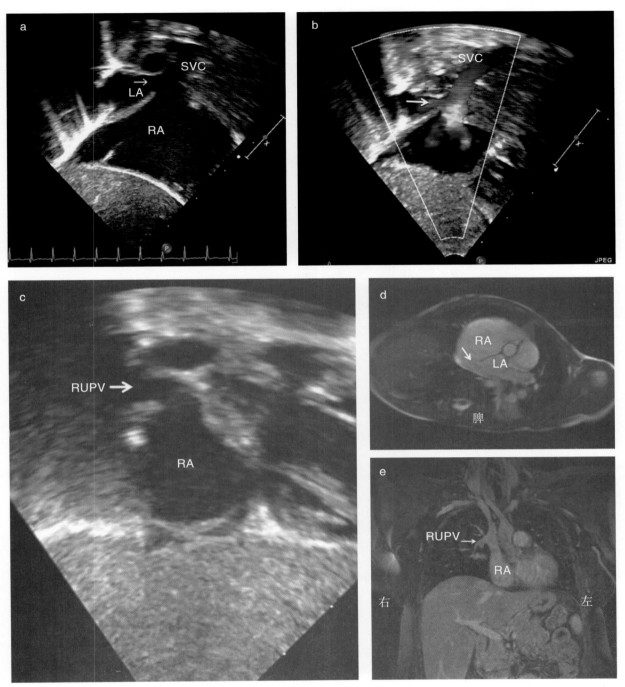

图 20.3　静脉窦型 ASD。a. 剑突下超声切面示（上腔型）ASD 位于上腔静脉下方。b. 彩色多普勒血流示心房水平存在左向右分流（箭头）。c. 进一步从上腔静脉下方扫查，二维超声示右上肺静脉于右心房上腔静脉汇合处异位引流至上腔静脉。d. 心脏磁共振成像轴位观明确后上方的静脉窦型 ASD（箭头）。e. 右上肺静脉异位引流一般在超声检查中显示较为困难，但在磁共振冠状位成像时可显示其与上腔静脉的连接。SVC：上腔静脉；LA：左心房；RA：右心房；RUPV：右上肺静脉

87%，3mm 以下的缺损在随访期间均闭合[4]，但直径大于 8mm 的缺损难以自愈。

　　尽管新生儿期 ASD 一般不需要临床处理，但应了解儿童期及以后阶段的处理策略。较大的 ASD（≥3mm）应每年做临床体检和超声心动图常规随访，条件允许时所有的 ASD 都应该进行随访观察。如果 ASD< 8mm 且患者有症状，应考虑利尿药物治疗，其目的是减轻症状等待

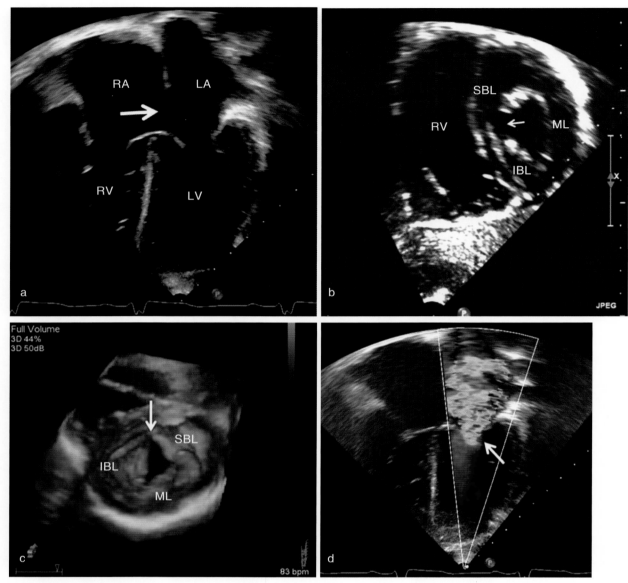

图 20.4　原发孔型 ASD。a. 四腔心切面示紧邻房室瓣上方的 ASD，此为原发孔型 ASD。b. 剑突下短轴切面示左侧房室瓣（箭头）存在裂隙是诊断原发孔 ASD 的重要佐证。左侧房室瓣膜包括上桥瓣、下桥瓣和侧壁瓣叶，上桥瓣和下桥瓣之间有裂隙。c. 二尖瓣的解剖结构通过三维超声心动图显示更为清晰，图中为自左室心尖部向上观察切面。d. 许多原发孔型 ASD 存在房室瓣受累，常出现左侧房室瓣关闭不全（箭头），通常是源于 SBL 和 IBL 之间的裂隙。
LA：左心房；LV：左心室；RA：右心房；RV：右心室；SBL：上桥瓣；IBL：下桥瓣；ML：侧壁瓣叶

其自然愈合或等待合适时机介入封堵缺损口。单纯性 ASD 患者不需要额外使用抗生素预防心内膜炎。封堵 ASD 的目的是减轻症状，避免出现不可逆的肺动脉高压。患者适合封堵的临床指征之一是 $Q_p:Q_s$ 比值大于 1.5 : 1，并伴有右心房和（或）右心室扩大。

对于有明显血流动力学改变的 ASD 患者，目前首选治疗措施是学龄前（2~5 岁）经心导管封堵术，成功率可与外科手术媲美，且并发症发病率更低，住院时间更短[5]。一些特殊情况下，如继发孔 ASD 特别大，患儿年龄很小，或者 ASD 边缘很短不足以支撑封堵装置，则应选择外科手术治疗。另外，原发孔型、静脉窦型、冠状静脉窦型 ASD，都应选择外科治疗。静脉窦型 ASD 可能因合并肺静脉异位引流不适合介入封堵，这种情况适合采用 Warden 术式，即在右上肺静脉汇入上腔静脉处的远心段离断上腔静脉，行上腔静脉远心端和右心耳吻合，将残余上腔静脉和右上肺静脉隔入左心房（图 20.5）。

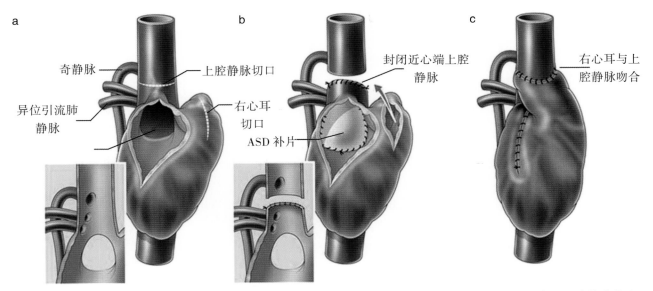

图 20.5　静脉窦型 ASD 外科修补术。a. 上腔型 ASD 位于上腔静脉右心房入口处的房间隔，可发生右侧肺静脉异位引流入上腔静脉，奇静脉在异位引流肺静脉上方进入上腔静脉。b. 修复术中，于奇静脉下方、肺静脉异位引流上方横断上腔静脉，切开右心房修补 ASD，将异位引流的右侧肺静脉隔入左心房。c. 上腔静脉与右心耳吻合

参考文献

[1] Reller MD, Strickland MJ, Riehle-Colarusso T, et al. Prevalence of congenital heart defects in metropolitan Atlanta, 1998–2005. J Pediatr, 2008, 153: 807–813.

[2] Fisher D, Fisher E, Budd J, et al. The incidence of patent foramen ovale in 1,000 consecutive patients: a contrast transesophageal echocardiogram study. Chest, 1995, 107(6): 1504–1509.

[3] Ferencz C, Loffredo CA, Correa-Villasenor A, et al. Atrial septal defect//Genetic and Environmental Risk Factors of Major Cardiovascular Malformations: The Baltimore-Washington Infant Study 1981–1989, Armonk: Futura, 1997: 267–283.

[4] Radzik D, Davignon A, van Doesburg N, et al. Predictive factors for spontaneous closure of atrial septal defects diagnosed in the first 3 months of life. J Am Coll Cardiol, 1993, 22 (3): 851–853.

[5] Du Z, Hijazi Z, Kleinman C, et al. Comparison between transcatheter and surgical closure of secundum atrial septal defect in children and adults: results of a multicenter nonrandomized trial. J Am Coll Cardiol, 2002, 39 (11): 1836–1844. doi:10.1016/S0735-1097(02)01862-4.

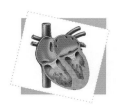

第21章
心房梗阻

Lisa Hornberger

先天性心脏病中心房内梗阻比较少见。一旦发生心房内梗阻,新生儿期即可出现明显症状,甚至病情突然加重。本章主要讨论左房三房心,也简单地提及更罕见的右侧心房内梗阻,即右三房心。

左房三房心

病理解剖

左三房心约占所有先天性心脏病的0.1%[1]。迄今为止三房心的胚胎学发生机制尚未完全明确,有诸多病因假说,但未达成共识。

此类病例的左心房内出现异常肌纤维将左心房分成明显的两个房腔。远心端房腔接受肺静脉回血(副房),近心端房腔(真房)将血液通过二尖瓣输送入左室,两个房腔一般通过纤维肌隔上的孔进行交通(图21.1a、图21.2)。交通口大小与临床症状直接相关。

60%的此类患者合并房间隔缺损,多数位于近心端的真房与右房之间[2]。近50%三房心患者合并其他心内畸形,常见的有永存左上腔静脉、完全或部分型肺静脉异位引流(total anomalous pulmonary venous drainage,TAPVD 或 partial anomalous pulmonary venous drainage,PAPVD)和室间隔缺损。

新生儿期表现

在两项大型回顾性研究中,此类患儿平均初诊年龄为 7 个月 [2-3]。25% 的三房心患儿在新生儿期即有临床表现 [2]。该研究还显示,另有 28% 的患儿在婴儿期出现症状。

临床症状与左心房内真房和副房间的交通口大小直接相关,如同时合并其他心内畸形,则会影响症状出现的时机和严重程度,所表现出的症状主要是左心房内高压导致不同程度的肺淤血。新生儿期典型表现是呼吸急促、心动过速、喂养困难、营养不良,还可出现发绀 [1-3]。由于流入左室的血流出现梗阻,可能会出现心排血量减少的表现 [3]。

体格检查可发现右心室隆起,听诊时可闻及 P₂ 心音亢进。婴儿通常会有上述表现,若需要时对氧疗有一定反应(此与完全型肺静脉异位引流不同)。很多临床特征与完全型肺静脉异位引流相似。

诊　断

由于左心房梗阻导致左房内高压和肺静脉回流受阻,大多数新生儿胸部 X 线片显示心影

Lisa Hornberger

University of Alberta; Section Head of Pediatric Echocardiography, Stollery Children's Hospital, Edmonton, Alberta, Canada

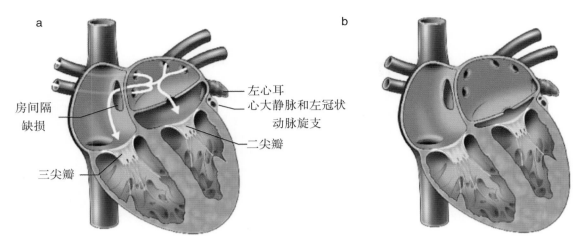

图 21.1　左三房心和二尖瓣瓣上环示意图。a. 左三房心房内的纤维肌隔位于左心耳上方。此图中远心端副房接受肺静脉血液回流且与右心房之间存在房间隔缺损。纤维肌隔上的孔使部分血流从远心端副房流入近心端真房，继而通过二尖瓣流向左室。b. 二尖瓣瓣上环是环状纤维肌隔紧邻二尖瓣左房面，此种疾病新生儿期较罕见，需要与三房心鉴别诊断

扩大，右心室扩大，心电图可出现电轴右偏。新生儿超声心动图是目前诊断三房心的金标准，不仅可以确诊三房心，还可以明确是否存在其他的先天性心脏结构畸形。二维超声、彩色多普勒、频谱多普勒等多种超声技术的联合运用可确诊三房心。近年来研究表明，三维超声心动图在显示心脏的解剖异常和空间结构关系方面更清晰更具优势。检查时需注意重点观察肺静脉连接是否正常、是否存在房间隔缺损、真房与副房之间纤维肌隔孔的大小以及血流通过是否受阻。

超声心动图可以鉴别诊断左三房心和二尖瓣瓣上环（图 21.1b）。二尖瓣瓣上环是二尖瓣心房面附着一圈纤维肌隔，梗阻位置在心耳水平以下，而三房心梗阻位置在心耳水平以上[4]。典型的二尖瓣瓣上环通常在新生儿期没有症状，只有存在其他形式的左心梗阻时（如合并二尖瓣狭窄或者主动脉缩窄）才会出现进行性加重的症状。

目前认为诊断三房心不需要行心导管造影，常规超声心动图即可，特别在新生儿期。

三房心患者中，约 1/3 合并其他心外畸形，约 12% 存在染色体异常[3]。

其他需要鉴别诊断的疾病包括完全性肺静脉异位引流、单纯性肺静脉狭窄和先天性二尖瓣狭窄，超声心动图可鉴别上述疾病。

临床处理

对于有症状的患者，外科手术治疗前可采用利尿剂等药物治疗。治疗应选择确切手术矫治畸形，有经验的医疗中心并发症和死亡率都非常低[2-3]。一旦确诊此病应实施手术，出现失代偿症状时也是急症手术的指征，需要急诊手术。外科治疗多采用胸骨正中切开及右心房手术入路[2]，切除左心房内梗阻性肌隔患者即可痊愈。

右三房心

右三房心指右心房内出现分隔，发生率低于左三房心[1]，发生机制是静脉瓣组织在胎儿晚期退化不全所致（图 21.3a、b）[5]。出生后，退化不全的残余静脉瓣组织即演化形成下腔静脉瓣、冠状窦瓣和界嵴[5]，这些残余的静脉瓣组织在右心房内可引起不同程度的血流梗阻（图 21.4）。如果静脉瓣残余组织有孔，

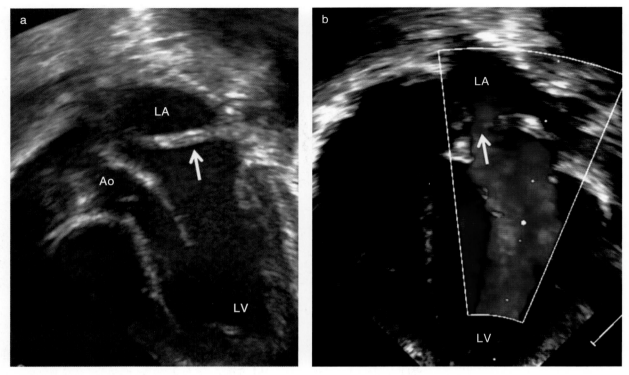

图 21.2 三房心的超声心动图特征。a. 五腔心切面示三房心解剖结构，箭头示左心房内纤维肌隔将左心房分为两个房腔。b. 彩色多普勒血流示副房与真房之间的血流束（箭头）。Ao：主动脉；LA：左心房；LV：左心室

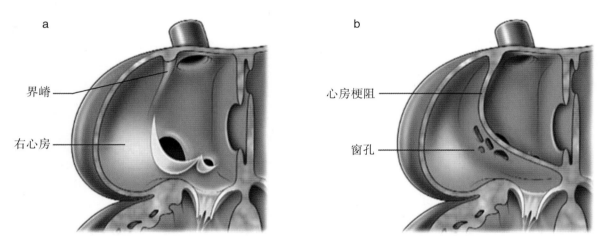

图 21.3 右心房三房心示意图。a. 正常的右心房内胚胎期静脉瓣组织，出生后退化不全的胚胎期静脉瓣组织残留可导致右心房内梗阻。b. 梗阻性组织位于体静脉流入道（上下腔静脉）和三尖瓣之间。这些残余隔膜上的窗孔决定了右心房内腔静脉和三尖瓣之间的血流受阻程度

一般不会引起症状，如右心房内希阿里氏网。但如果是基本完整无窗孔的，则易引起明显的右房流入右心室血流梗阻。值得注意的是，右心房内完整的隔膜常见于肺动脉闭锁或三尖瓣闭锁，这类患者中右心房隔膜引起的梗阻基本上无血流动力学意义。三房心右心室流入和流出道血流基本正常，如果右心房向右心室流入血流受阻，右心房向左心房分流的低氧血会引起新生儿发绀，则新生儿期手术治疗非常必要。

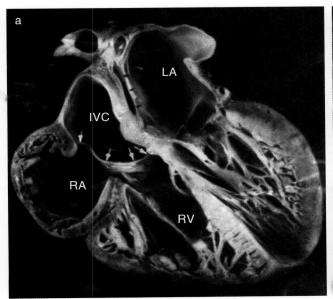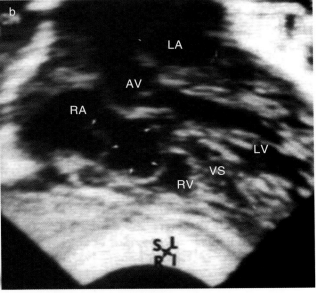

图21.4 a. 模拟剑突下四腔心切面的尸检标本剖面（与图 20.5 相比较）。膜状组织（箭头所示）把右心房分为两部分。右心房壁较为平滑的部分接受腔静脉的回流，位于膜状组织的内侧，而梳状心肌、右心耳（该剖面未显示）和三尖瓣口位于膜状组织的外侧。膜的下部形状像一个风向袋，覆盖于三尖瓣口之上。两个心室心尖部都有丰富的肌小梁（致密化不全）。b. 收缩期剑突下四腔心切面超声图。可见高回声的隔膜状结构（箭头所示）位于右心房内，将心房分隔成两个腔。隔膜底部形似风向袋，其凸面朝向三尖瓣。因为直接接受体静脉回流血液，隔膜内侧的房腔较为膨大。LA：左心房；RA：右心房；RV：右心室；LV：左心室；IVC：下腔静脉；AV：主动脉瓣；VS：室间隔

参考文献

[1] Anderson R, Redington RN. Division of atrial Chambers//RH Anderson, EJ Baker, D Penny, et al. Paediatric Cardiology. 3rd. Philadelphia: Churchill Livingstone, 2009: 547–552.

[2] Alphonso N, Norgaard M, Newcomb A, et al. Cor triatriatum: presentation, diagnosis and longterm surgical results. Ann thorac Surg, 2005, 80: 1666–1671.

[3] Humpl T, Reineker K, Manlhiot C, et al. Cor triatriatum sinistrum in childhood: a single institution's experience. Can J Cardiol, 2010, 26 (7): 371–376.

[4] Konstantinov I, Yun TJ, Calderone C, et al. Supramitral obstruction of left ventricular inflow tract by supramitral ring. Oper Tech Thorac Cardiovasc Surg, 2004, 9 (3): 247–251.

[5] Trento A, Zuberbuhler JR, Anderson RH, et al. Divided right atrium (prominence of the Eustachian and hebesian valves). J Thorac Cardiovasc Surg, 1988, 96: 457–463.

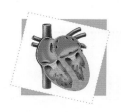

第 22 章
共同房室通道

Meryl S. Cohen

病理生理学

共同房室通道（common atrioventricular canal，CAVC）是一组先天性心脏畸形，包括房室间隔缺损和房室瓣发育异常，形成进入两个心室的共同入口[1]。CAVC 是在胚胎学发育过程中与房室瓣一起形成房、室间隔通道部分的心内膜垫融合失败造成的[2]，CAVC 又称房室间隔缺损，与唐氏综合征[3]和内脏异位综合征有关。

CAVC 在解剖学和生理学上表现为连续性大的心房与心室水平的异常交通。虽然房、室间隔缺损在所有类型中都存在。但房室瓣的位置决定了房、室交通的大小[4, 5]。完全型 CAVC 包括一个与房室瓣相邻的巨大房间隔缺损（ASD）、一个靠后的巨大流入腔室间隔缺损（VSD）（图 22.1）以及一个共同房室瓣（图 22.2）。共同房室瓣有两个瓣叶横跨在室间隔缺损之上，分别为靠前上方的上桥瓣和后下方的下桥瓣。不完全（或部分）型 CAVC 也称为原发孔型 ASD，其特点是心房间交通而无 VSD，且房室瓣附着于室间隔上（图 22.3~22.4）。在部分型 CAVC 中，共同房室瓣环上有两个房室瓣开口，但不是正常意义上的三尖瓣和二尖瓣，所以更适合使用右侧房室瓣与左侧房室瓣来描述。左侧房室瓣有"裂

隙"，通常位于上、下桥瓣与室间隔汇合处（图 22.5~22.6）[4, 5]。一些病例称为过渡性 CAVC，是指具有一个达到房室瓣附着点的巨大 ASD 和限制性 VSD。各种类型的 CAVC 房室瓣反流均较常见（图 22.7）。

房室间隔与共同房室瓣的关系可能是均匀分布或与某一侧心室对位不良，房间隔错位可导致心房双出口（图 22.8）。室间隔错位发生的频率更高，共同房室瓣更容易进入一个心室，对侧心室常发育不良（图 22.9），给外科双心

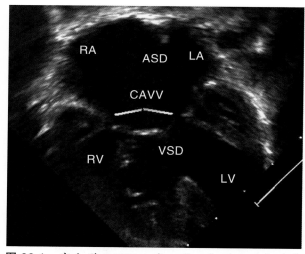

图 22.1 完全型 CAVC 心尖四腔心切面显示大的房间隔缺损、巨大室间隔缺损、共同房室瓣（关闭状态）。CAVV：共同房室瓣；LA：左心房；LV：左心室；RA：右心房；RV：右心室；ASD：房间隔缺损；VSD：室间隔缺损

Meryl S. Cohen

Division of Cardiology, The Children's Hospital of Philadelphia; Perelman School of Medicine, University of Pennsylvania, Philadelphia, PA, USA

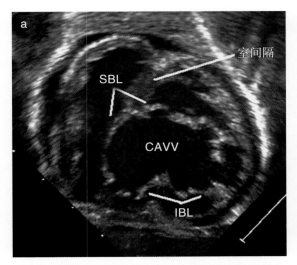

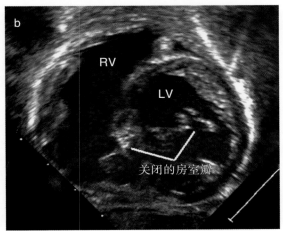

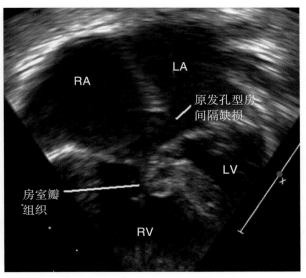

图 22.3　心尖四腔心切面显示部分型 CAVC 的原发孔型房间隔缺损。房室瓣组织附着于室间隔，参与封闭室间隔缺损，分流仅发生在心房水平。LA：左心房；LV：左心室；RA：右心房；RV：右心室

图 22.2　a. 完全型 CAVC 剑突下左前斜切面显示共同房室瓣（CAVV）横跨于室间隔之上，处于开放状态。上桥瓣（SBL）和下桥瓣（IBL）穿过室间隔。b. 同时显示共同房室瓣处于关闭位置时跨过室间隔。LV：左心室；RV：右心室；CAVV：共同房室瓣；SBL：上桥瓣；IBL：下桥瓣

室修复带来很多问题[6,7]。

伴发畸形包括法洛四联症、动脉导管未闭、主动脉缩窄及左室流出道梗阻。

临床表现

CAVC 在胎儿期即可诊断（图 22.10）。如无明显的房室瓣反流，大多数胎儿在妊娠期都可健康生长。严重的共同房室瓣反流会增加胎儿水肿的风险。如果孕期怀疑 CAVC，应进行基因检测以排除唐氏综合征。

CAVC 的各种畸形在新生儿期通常处于隐匿状态。临床病程视房、室间分流量、房室瓣反流、对位不良程度及其他合并畸形而定。在完全型 CAVC 中，VSD 大、对右心室无限制性和肺动脉高压、左向右分流量几乎完全由肺血管阻力决定，出生后 6~8 周分流增加。充血性心力衰竭常见症状包括发育停滞、呼吸系统症状、进食困难和心动过速。

当 ASD 为原发孔缺损（不完全型 CAVC）时，左向右分流量取决于右心室和左心室的相对顺应性。心房间分流的结果是右心房、右心室扩大和肺动脉增宽。大多数儿童最初无症状，但可出现发育不良和呼吸道症状。如果房室瓣反流明显，可引起心室扩大和心力衰竭。

CAVC 需要外科矫治。如果不手术，很可能早期死亡。在完全型 CAVC 中，肺血管病变可在出生后第一年发生。过渡型 CAVC 的限制性 VSD 可由于房室瓣周围组织粘连发生自然愈合，然而原发孔型 ASD 和较大的流入道或腔型 VSD 如果不接受手术通常不会自然闭合。唐氏综合征伴发 CAVC 的患儿发生肺血管病变[8]的风险较高。

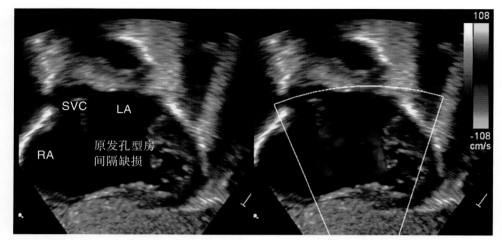

图22.4 剑突下切面二维和彩色多普勒血流图对比，显示部分型CAVC巨大原发孔房间隔缺损。左向右分流通过缺损口（右图红色血流）。LA：左心房；RA：右心房；SVC：上腔静脉

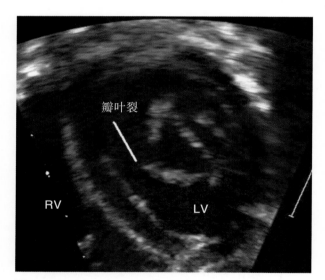

图22.5 剑突下切面显示部分型CAVC左侧房室瓣裂。房室瓣呈三叶状，而不是正常二尖瓣的两叶状。房室瓣裂位于上、下桥叶在室间隔汇合处。LV：左心室；RV：右心室

检 查

　　超声心动图是诊断CAVC的主要影像学技术。在妊娠18~20周时很容易做出诊断（图22.10）。出生后，二维成像提供了CAVC的所有解剖细节，彩色和频谱多普勒技术可以明确显示ASD和VSD分流、房室瓣反流的严重程度以及动脉导管未闭。三维超声心动图通过突出房室瓣解剖和功能等细节增强标准成像（图22.11）[9]。经食管超声心动图常用于手术修复时和经胸窗不理想和（或）诊断不明确的患者。心脏磁共振成像能够显示超声心动图难以显示的解剖特征，如肺静脉连接、冠状动脉解剖等，但诊断上却很少用到，尤其是超声心动图显示良好的新生儿。心脏磁共振成像还可以测量分流和房室瓣反流指数。心导管检查一般很少在术前实施，如有必要可使用该技术测量肺血管阻力。

治 疗

　　CAVC需要手术矫治多发畸形。完全型CAVC，当有心力衰竭症状出现时（一般生后2~6个月），可考虑手术。完全型CAVC手术需要关闭ASD和VSD，同时分隔和重建房室瓣[10]。左侧房室瓣裂隙通常需要手术闭合以防止反流（图22.12），过渡型或不完全（部分）型CAVC可至儿童早期（1~4岁）进行手术。ASD的补片修复与左侧房室瓣裂闭合同时进行。一些患儿通常由于严重左侧房室瓣反流（图22.13）、残余ASD或VSD及左室流出道梗阻需要二次手术（图22.14）[11-13]。完全性房室传导阻滞可能会发生，需要植入起搏器[14]。

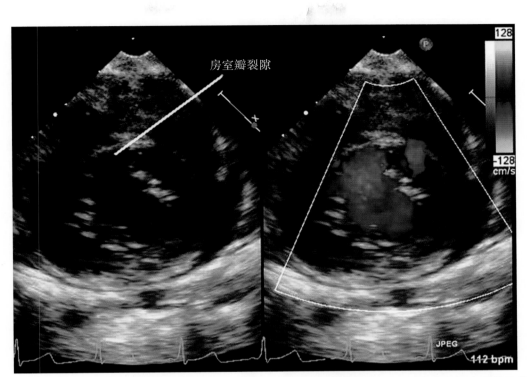

图 22.6　胸骨旁短轴切面二维和彩色多普勒血流图对比，显示部分型 CAVC 患者左侧房室瓣裂隙

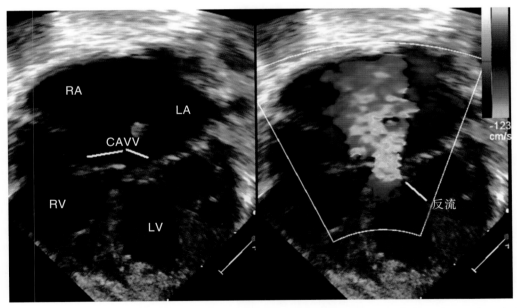

图 22.7　心尖四腔心切面二维和彩色多普勒血流图对比，显示完全型 CAVC 共同房室瓣关闭状态。共同房室瓣反流进入左、右心房。CAVV：共同房室瓣；LA：左心房；LV：左心室；RA：右心房；RV：右心室

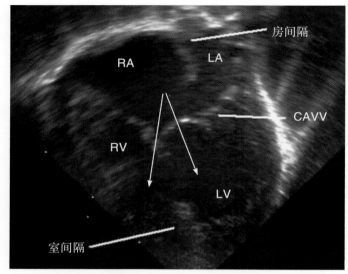

图 22.8　心尖四腔心切面二维和彩色多普勒血流图对比，显示完全型 CAVC 的房间隔对位不良，导致右房双出口。房间隔与室间隔对位不良，右心房（RA）可以流入两个心室（白色箭头）。CAVV：共同房室瓣；LA：左心房；LV：左心室；RA：右心房；RV：右心室

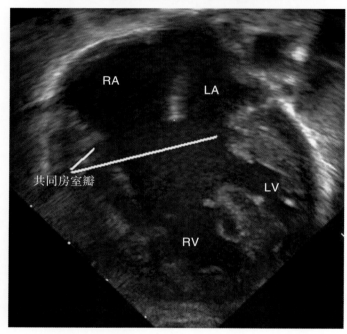

图 22.9　心尖四腔心切面显示完全型 CAVC 非均衡型右侧优势。共同房室瓣处于开放状态，开口位置明显偏向右心室，左心室较小。LA：左心房；LV：左心室；RA：右心房；RV：右心室

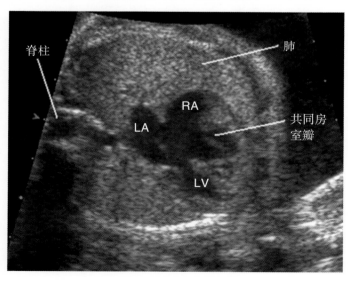

图 22.10　胎儿四腔心切面显示完全型 CAVC，共同房室瓣处于开放状态，心脏中央区巨大房室间隔缺损。LA：左心房；LV：左心室；RA：右心房；RV：右心室

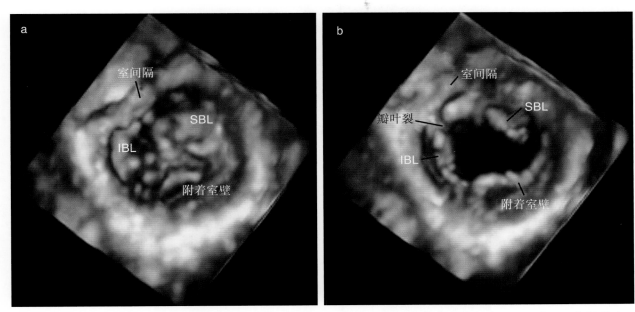

图 22.11　a. 超声心动图三维成像模式显示部分型 CAVC，由左心室向上观察左侧房室瓣。显示关闭状态瓣膜的三叶形外观。b. 左房室瓣开放状态可以很好地显示瓣膜"裂隙"指向室间隔。IBL：下桥瓣；SBL：上桥瓣

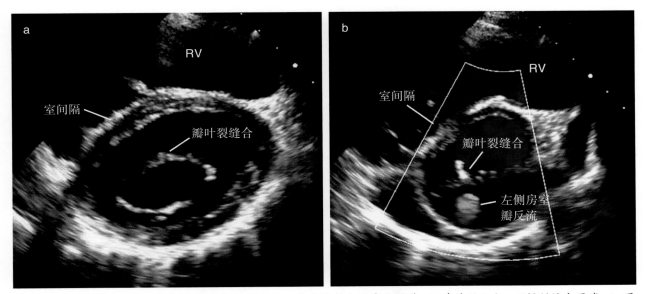

图 22.12　a. 胸骨旁心室短轴切面显示完全型 CAVC 手术修复左侧房室瓣裂。可清楚显示上、下桥瓣缝合区域。b. 同一患儿彩色多普勒成像。在房室瓣裂缝合缘可见残余少量反流。RV：右心室

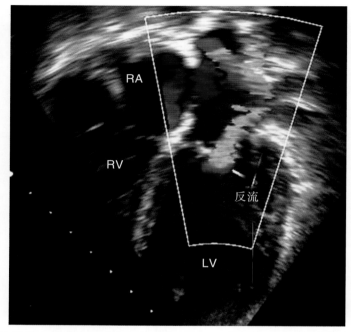

图 22.13 心尖四腔心切面彩色多普勒血流图显示完全型 CAVC，手术矫治后左侧房室瓣残余反流。LV：左心室；RA：右心房；RV：右心室

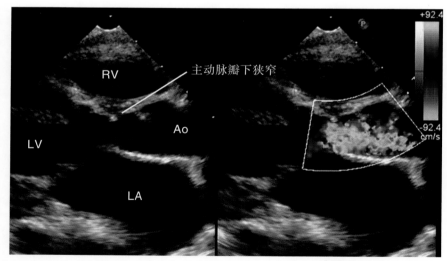

图 22.14 胸骨旁左室长轴切面二维和彩色多普勒血流图对比，显示经手术矫治的部分型 CAVC。术后 1 年出现明显的主动脉瓣下狭窄。右图显示主动脉瓣下狭窄处的彩色湍流。主动脉瓣下梗阻来自左侧房室瓣异常附着于室间隔。Ao：主动脉；LA：左心房；LV：左心室；RV：右心室

参考文献

[1] Bharati S, Lev M. The specturm of common atrioventricular orifice (canal). Am Heart J, 1973, 86: 553–561.

[2] Loewy Kirby M. Endocardium, Cardiac Cushions, and Valve Development in Cardiac Development. New York:Oxford University Press, 2007: 119–131.

[3] Marx GR, Fyler DC. Endocardial cushion defects//Keane JF, Lock JE, Fyle DC. Nadas' Pediatric Cardiology. Philadelphia: Saunders Elsevier, 2006: 663–674.

[4] Anderson RH, Ho SY, Falcao S, et al. The diagnostic features of atrioventricular septal defect with common atrioventricular junction. Cardiol Young, 1998, 8: 33–49.

[5] Cohen MS. Atrioventricular canal defects//Lai WW, Mertens L, Cohen MS, Geva T. Echocardiography in Pediatric and Congenital Heart Disease: From Fetus to Adult. Oxford: Blackwell Publishers, 2009: 230–248.

[6] Szwast AL, Marino BS, Rychik J, et al. Usefulness of left ventricular inflow index to predict successful biventricular repair in rightdominant unbalanced atrioventricular canal. Am J Cardiol, 2011, 107: 103–109.

[7] Cohen MS, Jegatheeswaran A, Baa JM, et al. Echocardiographic features defining right dominant unbalanced atrioventricular septal defect: a multiinstitutional study of the Congenital Heart Surgeon's Society. Circ Cardiovasc Imag, 2013, 6: 508–513.

[8] Clapp S, Perry BL, Farooki ZQ, et al. Down syndrome, complete atrioventricular canal and pulmonary vascular obstructive disease. J Thorac Cardiovasc Surg, 1990, 100: 115–121.

[9] Barrea C, Levasseur S, Roman K, et al. Three-dimensional echocardiography improves the understanding of left atrioventricular valve morphology and function in atrioventricular septal defects undergoing patch augmentation. J Thorac Cardiovasc Surg, 2005, 129: 746–753.

[10] Rastelli GC, Ongley PA, Kirklin JW, et al. Surgical repair of complete form of persistent common atrioventricular canal. J Thorac Cardiovasc Surg, 1968, 55: 299–308.

[11] Michielon G, Stellin G, Rizzoli G, et al. Left atrioventricular valve incompetence after repair of common atrioventricular canal defects. Ann Thorac Surg, 1995, 60 (6 Suppl): S604–609.

[12] Draulans-Noe H, Weinink ACG. Anterolateral muscle bundle of the left ventricle in atrioventricular septal defect: left ventricular outflow tract and subaortic stenosis. Pediatr Cardiol, 1991, 12: 83–88.

[13] Ten Harkel AD, Cromme-Dijkhuis AH, Heinerman BC, et al. Development of left atrioventricular valve regurgitation after correction of atrioventricular septal defect. Ann Thorac Surg, 2005, 79: 607–612.

[14] Jacobs JP, Jacobs ML, Mavroudis C, et al. Atrioventricular septal defects: lessons learned about patterns of practice and outcomes from the congenital heart surgery database of the society of thoracic surgeons. World J Pediatr Congenit Heart Surg, 2010, 1: 68–77.

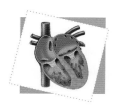

第 23 章
室间隔缺损

Lowell Frank

室间隔缺损（ventricle septal defect，VSD）是最常见的先天性心脏病之一，常为复杂畸形如法洛四联症、右室双出口、永存动脉干和房室间隔缺损的必要组成部分。

病理生理学

VSD 将含氧血液从左心室分流到右心室及肺循环。通过肺循环 – 体循环血流比（$Q_p:Q_s$）量化左向右分流量，其受缺损大小和体、肺血管阻力（pulmonary venous resistance，PVR）差异的影响。这对于缺口较大、PVR 相对升高且早期无症状的新生儿尤其重要。小的限制性 VSD 因为肺血流只是轻微增加，通常无明显症状。

临床表现及诊断

随着 PVR 下降，左向右分流程度增加，导致肺血流量增多及充血性心力衰竭。患儿可能在喂养过程中出现呼吸急促，如果分流量足够大，呼吸急促可能会持续存在。由于充血性心力衰竭[1]相关性神经激素水平上调，常常导致心动过速和多汗。低热量摄入和心脏代谢需求增加会导致体重增加缓慢。

出生后，如果 PVR 很高，限制 VSD 分流，体格检查可能是正常的。胸骨左缘可闻及粗糙的全收缩期杂音，但大 VSD 常不能闻及。偶尔，心脏基底部可闻及喷射性收缩期杂音，系大量肺动脉血流通过正常的肺动脉瓣环引起"相对性肺动脉狭窄"所致。

超声心动图是诊断 VSD 的主要影像学技术。虽然心电图可以显示左心房增大和（或）左心室肥厚，胸部 X 线可以显示心脏扩大和肺充血（图 23.1），但这些发现的特异性较低。超声心动图能准确评估 VSD 的形态，包括位置、大小、分流方向和分流量。很少需要心导管术获得更多的解剖学或生理学数据，超声心动图通常是手术或经皮封堵患者干预前的唯一成像方式。如果需要，磁共振成像也可以用来获得诊断信息。

命名及解剖

VSD 的解剖结构复杂多样。各种类型的大缺损可能有相似的症状，但手术或经导管介入治疗的选择可能大不相同。此外，远期预后和对周围结构的潜在影响取决于缺损的具体位置。心脏内、外科医生之间关于室间隔缺损特点和细节的准确沟通是成功修复室间隔缺损的必要条件。

Lowell Frank

Children's National Medical Center; George Washington University School of Medicine, Washington, DC, USA

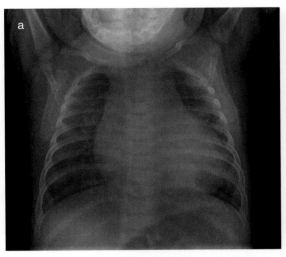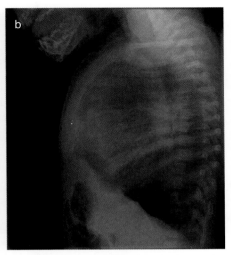

图 23.1 大型室间隔缺损患儿胸部 X 线表现：a. 前后位，b. 侧位。心脏扩大伴左心房和左心室增大，肺血流增加，心尖向下

VSD 解剖学和（在某些情况下）胚胎学层面有许多命名方法，包括 Van Praagh[2]、Anderson[3] 和胸外科医师协会（the Society for Thoracic Surgeons）[4]（图 23.2）。熟悉每种命名系统的类同和差异是准确沟通的必要条件。

室间隔发育在妊娠 7.8~9.4 周，流出道间隔发育早于房室管和膜部（图 23.3）[5]。Van Praagh 命名方法主要关注室间隔的 4 个主要组成部分（图 23.4），即房室间隔、肌部间隔、隔束、壁束（也称为圆锥间隔或室上嵴）[2]。在该系统中，VSD 可分为圆锥心室型（有或无前后对位不良）、圆锥隔型、房室管型或肌部型。

圆锥心室间隔缺损在室间隔缺损中占绝大多数（图 23.5），缺损位于圆锥、肌部室间隔交汇处或其附近，常涉及圆锥间隔与肌部间隔对位不良，如法洛四联症时圆锥间隔向前对位不良导致大型室间隔缺损（图 23.5c~d）。同样，向后对位不良导致 VSD 合并主动脉瓣下狭窄和主动脉缩窄。圆锥心室间隔缺损包括"真正的"膜部间隔，它很小，同时具有室间隔和房室成分。膜部 VSD 也被称为"膜周"缺损，因为它涉及膜部及其周围区域。另一些人使用不太准确的术语"膜周"来描述三尖瓣和主动脉瓣周边的缺损，这意味着膜部周围是完整的，没有

融合不良（图 23.5a~b）。这种类型小或中等的缺损可能通过三尖瓣附属瓣器自行闭合。偶尔，主动脉瓣瓣叶脱垂会遮挡缺损，但持续瓣膜损伤可能会导致继发性主动脉瓣关闭不全，通常需要手术修复。

圆锥隔缺损位于右心室流出道（或漏斗部）（图 23.6），常被称为"肺动脉下""动脉下""干下"和"双动脉相关"缺损。分隔动脉下流出道的圆锥间隔缺失，导致半月瓣之间形成纤维连接。这类缺损在亚洲患者中更为常见，常伴有主动脉瓣脱垂（通常为右冠瓣），需要密切监测主动脉瓣关闭不全。

房室管型 VSD 与三尖瓣和二尖瓣相邻，通常与房室瓣异常有关。从二尖瓣裂到共同房室瓣，因为它们与房室瓣的关系，通常被称为"流入道"缺损。然而，由于偏后的肌部 VSD 也发生在室间隔的流入部分，且有不同的胚胎来源和预后，有些人更倾向于使用"房室管型"（图 23.7）。

肌部型 VSD 呈多样性，缺损被小梁间隔包围。其位置差异很大，分别被称为后部、顶部、中部、前部肌部型 VSD（图 23.8）。"瑞士奶酪样"VSD 则存在许多肌部缺口。肌部型 VSD 自愈率很高，尤其在解剖缺口很小时。

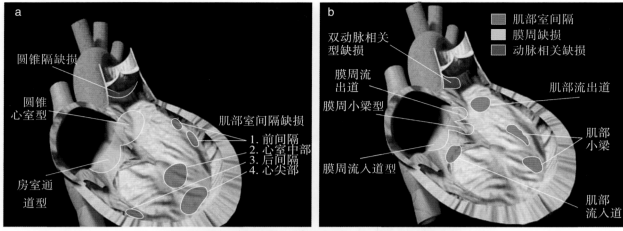

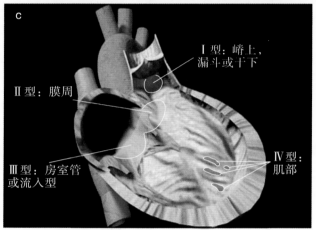

图 23.2　室间隔缺损病理分型图解。a. Van Praagh。b. Anderson。c. 胸外科医师协会。经 Elsevier 许可，引自 Jacobs，et al，2000 [4]

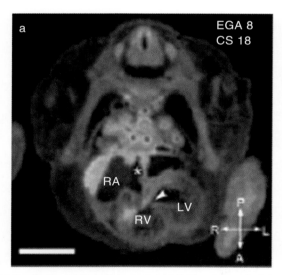

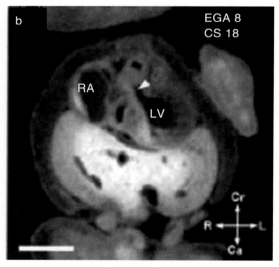

图 23.3　妊娠 8 周的人类胚胎磁共振成像，显示肌部室间隔向心室腔内生长。a. 肌部室间隔嵴部上方不完整的流入道（箭头）。b. 形成的心室流出道间隔（箭头）。RA：右心房；RV：右心室；LV：左心室。经 Wolters Kluwer Health, Inc. 许可，引自 Dhanantwari，et al, 2009[5]

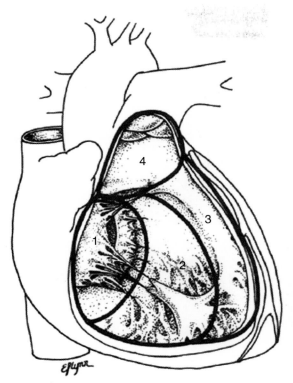

图 23.4 Van Praagh 室间隔分型，从右心室观察室间隔的 4 个部分：1. 房室间隔；2. 肌部间隔；3. 隔束间隔；4. 壁束间隔（也称为圆锥间隔或室嵴上间隔）。经 Elsevier 许可，引自 Van Praagh, et al, 1989 [2]

治 疗

治疗指征包括大的非限制性缺损引起肺动脉压升高、肺动脉压正常的左心室扩大，小缺损引起的主动脉瓣脱垂和主动脉瓣关闭不全，肺血管疾病和心内膜炎[6]。临床症状的常规药物治疗包括利尿剂、地高辛、血管紧张素转化酶抑制剂等减轻后负荷的药物，上述药物均有不同程度的疗效[7]。

个别 VSD 有可能自然愈合，对于大缺损，通常需要在出生后数月内进行手术修复，多通过右房入路，经过三尖瓣口显露 VSD。有些情况例外，包括圆锥隔型缺损最好通过肺动脉口进行修复，肌部缺损可以通过心导管装置进行封堵（图 23.9）[8]。肌部室缺由于右心室小梁粗且不规则，缺损口离三尖瓣较远，因此，手术中很难显露。而经皮心导管封堵需要相当大的静脉鞘和复杂的操作过程，可能不适合小婴儿。

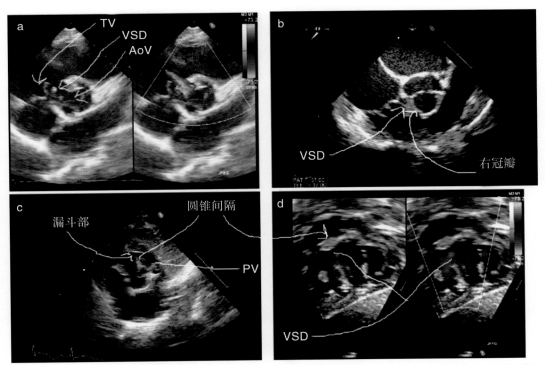

图 23.5 圆锥心室缺损：a. 胸骨旁短轴切面二维及彩色多普勒显示，室间隔缺损位于主动脉瓣与三尖瓣之间，不伴有圆锥间隔错位。b. 经食管超声显示主动脉右冠瓣位于缺损内。c. 胸骨旁短轴切面显示法洛四联症时，圆锥间隔前对位不良、漏斗部狭窄、肺动脉瓣环小；d. 剑突下切面二维及彩色多普勒显示对位不良的圆锥间隔。TV：三尖瓣；VSD：室间隔缺损；AoV：主动脉瓣；PV：肺动脉瓣

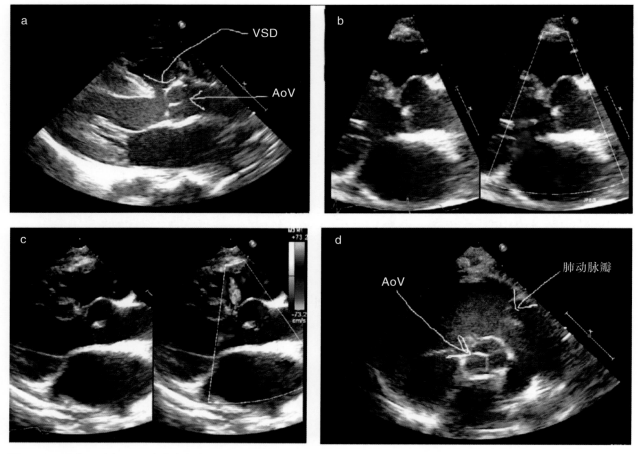

图 23.6 圆锥隔缺损：a. 胸骨旁长轴切面显示缺损与主动脉瓣的关系。b. 胸骨旁切面二维及彩色多普勒显示，因主动脉瓣叶脱垂而遮挡缺损及主动脉瓣关闭不全。c. 缺损部分闭合及残余窄束分流。d. 胸骨旁短轴切面显示圆锥隔缺损时主动脉与肺动脉瓣的连续性。VSD：室间隔缺损；AoV：主动脉瓣

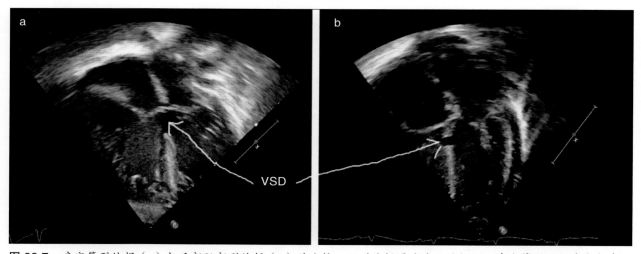

图 23.7 房室管型缺损（a）与后部肌部型缺损（b）的比较。肌型缺损周边为肌性组织，房室管型缺损基底部靠近三尖瓣和二尖瓣

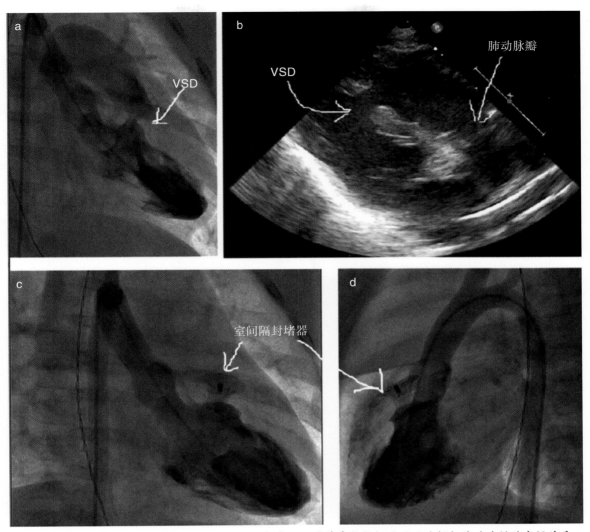

图 23.8 前肌部型缺损：a. 长轴斜位 X 线介入造影成像。b. 胸骨旁长轴切面显示缺损与肺动脉瓣的空间关系。c. 长轴斜位 X 线成像。d. 缺损封堵后的侧位图 X 线，没有残余分流。VSD：室间隔缺损

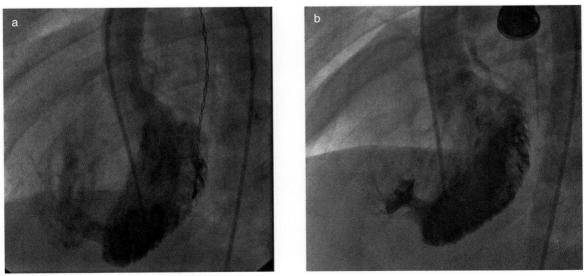

图 23.9 心尖肌部型 VSD 左心室 X 线造影成像：a. 干预前。b. 缺损封堵后仅剩少量的左向右分流，导管从主动脉退出

参考文献

[1] Hsu DT, Pearson GD. Heart failure in children:part I: history, etiology, and pathophysiology. Circ Heart Fail, 2009, 2: 63–70.

[2] Van Praagh R, Geva T, Kreutzer J. Ventricular septal defects: How shall we describe, name and classify them? J Am Coll Cardiol, 1989, 14: 1298–1299.

[3] Soto B, Becker AE, Moulaert AJ, et al. Classification of ventricular septal defects. Br Heart J, 1980, 43: 332–343.

[4] Jacobs JP, Burke RP, Quintessenza JA, et al. Congenital Heart Surgery Nomenclature and Database Project: ventricular septal defect. Ann Thorac Surg, 2000, 69: S25–35.

[5] Dhanantwari P, Lee E, Krishnan A, et al. Human cardiac development in the first trimester: a high-resolution magnetic resonance imaging and episcopic fluorescence image capture atlas. Circulation, 2009, 120: 343–351.

[6] Penny DJ, Vick GW. Ventricular septal defect.Lancet, 2011, 377: 1103–1112.

[7] Hsu DT, Pearson GD. Heart failure in children: part Ⅱ: diagnosis, treatment, and future directions. Circ Heart Fail, 2009, 2: 490–498.

[8] McCarthy KP, Ching Leung PK, Ho SY. Perimembranous and muscular ventricular septal defects:morphology revisited in the era of device closure.J Interv Cardiol, 2005, 18: 507–513.

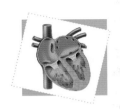

第 24 章
三尖瓣闭锁

Nathaniel W. Taggart

三尖瓣闭锁（TA）是一种罕见的发绀型先天性心脏病，活婴发生率约为 1/15 000 例。有报道显示男性发病率略高，但未得到证实。尽管在患者的一级家庭成员中发病率可能略高，但没有发现明确的已知遗传或致畸因素[1]。

解剖学

在功能三尖瓣位置是一层薄的无孔膜样结构或是较厚的肌性组织。右心室几乎总是发育不全（图 24.1）。卵圆孔未闭（PFO）或房间隔缺损（ASD）导致回流的肺静脉血和体静脉血完全混合。室间隔缺损（VSD）的左向右分流使血液进入发育不全的右心室及其发出的大动脉。

研究者针对 TA 提出了许多不同的分类方案[2]，但最被广泛接受的分类是基于两个解剖变量的分类。主要分类（Ⅰ型、Ⅱ型或Ⅲ型）描述大动脉关系——正常关系、右转位（心室 - 动脉连接不一致）或左转位（房 - 室及心室 - 动脉连接均不一致）。Ⅲ型非常罕见，不再进一步讨论。亚分类（A、B 或 C）描述了肺动脉及其流出道的梗阻程度（分别为闭锁、狭窄或正常）。实际上，这些解剖变量决定了其生理学变化。因此，这个分型方法提供了一个简单

Nathaniel W. Taggart
Division of Pediatric Cardiology, Mayo Clinic, Rochester, MN, USA

的框架来理解 TA 的生理机制以及如何更好地治疗这类新生儿。

生理学

正常房室连接（Ⅰ型或Ⅱ型）中，低氧体静脉血流进入右心房，经 PFO 或 ASD 进入左心房，并与富氧的肺静脉血液混合，然后进入左心室（LV），并从主动脉和肺动脉（PA）射出。血液通过 VSD 或未闭合的动脉导管（PDA）从主动脉进入肺动脉，因此主动脉和肺动脉测量的氧饱和度相同。发绀程度取决于肺循环血流量（Q_p）和体循环血流量（Q_s）的比值。这个比值（Q_p/Q_s）是由肺循环和体循环通路的相对阻力决定的。在影响 Q_p/Q_s 的体肺循环通路中有几处潜在的阻滞点：VSD、瓣下圆锥、半月瓣、大血管和动脉床。

Ⅰ型：大动脉关系正常

Ⅰ型约占所有 TA 的 70%。主动脉起源于左心室，肺动脉起源于右心室。大动脉关系正常，主动脉狭窄和缩窄很少见。因此，没有 PDA 时，Q_p 主要取决于肺动脉狭窄（pulmonary stenosis, PS）的严重程度和 VSD 大小（图 24.2）。

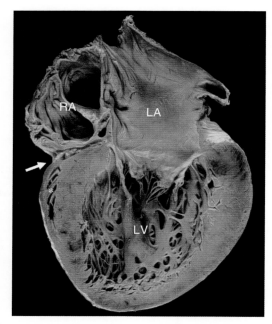

图 24.1　大体病理标本显示右心房与严重发育不良右心室（*）之间无交通。LA：左心房；LV：左心室；RA：右心房；RV：右心室

I–A 型：肺动脉闭锁

I–A 型占全部 TA 患者的 10%。RV 和 PA 之间没有直接连通。I–A 型 TA 新生儿肺血流依赖 PDA。在大的、非限制性 PDA 存在时，Q_p 和 SaO_2 由肺循环血管阻力（PVR）及体循环血管阻力（SVR）的比值决定。限制性 PDA 会导致 Q_p/Q_s 下降，加重发绀。

I–B 型：肺动脉狭窄和限制性 VSD

I–B 型是 TA 患者最常见的类型，占所有病例的 50%（图 24.3）。血流通过 VSD 和肺动脉瓣，但 Q_p 受 VSD 大小和伴发 PS 的限制。存在 PDA 时，这些新生儿肺动脉血流可能相当充分，但随着导管闭合，Q_p 和 SaO_2 下降。发绀程度直接反映了 VSD 大小和 PS 的程度。

I–C 型：大型 VSD，无肺动脉狭窄

I–C 型占全部 TA 患者的 10%（图 24.4）。由于 VSD 很大，没有 PS，Q_p 完全依赖于 PVR。随着 PVR 下降，这些新生儿的 SaO_2 可能正常或接近正常，表现为高 Q_p/Q_s。不需要 PDA 维持 Q_p，否则可能会导致肺循环过度或体循环灌注不足。

II型：大动脉（右）转位

大动脉（右）转位（D-TGA）发生在 25%~30% 的 TA 患者中。主动脉起源于右心室，肺动脉起源于发育良好的左心室，主动脉通常在肺动脉右前方。因此，肺动脉狭窄或闭锁在 II 型比在 I 型 TA 中更少见。然而，体循环输出取决于 VSD 大小。VSD 小常导致主动脉狭窄（AS）、主动脉弓发育不全或缩窄，表现为灌注差或休克。特别是近半数 II 型 TA 患者（通常为 II–c 型）出现主动脉缩窄。

II–A 型：大动脉右转位伴肺动脉闭锁

II–A 型非常罕见，只占 TA 患者的 2%。全部心排血量通过 VSD 进入主动脉。与 I–A 型 TA 一样，出生时的 Q_p 完全依赖 PDA。在大型 PDA 存在的情况下，SVR 与 PVR 将确定 Q_p/Q_s 和 SaO_2。动脉导管收缩可导致氧合明显变差和发绀。体循环梗阻（如限制性 VSD、AS、主动脉缩窄）非常罕见，也是致死性的。

II–B 型：大动脉（右）转位伴肺动脉狭窄

II–B 型占 TA 患者的 8%。与 I–B 型一样，Q_p 和 SaO_2 主要由 PS 的严重程度决定。虽然轻度狭窄的新生儿可能血流平衡良好或循环过度，但严重狭窄的新生儿可能需要 PDA 或分流手术来维持足够的 Q_p。

II–C 型：大动脉（右）转位不伴有肺动脉狭窄

II–C 型占所有 TA 患者的 18%（图 24.5）。在没有 PS 的情况下，Q_p/Q_s 是由 PVR 与任何对体循环限制因素决定的。这种限制可能发生在 VSD、瓣膜下流出道、主动脉瓣（如 AS）、主动脉（如主动脉缩窄）或远端血管（如 SVR 升高）。例如，PVR 正常时，严重限制性 VSD 将迫使心脏总输出量更大比例进入 PA，导致 Q_p/Q_s 非常高和 SaO_2 正常。然而，低 Q_s 可能会对全身灌注造成不利影响。如果梗阻由缩窄引起，上肢灌注可能足够，但下肢灌注会受到影响。

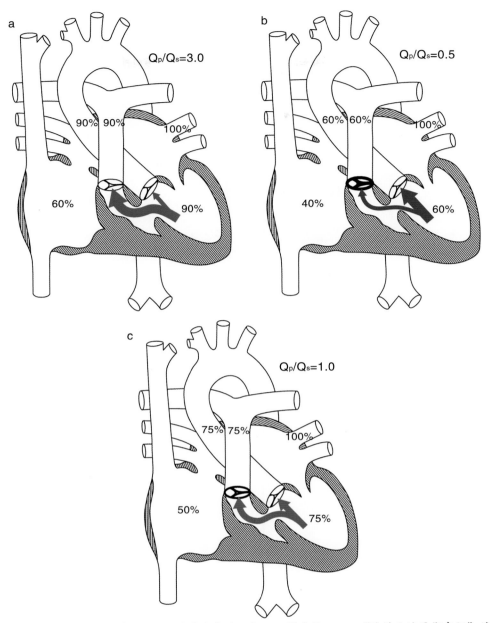

图 24.2　Ⅰ型三尖瓣闭锁血流动力学。a. 无肺动脉狭窄（PS）。b. 严重的 PS。c. "体肺血流平衡良好"的 PS

体格检查

脉搏血氧仪一般反映肺动脉及流出道梗阻的严重程度。SaO_2>80%~85% 提示 Q_p 过高。粗大的 PDA 可以产生较大的脉压。

发绀在上肢和下肢是一致的。逐渐加重的发绀提示 PDA 关闭或 Ⅰ 型 TA 的 VSD 缩小。如果出现皮肤苍白或花斑，则需要注意是否因为 Ⅱ 型 TA 合并限制性 VSD、AS 或主动脉缩窄导体体循环灌注不足。

肋间凹陷、鼻翼翕动和呼吸急促是肺充血和循环过度的表现，在 Ⅰ-C 型或 Ⅱ-C 型 TA 中可见。

右心室发育不全及左心室增大导致心前区听诊位置向左侧移位。S1 单一，S2 可能是单一（伴肺动脉闭锁）或轻度分裂。向前和向右定向传导的粗糙全收缩期杂音表示通过限制性 VSD 的分流。心前区闻及渐强渐弱的杂声提示 PS 或 AS（不太常见）。心脏左上缘可闻及动脉导管收缩压的连续性杂音。背部闻及收缩晚

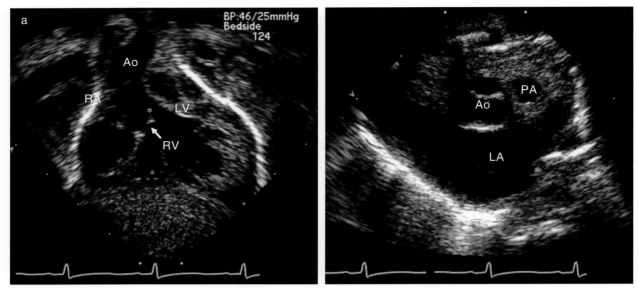

图24.3 Ⅰ-B型三尖瓣闭锁。a.主动脉起源于左心室，伴有限制性室间隔缺损（＊）。b.发育不良肺动脉通常位于主动脉左前方。LA：左心房；Ao：主动脉；RA：右心房；RV：右心室；LV：左心室；PA：肺动脉

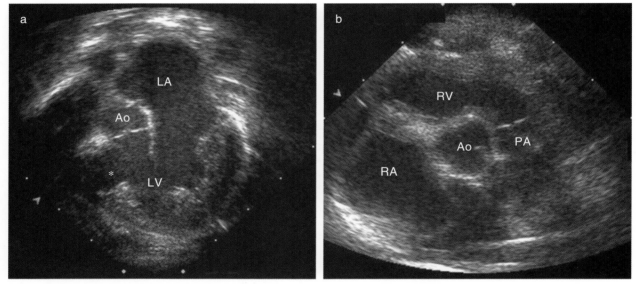

图24.4 Ⅰ-C型三尖瓣闭锁。a.主动脉起源于左心室。有一个大的非限制性VSD（＊）。b.大动脉关系正常伴有正常肺动脉瓣。LA：左心房；LV：左心室；RA：右心房；RV：右心室；Ao：主动脉；PA：肺动脉

期杂音提示主动脉缩窄。Ⅰ-C型或Ⅱ-C型的大VSD、无阻塞性病变则无杂音。

心电图

心电图通常显示P波高尖，可能增宽或有切迹，提示心房增大。QRS电轴向左偏移。右心室电压降低，心前区高电压提示左心室肥大。

胸部X线片

存在明显的PS或肺动脉闭锁时，心脏大小可能正常或仅轻度增大，肺血管影通常减少，纵隔可能狭长，特别是肺动脉闭锁时。无PS或瓣膜下梗阻时，心脏常表现为中度或重度增大，肺野充血。除大动脉转位外，PA主干通常是突出的。

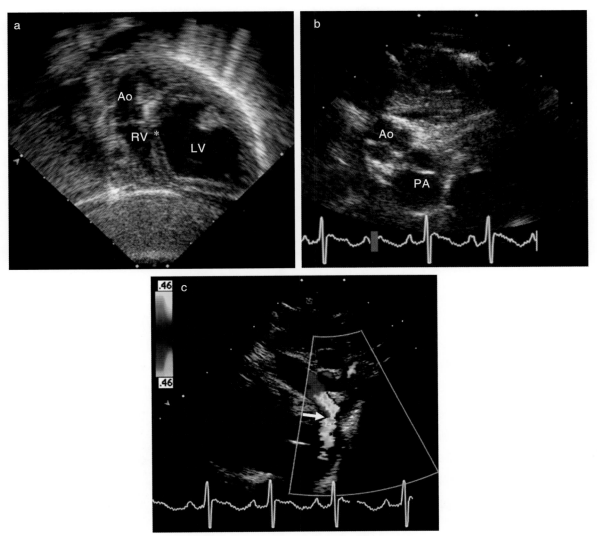

图 24.5　Ⅱ-C 型三尖瓣闭锁。a. 严重限制性 VSD（＊），主动脉起源于发育不良的右心室。b. 大动脉转位，主动脉位于右前方。c. 主动脉弓彩色多普勒显示主动脉缩窄的五彩血流（箭头）。Ao：主动脉；PA：肺动脉；LV：左心室；RV：右心室

超声心动图

　　超声心动图几乎可以明确诊断 TA。除描述解剖结构外，超声心动图还可以进行详细的生理评估。彩色多普勒和频谱多普勒可以确定心房交通（PFO 或 ASD）是否足够大或受限制。多普勒技术还可以准确定义限制性 VSD、AS、PS 和主动脉缩窄的严重程度。

心导管术

　　新生儿时期很少需要导管介入。当超声心动图诊断不明确或检查不完整时，或需要开放限制性 ASD 或 PFO 时可使用心导管术。

术前处理

　　新生儿 TA 医学处理的主要目的是确保足够的 Q_p、Q_s 和缓解肺循环充血。由于解剖梗阻导致的肺或全身灌注不足，应通过静脉注射前列腺素 E_1（PGE-1）来维持动脉导管通畅。PGE-1 给药应在超声心动图检查前进行。如果超声心动图显示非动脉导管依赖性，则可以停止用药。利尿剂如速尿（呋塞米）等可缓解循

环过度引起的肺充血。

在 I-A 和 II-A 型中，PDA 是必需的，在 I-C 型中是不必要的，在 I-B 和 II-B 型中可能需要，这取决于 PS 的严重程度。II-C 型不需要 PGE-1 来改善 Q_p，但是存在明显体循环梗阻（例如缩窄）的情况下可能需要用它来支持全身循环。

重要的是，要了解 TA 的 VSD 会随时间推移而变小，对 Q_p 和 SaO_2（I 型）或 Q_s（II 型）产生不利影响。早期识别逐渐缩小的限制性 VSD 至关重要，如果 PGE-1 无效，可能需要紧急手术干预。

外科治疗

TA 新生儿的治疗目标是提供稳定的肺血流来源，同时防止由于过量的肺动脉高压血流引起不可逆的肺血管阻塞性病变（艾森曼格综合征）。TA 和 PDA 依赖性肺循环的新生儿需要分流手术，从锁骨下动脉（改良 Blalock-Taussig 分流）或升主动脉 / 头臂动脉（中央分流）到 PA。分流管道取代 PDA 后则结扎 PDA，停止 PGE-1。

轻度（I-B/ II-B 型）或没有 PS（I-C/ II-C 型）的新生儿通常表现为 $SaO_2 > 80\% \sim 85\%$（图 24.2a），这是由于过度肺循环引起的，可能需要 PA 环缩来降低 Q_p。手术后 PA 主干受到限制，使 Q_p/Q_s 降低接近 1.0。

虽然严重的 PS 导致 Q_p 不足（图 24.2b），但某些 I-B 和 II-B 型病例，PS 程度使得 SaO_2 为 75%~80%，表示 Q_p/Q_s 接近 1.0（图 24.2c）。这些新生儿通常被认为"血流平衡良好"并且可能不需要分流手术。

新生儿期可能需要其他外科干预。缩窄修复可以在分流术中或之前进行。如果合并 AS、主动脉弓发育不良或存在限制性 VSD，则可能需要进行肺动脉主干与升主动脉端 - 侧吻合的 Damus-Kaye-Stanzel 手术，做或不做主动脉弓修复。

术后处理

采用姑息性分流手术的新生儿有分流管道血栓形成和闭塞的危险，可采用预防性抗血小板治疗，通常为阿司匹林 3~5mg/（kg·d）。连续性分流杂音减轻及血氧饱和度降低，应注意是否分流阻塞，应进行急诊超声心动图检查。可以静脉注射肝素，也可能需要心导管扩张或支架植入。导管术中一般不考虑局部溶栓。在一些中心，重新手术是处理分流管道闭塞的主要选择。

参考文献

[1] Lok JM, Spevak PJ, Nichols DG. Tricuspid atresia//DG Nichols, RM Ungerleider, PJ Spevak, et al. Critical Heart Disease in Infants and Children. 2nd edn. Philadelphia: Mosby Elsevier, 2006: 799–822.

[2] Rao PS. A unified classification for tricuspid atresia. Am Heart J, 1980, 99 (6): 799–804.

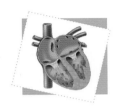

第 25 章
Ebstein 畸形与三尖瓣发育异常

Sameh M. Said, Donald J. Hagler, Joseph A. Dearani

Ebstein 畸形

Ebstein 畸形（EM）占所有先天性心脏病的 1%[1]，是三尖瓣（TV）形态明显变异而导致的一种右心室（RV）肌性病变（图 25.1），其主要病理解剖表现包括：

· 三尖瓣分化失败。

· 瓣环向心尖部及后方（向下）移位（隔瓣 > 后瓣 > 前瓣）。

· "房化"右心室部分扩大。

· 瓣叶孔洞裂隙，腱索冗长粘连，活动受限。

· 右房室交界（真性三尖瓣环）处扩张。

临床表现

新生儿

新生儿期 EM 表现为发绀和严重右心衰竭，这是由于重度三尖瓣反流和低心排血量引起的右心房压升高所致。心房水平右向左分流可导致发绀，最终导致心脏明显扩大并且可能损害肺功能[2]。

儿童与成人

在大龄儿童和成人中，临床表现通常不那么显著，可能无症状或感觉疲劳，运动耐力差，呼吸困难和发绀。随着年龄增长，房性心律失常很常见。大约 15% 的患者存在旁路传导（Wolff-Parkinson-White 综合征）。

术前评估

超声心动图是诊断 EM 的首选方法（图 25.2），被认为有利于"锥形"瓣膜修复的因素为：有大的、可移动的前瓣及存在隔瓣。没有隔瓣时，瓣膜修复通常采用单瓣补片法。GOSE 评分（Great Ormond Street Ebstein Score）有助于新生儿术前评估[3]。MRI 可以准确评估左、右心室的大小和功能。术前出现预激综合征、反复室上性心动过速或不明原因的宽 QRS 波心动过速或晕厥，应进行电生理检查。

手术指征

新生儿

有以下情况时，建议手术：

· 充血性心力衰竭和严重三尖瓣关闭不全，或给予适当药物治疗后仍伴有严重发绀的患儿。

· GOSE 评分为 3 或 4 的无症状新生儿。

· GOSE 评分为 3 或 4 且轻度发绀的有症状新生儿。

· 心胸比 > 0.80。

有两种治疗方法：双心室矫治（Knott-Craig

Sameh M. Said, Donald J. Hagler, Joseph A. Dearani
Division of Cardiovascular Surgery, Mayo Clinic, Rochester, MN, USA

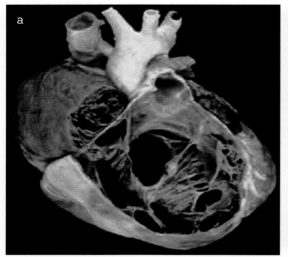
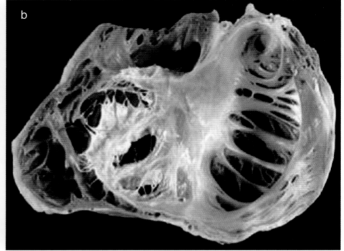

图 25.1　Ebstein 畸形心脏：瓣叶分化不良伴有裂孔，前叶受牵拉

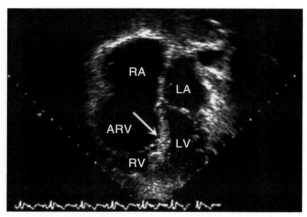

图 25.2　一例严重的 Ebstein 畸形，四腔心切面（心尖向下）显示隔瓣叶严重移位（箭头）。由于广泛分化不良，前瓣严重受牵拉，无法移动。功能性右心室较小，房化右心室较大。ARV：房化右心室；LA：左心房；LV：左心室；RA：右心房；RV：右心室

法）（图 25.3）[4, 5] 或单心室矫治（右心室旷置技术，Starnes 手术）（图 24.4）[6]。

儿童及成人

大龄儿童和成人手术适应证：

·出现发绀、乏力、气短等症状。

·运动耐量下降。

·超声心动图或 MRI 发现右心室进行性扩大或右心室收缩功能进行性减退。

·房性或室性心律失常频发或加重。

手术技术

新生儿

双心室修复通常使用单瓣化修复技术。根据外科医生的经验对病情稳定的患儿选择性地应用锥形成形技术。除了三尖瓣修复，还有房间隔缺损的部分闭合，以及选择性折叠房化右心室。使用 Sebening 缝合（前乳头肌固定到室间隔）有助于单瓣化技术修复时前瓣与室间隔对合。常规右心房缩小成形术是为了给肺脏留出空间。

前瓣发育较差合并解剖性肺动脉闭锁或新生儿病情不稳定的情况下选择单心室矫治策略（旷置右心室），包括补片关闭三尖瓣孔异开窗、扩大房间隔缺损和体 – 肺动脉分流术。如果肺动脉瓣发育不良，应结扎或缝合主肺动脉。通常还会进行右心房减容。

儿童及成人

锥形修复

尽管许多修复技术具有良好的中期 [7, 8] 和长期效果 [9, 10]，但许多患者仍需要再次手术（图 25.5~25.6）。锥形修复（CR）是最符合解剖结构的修复技术，包括 360° 的瓣叶游离，将瓣叶组织离断，然后重新缝合连接在真正的三尖瓣环水平 [11]。锥形修复最困难的是完整的瓣叶

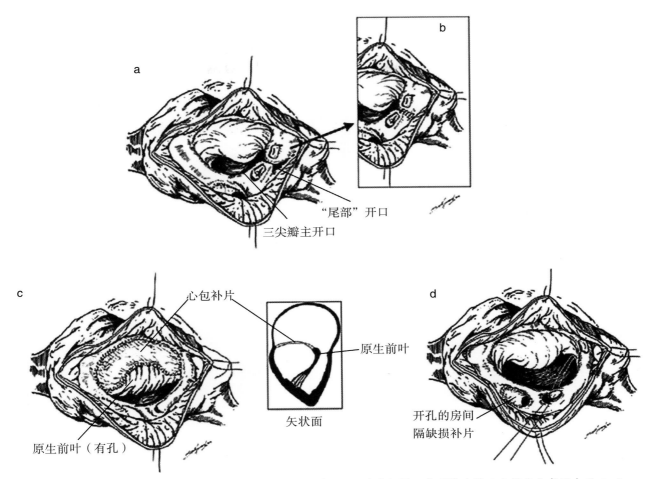

图 25.3　新生儿 Ebstein 畸形的双心室修复（Knott-Craig）。a. 通过类似瓣环成形缝法将三尖瓣孔分成两个开口。b. 一旦判断瓣膜有效闭合，则关闭"尾部"开口，从而折叠右心室的房化部分。c. 沿瓣环切下前叶并开窗，用心包补片扩大创建一个可有效闭合的单瓣膜。d. 用开孔的补片关闭房间隔缺损，并将瓣环成形缝线垫片置于冠状静脉窦，另一个垫片放置在前、后瓣之间的交界位置

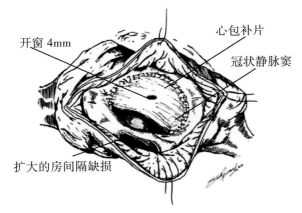

图 25.4　新生儿 Ebstein 畸形 Starnes 手术

切取，包括分离切断（切除）瓣体与右心室游离壁和室间隔之间的所有肌肉/纤维附着组织。重建隔瓣（即使是非常小的瓣叶）对于建立360°的瓣叶组织形成三尖瓣口至关重要。通常

情况下，采用其他组织补片（自体心包或 cor-matrix 膜）有助于增加瓣叶高度，扩大瓣叶与瓣叶间接触面积和瓣叶的大小。可以沿着瓣叶的游离切缘（靠近瓣环）进行多次折叠以增加前瓣高度，尽量避免使用人工材料。

当右心室下壁变薄、无肌小梁时需要进行折叠。后瓣环折叠是张力最大的部位，也是最容易损伤右冠状动脉的部位。在整个前瓣环和后瓣环周围环状折叠均匀缝合可能比后瓣环位置的过度折叠更好。隔瓣重新附着于膜部间隔和传导组织尾部，最后采用成环形来确保修复效果（图 25.7a）。若担心造成三尖瓣狭窄，当身体未完全发育时，可使用从前、后交界到冠状静脉窦的偏心成形环。当右心室功能严重障

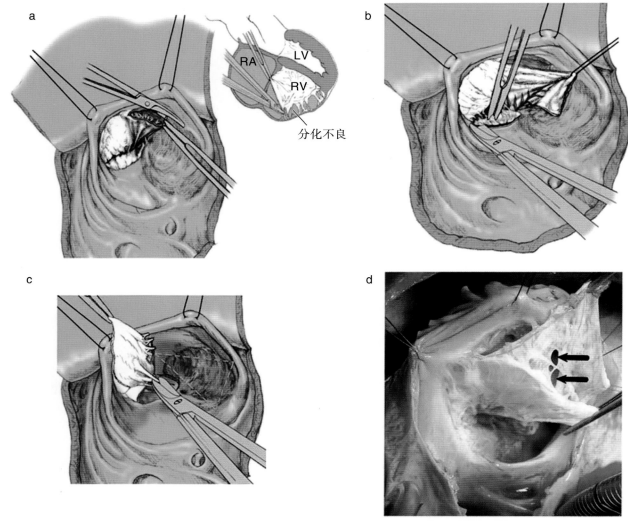

图 25.5 "锥形修复"的操作步骤。a.第一个切口 10 点钟位置在距离真正瓣环数毫米的前瓣上。用剪刀顺时针延伸切口。分离包括切开 / 切除瓣体和右心室心肌之间的所有纤维和肌肉附着物（向心尖部移动），但保留瓣叶的所有腱索及瓣叶前缘附着于下方心肌的所有装置（偶尔肌肉组织）。b.当前瓣和后瓣剥离右心室心肌时，切开如剪刀所示所有瓣叶下方的纤维和肌肉附着物。虚线三角形表示房化右心室，其通常是光滑、薄且无小梁。c.从中间切开一直到前隔交界处。瓣叶组织在该区域通常非常脆弱且薄。前瓣、后瓣和隔瓣前缘的状态可以有显著区别。d.术中照片显示已经游离完成的前瓣和后瓣。在前、后瓣交界处有自然孔洞（箭头）。LV：左心室；RA：右心房；RV：右心室

碍时，可进行双向腔 – 肺吻合术。当出现中度右心室功能障碍时，部分保留房间隔缺损可替代双向腔 – 肺吻合术。

双向腔静脉 – 肺动脉吻合术

双向腔静脉 – 肺动脉吻合术（BDCPA）可减小右心室容积有助于减轻对左心室压迫，并为左心室提供适当的前负荷，重要的是避免了低心排综合征[12]。当平均肺动脉压 <18mmHg 且左心室舒张末压 <10mmHg 时，BDCPA 是可行的。BDCPA 适应证包括：

· 严重的右心室扩大和（或）功能障碍。
· 室间隔向左移位（"D"形 LV）。
· 术前静息或运动时出现发绀。
· 停机后，右心房与左心房压力比 >1.5:1。
· 修复后三尖瓣有效开口面积不足（平均压差 >8mmHg）[13]。

三尖瓣置换

三尖瓣置换仅适用于三尖瓣修复失败以及年龄较大（55~60 岁以上）的严重瓣膜畸形、严重右心室或三尖瓣环扩大的患者。与机械瓣

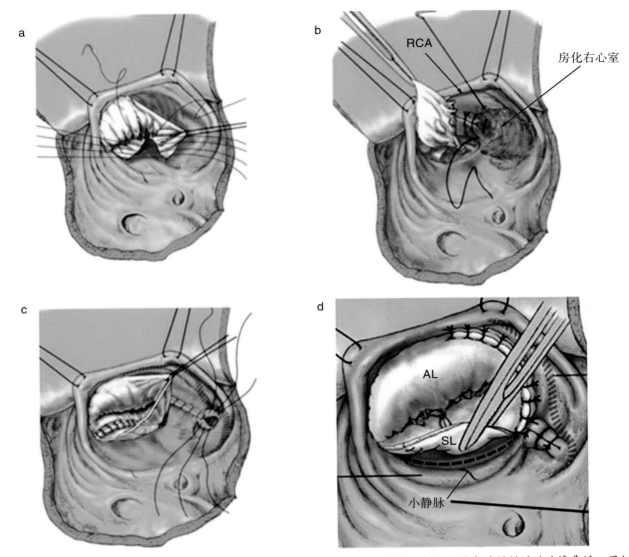

图 25.6　a. 在前瓣、后瓣和隔瓣完全游离后，将后瓣的切缘做顺时针旋转，与已经游离的隔瓣近端边缘靠近。用细单丝线间断缝合完成锥形重建，形成 360° 的瓣叶组织构成新的三尖瓣口。b. 完成锥形重建后，检查房化右心室以确定是否需要折叠，注意右冠状动脉在真性三尖瓣环的位置，并避免损伤 RCA 主干或冠状动脉后降支。该图显示了房化右心室从顶点到基底的内部折叠术。使用单丝线，从远端开始向右心室顶部缝合。重点检查右心室下壁的外侧，以确保避免误伤右冠状动脉。c. 缝合向心底部前进（即朝向房室沟），因为三角形虚线近似有效面积，所以不包括房化右心室。缝合缘有时跨过房室沟以缩小扩张的瓣环。在三角形边确定后，关闭进入房化右心室的入口，以消除"盲袋"。d. 折叠完成之后，在真性三尖瓣环水平重建新的三尖瓣，因为新三尖瓣尺寸小于最初扩张的房室交界处的孔口，所以通常需要再进行后瓣环折叠以匹配较小的新三尖瓣。隔瓣重新缝合于室间隔和具有传导组织的心室侧壁，通常以小静脉为标志。RCA：右冠状动脉；AL：前瓣；SL：隔瓣

膜相比，更倾向于推荐使用猪的生物瓣膜，因为后者耐久性相对较好，并且不需要终生抗凝[14]。三尖瓣位置的机械瓣膜有较高的血栓栓塞发生率，尤其是在右室功能不全[15] 的情况下。人工瓣膜缝合应偏向头侧，远离房室结、希氏束和膜部间隔。

这决定了人工瓣膜在心房内的位置。为避免前方的右冠状动脉损伤，缝合缘应偏向三尖瓣环头侧。冠状静脉窦可以流入右心房或右心室。生物瓣瓣架的凹陷部分应跨越膜部间隔及传导组织。当实施 BDCPA 手术时，必须选择较小的瓣膜，因为腔 - 肺分流后，通过瓣膜的血流量减少，瓣叶的开启或关闭可能受到影响。

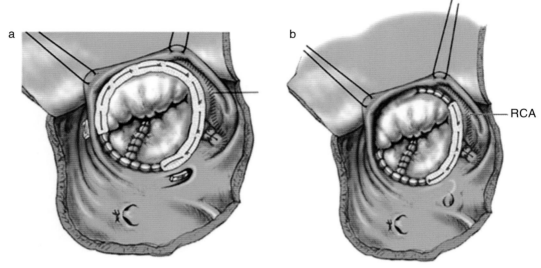

图 25.7　三尖瓣环通常扩张，当身体完全发育，可使用弹性三尖瓣成形环（a）对未完全发育的年轻患者，可以使用局限于后瓣环（偏向前下方的连接处）的偏心环（b）。RCA：右冠状动脉

心律失常的手术治疗

当持续性房颤时，可进行双房迷宫手术。如果是阵发性房颤，通常行右心房迷宫手术。房扑时可冷冻消融三尖瓣峡部。当心房显著扩张[16]时，考虑进行预防性右房迷宫术。

术后处理

在儿童和成人中，当左室功能正常，右心室无严重功能障碍时，术后处理一般比较简单。常规情况下，在静脉注射小剂量肾上腺素和米力农支持下可脱离体外循环。偶尔，当体循环血管阻力低时，可使用小剂量加压素，这种情况在右心衰竭时并不少见。容量调控需谨慎。右房压应小于 12mmHg，尽量避免输血。为了避免右心室扩大，可以使用临时心房起搏来提高心率（100~120/min）。轻度代谢性酸中毒（碱缺失为 -5）在术后早期很常见，通常可以通过精确的容量控制来解决，并且不用担心尿量多少。代谢参数正常后拔出气管插管。术后 24~48h 可根据右心室功能情况应用正性肌力药物，右心室功能下降常在三尖瓣反流矫治后加重。

术后给予正性肌力支持仍出现心排量低的情况（如尿量少、肌酐升高、代谢性酸中毒）

时，应考虑早期再次手术行双向腔 – 肺分流术。对于严重右室扩大和心功能障碍患者，延迟胸骨关闭可以挽救生命。

为了减少右心室后负荷（降低肺动脉压），在有些情况下使用一氧化氮可能有帮助。Ebstein 畸形患儿虽然右心室压与肺动脉压通常正常或略低，但临时使用一氧化氮有助于抵消术后早期应用正性肌力药物导致的肺血管收缩。可通过稳定内环境和使用胺碘酮、利多卡因或 β 受体阻滞剂积极治疗房性和室性心律失常。在一些患儿中，房性或室性心律失常加重右心室功能障碍，导致心排血量非常低。此外，一些术后严重右心室功能障碍的患者可能会因为容量负荷导致右心扩大，并迅速发展为严重的心源性休克。这些情况可能需要立即进行机械循环辅助。

出院后的药物治疗包括降低后负荷和 β 受体阻滞剂。降低后负荷治疗通常应用血管紧张素转化酶抑制剂（ACEI），在手术后前 1~3 个月内选择性使用特异性肺血管扩张剂（如西地那非）。三尖瓣置换术后服用华法林 3 个月（目标 INR 2~3），然后终身服用阿司匹林（81mg 或 325mg）。如果患者术后有任何心律失常（特别是室性），至少使用胺碘酮 3 个月，然后重新评估。房性和（或）室性心律失常是 Ebstein 畸形手术后常见的并发症，因此应在电生理学团队的参与下为每个医疗机构建立心律失常监测方案。术后 6~12 个月内应行运动试验和（或）动态心电图监测，以排除任何心律失常的存在，并在停用 β 受体阻滞剂或其他抗心律失常药物之前进行。

梅奥诊所经验

梅奥已拥有超过 1000 例手术治疗方面的经验，先前报道了最初 539 例患者的结果。最近，梅奥采用锥形成形修复治疗超过 150 例患者。梅奥对 2007 年 6 月至 2011 年 12 月接受锥形成形修复（中位年龄 19 岁，范围 19d 至 68 岁）的前 89 例患者（47 例女性，53%）进行了初步报告，其中 75 例患者出现严重的三尖瓣反流（84%）。所有患者均进行了锥形成形修复（360°瓣叶组织修复固定在真正的瓣环位置）。改良手术包括 57 例（64%）应用三尖瓣成形环（整环），28 例（31%）应用瓣叶扩大术和 17 例（19%）进行自身腱索重建。21 例（24%）行 BDCPA 术，1 例（1%）术后早期死亡。12 例（13%）行复发性三尖瓣关闭不全的早期再次手术，其中 6 例患者（50%）进行了再次修复，另外 6 例（50%）行三尖瓣置换。平均随访时间为 19.7（±24.7）个月，没有晚期死亡或再次手术。随访时，72 例患者（87%）无或轻度三尖瓣关闭不全，9 例（11%）出现中度三尖瓣反流，2 例（2%）出现严重的三尖瓣关闭不全。应用三尖瓣成形环与出院时较少的三尖瓣反流有相关性（*P*= 0.01）[17]。

梅奥还回顾总结了 2007 年 6 月至 2012 年 10 月应用 CR 原则重新修复三尖瓣的 20 例患者（中位年龄 15 岁）的经验[18]。4 例患者既往行 BDCPA 术，由于患者的前瓣修复不完整，导致复发性三尖瓣关闭不全。先前的修复技术包括所有没有或不完全切下瓣叶的瓣环成形术。在 7.7（±10.7）个月的平均随访期，所有再次三尖瓣修复患者无死亡或无须再次手术，最终超声心动图检查 18 例患者无或轻度三尖瓣关闭不全，2 例有中度反流。

三尖瓣发育异常

一般先天性三尖瓣发育异常分两种：伴有和不伴有三尖瓣叶下移。瓣叶下移的病例顾名思义，瓣叶分离不完全而导致瓣叶紧贴在其下方的心肌上，即 Ebstein 畸形。当瓣叶没有下移并且发育不良的瓣叶完全分离时，则解剖学被称为"三尖瓣发育异常"。肺动脉闭锁合并室间隔完整（PA / IVS）的患儿，继发于三尖瓣发育异常的三尖瓣反流的发病率更高。

纸样右心室

纸样右心室极为罕见，可并发于 PA/IVS。在纸样右心室畸形中，右心室心肌层完全或部分缺失，心内膜和心外膜相连，但室间隔、隔缘束和乳头肌常呈肌性化[19]。心肌缺失可能是心肌细胞未发育或选择性凋亡的结果。大多数病例是散发性的[20]。Feucht 等报道提示血管内皮生长因子在这种心血管畸形中起诱导作用。

伴有外周水肿和胸腔积液的充血性心力衰竭是最常见的症状。由于没有传导异常电活动的病灶[21]，右室发育不良所致心律失常和传导紊乱在纸样右心室畸形中并不常见。

充血性心力衰竭的治疗和胸膜腔积液引流往往是必要的。手术方式选择包括切除房间隔旷置右心室、BDCPA、关闭三尖瓣孔[22]。有报道应用一个半心室修复[23]，心脏移植是最终的治疗方法[24]。

参考文献

[1] Mann RJ, Lie JT. The life story of Wilhelm Ebstein (1836–1912) and his almost overlooked description of a congenital heart disease. Mayo Clin Proc, 1979, 54:

197–204.

[2] Said SM, Dearani JA. Ebstein's anomaly, congenital tricuspid valve regurgitation, and dysplasia//Allen HD, Driscoll DJ, Shaddy RE, et al. Moss and Adams' Heart Disease in Infants, Children, and Adolescents: Including the Fetus and Young Adult. 8th edn. Holland: Lippincott Williams and Wilkins, 2013: 889–912.

[3] Celermajer DS, Cullen S, Sullivan ID, et al. Outcome in neonates with Ebstein's anomaly. J Am Coll Cardiol, 1992, 19: 1041–1046.

[4] Knott-Craig CJ. Management of neonatal Ebstein's anomaly. Oper Tech, 2008, 13: 101–108.

[5] Knott-Craig CJ, Goldberg SP, Overholt ED, et al. Repair of neonates and young infants with Ebstein's anomaly and related disorders. Ann Thorac Surg, 2007, 84: 587–593.

[6] Starnes VA, Pitlick PT, Bernstein D, et al. Ebstein's anomaly appearing in the neonate: a new surgical approach. J Thorac Cardiovasc Surg, 1991, 101: 1082–1087.

[7] Chen JM, Mosca RS, Altmann K, et al. Early and medium term results for repair of Ebstein anomaly. J Thorac Cardiovasc Surg, 2004, 127: 990–998.

[8] Wu Q, Huang Z, Pan G, et al. Early and midterm results in anatomic repair of Ebstein anomaly. J Thorac Cardiovasc Surg, 2007, 134: 1438–1440.

[9] Chauvaud S. Ebstein's malformation: surgical treatment and results. Thorac Cardiovasc Surg, 2000, 48: 220–223.

[10] Brown ML, Dearani JA, Danielson GK, et al. The outcomes of operations for 539 patients with Ebstein anomaly. J Thorac Cardiovasc Surg, 2008, 135: 1120–1136.

[11] Da Silva JP, Baumgratz JF, Fonseca L, et al. Anomalia de Ebstein: resultados com a reconstrução cônica da valva tricúspide [in Spanish]. Arq Bras Cardiol, 2004, 82: 212–216.

[12] Chauvaud S, Fuzellier JF, Berrebi A, et al. Bidirectional cavopulmonary shunt associated with ventriculo and valvuloplasty in Ebstein's anomaly: benefits in high risk patients. Eur J Cardiothorac Surg, 1998, 13: 514–519.

[13] Quiñonez LG, Dearani JA, Puga FJ, et al. Results of the 1.5-ventricle repair for Ebstein anomaly and the failing right ventricle. J Thorac Cardiovasc Surg, 2007, 133: 1303–1310.

[14] Kiziltan HT, heodoro DA, Warnes CA, et al. Late results of bioprosthetic tricuspid valve replacement in Ebstein's anomaly. Ann Thorac Surg, 1998, 66: 1539–1545.

[15] Sanfelippo PM, Giuliani ER, Danielson GK, et al. Tricuspid valve prosthetic replacement: early and late results with the Starr–Edwards prosthesis. J horac Cardiovasc Surg, 1976, 71: 441–445.

[16] Mavroudis C, Deal BJ, Back CL, et al. Arrhythmia surgery in patients with and without congenital heart disease. Ann Thorac Surg, 2008, 86: 857–868.

[17] Dearani JA, Said SM, O'Leary PW, et al. Anatomic repair of Ebstein's malformation: lessons learned with cone reconstruction. Ann Thorac Surg, 2013, 95 (1): 220–226, discussion 226–228.

[18] Dearani JA, Said SM, Burkhart HM, et al. Strategies for tricuspid re-repair in Ebstein malformation using the cone technique. Ann Thorac Surg, 2013, 96(1): 202–210.

[19] Gould L, Guttman B, Carrasco J, et al. Partial absence of the right ventricular musculature: a congenital lesion. Am J Med, 1967, 42: 636–641.

[20] Feucht M, Christ B, Wilting J. VEGF induces cardiovascular malformation and embryonic lethality. Am J Pathol, 1997, 151: 1407–1416.

[21] GerlisLM, Schmidt-Ott SC, HOSY, et al. Dysplastic conditions of the right ventricular myocardium: Uhl's anomaly versus arrhythmogenic right ventricular dysplasia. Br Heart J, 1993, 69: 142–150.

[22] Azhari N, Assaqqat M, Bulbul Z. Successful surgical repair of Uhl's anomaly. Cardiol Young, 2002, 12: 192–195.

[23] Yoshii S, Suzuki S, Hosaka S, et al. A case of Uhl's anomaly treated with a one and a half ventricle repair combined with partial right ventriculectomy in infancy. J Thorac Cardiovasc Surg, 2001, 122: 1026–1028.

[24] Ikari NM, Azeka E, Aiello VD, et al. Uhl's anomaly: differential diagnosis and indications for cardiac transplantation in an infant. Arq Bras Cardiol, 2001, 77: 69–76.

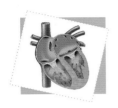 ## 第 26 章
肺动脉瓣与肺动脉狭窄

Evan M. Zahn, Darren P. Berman

肺动脉瓣狭窄

肺动脉瓣狭窄是最常见的先天性心脏病之一，占所有心脏畸形的 10%；但是新生儿期并不常见，仅占婴儿先天性心脏病的 3%~4%。最典型的瓣膜形态是瓣膜交界处融合，在新生儿期可表现为重度梗阻性肺动脉狭窄，即新生儿危重型肺动脉狭窄。极少数表现为肺动脉瓣发育不良，常表现为三叶瓣且瓣叶增厚，活动受限，常伴有一定程度的瓣环发育不良。

区分这两种肺动脉瓣狭窄的解剖形态很重要，因为其决定了治疗方案。事实上，这种区分很复杂，因为新生儿期（及以后），薄而柔韧的瓣叶融合粘连形成的单纯肺动脉瓣狭窄与发育不良的瓣膜增厚同时存在，大多数新生儿同时具有这两种特征。肺动脉瓣狭窄通常表现为孤立的解剖病变，但如果具有临床意义，几乎总是合并新生儿时期显著的右心室肥厚、卵圆孔未闭双向（主要是右至左）分流及动脉导管未闭。严重右心室收缩功能障碍是危重肺动脉狭窄的常见并发症。该年龄组肺动脉瓣梗阻明显，常伴有三尖瓣反流，可能与三尖瓣装置及瓣叶增厚有关。有时，严重右心室发育不全与室间隔完整型肺动脉闭锁相似。

通常，肺动脉狭窄新生儿足月，出生体重及外观正常。肺动脉瓣轻度至中度梗阻患儿偶然听诊发现收缩期杂音，无临床症状。严重狭窄患儿通常在出生后不久出现严重的症状，包括继发于心房水平的右向左分流所致的发绀、肝淤血、低心排血量。轻至中度狭窄新生儿的心电图通常显示中度右心室肥厚，当狭窄严重时，可以看到两种截然不同的异常心电图模式：

· 严重右心室肥厚伴电轴右偏（图 26.1）。

· 左心室优势和右心衰竭。

中至重度肺动脉瓣狭窄的胸部 X 线检查通常表现出一定程度的心影扩大，常继发于右心房扩张，因为心房右向左分流导致的肺血管纹理减少。作为心脏畸形确诊工具的彩色多普勒超声心动图可以提供所有关键的解剖和生理信息，包括右心室大小和功能（图 26.2）、肺动脉瓣形态、瓣环尺寸（图 26.3）、肺动脉跨瓣压差以及卵圆孔未闭、动脉导管未闭和三尖瓣关闭不全程度。有时在狭窄特别严重的情况下很难辨别是否存在通过肺动脉瓣进入肺动脉的前向血流，因为通过大的未闭动脉导管进入肺动脉的逆向血流会使右室通过重度狭窄肺动脉瓣口的细束前向喷射血流变得模糊不清（图 26.4）。

治疗时机和方法主要取决于狭窄的严重程

Evan M. Zahn, Darren P. Berman
1.Congenital Heart Programand Division of Pediatric Cardiology, Cedars-Sinai Medical Center, Los Angeles, CA, USA
2.Division of Cardiology, Nationwide Children's Hospital, Columbus, OH, USA

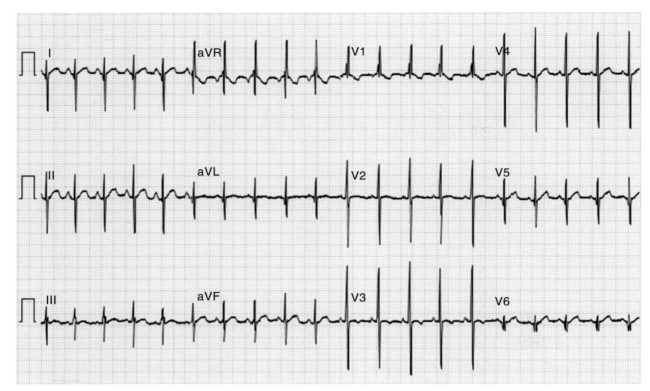

图 26.1 新生儿严重肺动脉瓣狭窄 12 导联心电图。注意电轴右偏和右心室肥大

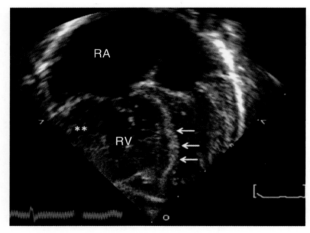

图 26.2 新生儿严重肺动脉瓣狭窄经胸超声心动图。注意右心房扩张和右心室重度肥厚（星号）。室间隔向左心室弯曲（白色箭头）提示右心室压力高于左心室压力。RV：右心房；RV：右心室

度及解剖特点。轻至中度狭窄患儿在确定不依赖动脉导管和卵圆孔分流即可维持足够肺动脉血流和心排血量后，可出院后门诊随访。

对于严重狭窄和临床症状较重的新生儿，应使用前列腺素 E_1（PGE-1）维持导管通畅，并在出院前采取治疗措施。通常选择心导管球囊瓣膜成形术[1-2]。一般经过股静脉入路，进行简要的血流动力学评估，重点关注右心室压力与有创动脉层或无创袖带压之间的关系。测压之后，进行右心室血管造影，采用正位或者轻度右前斜位（RAO）和头侧、垂直侧 90° 左前斜位（ILAO）投影（图 26.5）。根据这些图像评估右心室功能障碍、肥大，三尖瓣反流程度，最重要的是获得肺动脉瓣环的定量测值，用于确定瓣膜成形术球囊的直径（通常选择球囊直径为瓣环的 1.1~1.3 倍）。然后用软头导丝穿过瓣膜，导丝位于肺动脉远端分支内，或者最好穿过动脉导管，进入降主动脉。根据瓣环大小选择合适尺寸的低压球囊瓣膜成形导管，通过导丝穿过瓣膜（图 26.6）。严重病例可能需要逐渐增大球囊直径进行反复连续扩张。通常球囊开始充气时，可以看到球囊腰部较细，随着有效的瓣膜扩张成形而消失。反复重点测量跨肺动脉瓣压力阶差，观察有无残留压差，因为动脉导管未闭较粗时，右心室压力会升高。此外，由于右心室收缩功能立即改善和右心室

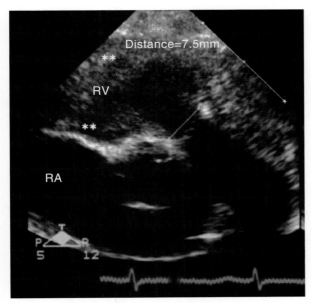

图 26.3　收缩末期经胸超声心动图胸骨旁短轴切面显示收缩末期右心房、右心室与肺动脉瓣环的关系。瓣叶附着点测量对选择治疗方法起着至关重要的作用。注意收缩期瓣叶未完全打开，右心室肥厚严重（*）。RA：右心房；RV：右心室

漏斗部重度肥厚并存，这些新生儿偶尔可以出现动力性肺动脉瓣下狭窄，根据作者经验，这种现象几乎总是短暂的，但可能需要短期注射 PGE-1 或 β 受体阻滞剂治疗。沿右室流出道

回撤并仔细测压，重复右室血管造影有助于鉴别动力性肺动脉瓣下狭窄或瓣膜残余狭窄，决定是否需要进一步治疗（如使用更大直径的球囊进行瓣膜成形，图 26.7）。在大多数情况下，术后可以立即停用 PGE-1。手术后住院时间长短取决于许多因素，包括瓣膜成形的有效性和瓣下梗阻的解除，超声心动图可以随访观察这些因素（图 26.8）。极少情况下，新生儿可能需要在动脉导管内植入支架或经手术置入改良 Blalock-Taussig 分流管[3]，以维持暂时额外的肺血流来源。初次球囊瓣膜成形术治疗肺动脉狭窄的成功率很高。然而，据报道，重度瓣膜狭窄的新生儿多（高达 30%）需要再次干预。大部分患儿预后良好，对于狭窄复发以及肺动脉瓣反流的发生和（或）进展，需要终生随访，也可能需要在后期进行治疗。

肺动脉狭窄

　　肺动脉狭窄作为孤立性缺陷很罕见。当发现孤立性肺动脉狭窄时，应怀疑潜在的先天性综合征，包括但不限于 Alagille 综合征、先天

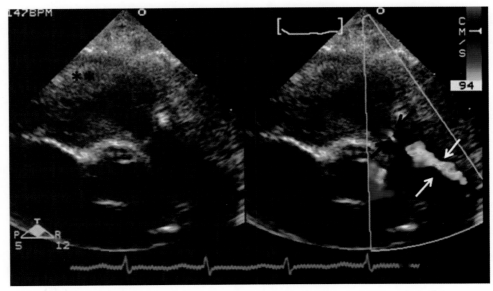

图 26.4　经胸超声心动图胸骨旁短轴切面收缩末期二维或彩色多普勒图像。二维及彩色多普勒显示右室流出道漏斗部开放，肺动脉瓣叶动度差，通过重度狭窄瓣膜的窄束喷射血流（黑色箭头）。同时看到通过动脉导管未闭的左向右分流，为此时新生儿肺血流的主要来源（白色箭头）

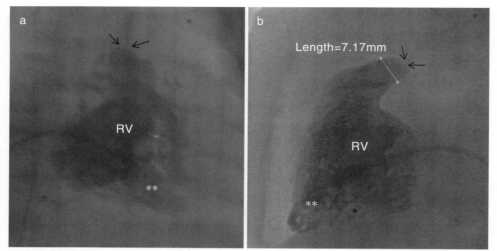

图 26.5 新生儿重度肺动脉狭窄的右心室造影（a）和正位（b）侧位投影。右前斜位／头侧的正面摄影有助于显示右心室流出道、穹顶样肺动脉瓣以及进入肺动脉的窄束造影剂（黑色箭头）。虽然右室肥厚（*）且功能不佳，但在两种投射中均可看到右室正常三部分组成。虽然这两个投射都有帮助，但侧视图为准确测量肺动脉瓣环提供了极好角度，它将确定瓣膜成形球囊直径，并作为导丝穿过狭窄瓣膜和定位球囊瓣膜成形导管的极好路线图。RV：右心室

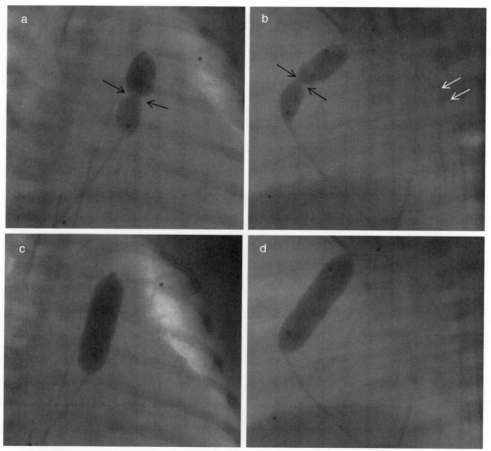

图 26.6 肺动脉瓣球囊成形术。适当大小的球囊导管（为瓣环直径的 1.1~1.3 倍）已经穿过狭窄的肺动脉瓣并在正位（图 a、c）和侧位（图 b、d）投影中充盈。在充盈早期（图 a、b），气球中部的细窄"腰部"（黑色箭头）证实气囊在狭窄瓣膜口位置居中。完全充盈（图 c、d）后，腰部消失，与狭窄解除相对应。注意远端导丝位置穿过动脉导管并进入降主动脉（白色箭头）

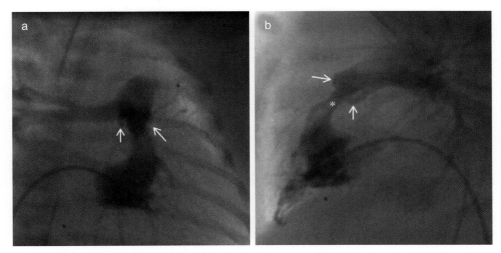

图 26.7 a. 肺动脉瓣膜球囊成形术后正位片。b. 侧位右室造影。肺动脉瓣叶活动性显著改善，右心室内较宽的造影剂显影和前向血流改善肺动脉分支充盈证实了这些。瓣环形状良好（白色箭头），瓣叶活动度改善。然而，在侧位投影（图 b，*）上可以看到改善的肥厚右心室漏斗部收缩导致显著肺动脉瓣下梗阻。这种现象可能是暂时性的，它有效地限制来自右心室的前向血流，使得一些新生儿肺血流依赖动脉导管，直到右心室肥厚进一步消退

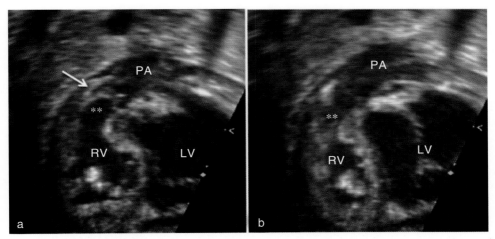

图 26.8 成功进行肺动脉瓣球囊成形术后的经胸超声心动图。a. 心室舒张期，注意右心室肥厚的显著程度，特别是在心动周期中圆锥间隔（漏斗部）区域看起来变厚但无梗阻（*）。b. 在心室收缩期间，尽管收缩期肺动脉瓣叶开放良好，但肥厚的漏斗状肌肉导致流出道接近闭塞，出现严重的肺动脉瓣下（漏斗）血流动力性梗阻（*）。PA：肺动脉；RV：右心室；LV：左心室

性风疹、Noonan 综合征或 Williams 综合征。肺动脉狭窄更常见合并于其他先天性心脏病，约占相关的潜在先天性心脏病总数的 2%~3%，其中最常见的是法洛四联症（特别是肺动脉闭锁）或永存动脉干，或者进行复杂的新生儿心脏手术，涉及对肺动脉的操作之后。

新生儿复杂性圆锥动脉干畸形的手术治疗与肺动脉分支狭窄的形成有关[4]。当肺动脉狭窄位于外周时，超声心动图很难探及。这种情况下，血管造影、心脏 MRI 和 CT 则是有用的诊断工具。治疗方法取决于狭窄程度、位置和精确的解剖形态。轻至中度孤立性狭窄不需要在新生儿期治疗，有可能随时间而自行改善。重度狭窄，无论是孤立性、复合先天性心脏病的一部分或复杂心脏手术后改变，都需要治疗，特别是当右心室收缩压超过体循环血压和（或）出现右心衰竭症状时。治疗方案包括经皮导管球囊血管成形术（采用或不采用高压球囊或切割球囊）、外科血管成形术，以及很少的特殊病例支架植入术（图 26.9）。

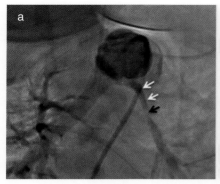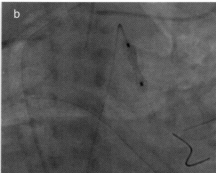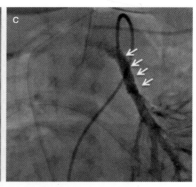

图 26.9 新生儿复杂发绀先天性心脏病手术矫治后 24h 内肺动脉分支狭窄情况。a. 采用极端足传右心室流出道血管造影显示肺动脉分支近端良好，左肺动脉出现较长段严重狭窄（白色箭头）以及血栓形成（黑色箭头）。b. 由于跨越狭窄处的支架植入成功，左肺再灌注，导致氧合明显增加。c. 支架放置后血管造影显示左侧肺动脉血流改善。白色箭头所示为肺动脉的支架部分。随着婴儿成长，这种支架将需要进一步扩张和（或）手术扩大

参考文献

[1] Radtke W, Keane JF, Fellows KE, et al. Percutaneous balloon valvotomy of congenital pulmonary artery stenosis using oversized balloons. J Am Coll Cardiol, 1986, 8: 909–915.

[2] Colli AM, Perry SB, Lock JE. Balloon dilation of critical valvar pulmonary artery stenosis in the first month of life. Catheter Cardiovasc Interv, 1995, 34: 23–28.

[3] Gudausky TM, Beekman RH. Current options,and long-term results for interventional treatment of pulmonary valvar stenosis. Cardiol Young, 2006, 16: 418–427.

[4] Lund AM, Vogel M, Marshall AC, et al. Early reintervention on the pulmonary arteries and right ventricular outflow tract after neonatal or early infant repair of truncus arteriosus using homograft conduits. Am J Cardiol, 2011, 108 (1): 106–113.

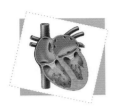

第 27 章
室间隔完整型肺动脉闭锁

Kiran K. Mallula, Zahid Amin

肺动脉闭锁是一种发绀型先天性心脏病，以右室流出道闭锁（RVOT）为特征，可以是膜性闭锁或长段肌性闭锁，室间隔完整。肺动脉血流通常来自未闭的动脉导管（PDA），其他血流来源包括发自降主动脉的体 – 肺侧支血管或动脉导管源性且无共汇的单支肺动脉。通常，室间隔完整型肺动脉闭锁的体 – 肺动脉侧支循环没有室间隔缺损型肺动脉闭锁更常见。

肺动脉闭锁发病率为 4.1/10 万活产婴儿，患病率为 8.3/10 万活产婴儿。

胚胎学

通常认为这种畸形发生在室间隔分化完成之后。心脏内异常的前向血流可导致瓣膜闭锁，影响心室发育。血液进入右心室后没有出口，必须通过三尖瓣反流入右心房。这可能导致三尖瓣环发育不良，瓣叶发育畸形，支撑瓣膜的腱索损害。一旦瓣膜关闭不全，它的结构会因为湍流而发生进一步改变。

右心室高压可能会导致心室 – 冠状动脉瘘（VCC），在胎儿期可减轻右心室部分压力。由此产生的剪切力可导致冠状动脉进行性狭窄甚至中断，使得心肌大部分依赖右室来源血流，这被称为右心室依赖性冠状动脉循环（RVDCC）。

病理学

心脏轻度或重度扩大，巨大的右心房占据大部分右侧胸腔。右心室明显缩小。少数情况下，当心脏明显扩大时，肺会出现不同程度的发育不全。大体检查时可见冠状动脉增粗，心外膜呈结节状，动脉瘤样扩张。很少与肺动脉主干相连。心脏表面及冠状动脉外膜下出现凹陷，可能提示心室 – 冠状动脉瘘的位置。漏斗部发育良好的肺动脉瓣闭锁中，闭锁的肺动脉瓣为三叶半月瓣，但瓣膜呈融合状；而右心室发育不良及漏斗部闭锁的患者，肺动脉瓣呈始基状态。由于存在基于心房水平的右向左分流，通常存在卵圆孔未闭或房间隔缺损。三尖瓣可表现为系列异常，从重度狭窄到重度反流。三尖瓣 Z 值与右心室体积密切相关[1]。发育较小的三尖瓣可以支撑早期体积较小的右心室。当右心室小而压力很高时，有些患者室间隔流出道部分凸出，很少发生严重的左心室流出道梗阻，会在腔 – 肺吻合术后导致死亡[2]。心肌表现为局部缺血、纤维化、梗死、断裂、海绵状心肌

Kiran K. Mallula[1], Zahid Amin[2]

1. Division of Cardiology, Louisiana State University School of Medicine; Children's Hospital of New Orleans, New Orleans, LA, USA
2. Children's Hospital of Georgia, Augusta University, Augusta, GA, USA

或者心内膜弹性纤维组织增生（EFE）[3]。心室 EFE 和 VCC 之间存在负相关性。

右心室分为三部分：流入道、小梁部、漏斗部。Bull 等[4] 将右心室发育不良分为 3 种：第一种为心室普遍发育不良，但有流入道、小梁部及流出道（三腔）；第二种心室腔没有小梁部（两腔）；第三种小梁部和漏斗部均因肥厚的心肌过度生长，而呈单一流入腔（单腔）。右心室压力增高，收缩期通过 VCC 逆向血流以满足心肌灌注。最终导致冠状动脉进一步病变。三尖瓣环负的 Z 值与 VCC 相关，在被定性为单一流入腔或无小梁部而存在流入及流出腔的双腔心室中更易观察到。

查　体

出生后，动脉导管解剖和功能上的闭合导致低氧血症和发绀。少数患者存在限制性心房间交通，心排出量因为右向左分流受限而受到影响。第二心音单一。胸骨左下缘可闻及与三尖瓣反流一致的全收缩期杂音。如果反流量大，有时会触及震颤，并闻及舒张中期杂音。左侧第二、第三肋间可闻及收缩期或连续性的动脉导管未闭杂音。脉搏基本正常。如果存在重度三尖瓣反流或心房水平限制性交通，可发生肝大。

胸部 X 线

胸部 X 线显示心脏轻至重度肥大。肺血管纹理减少。心脏极度肥厚时，肺纹理可能难以评估。

心电图

心电图显示正常窦性心律，QRS 轴线在 +30 到 +90，左心室优势或左心室肥厚，右心房扩大。常可见 ST-T 波改变，与一定程度的心内膜下缺血一致。

超声心动图

虽然超声心动图对本病的初步诊断非常重要，但有一定的局限性，难以诊断 VCC 范围（图 27.1）。冠状动脉狭窄或中断在新生儿期很难得到明确诊断[5]。由于这些局限性，对存在严重右心发育不良的婴儿进行 X 线血管造影至关重要，这些患儿的 VCC 发病率很高。超声

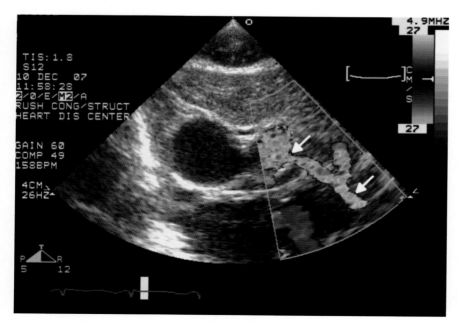

图 27.1　胸骨旁大动脉短轴切面彩色多普勒血流示扩张的冠状动脉内逆向血流，取样框内可见多条窄束血流（箭头）

剑突下切面可显示房间隔交通（图 27.2）。房间隔很少呈瘤样膨出。应评估三尖瓣大小、形态以及反流情况。有时难以检测到通过严重狭窄三尖瓣的前向血流，如果没有三尖瓣反流，则无法观测到三尖瓣口开放。通过剑突下切面和心尖四腔心切面，测量三尖瓣环的内径来评估右心室大小（图 27.3）。超声很难区别肺动脉瓣闭锁和肺动脉瓣重度狭窄。即使用多普勒超声心动图，仍存在一定的问题，动脉导管血流可掩盖窄束的前向血流。鉴别解剖型肺动脉闭锁和肺血管阻力升高时的功能性肺动脉闭锁

很重要。PDA 喷射血液正对着瓣膜导致肺动脉瓣收缩期反流以及多普勒超声心动图在正压通气期间看到肺动脉瓣短暂开放及前向多普勒血流，则可能是功能性闭锁而非解剖性闭锁 [6]。

心导管

血流动力学评估可以证实高压力的右心室压力等于或高于体循环压力。若患者心脏明显扩大，右心室压力低于体循环压力，则可能是功能性肺动脉瓣闭锁。在非限制性心房交通时

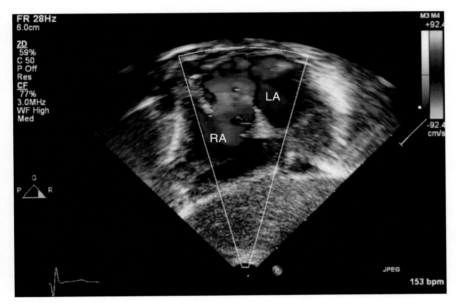

图 27.2　剑突下心房两腔切面显示右心房到左心房通过未闭的卵圆孔右向左分流。LA：左心房；RA：右心房

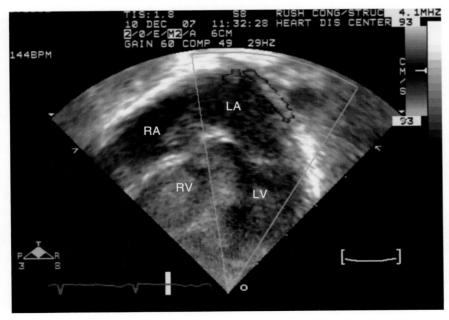

图 27.3　心尖四腔心显示发育细小的三尖瓣及肥厚的右心室，室间隔偏向左心室。LA：左心房；RA：右心房；LV：左心室；RV：右心室

心房平均压力相等。如果是限制性心房间交通，可行球囊房间隔造口，以避免低心排出综合征。

在诊断室间隔完整型肺动脉闭锁时，双平面血管造影可提供丰富信息。右心室血管造影（图27.4）显示三尖瓣反流量及右心室结构、大小，心尖的调节束及漏斗部大小，以及是否存在VCC。选择性RVOT注射可以区分严重的肺动脉瓣狭窄和膜性闭锁。主动脉造影图像（图27.5）可显示动脉弓走行、锁骨下动脉内径、动脉导管位置和肺动脉内径。如动脉导管连接处有肺动脉狭窄，则可能妨碍进行支架治疗。在一些VCC患者中，当球囊导管在右心室充盈或用心导管诱发三尖瓣关闭不全时，用同步心电图监测可帮助诊断RVDCC。VCC患者在右心室血管造影斜位影像上可能获得更多信息。

治 疗

出生后，应该紧急使用前列腺素保持动脉导管开放。一旦肺循环建立，全身血氧饱和度与肺循环血流量相关。虽然氧饱和度较高，但非常低的肺血管阻力及较高的体循环血管阻力可导致低心排。

手 术

鉴于右心形态多样性，采用单一治疗方法是不切实际的。初次手术时应考虑以下注意事项：

· 评估患者情况，选择完整的双心室修复、一个半心室修复或单室化姑息手术。

· 是否存在VCC及RVDCC？

· 漏斗部存在与否？

· 无孔肺动脉瓣闭锁与肺动脉主干的连续性。

· 评估左心室功能。

姑息手术的目的是提供可靠的肺循环血流，以减轻发绀和导管依赖。减轻右室流出道梗阻以建立前向血流，促进右心室生长。右心室充分减压可缓解右心肥大，促进右心室发育到可行双心室修复的程度。可采用经肺动脉瓣膜切开术、RVOT补片重建及球囊扩张瓣膜成形术等方法减轻右心室压力。如果右室流出道持续闭锁，则右心室难以发育，无法实施双心室修复[7]。由于右心室减压后其生长发育的潜力难以预测，因此双心室修复手术的长期疗效很难评估[8]。

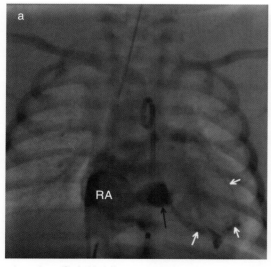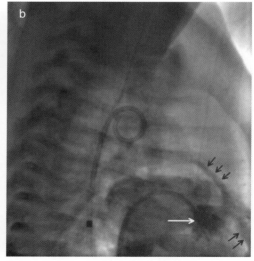

图27.4 右心室血管造影图像。a.正位图显示小的右心室（黑色箭头），伴有严重的三尖瓣反流入右心房；心室冠状动脉交通（VCC）供应左心室下壁和侧壁，伴冠状动脉狭窄（白色箭头）。b.侧面图显示发育不全的右心室（白色箭头）合并VCC（黑色箭头），VCC起自右心室供应左心室的前壁和下壁。RA：右心房

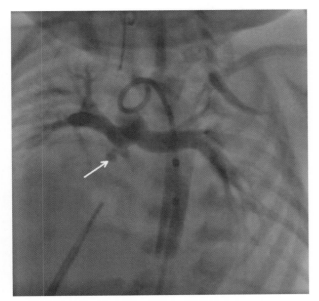

图 27.5　血管造影显示共汇肺动脉分支，无逆行血流通过肺动脉瓣（箭头）。在动脉弓接近动脉导管起始部的位置通过导管逆行注射造影剂

当决定进行修复重建时，最重要的是预测右心室的生长发育及其对肺动脉循环的影响。三尖瓣 Z 值是右心室生长发育的检测指标。一些患者可以进行所谓一个半心室修复、双向腔肺分流手术来有效降低发育不良的右心室负荷及三尖瓣潜在性梗阻。对高负荷右心室的减压

可以通过切开三尖瓣或肺动脉瓣来完成。存在右心室及三尖瓣重度发育不良或右室依赖性冠状动脉循环时，应该考虑 Fontan 手术。PA/IVS 完整的解剖学修复包括解除右心室流出道残余梗阻，修补房间隔缺损，拆除之前实施的体 – 肺循环分流（S–P）。

对于 RVDCC 患者，首先考虑房间隔球囊造口术、导管支架或 S–P 分流（图 27.6）。此种情况最终修复应该是 Fontan 类手术。在一些医疗中心，考虑进行心脏移植，尤其是冠状动脉畸形非常严重者。存在严重 Ebstein 畸形、三尖瓣发育不良及肺动脉瓣闭锁的患者，目前治疗方法包括：心脏移植，转换为三尖瓣闭锁及构建 S–P 分流，随后行腔 – 肺吻合术[9]。

经导管治疗

经导管使用激光或射频对闭锁的肺动脉瓣进行打孔，随后进行球囊扩张，可以替代瓣膜切除术。射频的优点是费用低，便携并且对工作人员危害小。其他使用过的打孔方法包括机械导丝打孔和标准电极导管打孔。

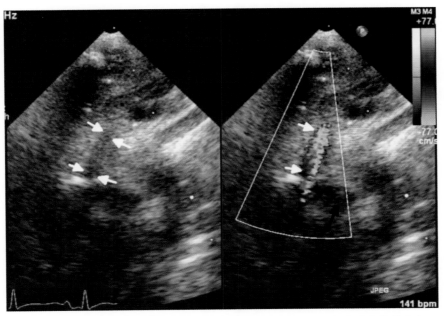

图 27.6　改良胸骨上窝超声心动图显示标准 Blalock-Taussig 分流（白色箭头），二维及彩色多普勒显示无名动脉连接至右肺动脉（黑色箭头）

预 后

无论如何修复PA/IVS，后期患者身体功能、健康状况及运动能力都会降低。对于三尖瓣Z值评分较小的患者，双心室矫治存活的预后仍是后期运动耐力下降，因此对临界患者获得良好手术预后的方案可能是一个半心室（Glenn分流保留右室到肺动脉血流）或单室化或Fontan修复方案[10]。

结 论

PA/IVS是最复杂的先天性心脏病之一。如何治疗取决于畸形的形态及严重程度。此外，处置方案是建立在医院现有条件及医疗常规的基础上。手术预后以能否达到接近正常的双心室血流或Fontan式修复而变化。VCC仍然是治疗中最复杂的部分，因为存在冠状动脉异常，猝死率较高。

参考文献

[1] Hasan BS, Bautista-Hernandez V, McElhinney DB, et al. Outcomes of transcatheter approach for initial treatment of pulmonary atresia with intact ventricular septum. Catheter Cardiovasc Interv, 2013, 81(1): 111–118.

[2] Amin P, Levi DS, Likes M, et al. Pulmonary atresia with intact ventricular septum causing severe left ventricular outflow tract obstruction. Pediatr Cardiol, 2009, 30 (6): 851–854.

[3] Hausdorf G, Gravingho L, Keck EW. Effects of persisting myocardial sinusoids on left ventricular performance in pulmonary atresia with intact ventricular septum. Eur Heart J, 1987, 8 (3): 291–296.

[4] Bull C, de Leval MR, Mercanti C, et al. Pulmonary atresia and intact ventricular septum: a revised classification. Circulation, 1982, 66 (2): 266–272.

[5] Selamet SE, Hsu DT, haker HM, et al. Complete atresia of coronary ostia in pulmonary atresia and intact ventricular septum. Pediatr Cardiol, 2004, 25 (1): 67–69.

[6] Garcia JA, Zellers TM, Weinstein EM, et al. Usefulness of Doppler echocardiography in diagnosing right ventricular coronary arterial communications in patients with pulmonary atresia and intact ventricular septum and comparison with angiography. Am J Cardiol, 1998, 81 (1): 103–104.

[7] Shaddy RE, Sturtevant JE, Judd VE, et al. Right ventricular growth after transventricular pulmonary valvotomy and central aortopulmonary shunt for pulmonary atresia and intact ventricular septum. Circu-lation, 1990, 82 (5 Suppl): 157–163.

[8] Yoshimura N, Yamaguchi M. Surgical strategy for pulmonary atresia with intact ventricular septum: initial management and definitive surgery. Gen Thorac Cardiovasc Surg, 2009, 57 (7): 338–346.

[9] Hanley FL, Sade RM, Blackstone EH, et al. Outcomes in neonatal pulmonary atresia with intact ventricular septum: a multiinstitutional study. J Thorac Cardiovasc Surg, 1993, 105 (3): 406–423, 424–427; discussion 423–424.

[10] Karamlou T, Poynter JA, Walters HL, et al. Long-term functional health status and exercise test variables for patients with pulmonary atresia with intact ventricular septum: a Congenital Heart Surgeons Society study. J Thorac Cardiovasc Surg, 2013, 145 (4): 1018–1025; discussion 1025–1027.

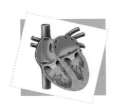

第 28 章
法洛四联症伴肺动脉狭窄或闭锁

Muhammad Yasir Qureshi, Frank Cetta

法洛四联症（TOF）是最常见的发绀型先天性心脏病，每 3500 例活产新生儿中就有 1 例，占所有先天性心脏病的 7%~10%。TOF 病因多种多样，25% 有染色体异常。家族复发风险为3%（表 28.1）。形态学诊断特征包括室间隔缺损（VSD）、右心室流出道（RVOT）梗阻、主动脉骑跨和右心室肥厚——所有这些都由圆锥间隔前移引起（图 28.1）。肺动脉瓣闭锁合并室间隔缺损（PAVSD）有时被认为是 TOF 最极端的表现形式，也称为 TOF 合并肺动脉闭锁（图28.2）。PAVSD 通常合并复杂的肺动脉结构，需要更为复杂的外科处理。

法洛四联症伴肺动脉狭窄

解剖形态特征

TOF 关键形态学改变是圆锥间隔的前上移位（图 28.3），这种移位导致圆锥间隔不能与膜部和肌部间隔融合，形成一个大的非限制性VSD。这种对位不良还会导致主动脉骑跨和漏斗部狭窄，进而导致肺动脉瓣和肺动脉发育不全。右室肥厚是 TOF 的第 4 个病变表现，是由于 RVOT 梗阻所致。VSD 通常很大，延伸至膜部和流出道间隔，因此，TOF 的 VSD 也称为圆

锥间隔 VSD。25% 的 TOF 患者是右位主动脉弓，但血管环少见。值得注意的是冠状动脉异常的发生率高达 5%，最常见是发自前降支右冠状动

表 28.1　与法洛四联症相关的基因突变

综合征	共同突变
三体综合征（21、18、13）	
DiGeoge 综合征	22q11.2 缺失
Velocardiofacial 综合征	TBX1
Holt-Oram 综合征	TBX5
Alagille 综合征	NOTCH2
猫眼（CAT）综合征	22q11 重复
	NKX2.5
	GATA4
	NOTCH1
	FOXH1
	GDF1
	TDGF1
	ZFPM2
	GATA6
	CFC1
	TBX20
	JAG1
	TBX1
	CNVs

Muhammad Yasir Qureshi, Frank Cetta

Division of Pediatric Cardiology, Mayo Clinic, Rochester, MN, USA

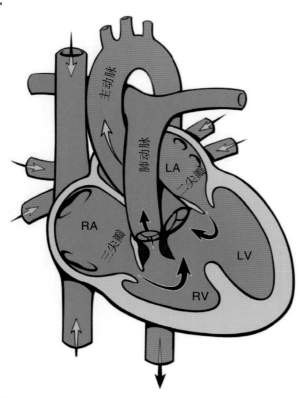

图 28.1 法洛四联症合并肺动脉狭窄的解剖及血流模式图。LA：左心房；LV：左心室；RA：右心房；RV：右心室

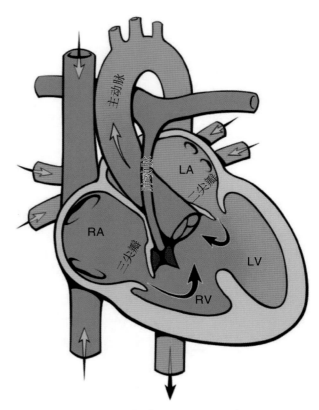

图 28.2 肺动脉闭锁合并室间隔缺损的解剖及血流模式。LA：左心房；LV：左心室；RA：右心房；RV：右心室

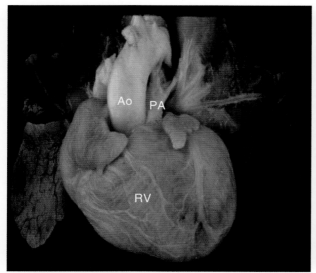

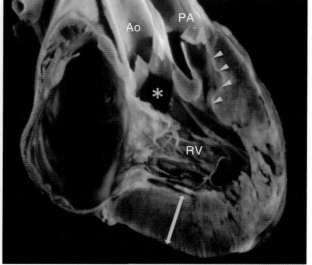

图 28.3 法洛四联症病理标本。可见室间隔缺损（＊）、漏斗部狭窄（小箭头）和右室肥厚（双箭头）。Ao：主动脉；PA：肺动脉；RV：右心室

脉走行于右室流出道前壁，使该区域无法进行手术切口。约 2% 的 TOF 同时伴有完全型房室间隔缺损，在这些患者中，室间隔缺损从流入道延伸至流出道并与房室管缺损相连，此种情况在唐氏综合征患者中更为常见。

临床表现

随着胎儿超声心动图的发展，许多 TOF 在宫内即被诊断（图 28.4）。未在胎儿期发现的患儿可能在新生儿期出现心脏杂音和（或）发绀。听诊可闻及正常心音 S1、S2 中柔和的 P2 或单一 S2，以及喷射音。通常在胸骨左中、上缘闻及由 RVOT 狭窄引起的收缩期喷射性杂音。当 RVOT 梗阻进一步加重时，杂音变得更短更柔和。发绀程度取决于 RVOT 梗阻的严重程度，严重 RVOT 狭窄导致 VSD 右向左分流增加，发绀会进一步加重。然而，轻度 RVOT 梗阻（"粉红色表现"）可能出现类似大 VSD 伴非限制性肺动脉血流的临床表现。这些患者可能没有发绀，当肺血管阻力下降时，表现为呼吸急促、心动过速或出汗。大部分 RVOT 梗阻程度随着时间推移而加重，最终表现为发绀。

实验室及影像学检查

心电图表现为电轴右偏和右心室（或双心室）肥厚。胸片上能看到典型"靴形"心脏影的情形较少（仅不到 25%，图 28.5），更常见的表现是因肺血管纹理减少引起的"黑肺"，但无发绀 TOF 肺血管纹理可能很明显。

超声心动图是 TOF 诊断的主要依据（图 28.6~28.11），大多数情况下，经胸超声心动图是手术干预前唯一需要的影像学检查。胸骨旁长轴切面可以显示 VSD 和骑跨的主动脉结构，胸骨旁短轴切面、剑突下冠状切面和矢状切面可以显示 RVOT 和肺动脉瓣结构，在这些切面中多普勒超声可以量化 RVOT 梗阻程度，胸骨旁短轴和胸骨上窝切面是显示肺动脉分支的最佳切面。新生儿中，仅超声心动图就足以显示冠状动脉异常，重要的是要排除冠状动脉分支是否经过 RVOT 前方，这可以提醒外科医生在扩大 RVOT 时避免无意中切断冠状动脉分支，还应注意是否存在永存左上腔静脉或房间隔缺损等合并畸形。在超声心动图不能明确肺动脉分支或冠状动脉解剖的情况下，应辅以其他影像学检查如计算机体层血管成

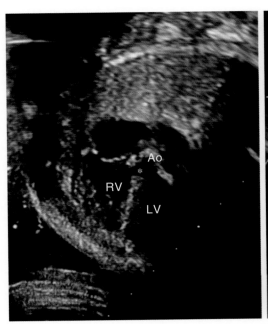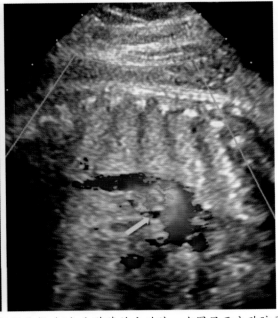

图 28.4　胎儿法洛四联症四腔心切面（左图）显示室间隔缺损（*）和骑跨的主动脉。右图显示主动脉弓和垂直导管（箭头）。LV：左心室；RV：右心室；Ao：主动脉

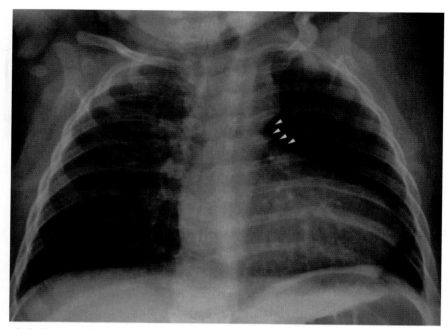

图 28.5　新生儿肺动脉闭锁合并室间隔缺损的胸部 X 线表现为典型"靴形心"。心脏轮廓左缘的凹陷（黄色箭头）是由于肺动脉主干缺失造成。由于右心室肥厚，心尖部从膈肌上抬起。注意胸腺阴影缺如应怀疑可能存在 22q11 缺失

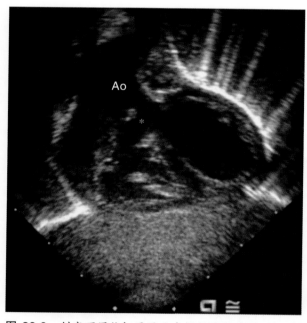

图 28.6　剑突下冠状切面显示室间隔缺损（*）和主动脉骑跨。Ao：主动脉

像（CTA）、磁共振成像（MRI），或心导管检查。

治　疗

TOF 保守治疗作用有限。高度发绀的

"缺氧发作"通常不会发生在新生儿期（图 28.12），其发病率高峰出现在 2~4 个月。因此，父母应该从新生儿时期开始接受关于识别和初步管理这种发作的教育，有时可口服 β 受体阻滞剂来预防缺氧发作；在无发绀 TOF 中，肺循环过度引起的心力衰竭症状可以通过利尿剂治疗和高热量配方来控制；在发绀 TOF 中，首次手术治疗包括建立一个体循环到肺循环的分流来增加肺血流，然后在 1 岁时进行一次根治手术（图 28.13）。一些机构更倾向于新生儿期进行根治手术，而不是姑息性分流术。然而，对于重度肺动脉发育不全和冠状动脉畸形，最好采用分流手术进行初步缓解（图 28.14）。分流术式通常包括建立无名动脉与肺动脉连接（改良 Blalock-Taussig 分流术）或升主动脉与肺动脉的 Gore-Tex 管道连接（中央分流术）；根治手术包括经心房或肺动脉入路补片闭合 VSD、切除 RVOT 肌束。如果肺动脉瓣和漏斗部严重发育不全，可能需要通过跨环补片来加宽，这使得婴儿出现明显的肺动脉瓣反流，导致右心室扩张和功能障碍等远期并发症。目前，为避

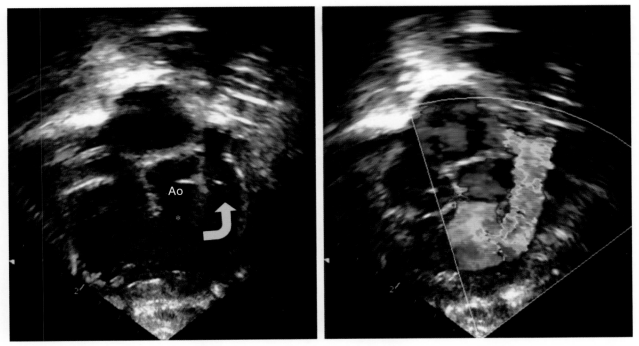

图 28.7　剑突下右前斜切面（右心室流入－流出道）显示室间隔缺损（＊）和漏斗部狭窄（箭头），彩色多普勒显示五彩镶嵌的混叠血液。Ao：主动脉

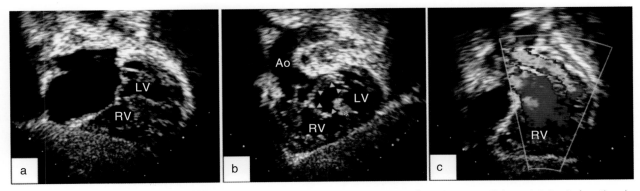

图 28.8　一例法洛四联症合并完全型房室间隔缺损（"四通"）患儿的超声心动图。a. 剑突下冠状切面（四腔心）显示一个共同房室瓣和大的原发孔型房间隔缺损。b. 剑突下房室瓣平面（箭头），室间隔用星号（＊）标记。c. 探头从图 b 略向前倾的彩色多普勒图，右心室的层流血通过室间隔缺损进入主动脉，湍流血通过狭窄漏斗部进入肺动脉主干。LV：左心室；RV：右心室；Ao：主动脉

免长期肺动脉瓣反流的后遗症，需要尽量保留原有肺动脉瓣，甚至接受中等程度的残余肺动脉狭窄。存在 RVOT 前方冠状动脉异常走行时可能需要右心室到肺动脉间的管道连接，手术通常在 1 岁后进行。

预　后

远期并发症包括肺动脉瓣反流，需要再次手术和瓣膜置换术。偶尔情况下，术后即发生完全性房室传导阻滞。TOF 术后 2 年存活率 >96%，30 年存活率 >90%。然而，长期存活率低于一般人群，30% 以上的患者有心房折返性心动过速，10% 以上患者有严重的室性心律失常。猝死总发病率为每年 0.2%，患者年龄是猝死的重要影响因素。

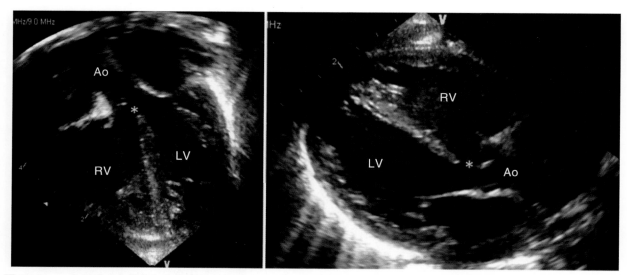

图 28.9 心尖切面（左图）和胸骨旁长轴切面（右图）可见室间隔缺损（*）和主动脉骑跨。Ao：主动脉；RV：右心室；LV：左心室

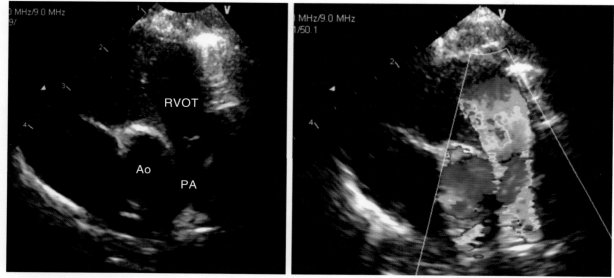

图 28.10 胸骨旁短轴切面的二维和彩色多普勒显示右心室流出道和肺动脉的五彩血流。RVOT：右心室流出道；PA：肺动脉；Ao：主动脉

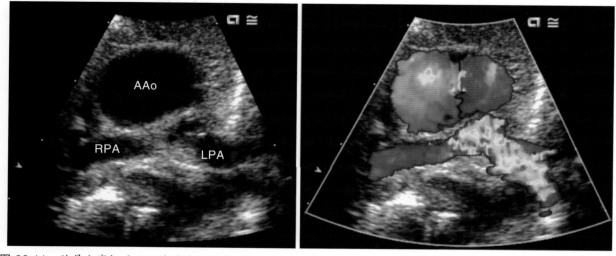

图 28.11 胸骨上窝切面显示肺动脉分支汇合处。AAo：升主动脉；LPA：左肺动脉；RPA：右肺动脉

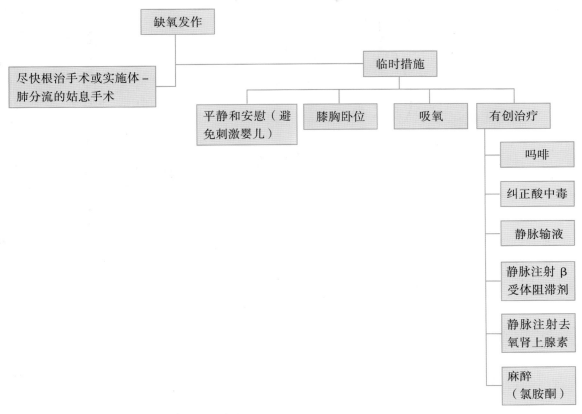

图 28.12　法洛四联症缺氧发作的处理流程

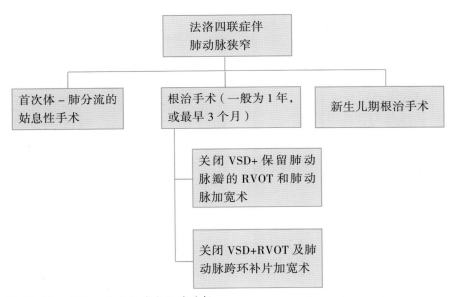

图 28.13　法洛四联症的手术治疗选择

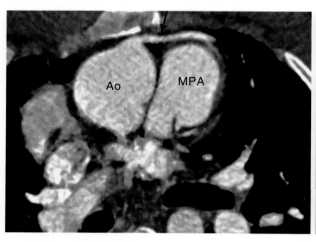
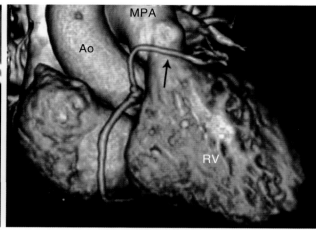

图 28.14　异常起源于右冠状动脉的左前降支在右心室流出道前方走行。诊断这种异常在法洛四联症中很重要，因为在右心室流出道前方的跨环切口可能切断左前降支。Ao：主动脉；MPA：主肺动脉；RV：右心室

肺动脉闭锁伴室间隔缺损（法洛四联症伴肺动脉闭锁）

解剖形态特征

与 TOF 的肺动脉狭窄相似，PA/VSD 包括非限制性且对位不良 VSD 和主动脉骑跨（图 28.2），与 TOF 不同的是 PA/VSD 的 RVOT 末端是一个盲端，通常存在一个小的肺动脉主干，连接至肺动脉分叉处。肺动脉血流由主动脉通过动脉导管（70%，图 28.15）或通过多个粗大体 – 肺侧支（30%）供应，在大多数情况下，导管和侧支血管并存，但侧支血供直接与中央肺动脉发育程度有关。PA/VSD 动脉导管具有独特的形态，有时被描述为"垂直导管"（图 28.16），这是由于其血流方向在胎儿期是反向的：从主动脉弓到肺动脉，这使导管走向更符合主动脉弓曲线。在严重病例，主肺动脉可能是不连续的，而由独立的侧支动脉供应大部分肺血流（图 28.17）。在 PA/VSD 中，肺动脉常常发育不良，即使肺动脉主干共汇存在，也可能有一或两个分支发育不良（分支异常），肺段的其余部分仅由侧支动脉供应，侧支动脉主要起源于降主动脉或锁骨下动脉，主要侧支的数量从 1~6 个不等，直径为 1~20mm。侧支动

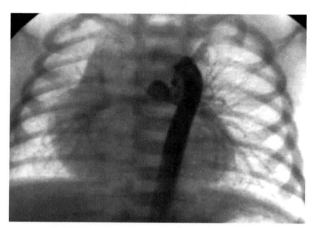

图 28.15　降主动脉血管造影显示肺动脉中央汇合处充盈，双肺血分布良好

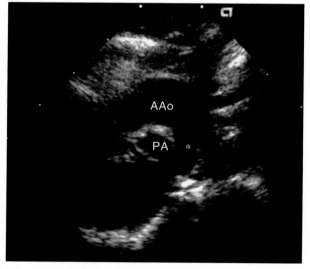

图 28.16　肺动脉闭锁合并室间隔缺损的垂直导管（*）。导管轮廓与升主动脉、主动脉弓一致。AAo：升主动脉；PA：肺动脉

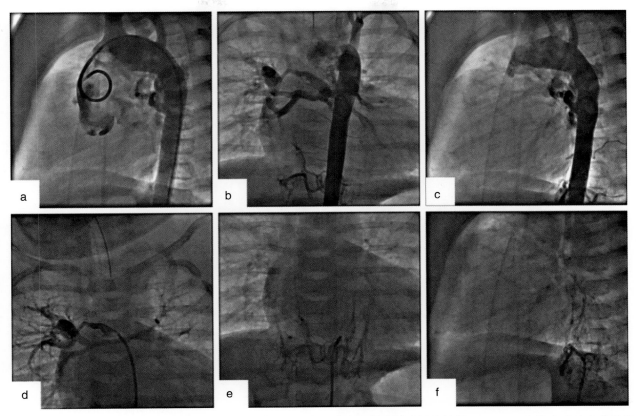

图 28.17　肺动脉闭锁合并室间隔缺损行心导管术。a. 升主动脉血管造影的侧位投影。b~c. AP 和降主动脉血管造影的侧位投影显示多个侧支动脉，其中一些与中央肺动脉相通。d~f. 选择性侧支动脉造影，仅见一支（图 d）与中央肺动脉连通

脉可与中央肺动脉相通（交通支），在起始处或与肺动脉连接部位发生狭窄，其他侧支动脉往往与支气管平行，作为支气管动脉，可能是多个支气管肺段（非交通支）的唯一血供来源。

临床表现

可以通过胎儿超声心动图在宫内检出大部分此类胎儿。另外，新生儿会出现发绀或心脏杂音，杂音通常是微弱而连续，起源于导管或侧支动脉，S1 正常，S2 单一响亮。发绀程度取决于未闭动脉导管或侧支动脉的血流量。因此，这种导管依赖性病变在等待手术期间，需要注射前列腺素 E1 来维持导管通畅。由于侧支动脉供血广泛，一些患有 PA/VSD 的新生儿可能不会出现青紫。然而，这些侧支血管的自然病程是逐渐狭窄，进而导致发绀。一些婴儿甚至可能出现肺动脉侧支血流过量引起的心力衰竭

症状，通常发生在肺血管阻力下降后（出生后 4~6 周）。

实验室及影像学检查

通常心电图和胸片表现与 TOF 相似，超声心动图能较好地评价心内解剖结构，在与观察 TOF 相似的超声切面上可以显示 VSD 和主动脉骑跨，评估肺动脉主干和分支更重要。胸骨旁和胸骨上窝切面有助于更好地评估新生儿肺动脉主干和垂直导管，超声心动图有时可以显示来自降主动脉的侧支动脉起源，但使用其他成像方式则可以更好地评估其分布。

CTA（图 28.18）或 MRI（图 28.19）可进一步对肺动脉和侧支动脉进行无创成像，这两种方法都能很好地显示肺动脉和侧支动脉。然而，可能区别动脉交通支和非交通支难度较大，MRI 或 CTA 灌注的时间分辨成像可用于鉴别，

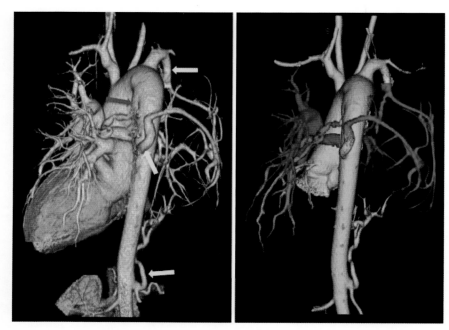

图 28.18 肺动脉闭锁合并室间隔缺损的计算机断层扫描血管成像。可见多个体－肺侧支动脉（黄色箭头）。蓝色箭头指向灌注中央肺动脉的未闭动脉导管。彩色编码图像（右图）突出显示肺动脉（蓝色）、侧支动脉（红色）和主动脉（粉红色）。一个主要侧支来自右肾动脉

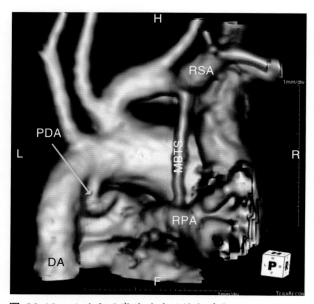

图 28.19 从后方观察肺动脉闭锁合并室间隔缺损婴儿的磁共振血管造影三维立体容积图像。中央肺动脉接受来自动脉导管未闭和改良 Blalock-Taussig 分流的血液。AA：主动脉弓；DA：降主动脉；RPA：右肺动脉；RSA：右锁骨下动脉；PDA：动脉导管未闭；MBTS：改良 Blalock-Taussig 分流

但评价侧支动脉的金标准是有创的选择性心血管造影。

超声心动图显示肺动脉主干较粗大且无大

侧支动脉的新生儿在初次姑息手术前可能不需要行心导管检查，肺动脉主干细小和有复杂侧支供血的患儿术前必须行诊断性心导管检查明确侧支情况，评估肺动脉和侧支动脉的大小及分布。通过动脉导管进入肺动脉主干进行血管造影，如果手术是在导管闭合后进行，逆行楔入肺静脉或选择性交通侧支动脉血管造影有助于肺动脉成像。侧支动脉的选择性血管造影有助于外科手术的决策，并能识别出在单源化手术中应涉及的血管。

治 疗

PA/VSD 的初始治疗包括使用前列腺素 E_1 输注以保持新生儿稳定，一旦有疑似诊断，必须立即开始。在可行的情况下，应尽快对侧支动脉进行心导管检查、MRI 或 CTA 成像。对于那些没有良好肺动脉结构的患儿，手术目的是姑息性的（图 28.20），这包括最初的体－肺动脉分流术、改良 Blalock-Taussig 分流术、Mee 手术或通过从右心室到肺动脉建立管道连接的限制性单源化手术。对于易于重建肺动脉的婴

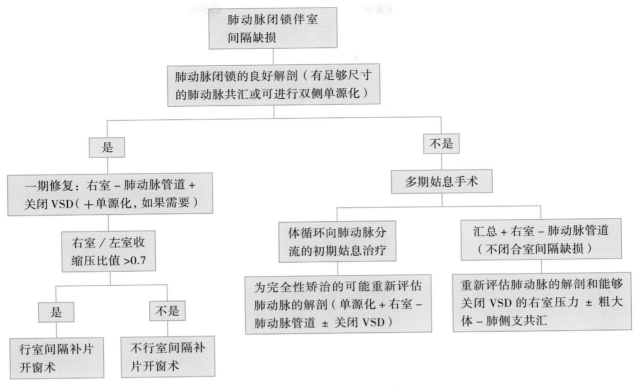

图 28.20　肺动脉闭锁合并室间隔缺损的手术治疗选择。VSD：室间隔缺损

儿，外科治疗的目标包括尽快建立右心室与肺动脉连接，促进肺动脉主干继续生长。在理想情况下，一期修复包括以管道连接右心室和足够大的肺动脉主干，并关闭 VSD。如果存在大的侧支血管，需要通过单源化手术将其合并到肺循环中。单源化手术是指将主要侧支动脉从主动脉起源处断开，并将这些侧支动脉与肺动脉主干吻合，使与肺动脉不相通的肺段间通过侧支动脉建立起连接而并入肺循环，在 RVOT 重建术中尽可能连接最大数量的肺段（至少 14 个）。手术结束时，如果右心室收缩压 > 体循环收缩压的 70%，则 VSD 需要留孔。

预　后

手术死亡率 <5%，据报道，完成手术修复的时间从出生 1d 至超过 50 岁。体 - 肺侧支的存在和需要重新开放 VSD 与晚期死亡率相关，未进行修复且没有足够侧支供应的儿童预后较差。

拓展阅读

O'Leary PW, EdwardsWD, Julsrud PR, et al. Pulmonary atresia and ventricular septal defect//Allen HD, Driscoll DJ, Shaddy RE, et al. Moss and Adams' Heart Disease in Infants, Children, and Adolescents. 8th edn. Philadelphia: Lippincott Williams & Wilkins, 2013.

Roche SL, Greenway SC, Redington AN. Tetralogy of Fallot with pulmonary stenosis and tetralogy of Fallot with absent pulmonary valve//Allen HD, Driscoll DJ, Shaddy RE, et al. Moss and Adams' Heart Disease in Infants, Children, and Adolescents. 8th edn. Philadelphia: Lippincott Williams &Wilkins, 2013.

Villafane J, Feinstein JA, Jenkins KJ, et al. Hot topics in tetralogy of Fallot. J Am Coll Cardiol, 2013, 62: 2155–2166.

Vyas H, Johnson J, Eidem BW. Tetralogy of Fallot//Eidem BW, O'Leary PW, Cetta F. Echocardiography in Pediatric and Adult Congenital Heart Disease. 2nd edn. Philadelphia: Wolters Kluwer, 2015: 305–319.

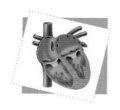

第 29 章
肺动脉瓣缺如

Brieann Muller, Sawsan Awad

肺动脉瓣缺如（absent pulmonary valve，APV）是一种罕见的先天性心脏畸形，常合并其他心脏畸形，如法洛四联症（TOF），确切的发病率尚不明确。APV 的主要解剖特征是肺动脉瓣缺如或发育不良（图 29.1~29.2）。这种瓣膜异常可单独存在（图 29.3~29.4），但非常罕见，或者同时合并其他心脏畸形。通常，当发育不良的肺动脉瓣合并对位不良型室间隔缺损、肺动脉扩张时，被称为肺动脉瓣缺如综合征。最常见的 APV 合并心脏畸形包括室间隔缺损、动脉导管缺如及 TOF。TOF 合并 APV 的发生率为 2%~6%，而大约 80% 的 APV 会同时合并 TOF。APV 极少合并三尖瓣闭锁。

APV 的发病率与肺动脉扩张程度相关，因为发育不良的瓣膜对合不良最终发生严重的肺动脉瓣狭窄和反流，导致肺动脉主干及分支异常扩张（图 29.1b、29.2a）。扩张的动脉导致

支气管受压，从而引起支气管软化甚至出生时严重呼吸窘迫。气道完全闭塞导致肺液潴留及心脏移位[1]。存活过新生儿期，可出现慢性阻塞性肺疾病。

近 20 年，有三项大样本病例系列报道 APV 胎儿及出生后存活率低于 20%[1]。心力衰竭是与 APV 相关的主要死亡原因，终止妊娠及宫内死亡也与其高死亡率有关（图 29.1）[2]。产前行胎儿超声心动图检查时发现扩张的右心及孤立的肺动脉反流应怀疑 APV（图 29.1c、图 29.3b）。胎儿期也可见肺动脉分支瘤样扩张（图 29.1b）。最终在新生儿期经胸超声心动图检查确诊。

APV 患者的管理涉及严谨的手术计划。手术修复包括肺动脉瓣置换及瘤样扩张的肺动脉壁折叠成形术。

Brieann Muller, Sawsan Awad

Section of Pediatric Cardiology, Rush University Medical Center, Chicago, IL, USA

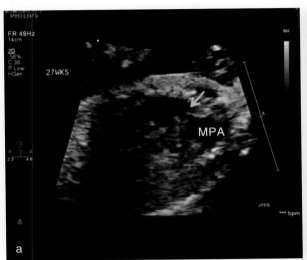
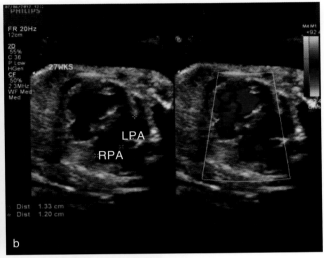
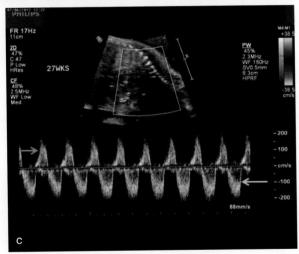

图 29.1　孕 27 周胎儿超声心动图检查，显示肺动脉瓣缺如伴法洛四联症。此胎儿发展为水肿，皮肤厚度增加，静脉导管异常及心胸比增大（未显示），最终导致胎死宫内。a. 二维图显示发育不良的肺动脉瓣（黄色箭头）及扩张的主肺动脉。b. 二维及彩色多普勒显示右肺动脉及左肺动脉扩张，为肺动脉瓣缺如综合征的特征。c. 频谱多普勒显示明显的肺动脉瓣反流（蓝色箭头；正向波，基线以上）及肺动脉瓣狭窄（黄色箭头；负向波，基线以下）。MPA：主肺动脉

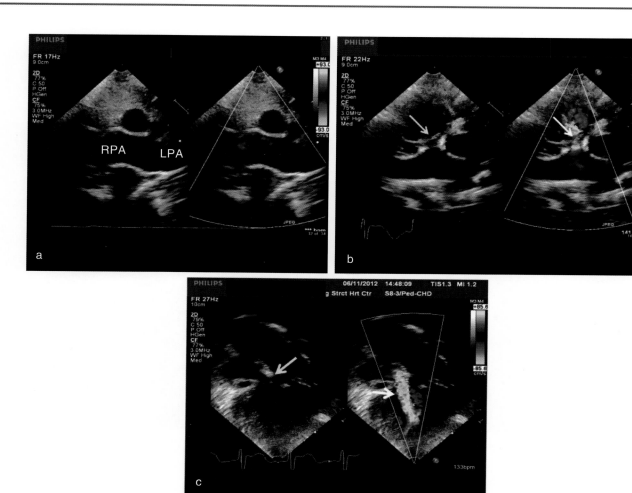

图29.2 患儿出生后经胸超声心动图检查示内脏反位、右位心、法洛四联症及肺动脉瓣缺如。a.高位胸骨旁短轴切面二维及彩色多普勒图显示肺动脉分支异常扩张。b.胸骨旁短轴切面二维及彩色多普勒图显示发育不良的肺动脉瓣（黄色箭头）及经瓣膜的前向湍流血流（白色箭头）。c.剑突下切面二维及彩色多普勒图显示发育不良的肺动脉瓣（黄色箭头）及明显的肺动脉瓣反流（红色为主，五彩镶嵌湍流；白色箭头）。RPA：右肺动脉；LPA：左肺动脉

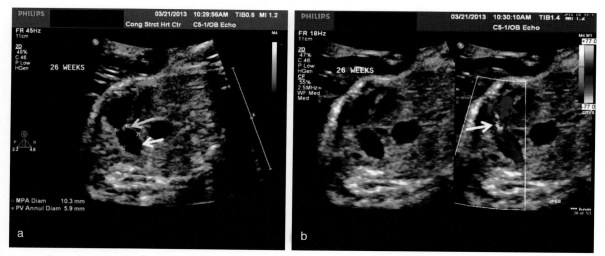

图29.3 孕26周的胎儿超声心动图图像，胎儿存在肺动脉瓣缺如及肌部室间隔缺损（未合并法洛四联症）。同时合并左侧膈疝并继发心脏移位。患儿出生时放置体外膜式氧合器（ECMO），并迅速修复膈疝。11d后由于继发肺实质发育不良终止ECMO支持治疗。a.二维超声图显示发育不良的肺动脉瓣（黄色箭头）及扩张的主肺动脉（白色箭头）。b.二维及彩色多普勒超声图显示肺动脉瓣反流（白色箭头）

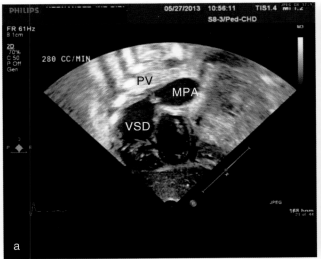

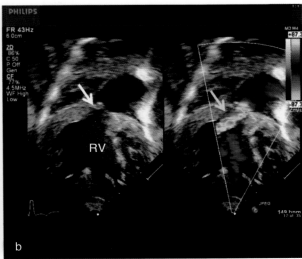

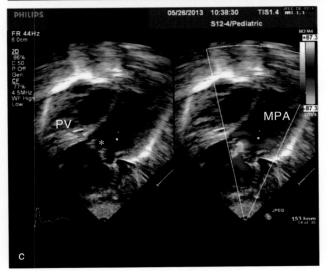

图 29.4　患儿出生后经胸超声心动图图像，与图 29.3 为同一患儿。a. 肺动脉瓣发育不良，肺动脉主干扩张，同时合并肌部室间隔缺损。需要注意的是 ECMO 流量在 280ml/min（全流量支持）时对患儿进行经胸超声心动图检查。b. 剑突下切面二维及彩色多普勒图显示明显的肺动脉瓣反流（黄色箭头）。清楚显示增厚、发育不良的肺动脉瓣（白色箭头），以及扩张、肥厚的右心室（*）。c. 剑突下切面二维及彩色多普勒图显示发育不良的瓣膜对合不良（黄色箭头），同时可见肺动脉主干异常扩张。PV：肺动脉瓣；MPA：肺动脉主干；VSD：室间隔缺损；RV：右心室

参考文献

[1] Wertaschnigg D, Jaeggi M, Chitayat D, et al. Prenatal diagnosis and outcome of absent pulmonary valve syndrome: contemporary single-center experience and review of the literature. Ultrasound Obstet Gynecol, 2013, 41: 162–167.

[2] Volpe P, Paladini D, Marasini M, et al. Characteristics, associations and outcome of absent pulmonary valve syndrome in the fetus. Ultrasound Obstet Gynecol, 2004, 24: 623–628.

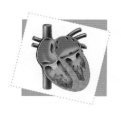

第 30 章
大动脉转位

Adam L. Dorfman

大动脉转位（transposition of great arteries，TGA）被定义为心室 – 大动脉连接不一致，即正常大动脉与心室关系的相反连接，左心室与肺动脉相连，右心室与主动脉相连。通常大动脉的空间位置也典型反位，主动脉位于肺动脉右前方，伴主动脉瓣下圆锥，导致主动脉和三尖瓣之间无纤维连接。然而，这些解剖细节可能有所不同。本章主要讨论 SDD 型 TGA，即内脏心房正位，心室右襻及大动脉右转位。这种病变通常被称为右襻型 TGA，或者完全型 TGA，或者 TGV（大血管转位），表示体循环和肺循环呈并联关系。先天性矫正型 TGA 将在第 31 章单独介绍。

该病变的典型解剖示意图如图 30.1 所示，注意主动脉位于右前上方，发自右心室；肺动脉位于左后下方，发自左心室；肺动脉和二尖瓣之间呈纤维连接，合并卵圆孔未闭（PFO）和动脉导管未闭（PDA）。

TGA 的病理生理学改变源于并联循环，低氧的体静脉血液再循环到主动脉，而富氧的肺静脉血液再循环到肺动脉。新生儿的存活依赖于这两个循环间血液的混合，常通过 PFO 和 PDA 的分流（图 30.1），约半数的病例通过室间隔缺损（VSD）分流，充分的血液混合对于全身的氧气输送至关重要。

合并心脏其他畸形发病率高，需要仔细诊断，VSD 是最常见的合并畸形，包括任何类型的 VSD，通常是肺动脉瓣下中 – 大型缺损（膜周型），也包括房室管型缺损、漏斗部（主动脉瓣下）缺损或肌部缺损，有时肌部缺损可能

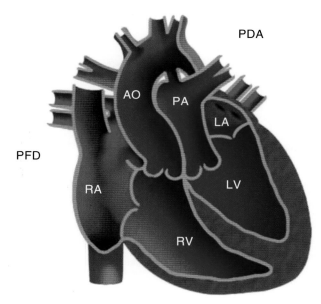

转位的大动脉

图 30.1 大动脉转位（SDD 型）示意图。心室 – 大动脉连接不一致，二尖瓣 – 肺动脉瓣纤维连续，三尖瓣和主动脉瓣由肌性圆锥分隔。房间隔缺损小，左心房至右心房分流，动脉导管未闭，主动脉至肺动脉分流。AO：主动脉；LA：左心房；LV：左心室；RA：右心房；RV：右心室；PA：肺动脉；PDA：动脉导管未闭；PFO 卵圆孔未闭

Adam L. Dorfman

Division of Pediatric Cardiology, University of Michigan Congenital Heart Center, C.S. Mott Children's Hospital, Ann Arbor, MI, USA

很小，并不需要手术干预。VSD 的存在并不能绝对保证静脉和动脉血的充分混合。与室间隔完整型相比，合并 VSD 的 TGA 有更多其他伴有畸形。虽然半月瓣可能狭窄，但更常见的是左心室流出道梗阻和肺动脉瓣狭窄。也可能合并肺动脉闭锁。若有主动脉瓣狭窄，则可能合并主动脉缩窄或主动脉弓中断。房室瓣可能出现异常，包括骑跨和跨越，有时可导致心室发育不全。冠状动脉起源异常较常见，主动脉和肺动脉更多见的是呈左 – 右并列，而不是前 – 后排列，冠状动脉起源的位置可能有很多，通常左冠状动脉主干起源于左侧主动脉窦并分叉，右冠状动脉起源于右侧主动脉窦（图 30.2）。当血管呈前 – 后位时，朝向探头的是主动脉后窦（无冠窦）[1]。最常见的异常是冠状动脉回旋支从右侧发出，通过肺动脉根部后壁进入左侧房室沟，任何一根冠状动脉都有可能壁内走行（在主动脉外膜内），会造成手术困难。

　　临床表现为典型的发绀和缺氧，当血液循环混合不充分时，新生儿缺氧和酸中毒可能迅速发展危及生命，需要紧急干预。相反，如果 PFO 和 PDA 是非限制性的，则临床表现为轻微

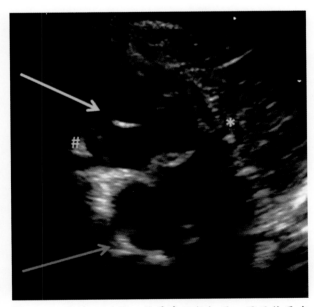

图 30.2　超声心动图：胸骨旁短轴切面，显示位于右前方的主动脉瓣（黄色箭头）和左后方的肺动脉瓣（绿色箭头）。右冠状动脉（#）和左冠状动脉（*）起源于主动脉窦部

发绀，VSD 较大时发绀也可能不明显。有趣的是，有些婴儿出院时因未发现发绀而未确诊。如果出院时没有诊断，室间隔完整的婴儿会出现进行性发绀，或在 PDA 关闭时生命垂危；伴有大型 VSD 的婴儿在出生后前几周将出现充血性心力衰竭的症状和体征，如果 PDA 在婴儿出院后关闭，若合并严重主动脉缩窄或主动脉弓中断将导致循环衰竭。

　　诊断通常从识别发绀开始。虽然新生儿的发绀症状有时不易发现，但美国卫生与公共服务部推荐，在出院前对新生儿进行统一的脉搏血氧饱和度测量，并得到美国儿科学会的支持[2]。这种检查可以在婴儿出院前进行，可挽救生命。围生期心脏检查结果很微妙，若没有合并畸形则无杂音。由于主动脉瓣位靠前，表现为典型的单一第二心音，心前区触诊不明显，心外病变比较罕见。围生期心电图一般正常，胸部 X 线检查也可以正常，但也可因大动脉前 – 后排列而出现纵隔变窄，以及可能的肺血管纹理增加，尤其是在合并 VSD 的情况下。

　　TGA 可以通过胎儿超声心动图确诊，但在胎儿超声筛查时很容易漏诊，因此即使有过正常的 Ⅱ 级超声筛查，在新生儿发绀的鉴别诊断中也应考虑到 TGA。超声心动图是出生后进行详细解剖结构诊断的主要手段。在紧急情况下，TGA 可以通过胸骨旁长轴切面检出平行走行的流出道（图 30.3）或剑突下冠状切面的结构扫查而发现。可以扫查看到肺动脉起源于左心室（图 30.4a），位于前方的主动脉起源于右心室（图 30.4b）。对于确诊这种紧急状况的新生儿，应评估房间隔缺损的大小（通常是 PFO），同时也需要评估主动脉弓和 PDA。此类新生儿大多数血流动力学稳定，需要超声心动图完整评估大动脉解剖，同时也需要详细评估其他解剖结构，特别是上述的心脏合并畸形。在进行超声心动图检查时，应首先考虑手术计划所需的细节，如果需要立即进行医疗处理或干预，可在患儿情况稳定后再完成剩余的超声

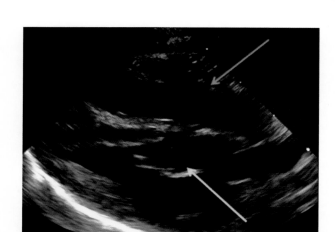

图 30.3 超声心动图：胸骨旁长轴切面显示平行走行的流出道，肺动脉从左心室后方发出（黄色箭头），主动脉从右心室前方发出（绿色箭头）。二尖瓣和肺动脉瓣之间纤维连接

心动图检查。特殊情况，如复杂的主动脉弓解剖，断层扫描成像（CT 或 MRI）有助于进一步描述解剖结构。侵入性血管造影很少用于诊断冠状动脉异常，超声心动图在绝大多数情况下可以提供完整的诊断。

对于室间隔完整型 TGA 新生儿，第一步治疗是注射前列腺素 E_1 以维持导管通畅。当合并导管依赖性病变，如主动脉弓中断或肺动脉闭锁时，也必须如此。在一些没有合并畸形的 TGA 病例中，如果伴有大的房水平分流，没有

PDA 也可以使血液充分混合。前列腺素输注可能引发呼吸暂停和（或）全身性低血压，因此密切监测必不可少，甚至可能需要气管插管。大剂量液体对低血压有益并可增加循环血液的混合。

TGA 与肺血管疾病有关，尤其是 VSD 处于体循环肺动脉压的情况下。这些患者 1 岁时发生肺血管病变非常普遍。然而，肺动脉高压在 TGA 新生儿中偶尔可见，无论是在矫正手术前还是术后，处理这种情况时，有时需要在重症监护吸入一氧化碳。

如果新生儿在房间隔水平血液混合不充分出现发绀，可以考虑行房间隔球囊造口术（BAS），第 63 章中有详细介绍。可以在导管室 X 线透视引导下进行，也可以在床边超声引导下进行（图 30.5）。BAS 的结果是扩大房间隔交通口（图 30.6），使得循环血液混合更好，氧合改善。这是一种暂时性手术，在最终手术矫正之前保持临床稳定。BAS 治疗后，有时氧合良好在等待手术期间可以停止输注前列腺素。

TGA 的首选手术是大动脉调转术（ASO），该手术最早由 Jatene 于 1976 年报道[3]，在 20 世纪 80 年代后期得到广泛应用，关于这个手术

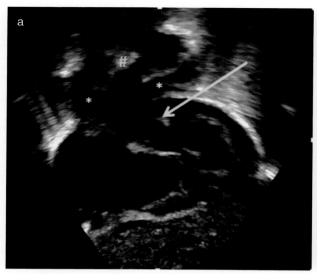
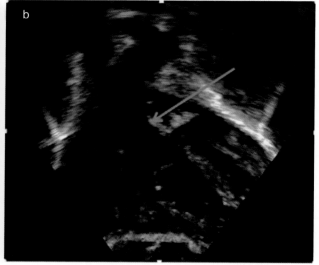

图 30.4 a. 超声心动图：剑突下冠状切面，显示肺动脉起源于左心室（黄色箭头）。可见肺动脉主干分叉（*），以及大的未闭动脉导管（#）。b. 向前扫查的剑突下冠状切面，显示从右心室发出的主动脉（绿色箭头）。三尖瓣和主动脉瓣之间缺乏纤维连续性

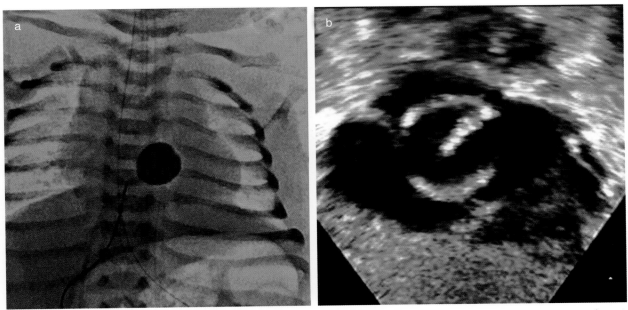

图 30.5　a. 左心房充气球囊的 X 线片，准备穿过房间隔进行房间隔球囊造口术。b. 球囊房间隔造口术前，超声心动图示球囊占据了左心房的大部分。房间隔紧贴在气囊导管上，受牵拉突向右心房

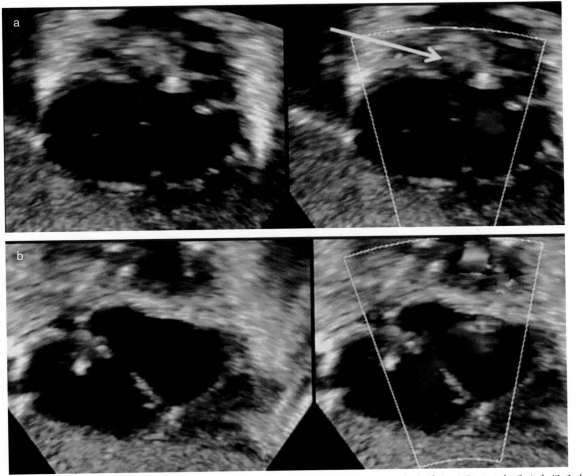

图 30.6　a. 超声心动图：剑突下冠状切面显示球囊房间隔造口前的房间隔，彩色多普勒图像显示卵圆孔未闭及左心房向右心房的红色分流。b. 同一患儿球囊房间隔造口术后，显示房间隔上增大的交通口，左心房向右心房分流束（红色）变宽

的详细描述见第 66 章。简言之，即将冠状动脉及周边组织"钮扣"状从因有主动脉切下，然后切断主动脉和肺动脉，将肺动脉拉至主动脉前方（称为 Lecompte 操作），再将冠状动脉"钮扣"重新"移栽"到新主动脉根部，同时处理合并畸形。ASO 手术通常在生后的前 2 周内进行，在某些情况下，不能进行 ASO 手术，最常见的是先天性肺动脉瓣畸形。TGA 合并肺动脉瓣狭窄或闭锁以及大的 VSD，尤其是膜周型或漏斗部缺损，首选替代手术方式为 Rastelli 手术，即左心室流出道通过修补 VSD 的补片隔于主动脉，而右心室则通过管道与肺动脉连接。

TGA 大动脉调转手术的短期和中期预后良好，在经验丰富的医疗中心，新生儿出院后的存活率普遍超过 95%。TGA 合并室间隔完整的死亡率略低于合并 VSD 及其他合并畸形，远期预后也是良好的[4]。可能需要再次干预的潜在解剖及血流动力学异常包括：

· 冠状动脉功能不全。

· 右心室流出道梗阻（通常为肺动脉瓣或瓣上狭窄）。

· 肺动脉分支狭窄。

· 新主动脉根部扩张。

· 新主动脉瓣反流。

参考文献

[1] Pasquini L, Sanders SP, Parness IA, et al. Coronary echocardiography in 406 patients with d-loop transposition of the great arteries. J Am Coll Cardiol, 1994, 24: 763–768.

[2] Mahle WT, Martin GR, Beekman RH Ⅲ, et al. Endorsement of health and human services recommendation for pulse oximetry screening for critical congenital heart disease. Pediatrics, 2012, 129: 190–192.

[3] Jatene AD, Fontes VF, Paulista PP, et al. Anatomic correction of transposition of the great vessels. J Thorac Cardiovasc Surg, 1976, 72: 364–370.

[4] Khairy P, Clair M, Fernandes SM, et al. Cardiovascular outcomes after the arterial switch operation for D-transposition of the great arteries. Circulation, 2013, 127: 331–339.

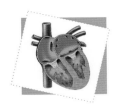

第31章
先天性矫正型大动脉转位

Camden L. Hebson, William L. Border

先天性矫正型大动脉转位（CCTGA）是一种包括房室连接不一致和心室 – 大动脉连接不一致的心脏解剖畸形，即解剖右心房通过二尖瓣与解剖左心室相连，左心室发出肺动脉；解剖左心房通过三尖瓣与解剖右心室相连，右心室发出主动脉。通常解剖左心室位于右侧，解剖右心室位于左侧（图 31.1~31.2）。在生理学上被描述为"先天矫正"的原因为血流动力学本质上是正常的，低氧的体静脉血被泵入肺循环，而高氧的肺静脉血被泵至全身。CCTGA 是较为少见的心脏畸形之一，据报道发病率约为先天性心脏畸形的 0.05%[1-2]。

形态学及合并畸形

通常心房位置正常，即右心房在右侧，左心房在左侧，心室左祥（否则就是心室左手拓扑）。当室间隔完整时，房室瓣在间隔上的附着点位置是相反的，在十字交叉位置，二尖瓣附着点位于右侧且明显高于位于左侧的三尖瓣附着点（图 31.2），肺动脉瓣和二尖瓣之间呈纤维连接（图 31.3）。此外，肺动脉瓣楔入房间隔和二尖瓣之间，导致房间隔与室间隔偏离（图 31.2）。冠状动脉的心外膜分布通常跟随

各自心室，因此右侧冠状动脉将显示左冠状动脉的形态学走行，其短主干分为前降支和回旋支；左侧冠状动脉为形态学上的右冠状动脉，发出漏斗支和缘支。前室间隔支动脉准确标记了肌部室间隔位置。房间隔和室间隔对位不良导致 CCTGA 中房室传导系统位置异常。房室结位于右心耳开口下方，在肺动脉 – 二尖瓣纤维

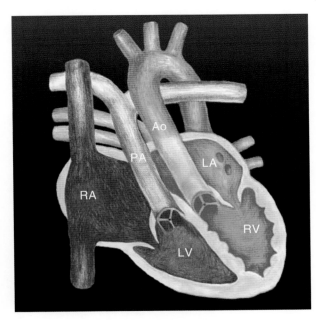

图 31.1 心尖四腔心切面示意图，房 – 室连接和心室 – 大动脉连接不一致，室壁光滑且位于右侧的为形态学左心室，心室反位。Ao：主动脉；LA：左心房；LV：左心室；PA：肺动脉；RA：右心房；RV：右心室

Camden L. Hebson[1], William L. Border[2]

1. Division of Cardiology, Department of Medicine, Emory University School of Medicine, Atlanta, GA, USA
2. Children's Healthcare of Atlanta Sibley Heart Center; Emory University School of Medicine, Atlanta, GA, USA

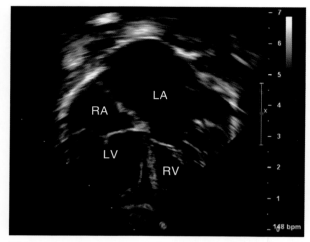

图 31.2 心尖四腔心切面的二维超声心动图，房间隔与室间隔相比两者成角度，不在一条直线，与二尖瓣相比，三尖瓣附着点距心尖较近，二尖瓣连接着室壁光滑的形态学左心室，提示心室位置相反。LA：左心房；LV：左心室；RA：右心房；RV：右心室

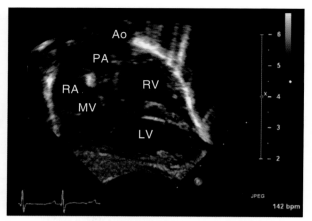

图 31.3 剑突下冠状切面的二维超声心动图，可以观察到解剖结构包括二尖瓣与肺动脉之间的纤维连续（无肺动脉瓣下圆锥），位于右侧室壁光滑的形态学左心室，以及呈并列走行的大血管（主动脉位于肺动脉左侧）。Ao：主动脉；LV：左心室；MV：二尖瓣；PA：肺动脉；RA：右心房；RV：右心室

连续区域外侧缘，这种传导系统的异常在手术修复关闭室间隔缺损时易于损伤。

90% 以上的 CCTGA 合并各类心内畸形，最常见的是室间隔缺损，其次是肺动脉流出道梗阻和三尖瓣异常[3]。大部分室间隔缺损为膜周型，位于肺动脉瓣下，可延伸至解剖左心室流入部（图 31.4），肌部、动脉下或圆锥下缺

损也可见到。肺动脉流出道梗阻可以发生在瓣膜水平和瓣下，瓣下梗阻可以是肌性或纤维性（图 31.5）。位于左侧的形态学三尖瓣可出现各种异常，最常见的是向心尖部移位，被称为Ebstein 畸形、三尖瓣增厚或发育不良，其特点是形态右心室流入部心房化，常伴三尖瓣反流（图 31.6）。

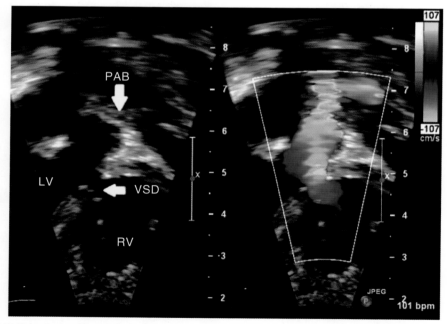

图 31.4 剑突下冠状切面的二维及彩色超声心动图对照图。可见室间隔缺损，肺动脉环缩减少了室间隔缺损口的分流。LV：左心室；PAB：肺动脉环缩；VSD：室间隔缺损；RV：右心室

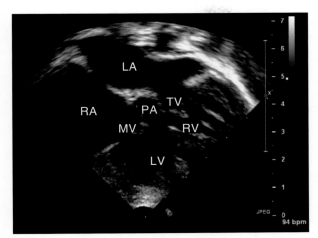

图 31.5　剑突下冠状切面的超声心动图，显示房室瓣水平肺动脉缺少瓣下圆锥结构并夹在左右房室瓣之间，导致肺动脉瓣下狭窄，可见二尖瓣与肺动脉之间的纤维连续。LA：左心房；LV：左心室；MV：二尖瓣；PA：肺动脉；RA：右心房；RV：右心室；TV：三尖瓣

临床表现

　　CCTGA 因为氧合良好，较晚才会出现症状，新生儿通常由于合并畸形而引起医疗关注。如合并室间隔缺损可能有杂音并出现症状性充血性心力衰竭。如果有明显的肺动脉瓣狭窄，可能会出现发绀和心脏杂音。心电图可以显示一些关键证据，如电轴左偏，右心前区导联存在 Q 波，而非左心前区导联（图 31.7）。先天性完全型房室传导阻滞可在宫内或在出生后观察到，在这种情况下，胸部 X 线无助于诊断，然而平直的左心边界消失可能反映了大动脉之间的位置更加趋于前后关系（图 31.8）。

　　超声心动图仍然是诊断 CCTGA 及其合并畸形的首选方法，尤其是对新生儿，其中比较有帮助的切面是心尖四腔切面，可以显示位于左侧的有较多肌小梁的形态学右心室以及位于右侧的室壁光滑的形态学左心室（图 31.2）。应仔细扫查形态学三尖瓣，以确保没有异常，如 Ebstein 样三尖瓣或 Ebstein 畸形（图 31.6）。在胸骨旁长、短轴切面仔细扫查室间隔有助于显示室间隔缺损，并仔细扫查左心室和右心室流出道，以排除任何流出道异常，如肺动脉瓣或瓣下狭窄。当合并主动脉缩窄时，还应注意观察主动脉弓部（图 31.9）。心脏磁共振成像（MRI）对新生儿的作用并不大，但随着年龄增长，尤其是对体循环右心室功能的定量评估至关重要。

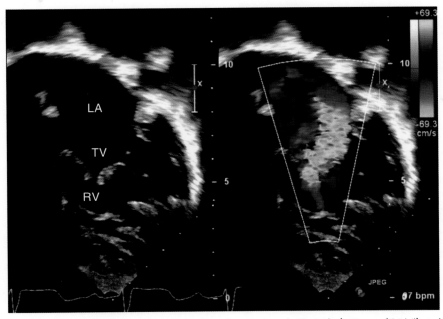

图 31.6　心尖四腔心切面的二维及彩色超声心动图对照图。显示三尖瓣下移畸形——解剖学三尖瓣附着点向心尖移位，合并三尖瓣瓣叶的发育不良，导致三尖瓣严重反流，注意有粗大小梁结构的解剖学右心室。LA：左心房；RV：右心室；TV：三尖瓣

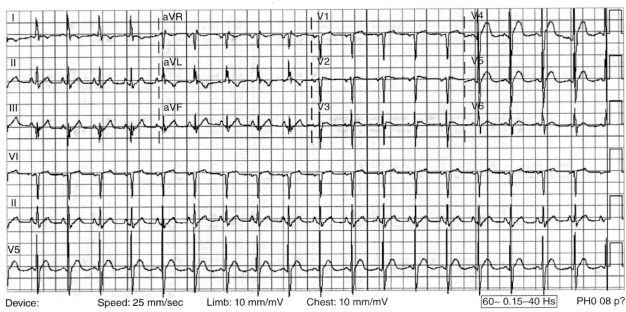

Device: Speed: 25 mm/sec   Limb: 10 mm/mV   Chest: 10 mm/mV   60~ 0.15–40 Hs   PH0 08 p?

图 31.7 先天性矫正型大动脉转位（CCTGA）新生儿的心电图显示电轴左偏，右侧心前区导联 Q 波，左侧心前区导联则没有

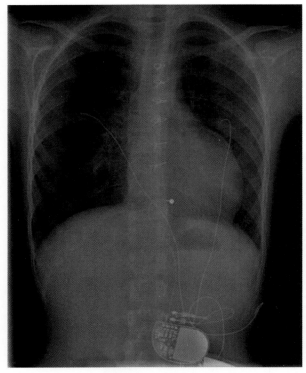

图 31.8 胸部正位 X 线片。显示平直的左心边界，胸骨旁的导线及单腔起搏器

预后与干预措施

对 CCTGA 预后的影响主要来自合并畸形

的存在和严重程度。单纯 CCTGA 患者，右心室支持全身血液循环数十年是可能的，50~70 岁首次被发现的病例非常罕见，然而大多数患者会发展为进行性右心室功能不全。一项针对成人 CCTGA 的研究表明，30 岁出现体循环右心室功能障碍和充血性心力衰竭很常见[4]。大约 10% 的婴儿 CCTGA 合并完全型房室传导阻滞，而成年后患病的风险会增加到 30%[5-6]。CCTGA 的医疗处置主要针对随着时间推移可能出现的体循环右心室衰竭[7]，进展型二度或三度房室传导阻滞时也需要安置起搏器。当临床诊断 CCTGA 时，并不意味着一定需要立即进行手术，如果新生儿有明显的室间隔缺损，则需要处理。一种方法是仅仅关闭室间隔缺损，并且保留右心室作为体循环心室。然而，随着越来越多的研究对体循环右心室长期可靠性的关注，一种新的方法目前正在许多中心应用，被称为"解剖矫正"或"双调转"手术，本质上是肺静脉血流重新回到形态学左心室和主动脉，体静脉血回到形态学右心室和肺动脉，从而达到正常的解剖循环路径。这包括采用 Senning 式房内板障将体静脉血流引入左心房即心房调

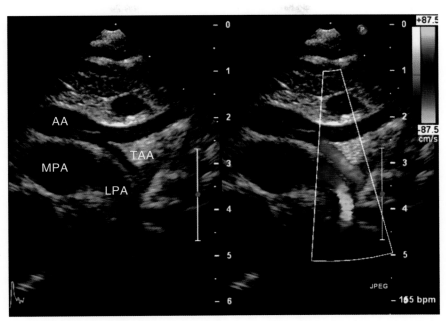

图 31.9　胸骨上窝长轴切面的二维及彩色超声心动图对照图，显示大血管呈并列走行，且主动脉位于前方，该病例主动脉弓发育不良伴缩窄。AA：升主动脉；LPA：左肺动脉；MPA：主肺动脉；TAA：主动脉横弓

转（图 31.10），以及动脉调转术，以改变心室流出路径（图 31.11）。因此，患有 CCTGA 和大型 VSD 的新生儿可以在 1 月龄时接受肺动脉环缩，然后在大约 10 个月进行双调转手术。最近研究表明，实施双调转手术可以获得良好的中期结果，目前报道的早期死亡率约为 5%，10 年存活率高达 95%，20 年存活率 83%[8-9]。儿童时期需要儿童心脏病专家的密切随访，而对于成人的监测处理则需要成人先天性心脏病专家。体循环右心室较典型的长期病程是右室功能逐渐下降和三尖瓣功能不全的加重，因此双调转手术似乎可以提供一些帮助。然而大家仍认为这是最佳选择，长期预后评估还需要进一步观察研究。

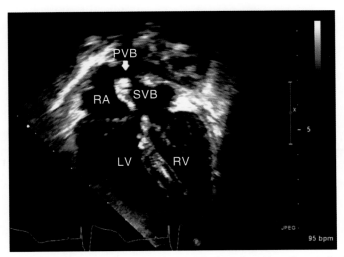

图 31.10　心尖四腔心切面的二维超声心动图，可显示双调转术中心房调转细节，注意肺静脉板障连至右侧形态学左心室，而体静脉板障向右心房，将体静脉血由右向左隔入形态学右心室。LV：左心室；PVB：肺静脉板障；RA：右心房；RV：右心室；SVB：体静脉板障

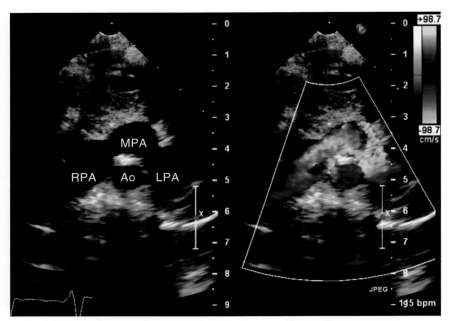

图31.11 胸骨上窝短轴切面二维及彩色超声心动图对照图。显示双调转术Lecompte操作后的解剖学状态。主肺动脉已经向前移位，肺动脉分支覆盖新构建的升主动脉。Ao：主动脉；LPA：左肺动脉；MPA：主肺动脉；RPA：右肺动脉

参考文献

[1] Ferencz C, Rubin JD, McCarter RJ, et al. Congenital heart disease: prevalence at livebirth. The Baltimore-Washington Infant Study. Am J Epidemiol, 1985, 121 (1): 31–36. PubMed PMID: 3964990.

[2] [No authors listed] Report of the New England Regional Infant Cardiac Program. Pediatrics, 1980, 65 (2 Pt 2): 375–461. PubMed PMID: 7355042.

[3] Warnes CA. Transposition of the great arteries.Circulation, 2006, 114 (24): 2699–2709. PubMed PMID: 17159076.

[4] Graham TP Jr, Bernard YD, Mellen BG, et al. Long-term outcome in congenitally corrected transposition of the great arteries: a multi-institutional study. J Am Coll Cardiol, 2000, 36 (1): 255–261. PubMed PMID: 10898443.

[5] Friedberg DZ, Nadas AS. Clinical profile of patients with congenital corrected transposition of the great arteries: a study of 60 cases. N Engl J Med, 1970, 282 (19): 1053–1059. PubMed PMID: 5438426.

[6] Huhta JC, Maloney JD, Ritter DG, et al. Complete atrioventricular block in patients with atrioventricular discordance. Circulation, 1983, 67 (6): 1374–1377. PubMed PMID: 6851033.

[7] Graham TP Jr, Markham L, Parra DA, et al. Congenitally corrected transposition of the great arteries: an update. Curr Treat Options Cardiovasc Med, 2007, 9 (5): 407–413. PubMed PMID: 17897570.

[8] Langley SM, Winlaw DS, Stumper O, et al. Midterm results after restoration of the morphologically left ventricle to the systemic circulation in patients with congenitally corrected transposition of the great arteries. J Thorac Cardiovasc Surg, 2003, 125 (6): 1229–1241. PubMed PMID: 12830039.

[9] Hiramatsu T, Matsumura G, Konuma T, et al. Long-term prognosis of double-switch operation for congenitally corrected transposition of the great arteries. Eur J Cardiothorac Surg, 2012, 42 (6): 1004–1008. PubMed PMID: 22551964.

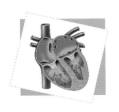

第 32 章
永存动脉干

Michael C. Mongé, Osama Eltayeb, Andrada Popescu, Carl L. Backer

永存动脉干（CAT，也称为动脉干）是一种罕见的先天性心脏病，即一根大动脉骑跨于室间隔之上同时供应体循环、肺循环及冠状动脉循环。几乎所有患者都合并有非限制性室间隔缺损（VSD）。在胚胎发育过程中，动脉干分隔、旋转失败，未能形成肺动脉在前和主动脉在后。与其他圆锥动脉干畸形一样，CAT 与22q11 微缺失和 DiGeorge 综合征相关。

Collett 和 Edwards[1] 最早根据肺动脉起源对 CAT 进行分型（1949）（图 32.1，上排）：Ⅰ型为主肺动脉起源于永存动脉干左侧，Ⅱ型为肺动脉分支分别起源永存动脉干后壁且距离较近，Ⅲ型为肺动脉分支分别起源于永存动脉干侧壁。1976 年 Van Praagh 对该疾病的分型[2]（图32.1，下排）中 A1 等同 Collett 分型中的 Ⅰ 型。Collett 的 Ⅱ 型（肺动脉分支分别起源永存动脉干的后壁）和 Ⅲ 型（肺动脉分支分别起源永存动脉干侧壁）一起归为 Van Praagh 分型中的 A2型。A3 型为一支肺动脉闭锁，肺脏由侧支循环供血。A4 型合并主动脉弓中断。

最近 Russell 等 [3] 提出将 CAT 分型简化为主动脉优势型或肺动脉优势型，笔者目前采用该分类法（图 32.2）。这种简单实用的分类可以统筹永存动脉干现有的不同分型，强调了决定手术预后的主要形态学因素。

共同动脉瓣通常为三叶瓣（60%），但也可能是四叶瓣（25%）或二叶瓣（5%）。室间隔缺损位于动脉干下方。25% 的 CAT 为右位主动脉弓，通常伴镜像头臂动脉分支。动脉导管未闭通常不存在，一旦发现动脉导管未闭通常合并主动脉弓中断（B 型多见）。可以合并冠状动脉起源和分布异常，通常左冠状动脉位置较高，靠近肺动脉开口。也可能存在单个冠状动脉开口。

CAT 主要病理生理特征是大的左向右分流，并随着肺血管阻力的下降而增加。室间隔缺损水平动脉血与静脉血混合。由于肺血管系统压力和容量超负荷，同时伴有收缩期和舒张期分流，最早在 6 个月发生肺血管阻塞性病变。25% 的患者会出现共同动脉瓣反流，其中严重者占 5%，影响已经容量超负荷的心室。舒张期共同动脉瓣反流及肺循环的低阻力导致体循环和冠脉循环严重灌注不足。此外，心室舒张末期压力升高将进一步损害心内膜下灌注。共同动脉瓣狭窄罕见，尽管由于通过共同动脉瓣的血流增加，可能在手术矫治前出现生理性共同动脉瓣狭窄。

患儿通常在出生后最初几周出现杂音、呼

Michael C. Mongé, Osama Eltayeb, Andrada Popescu, Carl L. Backer

Division of Cardiovascular-Thoracic Surgery, Ann & Robert H. Lurie Children's Hospital of Chicago, and Department of Surgery, Northwestern University Feinberg School of Medicine, Chicago, IL, USA

Collett & Edwards

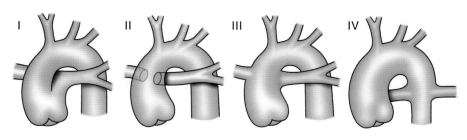

Van Praagh

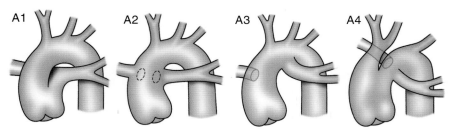

图 32.1　上排：1949 年 Collett 和 Edwards 的永存动脉干（动脉干）分型。下排：1976 年 Van Praagh
的永存动脉干分型

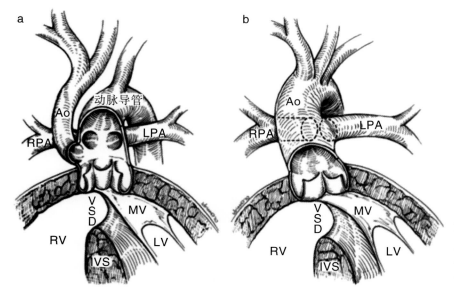

图 32.2　Russell 的永存动脉干简化分型。该图显示尸检标本中观察到的永存动脉干肺动脉或主动脉占优势的基本特征。a. 主动脉弓中断，或严重主动脉缩窄，发现肺动脉起源自心包内肺动脉干的任一侧。b. 主动脉优势型的明显特征，肺动脉从永存动脉干的左侧和背侧分别发出但彼此靠近。此外肺动脉发出位置更靠前，并向肺门延伸。Ao：主动脉；LPA/RPA：左／右肺动脉；PA：肺动脉；RV：右心室；VSD：室间隔缺损；LV：左心室；MV：二尖瓣；VSD：室间隔

吸急促和呼吸困难。一般不会出现发绀，一旦出现则提示肺血管阻力（PVR）增加。随着进行性充血性心力衰竭，可出现多汗及生长发育障碍。可以在胸骨左缘闻及心脏收缩期杂音。共同动脉瓣大量反流时可能出现舒张期杂音。第二心音单一，除了发现充血性心力衰竭（如肝大）外，还可观察到水冲脉。胸部 X 线检查显示心脏扩大、肺充血。如果长期存在肺血管

阻塞性疾病，肺纹理可能会减少。心电图显示双心室肥大。随着肺血管阻塞性疾病进展，右心室动力将占主导地位。

超声心动图可以判断 CAT 类型，并观察共同动脉瓣的发育情况。胸骨旁长轴切面可显示共同动脉骑跨在室间隔缺损上。可以确定冠状动脉的起源及其与肺动脉主干的距离。此外，还应注意胸腺。先进的医学成像计算机断层辅

助血管成像技术（CTA）可以提供更准确的肺动脉起源和冠状动脉位置的解剖学细节，有助于制订手术方案。对于一些晚期患者可能需要进行心导管检查以测量 PVR。

1968 年 McGoon[4] 在梅奥诊所首次报道了 CAT 修复术，即通常说的"Rastelli"手术（关闭室间隔缺损并行右心室 – 肺动脉管道连接术）。基于 Ebert 等 [5] 的研究，目前建议应对 CAT 早期手术干预。

我们对所有新生儿 CAT 出院前均实施修复手术。手术是通过正中胸骨切开和低温体外

循环完成的 [6]。双腔静脉插管并经右上肺静脉放置左心房引流。开始体外循环时，阻闭左、右肺动脉防止舒张期血流反流进入肺部。适当降温后，给予冷血停搏液。确定肺动脉从 CAT 的发出位置并充分游离、切断肺动脉（图 32.3）。升主动脉残留缺口用戊二醛处理的心包片修补。偶尔也会采用完全横断升主动脉的方法。切开主动脉需要检查共同动脉瓣。可以用一个小的直角钳通过共同动脉瓣在右心室表面定位，切开右心室。在灌注第二次心脏停搏液后（主动脉已经修复），完成左心室到共同

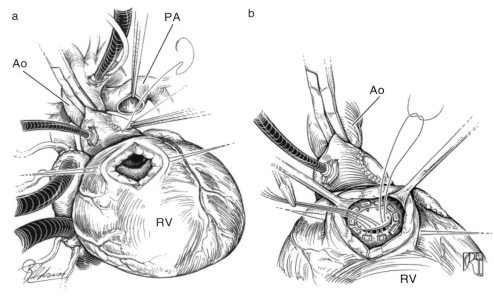

图 32.3　a. 肺动脉与动脉干断开，主动脉采用聚四氟乙烯（PTFE）补片重建以避免冠状动脉并发症。b. 室间隔缺损的跨室闭合采用涤纶补片间断带垫片缝合。Ao：主动脉；PA：肺动脉；RV：右心室

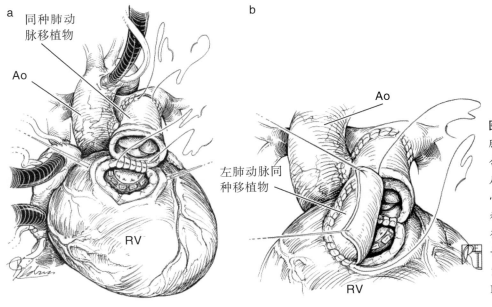

图 32.4　a. 将同种肺动脉移植物远端与肺动脉吻合，并将同种移植物近端后 1/3 部分直接缝合到右心室切口的上缘。b. 同种移植物带帽技术。用已获得同种移植物的左肺动脉部分做补片覆盖修复右室前壁。Ao：主动脉；RV：右心室

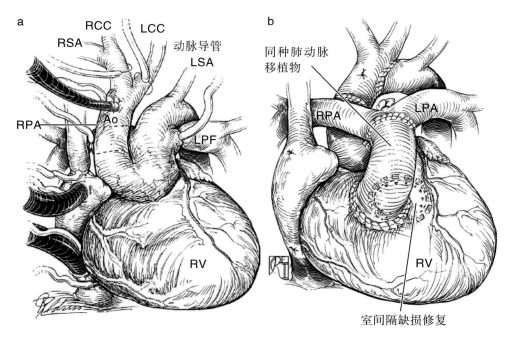

图 32.5 a.建立主动脉及双腔静脉引流的心肺转流并阻断左、右肺动脉（束带收紧）。通过开放的动脉导管进行下肢供血。b.完全修复永存动脉干及主动脉弓中断。直接进行主动脉弓重建，不用任何异体材料。Lecompte 操作有助于右心室到肺动脉的连接。Ao：主动脉；LCC/RCC：左 / 右颈总动脉；LPA/RPA：左 / 右肺动脉；LSA/RSA：左 / 右锁骨下动脉；RV：右心室

动脉瓣的室缺修补。对于新生儿，我们使用经戊二醛处理的心包片修补缺损。最后，通过同种带瓣管道连接右心室切口与横断的肺动脉完成手术（图 32.4）。常使用适当大小的来自供体的同种肺动脉移植物，也可以使用 Contegra 管道（牛颈静脉移植物）。有时因延时关胸，胸部切口必须连续几天使用硅胶皮肤贴膜覆盖。图 32.5 为伴主动脉弓中断的永存动脉干修复术。

术后治疗强调控制 PVR，24~48h 保持患儿机械通气和镇静，最好所有患者应用一氧化氮治疗。如果术后 PVR 升高，可选择小的房间隔开窗保持右向左分流。更换管道需要二次手术，有时需要修复关闭不全的共同动脉瓣。单纯 CAT 修复术死亡率为 9%，CAT 伴主动脉弓中断修复术为 24%，CAT 合并共同动脉瓣修复术为 30%，主动脉弓中断伴瓣膜修复为 60%。影响术后死亡率的最大因素是主动脉弓中断和严重共同动脉瓣关闭不全。

参考文献

[1] Collett RW, Edwards JE. Persistent truncus arteriosus: a classification according to anatomic types. Surg Clin North Am, 1949, 29: 1245–1270.

[2] Van Praagh R. Classification of truncus arteriosus communis (TAC). Am Heart J, 1976, 92: 129–132.

[3] Russell HM, Jacobs ML, Anderson RH, et al. A simplified categorization for common arterial trunk. J Thorac Cardiovasc Surg, 2011, 141: 645–653.

[4] McGoon DC, Rasteli GC, Ongley PA. An operation for the correction of truncus arteriosus. JAMA, 1968, 205: 69–73.

[5] Ebert PA, Turley K, Stanger P. Surgical treatment of truncus arteriosus in the first 6 months of life. Ann Surg, 1984, 200: 45–456.

[6] Russell HM, Pasquali SK, Jacobs JP, et al. Outcomes of repair of common arterial trunk with truncal valve surgery: a review of the society of thoracic surgeons congenital heart surgery database. Ann Thorac Surg, 2012, 93: 164–169.

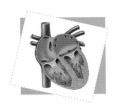

第33章
二尖瓣瓣器发育异常

Shubhika Srivastava

单纯二尖瓣（MV）发育异常很少见，其超声心动图检查及先心病尸检发生率分别为 0.5% 和 0.42%[1]。Andreas Vesalius 将二尖瓣称为僧帽瓣，因其外形类僧帽[2]。

正常二尖瓣瓣器

瓣环分隔左心房与左心室。它分为与主动脉瓣纤维连接的前瓣环和较大的、占瓣环周长 2/3，大小易受压力变化改变的后瓣环。瓣环呈马鞍形，前、后方凸起，两侧连接处凹陷[3]。

二尖瓣是不对称双叶结构，由与主动脉相连的前瓣叶（AL）以及扇形后叶或侧瓣叶（PL）共同组成，前瓣与主动脉的左冠瓣和无冠瓣相连。

前瓣：居瓣周前 1/3，占瓣叶总横截面积的 2/3，形成左心室流出道（LVOT）底部。它无分叶或裂缝，瓣叶对合面被分成相应的三段，分别为 A1、A2 和 A3。

后瓣：占瓣周后 2/3，较浅，有两个天然裂隙，将其分成三个部分，从侧面到中间分为 P1、P2 和 P3。

瓣叶交界：是由二尖瓣叶对合形成的平面或半圆线。它分为前外侧交界或上交界（较小）和后内侧或下交界。

腱索是瓣叶与乳头肌之间的连接，与三尖瓣不同，二尖瓣腱索未与心室间隔直接连接（除非合并二尖瓣前瓣裂或骑跨）。

一级腱索连接瓣叶游离缘至其下方的乳头肌，对瓣叶对合至关重要。二级支撑腱索接入心室侧面的粗糙区域，对维持瓣叶几何形态至关重要。后瓣的三级基部腱索连接于左室后壁，呈环状，对心室几何形态至关重要。

两组乳头肌位于其相应的瓣叶对合交界区下，并通过腱索连接瓣叶。后内侧乳头肌组有两个或多个支或束，由右冠状动脉供血。前外侧乳头肌通常是单束，位于近端或上部，并且由左前降支和左旋支动脉双重供血。

胚胎学

MV 于妊娠第 4 周开始发育。二尖瓣后叶由外侧心内膜垫发育，前瓣源自上、下心内膜垫左侧部分。腱索也起源于心内膜垫。乳头肌则由心室肌分化而来。

Shubhika Srivastava

Division of Pediatric Cardiology, Mount Sinai Medical Center, New York, NY, USA

二尖瓣瓣器及瓣叶畸形

瓣叶畸形

二尖瓣脱垂

二尖瓣脱垂（MVP）定义为心室收缩期瓣叶脱入左心房并超出瓣环水平。在婴儿期及新生儿期马方综合征功能不全中罕见。MVP可继发于乳头肌梗死、左冠状动脉异常起源于肺动脉的左室功能障碍，以及右心室容量超负荷（如房间隔缺损）导致的MV环几何结构变形的儿童患者。

超声心动图：由于瓣环呈鞍形，采用心尖四腔切面时MVP可能会漏诊。诊断MVP必须在胸骨旁心室长轴切面（PLAX），显示心室收缩期二尖瓣瓣叶位置超过瓣环水平。

二尖瓣裂

二尖瓣裂通常见于房室间隔缺损或其他复杂先天性心脏病，如大动脉转位。单纯二尖瓣前叶裂很少见。瓣叶裂隙的附着部分可导致LVOT梗阻。当合并房室间隔缺损，裂隙指向流入间隔（图33.1）。在单纯二尖瓣裂或合并其他非房室间隔缺损时，裂隙指向主动脉根部（图33.2）。瓣裂再向前对着右冠瓣叶时则与LVOT梗阻相关。

后瓣裂很少发生，可能涉及后瓣任何部分，文献报道，经常发生后瓣中部或P2部位[4-5]。

超声心动图：胸骨旁或剑突下短轴切面可以明确是否存在瓣裂及有无反流。

双孔二尖瓣

单纯双孔二尖瓣较罕见，但经常在房室间隔缺损和其他左心梗阻性病变中伴发。双孔二尖瓣是指单一瓣环一分为二且存在两个孔，其开口指向左心室（图33.3）。两个孔通常大小相等（图33.4），其中15%功能正常。一项系列研究显示44%的病例后内侧孔较小[4]，而另一组二尖瓣畸形患者的超声心动图检查中发现较小的前外侧孔占优势[1]。超过1/3患者没有功能性改变，反流约43%，狭窄约13%，两者均有约6.5%[6]。

二尖瓣瓣上环

该病变最初被认为是Shone综合征（主动

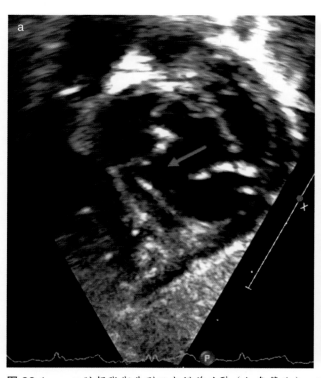
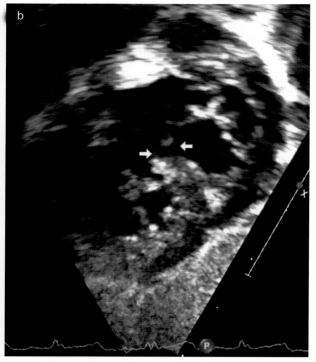

图33.1　a.心脏舒张期典型二尖瓣前叶裂（红色箭头）。b.心脏收缩期典型二尖瓣前叶裂（白色箭头）

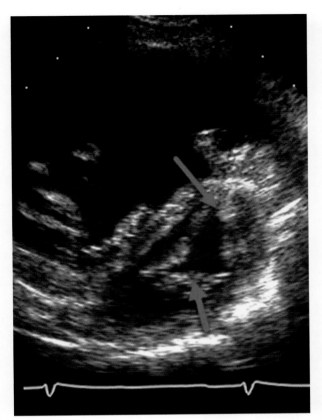

图 33.2　不典型二尖瓣前叶裂（红色箭头）。裂隙朝向左心室流出道。绿色箭头显示二尖瓣后叶

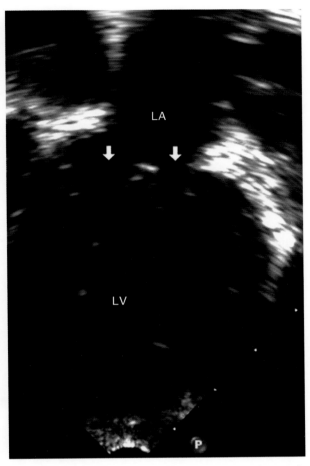

图 33.3　心尖四腔切面显示双孔二尖瓣，两个孔用白色箭头标记。LA：左心房；LV：左心室

脉缩窄、主动脉瓣下狭窄、降落伞型二尖瓣）的一部分，并且通常合并其他先天性心脏病，如室间隔缺损和左心梗阻性病变，很少孤立发生。瓣上环为纤维隔膜，起源于二尖瓣，位于左心耳下方。该病表现为两种类型，第一种纤维膜起自二尖瓣瓣环。这有别于三房心，其隔膜起自瓣环平面上方，将左心房分成两个腔，左心耳位于隔膜下方（图 33.5）。第二种类型表现为更靠近二尖瓣的纤维薄膜，位于二尖瓣瓣叶的漏斗状流入口，多合并二尖瓣瓣器异常和降落伞型二尖瓣（图 33.6）[7]。瓣上环可以是完整型、圆形或部分型，通常进行性狭窄。

二尖瓣的 Ebstein 样畸形

1976 年，Ruschhaupt[4] 描述了第一例形态学二尖瓣的 Ebstein 样畸形。该病仅影响瓣膜后叶，并且左心房房化部分不会变薄，患者会出现二尖瓣反流。

二尖瓣副瓣

副瓣组织见于二尖瓣前叶，常导致左室流出道梗阻及二尖瓣反流。

二尖瓣重复畸形

这是一种非常罕见的畸形，它与双孔二尖瓣的不同之处在于存在两个独立相邻的二尖瓣瓣器结构，包括瓣环、瓣叶和瓣下支持结构。患儿出现二尖瓣反流比二尖瓣狭窄更常见。

腱索和乳头肌畸形

腱索畸形

二尖瓣拱廊或吊床

二尖瓣拱廊是指非常短的腱索或乳头肌直接连接瓣叶（图 33.7）。外科医生从左心房面观察像吊床样改变。腱索异常导致瓣叶运动受限，同时出现狭窄和反流 [8-9]。

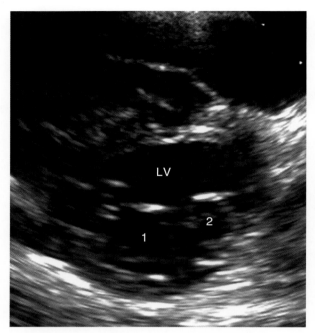

图33.4　胸骨旁短轴切面显示双孔二尖瓣的两个孔（标记1和2）。LV：左心室

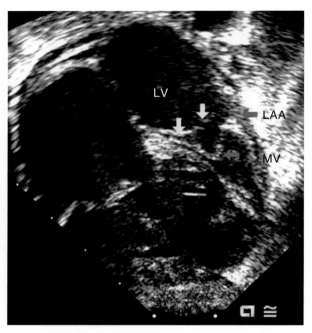

图33.5　二尖瓣环上方可见三房心（黄色箭头），膜性分隔左心房。左心耳位于隔膜下方。LAA：左心耳；LA：左心房；MV：二尖瓣

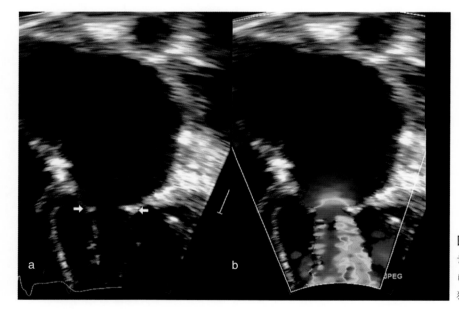

图33.6　a.二尖瓣瓣上环（白色箭头）位于二尖瓣叶上方。b.彩色多普勒显示舒张期混叠流速与狭窄程度一致

二尖瓣横跨

　　二尖瓣横跨是指其支撑腱索与2个心室相连。通常合并对位不良或流出型室间隔缺损以及圆锥动脉干畸形，如右室双出口或大动脉转位；也常合并左心发育不良综合征（图33.8）。需要与二尖瓣骑跨区分，后者指两个心室匀流入二尖瓣，而正常二尖瓣腱索仅附着于左心室。

乳头肌异常（最常见畸形）

降落伞型二尖瓣

　　该病的特征是二尖瓣腱索附着于一组乳头肌或融合的单一乳头肌上（图33.9）。当同时具有两组乳头肌时，后内侧乳头肌群占优势。常合并其他左心梗阻性病变及二尖瓣瓣上环。绝大多数单纯降落伞型二尖瓣患者二尖瓣狭窄呈渐进性加重。完全型共同房室间隔缺损可能

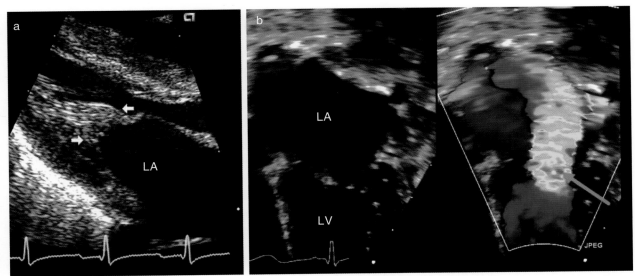

图33.7　a.经胸骨旁长轴切面显示拱形二尖瓣，瓣叶通过短的腱索或直接连至乳头肌（箭头）。b.（左侧）超声心动图心尖切面二维显示拱形二尖瓣，（右侧）彩色多普勒血流显示重度二尖瓣反流。LA：左心房；LV：左心室

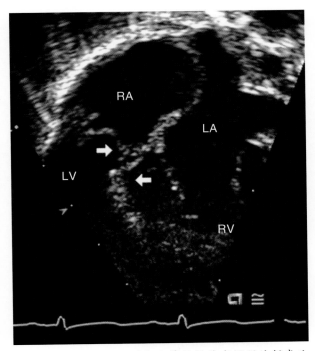

图33.8　先天性矫正型大血管转位伴室间隔缺损患儿超声心动图的心尖四腔切面，右图显示二尖瓣骑跨（白色箭头）。注意左图右心室腱索连接。RA：右心房；LA：左心房；RV：右心室；LV：左心房

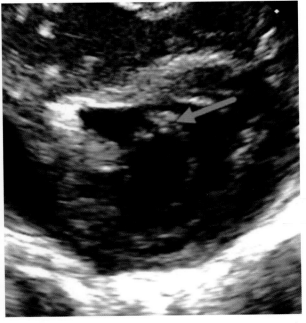

图33.9　胸骨旁短轴切面显示降落伞型二尖瓣伴腱索附着在一个前乳头肌群（红色箭头）

合并左室侧壁一组乳头肌或间距较窄的两组侧壁乳头肌。

先天性二尖瓣狭窄

超声心动图报道该病发生率为0.18%[1]。先天性二尖瓣狭窄包括二尖瓣瓣叶增厚伴开放受限和舒张期穹顶样改变，腱索短伴近距离乳

头肌（二尖瓣拱廊）和左室心内膜弹力纤维增生症。极端情况表现为左心发育不良综合征伴严重二尖瓣环发育不良[10-11]。

超声心动图评估二尖瓣狭窄

二尖瓣环直径的Z值可以确定瓣膜大小和术后预后情况。彩色多普勒超声心动图评估二尖瓣狭窄程度时可能因心房间分流而低估，因VSD而高估。左心房和左心室功能、顺应性、

每搏输出量以及心率会影响二尖瓣口血流及跨瓣压差。

通过平均压差进行二尖瓣狭窄定量分析仅与儿童心导管检查获得的跨瓣压差匹配，利用压力半衰期计算二尖瓣面积与用 Gorlin 公式计算的二尖瓣面积相关性很差[1]。评估病情严重程度和干预时间需要根据临床症状和肺动脉高压进行指导。

超声心动图评估二尖瓣反流

目前还没有对二尖瓣反流进行定量分析的儿科指南，二尖瓣反流的复杂机制和多发反流束对现行美国超声心动图指南的应用提出了挑战[12]。左心房和左心室收缩功能和顺应性也影响二尖瓣反流程度。

对二尖瓣反流机制、左心房及左心室大小与肺动脉高压相关性，左室壁张力等详细的超声心动图评估及临床症状均可用于指导外科干预时机。

结　论

综上所述，二尖瓣瓣器是一组复杂的血流动力学装置。瓣环胚胎发育异常包括瓣环发育不良至二尖瓣瓣上环。瓣叶解剖异常可导致脱垂、连枷、二尖瓣裂、二尖瓣拱廊或降落伞型二尖瓣。瓣下结构异常导致二尖瓣骑跨。大多数二尖瓣瓣器畸形常伴其他先天性心脏病，患者常表现为瓣膜反流（72%）多于狭窄（13%），或者两者均有（15%），瓣膜病变程度对发病率和死亡率影响显著[4]。手术时年龄、肺动脉高压程度和二尖瓣瓣器异常的类型对预后有显著影响，外科治疗首选二尖瓣修复而非瓣膜置换[10,13]。

参考文献

[1] Banerjee A, Kohl T, Silverman NH. Echocardiographic evaluation of congenital mitral valve anomalies in children. Am J Cardiol, 1995, 76 (17): 1284–1291.

[2] Asante-Korang A, O'Leary PW, Anderson RH. Anatomy and echocardiography of the normal and abnormal mitral valve. Cardiol Young, 2006, 16 (Suppl 3): 27–34.

[3] Silbiger JJ. Anatomy, mechanics, and pathophysiology of the mitral annulus. Am Heart J, 2012, 164(2): 163–176.

[4] Seguela PE, Houyel L, Acar P. Congenital malformations of the mitral valve. Arch Cardiovasc Dis, 2011, 104 (8–9): 465–479.

[5] Seguela PE, Brosset P, Acar P. Isolated cleft of the posterior mitral valve leaflet assessed by real-time 3D echocardiography. Arch Cardiovasc Dis, 2011, 10 (5): 365–366.

[6] Zalzstein E, Hamilton R, Zucker N, et al. Presentation, natural history, and outcome in children and adolescents with double orifice mitral valve. Am J Cardiol, 2004, 93 (8): 1067–1069.

[7] Anderson RH. When is the supravalvar mitral ring truly supravalvar? Cardiol Young, 2009, 19 (1): 10–11.

[8] Remenyi B, Gentles TL. Congenital mitral valve lesions: correlation between morphology and imaging. Ann Pediatr Cardiol, 2012, 5 (1): 3–12.

[9] Parr GV, Fripp RR, Whitman V, et al. Anomalous mitral arcade: echocardiographic and angiographic recognition. Pediatr Cardiol, 1983, 4 (2): 163–165.

[10] Del Nido PJ, Baird C. Congenital mitral valve stenosis: anatomic variants and surgical reconstruction. Semin Thorac Cardiovasc Surg Pediatr Card Surg Annu, 2012, 15 (1): 69–74.

[11] Ruckman RN, Van Praagh R. Anatomic types of congenital mitral stenosis: report of 49 autopsy cases with consideration of diagnosis and surgical implications. Am J Cardiol, 1978, 42 (4): 592–601.

[12] Zoghbi WA, Enriquez-Sarano M, Foster E, et al. Recommendations for evaluation of the severity of native valvular regurgitation with two-dimensional and Doppler echocardiography. J Am Soc Echocardiogr, 2003, 16 (7): 777–802.

[13] Selamet Tierney ES, Pigula FA, Berul CI, et al. Mitral valve replacement in infants and children 5 years of age or younger: evolution in practice and outcome over three decades with a focus on supra-annular prosthesis implantation. J Thorac Cardiovasc Surg, 2008, 136 (4): 954–961, 961.e1–3.

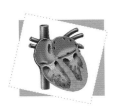

第34章
左心发育不良综合征

Aaron Bell, Hannah Bellsham-Revell

左心发育不良综合征（HLHS）是指左心不能支持全身循环的一组发育不良性病变[1]。

如果不进行手术矫治，大多数新生儿会在30d内死亡。活产儿发病率为0.16‰~0.27‰[2-3]。病因不明，但被认为是多因素相关。已报道的遗传相关性包括13-三体、18-三体[4-5]、Turner综合征（45 Xo）和Jacobsen综合征（11q末端缺失），此外还与二叶式主动脉瓣的家族史有关[6]。

解　剖

经典HLHS为二尖瓣和主动脉瓣狭窄或闭锁伴左心室发育不良（图34.1a）。

最极端类型包括二尖瓣和主动脉闭锁，在超声心动图上难以识别左心室（在解剖中有时可以发现残余心室）并且完全没有经左心的前向血流。

残余升主动脉发出冠状动脉。在非均衡性房室间隔缺损（图34.1b）和右室双出口伴二尖瓣狭窄/闭锁和室间隔缺损（图34.1c）中也可见重度主动脉发育不全或闭锁。

二尖瓣狭窄伴主动脉闭锁，胎儿发育期间左心室有一定程度充盈，左心室发育不良但心肌肥厚，通常表现为球形。二尖瓣狭窄和主动脉瓣狭窄与轻度左心室发育不良相关，但左心室仍不足以支持体循环。这通常表现为"左心临界值"并且与左心室心内膜纤维化（心内膜弹力纤维增生症）相关。图34.2显示了这3种亚型。

几乎所有患者升主动脉和主动脉横弓都是异常的。前向血流没有或很少时，升主动脉内径减小，测值仅为1~2mm。当主动脉存在前向血流时，升主动脉可能较粗但仍然发育不良。主动脉横弓通常发育不良，并可能存在节段性缩窄。

其他类型先天性心脏病也有可能导致HLHS。例如，房室间隔缺损可能为非均衡型，其左室流入道瓣膜以及左心室小（有或没有主动脉梗阻），有些不能行双心室修复而需要按HLHS治疗。

二尖瓣闭锁或狭窄也可能合并右室双出口和室间隔缺损。这种情况下几乎没有血流进入左心室，左心室通常发育不良，但是可以有经右心室通过室间隔缺损进入主动脉的前向血流。最终，由于二尖瓣和左心室发育不良，这些患儿需要按HLHS治疗。

可伴发其他结构畸形，大约10%的HLHS合并双上腔静脉[7]，这对于新生儿期治疗而言可能并不重要，但与后期姑息治疗有关。大多

Aaron Bell, Hannah Bellsham-Revell

Department of Paediatric Cardiology, Evelina Children's Hospital, London, UK

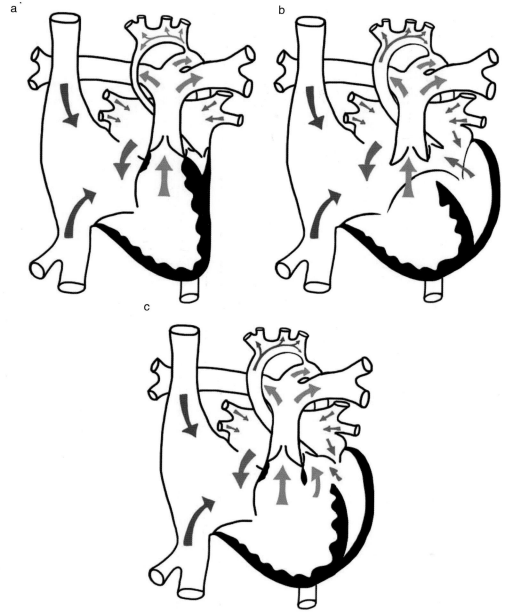

图 34.1　a.未手术的经典左心发育不良综合征。b.非均衡性房室间隔缺损。c.二尖瓣狭窄／闭锁伴室间隔缺损及右室双出口

数患儿的肺静脉回流正常，肺静脉回流异常时则与手术治疗相关。由于经二尖瓣到左心室血流没有或受限，则肺静脉血液必须回流入右心室，因此需要建立心房间非限制性交通。在二尖瓣狭窄和主动脉闭锁患者中，偶尔可见小的冠状动脉瘘进入左心室。除了升主动脉和横弓发育不良外，还可以有其他动脉弓异常，如右锁骨下动脉异常。

生理学

分娩后，为了维持心排血量，必须有足够的血流通过动脉导管和房间隔。如果产前已经明确诊断，应该在患儿出生后立即开始注射前列腺素 E_2 保持动脉导管通畅。确诊前如果动脉导管收缩，则全身血流减少，不治疗将导致器

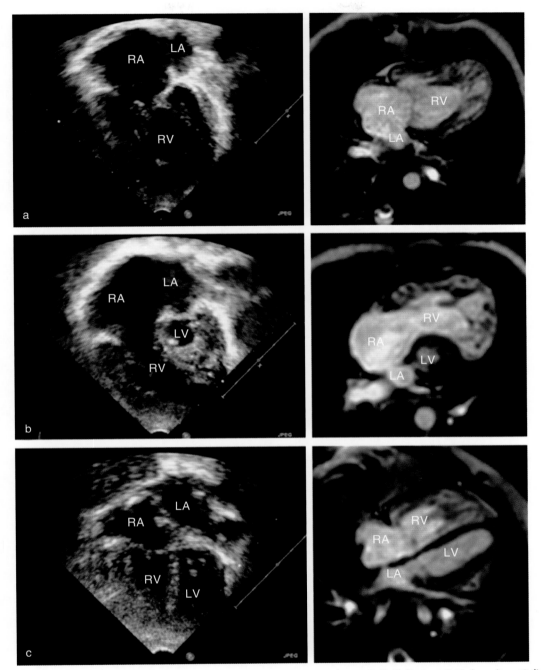

图 34.2　超声心动图（左栏）和 MRI（右栏）所示 HLHS 不同亚型。a. 狭缝样或无可见的左心室，通常与二尖瓣和主动脉闭锁相关。b. 球状 LV，通常与二尖瓣狭窄和主动脉闭锁有关。c. "临界值" 左心伴轻度左室发育不全、二尖瓣及主动脉瓣狭窄。LA：左心房；LV：左心室；RA：右心房；RV：右心室

官灌注受损、酸中毒、休克，甚至死亡。心房间分流不足很少见，否则会导致心排血量减少，氧饱和度下降和休克。胎儿超声心动图可以诊断不充分或限制性心房分流[8]，这时需要及时分娩和产后立即治疗。

刚出生时肺循环和体循环血管阻力相仿，

体、肺循环间血流平衡。随着肺血管阻力下降，肺血流量增加。体循环血流减少将损伤末梢器官功能，而且冠状动脉血流减少将导致心肌缺血，右心室功能受损并进一步导致心排血量减少。

当肺血流增加时，被称为 "肺循环过度"。

其早期临床指标包括全身氧饱和度高，呼吸急促和舒张压低，最终导致外周血管灌注减少，低血压、酸中毒和休克。应避免降低肺血管阻力，如给氧。当肺过度循环明显时，可能需要控制性机械通气，允许一定程度的高碳酸血症保持肺血管阻力以及使用正性肌力药物支持。

诊　断

目前 HLHS 产前诊断越来越普遍，并给予相应的产前咨询和治疗方案，包括在具有治疗条件的医疗中心进行分娩[9]。出生后患儿可能在常规筛查中发现临床征象或四肢氧饱和度异常。然而，临床表现通常在动脉导管关闭导致心血管系统崩溃后出现。这些婴儿通常有短暂的喂养下降和呼吸困难病史。

框表 34.1 列出了 HLHS 的主要临床征象。心血管检查显示整体脉搏减弱伴灌注不良。通常第二心音单一且无额外杂音。如果经左心或小的动脉导管存在一些前向血流，可能会听到杂音。四肢血压降低。即使有经主动脉瓣的前向血流，氧饱和度依然有不同程度降低。

心电图通常显示右心室占优势并发生应变（尽管正常的新生儿中也可能出现相似表现），也可能显示缺血征象。

胸部 X 线片可能显示正常或肺充血及心脏扩大，这取决于循环系统的平衡和心脏功能。

超声心动图是诊断的主要手段（图 34.3）。建议采用节段分析法（框表 34.2），特别需要注意体、肺静脉连接、心房水平分流、动脉导管及右心室功能和三尖瓣反流，后两者

均与死亡率增加有关[10]。不仅仅是新生儿期，在整个生命周期中对右心室功能的评估都很重要，而且在 HLHS 中比正常心脏评估更具挑战。最常用的方法是主观视觉评估，但这有很大的局限性，其参考价值取决于操作者的经验[11]；也有其他评估右心室功能的方法，但尚未经过验证，参考价值有限（图 34.4）。

心脏磁共振成像或计算机断层扫描不是 HLHS 初步诊断的常规检查方法，但其可提供更多的信息有助于制订如肺静脉引流或主动脉弓解剖异常等手术计划（图 34.5）。

治　疗

考虑到 HLHS 的严重程度，存在高死亡率或其他严重畸形的高风险，以及预后不确定，产前确诊后一些父母选择终止妊娠。其他父母可能在分娩后不愿意积极干预，而选择同情或舒适照顾。HLHS 主要手术方式是 Norwood 手术，随后过渡到 Fontan 循环。新生儿期心脏移植仍然是一种选择，但因可供移植器官数量严重受限，因此在许多国家并不认为这是可行的治疗选择。

Norwood 手术（图 34.6a）在 20 世纪 80 年代早期开始使用，它使右心室成为供应体循环的心室。包括主动脉重建，即离断主肺动脉近端与主动脉弓吻合，同时用同种异体管道加宽扩大主动脉（形成新主动脉）。为了保证冠状动脉血流，原始主动脉与新主动脉行 Damus-Kaye-Stansel 吻合。房间隔切除以保证心房间无限制分流。然后通过无名动脉到右肺动脉进行

框表 34.1　左心发育不良综合征临床表现

呼吸急促和呼吸窘迫	末梢器官损伤
全身脉搏减弱	·肾脏和肝脏受损
体循环灌注受损	·癫痫
心前区体征通常不存在，但通常有单一的第二心音	·坏死性小肠结肠炎
氧饱和度可以降低或正常，如果主动脉瓣有前向血流则氧饱和度具有差异性	

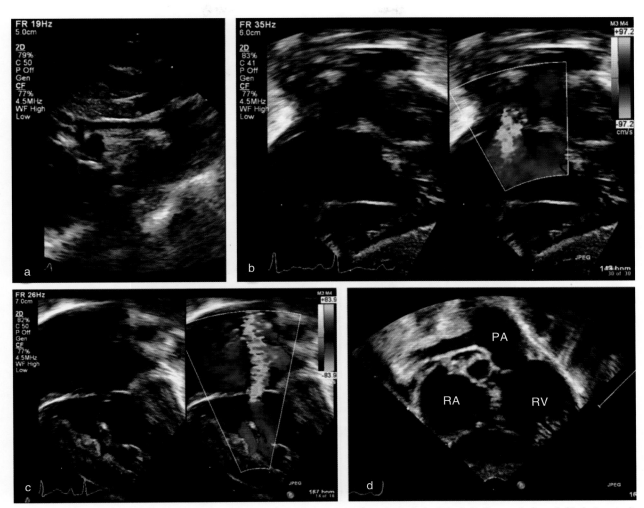

图 34.3 HLHS 超声心动图表现。a. 升主动脉细窄。b. 限制性心房间分流的湍流血流信号。c. 重度三尖瓣反流。d. 右心室的剑突下斜切面。PA：肺动脉；RA：右心房；RV：右心室

框表 34.2　左心发育不良综合征超声心动图评估

体静脉与肺静脉的连接及引流	右心室收缩功能（图 34.4）：
心房分流	·主观评估
左心结构：二尖瓣，左心室，主动脉瓣，升主动脉：	·三尖瓣环收缩期位移，面积变化分数
·结构	·先进技术：组织多普勒，斑点追踪，三维超声心动图
·大小	肺动脉瓣：
·功能	·狭窄／反流
·心内膜弹力纤维组织增生症	肺动脉分支大小
三尖瓣：	动脉导管开放及血流方向
·形态	主动脉弓解剖及大小
·功能	

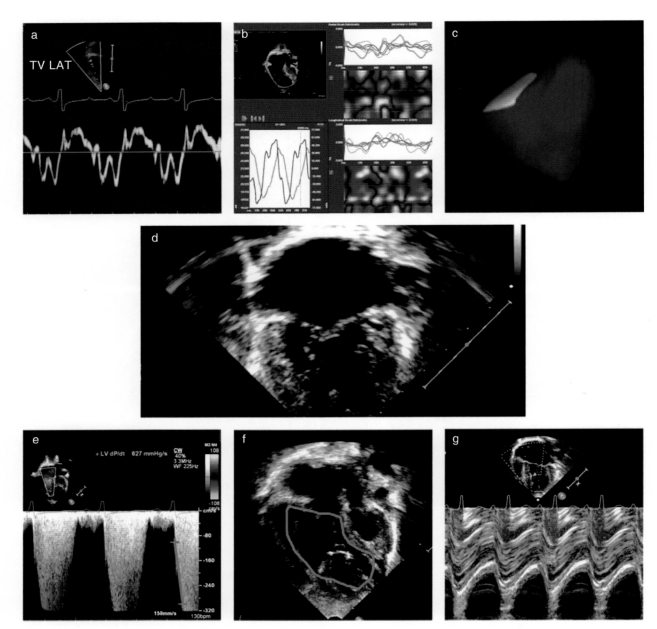

图 34.4　HLHS 中右心室功能的评估方法。a. 组织多普勒。b. 斑点追踪。c. 三维超声心动图。d. 主观视觉评估。e. 压力 / 时间的变化（dP/dT）。f. 面积变化分数（FAC）。g. 三尖瓣环收缩期位移（TAPSE）

改良 Blalock-Taussig 分流术或从右心室到肺动脉建立一个无瓣管道连接，建立肺血供（改良 Sano 术；图 34.6b）。

　　近来采用一种作为 Norwood 手术早期姑息性治疗的替代方法。这种杂交手术包括使用支架保持动脉导管开放，同时通过双侧肺动脉环缩限制肺血流（图 34.6c）。该手术需要开胸，但不需要体外循环。这有利于低出生体重或心血管系统崩溃的婴儿，还可作为那些左心大小处于临界值但却希望能够进行双心室修复术的患者过渡期治疗方式[12]。当患儿无法实现双心室循环时，最终还是需要进行 Norwood 手术，无论是单一术式还是合并实施上腔静脉 – 肺动脉吻合术。在 Norwood 手术或杂交手术之后，患儿血液循环是混合的，血氧饱和度将取决于肺循环与体循环血流比值，理想的情况应该在 75%~85%。

　　最终目的是实现 Fontan 循环，包括将

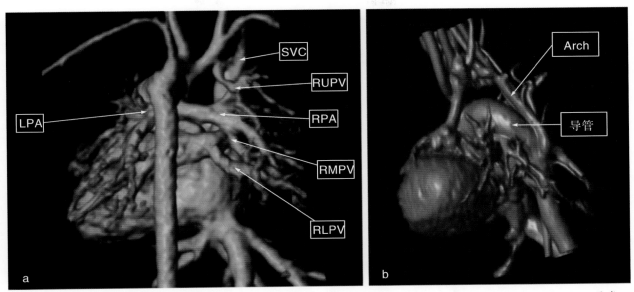

图 34.5　a. MRI 显示 Norwood 手术前，右上肺静脉异常引流至上腔静脉。b.CT 显示主动脉弓解剖结构明显异常。LPA：左肺动脉；RLPV：右下肺静脉；RMPV：右中肺静脉；RPA：右肺动脉；RUPV：右上肺静脉；SVC：上腔静脉；Arch：主动脉弓

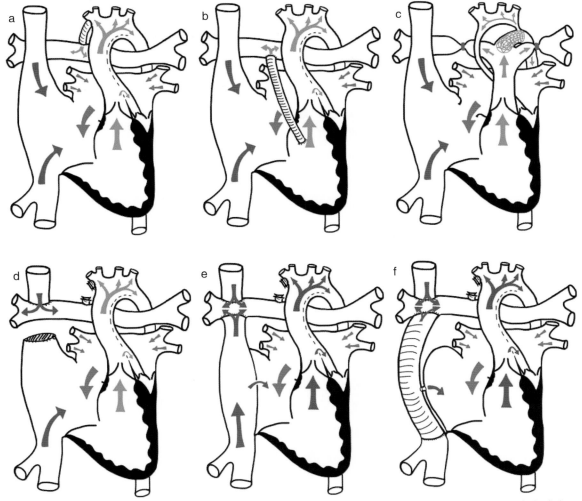

图 34.6　HLHS 外科手术方式。a. 经典 Norwood 手术。b.Norwood 术式结合改良的 Sano 手术。c. 杂交手术。d. 上腔静脉 – 肺动脉吻合术。e. 建立侧通道 Fontan 循环。f. 建立心外管道 Fontan 循环

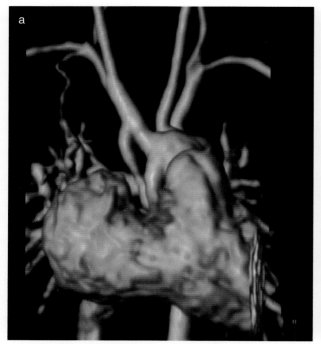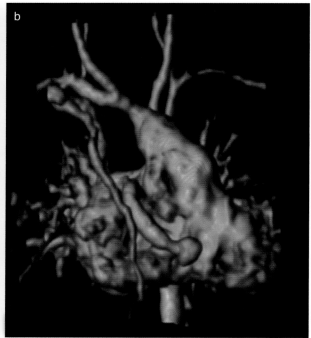

图 34.7 经典 Norwood 手术（a）和改良的 Sano 手术（b）后，行上腔静脉肺动脉吻合术之前进行 MRI 检查

上腔静脉和下腔静脉直接连接到肺动脉（图 34.6d~f）。这通常分为两次进行。第一次在患儿 3~6 个月时，第二次在 2~5 岁，取决于不同医院。每次手术前均需要进行评估，通常包括临床评估，超声心动图检查和 MRI（图 34.7）或心脏导管术[13]。在完成 Fontan 手术前，必须评估肺动脉压力，可以在心导管检查中直接测量或通过 MRI 检查中心静脉压（颈内静脉）来评估[7,14]。

预　后

HLHS 是一种极其严重的先天性心脏病，病死率高。出生后，由于循环血流不平衡引起急性循环衰竭危及生命，有些婴儿甚至无法存活至进行首次姑息治疗。初次姑息手术的死亡率为 10%~35%[1]。鉴于 Norwood 手术或杂交手术后循环的不稳定性，患儿在上腔静脉 – 肺动脉连接之前有猝死的风险。其发病机制可能是急性分流梗阻，循环系统失平衡导致肺循环过度和（或）进行性心肌功能受损。腔 – 肺连接和 Fontan 手术相关的死亡率较低。

HLHS 分期姑息性治疗导致右心室作为单一的体循环心室。右心室在解剖学或生理学上无法长时间支持高压力的全身循环系统并且会随着时间而衰竭。但是对任何患者都无法预测该情况何时发生。许多儿童患者在 Fontan 手术后可以存活至青少年期，常见并发症是运动耐力下降，此外可能伴有其他并发症，如心律失常、血栓形成、蛋白质丢失性肠病和纤维素性支气管炎。对于右心室衰竭和 Fontan 手术失败的患者，心脏移植仍然是一种选择，但与其他原因需要心脏移植相比，其预后较差。

参考文献

[1] Barron DJ, Kilby MD, Davies B, et al. Hypoplastic left heart syndrome. Lancet, 2009, 374: 551–564.

[2] Botto LD, Correa A, Erickson JD. Racial and temporal variations in the prevalence of heart defects. Pediatrics, 2001, 107: E32.

[3] Homan JI, Kaplan S. The incidence of congenital heart disease. J Am Coll Cardiol, 2002, 39: 1890–1900.

[4] Allan LD, Sharland G, Milburn A, et al. Prospective diagnosis of 1,006 consecutive cases of congenital heart disease in the fetus. J Am Coll Cardiol, 1994, 23: 1452–

1458.

[5] Raymond R, Simpson J, Sharland G, et al. Fetal echocardiography as a predictor of chromosomal abnormality. Lancet, 1997, 350: 930.

[6] Hinton R, Martin L, Rame-Gowda S, et al. Hypoplastic left heart syndrome lins to chromosomes 10q and 6q and is genetically related to bicuspid aortic valve. J Am Coll Cardiol, 2009, 53: 1065–1071.

[7] Bellsham-Revell HR, Tibby S, Bell A, et al. Serial magnetic resonance imaging in hypoplastic left heart syndrome gives valuable insight into ventricular and vascular adaptation. J Am Coll Cardiol, 2013, 61 (5): 561–570.

[8] Vida V, Bacha EA, Larrazabal LA, et al. Hypoplastic left heart syndrome with intact or highly restrictive atrial septum: surgical experience from a single center. Ann Thorac Surg, 2007, 84: 581–585.

[9] Kipps AK, Feuille C, Azakie A, et al. Prenatal diagnosis of hypoplastic left heart syndrome in current era. Am J Cardiol, 2011, 108: 421–427.

[10] Altmann K, Printz BF, Solowiejczky DE, et al. Two-dimensional echocardiographic assessment of right ventricular function as a predictor of outcome in hypoplastic left heart syndrome. Am J Cardiol, 2000, 86: 964–968.

[11] Bellsham-Revell HR, Simpson J, Miller O, et al. Subjective evaluation of right ventricular systolic function in hypoplastic left heart syndrome: how accurate is it? J Am Soc Echocardiogr, 2012, 26: 52–56.

[12] Venugopal PS, Luna KP, Anderson DR, et al. Hybrid procedure as an alternative to surgical palliation of high-risk infants with hypoplastic left heart syndrome and its variants. J Thorac Cardiovasc Surg, 2010, 139: 1211–1215.

[13] Muthurangu V, Taylor AM, Hegde SR, et al. Cardiac magnetic resonance imaging after stage I Norwood operation for hypoplastic left heart syndrome. Circulation, 2005, 112: 3256–3263.

[14] Fogel MA. Is routine cardiac catheterization necessary in the management of patients with single ventricles across staged Fontan reconstruction? No! Pediatr Cardiol, 2005, 26: 154–158.

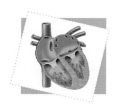

第 35 章
主动脉狭窄

Salwa Gendi, Ra-id Abdulla

主动脉瓣狭窄

定 义

主动脉瓣狭窄（AVS）是左心室流出道（LVOT）梗阻的最常见形式。其他 LVOT 梗阻病变包括主动脉瓣下狭窄和主动脉瓣上狭窄。在新生儿期出现的先天性 AVS 可能是孤立的，也可能是其他影响左心结构综合征的一部分，如 Shone 综合征或左心发育不良综合征。

发病率

AVS 在儿童期及青春期比婴儿期更常见。活产婴儿中发生率为 0.004%~0.34%，在婴儿重症先天性心脏病中排名第 16 位。发病率随着年龄的增长而增加，在 30 岁时成为仅次于室间隔缺损的第二大常见的先天性心脏病。

病 理

AVS 由于主动脉瓣环小，主动脉瓣叶融合或瓣叶增厚导致主动脉瓣口变小。多数情况下，AVS 是由以上这些病理改变共同导致的。

主动脉瓣膜融合导致瓣口减小或偶尔偏心。此外，主动脉瓣环有可能发育不良。AVS 通常是二叶瓣，40% 瓣叶不对称；并可能在 AVS 中伴 LVOT 或主动脉瓣上水平的梗阻。10% 的 AVS 为主动脉瓣下狭窄，50% AVS 合并主动脉瓣关闭不全。二叶主动脉瓣患者中仅一小部分会进展为 AVS。因此，大多数 AVS 是先天性的，而不是二叶主动脉瓣进展的结果。二叶主动脉瓣进展为 AVS，左右瓣尖交界融合比前后瓣尖交界融合的预后更差。发生 AVS 时，瓣口偏心比瓣口在中央的预后更差。

病理生理学

AVS 导致跨瓣压力阶差，从而升高左心室压力。后期出现左心室肥厚，并最终由于心肌质量增加和冠状动脉血流减少而导致左心室缺血。

跨主动脉瓣高速喷射血流冲击可能导致升主动脉扩张。而二叶主动脉瓣发生主动脉根部扩张，可能与 AVS 无关，病因尚不清楚，可能与升主动脉管壁结构异常有关。

AVS 出现主动脉瓣反流时会加速左心室扩张和左心衰竭，主要由于 AVS 引起压力超负荷及左心室容积超负荷[1]。

Salwa Gendi[1], Ra-id Abdulla[2]
1.University of Mississippi Medical Center, Jackson, MS, USA
2.Department of Pediatrics, Section of Pediatric Cardiology, Rush University Medical Center, Chicago, IL, USA

自然病程

轻度 AVS 一般不会进展，而中重度通常会进行性加重。0.3% 的患儿会发生亚急性细菌性心内膜炎。AVS 亦可能发生猝死，主要发生于严重狭窄和有症状患者。

临床表现

AVS 新生儿期通常没有症状。心脏杂音是最常见的主动脉瓣疾病的征象。

症状仅限于因心排血量减少的严重 AVS 患者，表现为容易疲劳（新生儿营养不良）、呼吸短促、脸色苍白和出汗，以及四肢湿冷。

重度 AVS 早期出现心排血量不足和心力衰竭需要立即治疗，可以通过球囊扩张术或外科手术来缓解血流梗阻。

重度 AVS 的瓣叶通常较厚且交界粘连伴小主动脉瓣环。左心室可能很小，某些情况下无法提供足够的心输出量。重度 AVS 升主动脉通常也较细或发育不良，也可能存在主动脉缩窄。

左心室可能存在心内膜弹力纤维组织增生，影响左心室顺应性，使其产生足够心排血量的有效性进一步降低。卵圆孔未闭允许左向右分流但却以降低心脏输出量为代价。动脉导管未闭（PDA）允许右向左分流，即使可能引起发绀，但可改善心排血量。

大龄儿童中，重度 AVS 很少导致心力衰竭。患儿可能会出现与运动相关的胸痛、头晕或晕厥。但有充分证据表明重度 AVS 虽罕见，但可能导致剧烈运动中猝死。

体格检查可触及明显震颤，特别是在胸骨上切迹及右侧第二肋间隙。听诊时第一心音正常，收缩期喷射性喀喇音后出现粗糙的递增递减型杂音（图 35.1）。除重度 AVS 外，一般第二心音（S2）是正常的，其中主动脉瓣关闭（A2）将延迟，继发于左心室收缩，导致逆分裂或单一 S2。半数 AVS 患者出现主动脉瓣反流引起的舒张早期递减型杂音。

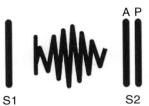

图 35.1　AVS 听诊特征为第一心音（S1）正常，收缩期喷射喀喇音后出现收缩期递增递减粗糙杂音，强度通常为 3/6 或更响。除了重度 AVS，第二心音（S2）通常是正常的，其中 S2 的主动脉成分可能延迟或消失。舒张期心音正常，除非主动脉瓣反流也导致早期递减型杂音。如果收缩期杂音的强度为 4/6 或更响，会扪及心前区震颤

心电图

轻度至中度 AVS 时心电图（ECG）一般正常。重度 AVS 心电图显示左心室扩大，甚至可能显示左心室劳损，特别是在下侧壁导联（图 35.2）。

心电图变化反映了心肌的慢性劳损而不是静息时的严重程度，这与静息时通过超声心动图或心导管检查测量压力阶差评估的严重程度形成对比。

胸部 X 线检查

出现左心室衰竭之前，胸部 X 线检查可以表现正常。包括心脏大小、左心室边界、心尖指向等均正常。主动脉瓣狭窄后扩张可能较为明显。

超声心动图

胸骨旁大血管短轴切面显示主动脉瓣环直径可能很小。主动脉瓣收缩期穹顶样隆起，可观察到瓣尖融合（图 35.3~35.4）。

右冠瓣和左冠瓣融合将影响左右交界，右冠瓣和无冠瓣融合影响前后交界。彩色多普勒显示跨瓣的混叠湍流信号（图 35.5）。

重度 AVS 可出现左心室肥厚（图 35.6）。左冠瓣和无冠瓣融合极为罕见。评估跨主动脉瓣的压力阶差最好通过心尖五腔或三腔切面或

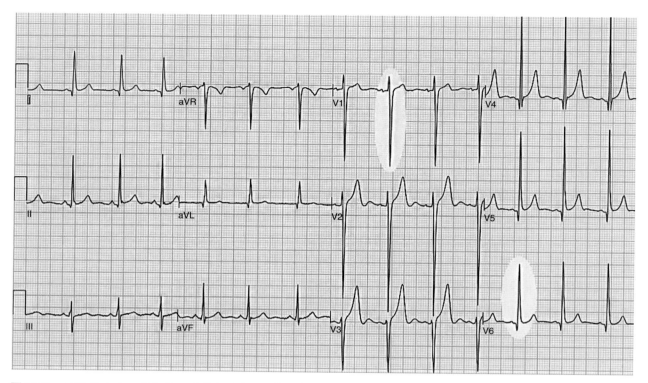

图 35.2 AVS 发生左心室肥厚，通常表现为 V6 导联高 R 波和 V1 导联中的深 S 波。重度 AVS 可能伴有左心室劳损

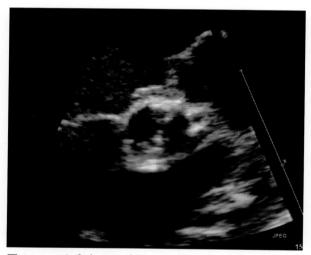

图 35.3 胸骨旁大血管根部短轴切面，显示二叶主动脉瓣瓣尖增厚。二叶主动脉瓣在儿童早期可能不出现狭窄。二叶主动脉瓣由两个瓣融合产生，一种情况是右冠瓣和无冠瓣融合形成主动脉瓣垂直的窄缝样瓣口

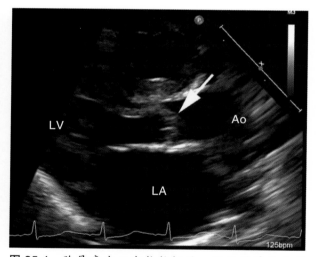

图 35.4 胸骨旁左心室长轴切面，显示增厚的主动脉瓣尖（箭头），视频回放该动态图像可见主动脉瓣尖开放受限。Ao：主动脉；LA：左心房；LV：左心室

从胸骨上窝切面观察（图 35.7）。主动脉瓣关闭不全也可以用超声心动图评估，最好通过心尖五腔或三腔切面，以及胸骨旁长轴切面的彩色多普勒血流或多普勒频谱观察。

主动脉瓣关闭不全的严重程度是通过瓣尖闭合水平切面主动脉瓣反流束的宽度来评估，而不是通过反流束达左心室的程度来评估。通过多普勒评估升主动脉舒张期反流是另一种评价主动脉瓣关闭不全严重程度的方法。

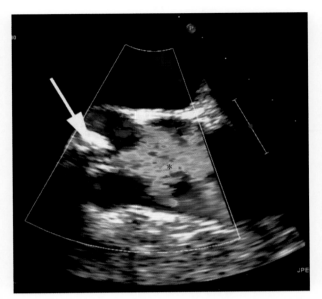

图 35.5 胸骨旁左心室长轴切面显示通过狭窄主动脉瓣的血流（箭头）呈五彩镶嵌（*）表明其为湍流

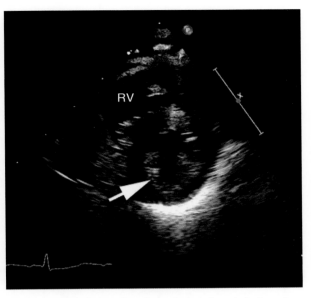

图 35.6 胸骨旁左心室短轴切面显示右心室和左心室。左心室（箭头）明显肥厚。RV：右心室

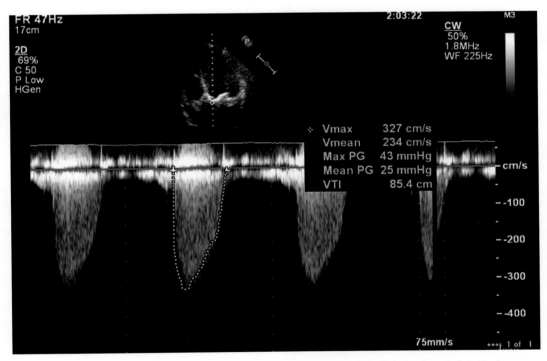

图 35.7 连续频谱多普勒超声心动图。五腔心切面显示经狭窄的主动脉瓣多普勒频谱。流速加快（3.27m/s），提示跨主动脉瓣的压力阶差峰值为 43mmHg，均值为 25mmHg（1mmHg ≈ 0.133kPa）

心导管术

心导管术通常不用于诊断而用于治疗，即用球囊扩张主动脉瓣。当压力阶差达到 50mmHg 或更高时，进行 AVS 球囊扩张。对瓣尖交界融合导致的狭窄瓣膜行球囊扩张是最有效的（图 35.8~35.9）。主动脉瓣环小或瓣尖明显增厚而没有融合时，球囊扩张的效果较差。主动脉瓣反流可能因球囊扩张更为严重，因此合并中度或重度主动脉瓣反流的患儿并不适合球囊扩张，而需要外科手术治疗[2]。

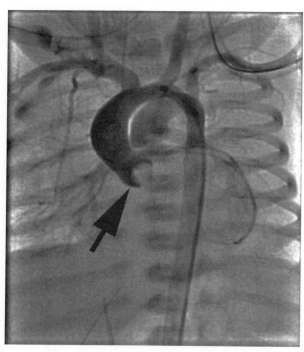

图 35.8 前后位主动脉根部血管造影。主动脉瓣叶穹顶形态异常提示主动脉瓣尖融合（箭头）

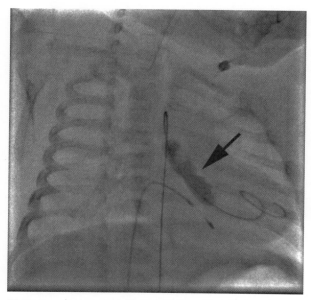

图 35.9 穿过主动脉瓣球囊膨胀以扩开异常融合的主动脉瓣叶。箭头指向充气球囊的狭窄点，该狭窄点为瓣膜狭窄水平。完成球囊膨胀后，此处标记的狭窄段消失，表明主动脉瓣狭窄成功扩张

治 疗

新生儿期 AVS 治疗第一步是确保足够的心排血量。心排血量不足提示需要紧急进行球囊扩张或手术干预来缓解梗阻。

球囊瓣膜成形术是新生儿重度 AVS 首选治疗方法。

经验丰富的医生治疗中出现诸如急性主动脉瓣关闭不全或二尖瓣损伤等并发症非常少。偶尔有损伤股动脉或髂血管，则需要对受损血管进行手术修复。

左心室大小处在临界值的患儿，需要用评分系统评估左心室功能以确定是否适合进行双心室修复。评分系统基于左心室各种参数。如果二尖瓣面积大于 $4.75cm^2/m^2$，左室长径 / 心脏长径比大于 0.8，主动脉根部直径大于 $3.5cm/m^2$，左心室质量大于 $35g/m^2$，则可以进行双心室修复[3]。

为保证左心室血流无梗阻，可能需要进行外科手术以扩大左心室流出道和主动脉瓣环[4]。

随 访

AVS 患儿应每年进行随访。除临床评估外，还可能需要进行 12 导联心电图和超声心动图检查。每隔几年使用动态心电图 24h 监测心律来评估隐匿性心律失常。

随着患儿长大能够胜任运动试验时应行这项检查。残余 AVS 患者可能发展为左心室劳损并在运动试验过程中出现 ST 段和 T 波的变化，或因剧烈体力运动导致室性心律失常。

主动脉瓣下狭窄

主动脉瓣下狭窄是由局限性主动脉瓣下嵴（隔膜）或 LVOT 变窄引起的，也称为隧道样 LVOT 梗阻。后者也可由肥厚性心肌病血流动力梗阻引起。

局限性主动脉瓣下隔膜在新生儿期是罕见

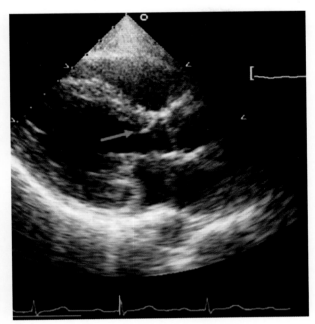

图 35.10 胸骨旁左心室长轴切面显示主动脉瓣下隔膜

的，如果存在则通常会引起轻度梗阻，但随着患儿长大，梗阻症状可能会变得更严重。超声心动图检查可诊断这些病变（图 35.10）。评估主动脉瓣功能尤其重要，因为主动脉瓣关闭不全可能是因 LVOT 梗阻的血液湍流导致，一旦出现应尽早进行手术修复。当 LVOT 的压力阶差为中度至重度（大于 50mmHg）或因出现主动脉瓣关闭不全并加重而较低时，提示需要进行 LVOT 梗阻解除手术。如果是由主动脉瓣下嵴（隔膜）或肥厚心肌（如肥厚性心肌病）引起的 LVOT 梗阻，通过外科手术可使梗阻消失或减小（图 35.11）。隧道样 LVOT 梗阻只能通过 Kono 手术，需要补片加宽 LVOT 解除梗阻，这可能会导致右室流出道变窄，因此也需要用补片加宽。

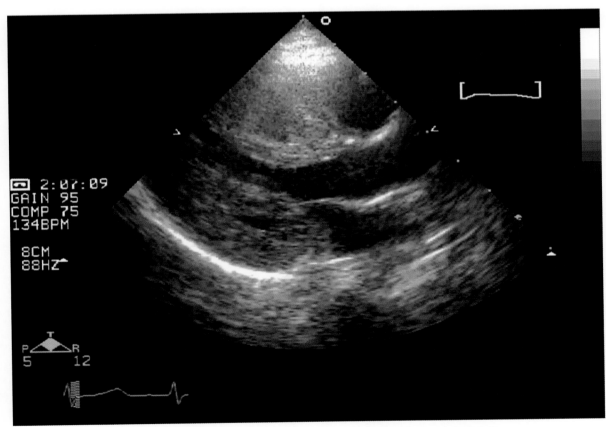

图 35.11 胸骨旁左心室长轴切面显示室间隔肥厚严重和心腔中部狭窄

主动脉瓣上狭窄

升主动脉窦管交界处缩小导致主动脉瓣上狭窄，可发生在新生儿期。随着患儿长大，狭窄可能会更严重。该病通常与 William 综合征有关。超声心动图为诊断性检查，需要行心导管术来评估冠状动脉，因为主动脉狭窄会累及冠状动脉开口。球囊扩张对此症无效，通常需要外科手术治疗。

参考文献

[1] Danford DA, Cronican P. Hypoplastic left heart syndrome: progression of left ventricular dilation and dysfunction to left ventricular hypoplasia in utero. Am Heart J, 1992, 123: 1712–1713.

[2] Lock JE, Keane JF, Perry SB. Diagnostic and Interventional Catheterization in Congenital Heart Disease. Boston: Kluwer Academic, 2000: 151.

[3] Jonas RA, DiNardo J, Laussen PC, et al. Comprehensive Surgical Management of Congenital Heart Disease, UK: Arnold, Hachette, 2004: 320–340.

[4] Schwartz ML, Gauvreau K, Geva T. Predictors of of outcome of biventricular repair in infants with multiple left ventricular obstructive lesions. Circulation, 2001, 104: 682–687.

拓展阅读

Tworetzky W, Wilkins-Haug L, Jennings RW, et al. Balloon dilation of severe aortic stenosis in the fetus:potential for prevention of hypoplastic left heart syndrome: candidate selection, technique, and results of successful intervention. Circulation, 2004, 110 (15): 2125–2131.

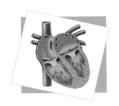

第 36 章
冠状动脉畸形

Grace Choi, Peter Koening

冠状动脉畸形在新生儿中虽然相对罕见[1]，可单独发病并危及生命，在合并其他先天性心脏病手术治疗时意义重大[2]。为了认识新生儿期可能出现的冠状动脉畸形分型，有必要了解儿童期各种先天性心脏病。冠状动脉畸形可分为先天性和获得性（继发于其他疾病）。先天性冠状动脉畸形可再细分为很多种，其中一组包括冠状动脉异常起源于主动脉（单根冠状动脉或冠状动脉壁内起源）或肺动脉；冠状动脉开口狭窄或闭锁。与后者相关的是冠状动脉走行异常如两大动脉间冠脉、法洛四联症右室流出道前壁冠状动脉等。它们也可以是冠状动脉末端畸形，命名为冠状动脉瘘或冠状动脉窦状隙。第38章将进一步讨论冠状动脉瘘。先天性冠状动脉异常可以是其他先天性心脏病诊断的一部分。各种先天性心脏病合并冠状动脉畸形在各自章节讨论。

在新生儿期，影像诊断主要依靠超声心动图（二维或彩色）（图36.1），也可通过心导管冠状动脉造影（图36.2）确定冠状动脉起源和分布。近年来利用CT明确新生儿冠状动脉解剖（图36.3~36.4）。随着分辨率提高，心脏磁共振成像（CMR）在老年人冠状动脉成像中取得进步（图36.5），但婴幼儿及心动过速患者的典型冠状动脉解剖重建仍然困难。当然，随着技术持续改进，未来CMR可能成为冠状动脉断层成像的可靠选项。

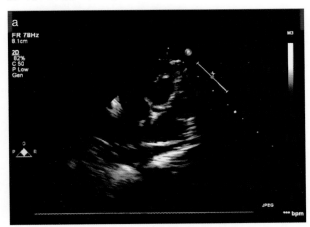

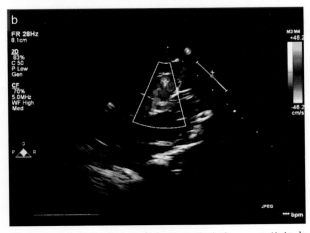

图36.1　左冠状动脉异常起源于肺动脉。a.二维超声心动图。胸骨旁大血管根部短轴切面显示异常左冠状动脉起源于肺动脉后壁。b.彩色多普勒显示左前降支冠状动脉到肺动脉的逆行血流

Grace Choi, Peter Koening

Ann & Robert H. Lurie Children's Hospital of Chicago, Northwestern University Feinberg School of Medicine, Chicago, IL, USA

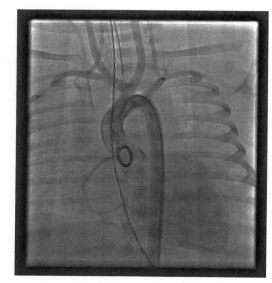

图 36.2 ALCAPA 血管造影，通过心导管在主动脉根部注射造影剂。右冠状动脉显影，从右瓦尔萨尔瓦（Valsalva）窦正常发出。注意左冠状动脉未显影

冠状动脉起源异常是一种罕见的先天性畸形，儿童发病率约 0.17%[3]，新生儿期很少发病。孤立性冠状动脉畸形最主要是冠状动脉异常起源于肺动脉（图 36.1~36.2、36.6）。左冠状动脉起源于肺动脉（ALCAPA），婴儿期症状典型，活产儿发病率为 0.023%[4]，先天性心脏病患儿中发病率 0.25%~0.5%[5]。在新生儿主-肺动脉窗和法洛四联症中，有左冠状动脉（LCA）异常起源于右肺动脉（RPA）的报道[6-7]。右冠状动脉异常起源于肺动脉

（ARCAPA）的发病率更低[8]。ALCAPA 生理特点是肺血管阻力下降引起心肌灌注压力降低导致单根冠状动脉缺血。病史和实验室检查结果均与缺血性扩张型心肌病一致。超声心动图是主要诊断方法。确诊需要进一步影像学检查，通常采用血管造影明确诊断（图 36.4）。

无严重血流动力学改变的先天性冠状动脉病变包括冠状动脉起源于对侧瓦尔萨尔瓦窦。该病有心脏猝死的风险。虽有婴儿期猝死报道[9]，但新生儿期无典型临床表现。冠状动脉主动脉起源异常（AAOCA）包括左冠状动脉起源于右瓦尔萨尔瓦窦和右冠状动脉起源于左瓦尔萨尔瓦窦。如果冠状动脉独立起源，在动脉壁中走行，则为壁内冠状动脉。虽然超声心动图可以提供疑似影像，可以在患儿长大后，不需要镇静、能够得到原始高分辨率 CT 或 MRI 解剖影像时再进行确诊（图 36.3~36.4）。

已有新生儿冠状动脉口狭窄引起心肌缺血[10-11]的报道。这导致心功能不全，出现相应的症状和体征，亦是早期新生儿死亡原因之一。超声心动图可以帮助排查，但需要心导管冠状动脉造影才能明确诊断（图 36.7~36.9）。

新生儿期获得性冠状动脉畸形似乎不常见，但仍需要鉴别。每一种获得性畸形都有许多病因，包括可能是先天性原发疾病行冠状动

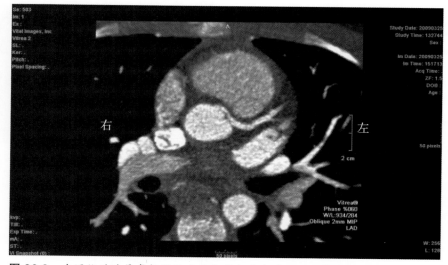

图 36.3 左冠状动脉异常起源于右瓦尔萨尔瓦窦的 CT 血管造影

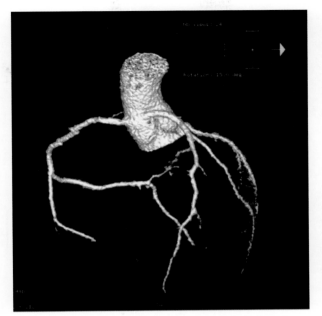

图 36.4　左冠状动脉异常起源于右瓦尔萨尔瓦窦的 CT
血管造影三维重建

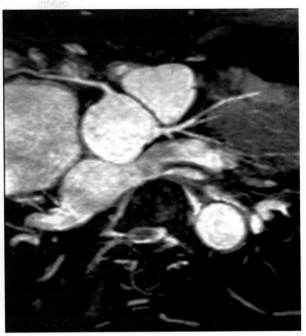

图 36.5　心脏 MRI 显示冠状动脉起源正常。右冠状动
脉和左冠状动脉由各自瓦尔萨尔瓦窦发出

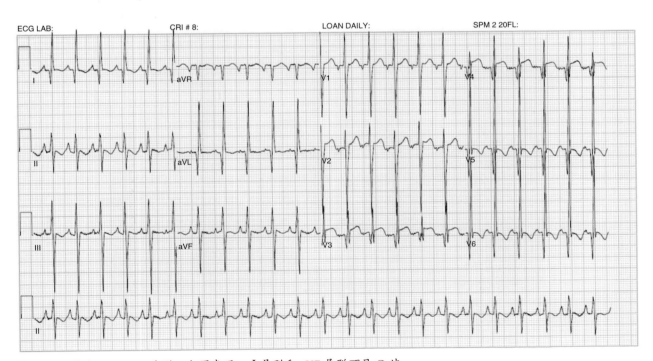

图 36.6　婴儿 ALCAPA 典型心电图表现。Ⅰ 导联和 aVF 导联可见 Q 波

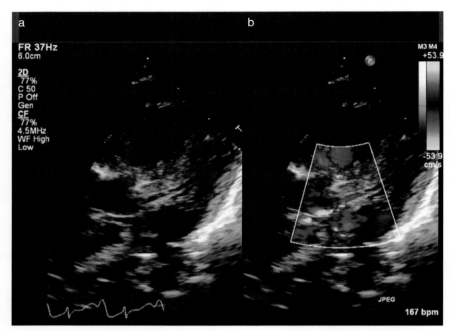

图 36.7　主动脉根部短轴切面显示左冠状动脉狭窄：二维（a）和彩色多普勒（b）。左冠状动脉开口位于左瓦尔萨尔瓦窦后壁。彩色多普勒显示左冠状动脉开口处湍流，提示其开口狭窄

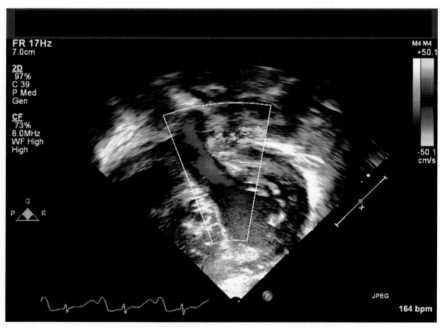

图 36.8　心尖主动脉根部切面显示左冠状动脉狭窄及狭窄处湍流

脉介入干预后冠状动脉血栓形成、破裂、狭窄和继发于前期炎性疾病（如川崎病）或先天性代谢障碍引起的狭窄。虽然获得性冠状动脉畸形新生儿期罕见，但应全面了解。那些与其他先天性心脏缺陷相关的冠状动脉畸形，包括完全型大动脉转位行大动脉调转术移植冠状动脉后并发症，均应作为心脏评估的一部分，这也可能是引起心肌缺血症状和体征的病因。

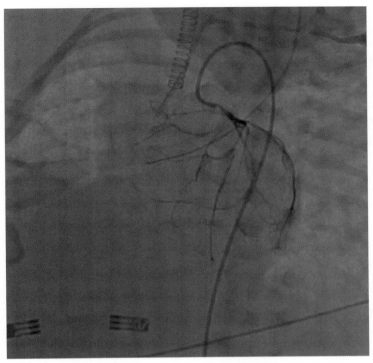

图 36.9　左冠状动脉狭窄。心导管左冠状动脉选择性造影仅左冠状动脉显影。冠状动脉近端狭窄

参考文献

[1] Kimbiris D, Iskandrian AS, Segal BL, et al. Anomalous aortic origin of coronary arteries. Circulation, 1978, 58: 606.

[2] Cieslinski G, Rapprich B, Kober G. Coronary artery anomalies: incidence and importance. Clin Cardiol, 1993, 16: 715–717.

[3] Davis JA, Cecchin F, Jones TK, et al. Major coronary artery anomalies in a pediatric population: incidence and clinical importance. J Am Coll Cardiol, 2001, 37 (2): 593–597.

[4] Brotherton H, Phillip RK. Anomalous left coronary artery from pulmonary artery (ALCAPA) in infants: a 5-year review in a defined birth cohort. Eur J Pediatr, 2008, 167 (1): 43–46.

[5] Cherian KM, Bharati S, Rao SG. Surgical correction of anomalous origin of the left coronary artery from the pulmonary artery. J Card Surg, 1994, 9 (4): 386–391.

[6] Morell VO, Feccia M, Cullen S, et al. Anomalous coronarpy artery with tetralogy of Fallot and aorto pulmonary window. Ann Thorac Surg, 1998, 66 (4): 1403–1405.

[7] McMahon CJ, DiBardino DJ, Undar A, et al. Anomalous origin of the left coronary arteryfrom the right pulmonary artery in association with type Ⅲ aortopulmonary window and interrupted aortic arch. Ann Thorac Surg, 2002, 74 (3): 919–921.

[8] Williams IA, Gersony WM, Hellenbrand WE. Anomalous right coronary artery arising form the pulmonary artery: a report of 7 cases and a review of the literature. Am Heart J, 2006, 152 (5): 1004.

[9] Liberthson RR, Gang DL, Custer J. Sudden death in an infant with aberrant origin of the right coronary artery from the left sinus of Valsalva of theaorta: case report and review of the literature. Pediatr Cardiol, 1983, 4: 45-48.

[10] Laux D, Bessieres B, Houyel L, et al. Early neonatal death and congenital left coronary abnormalities: ostial atresia, stenosis and anomalous aortic origin. Arch Cardiovasc Dis, 2013, 106 (4): 202–208.

[11] Harada K, Fujiseki Y, Ryugin Y, et al. Myocardial infarction and left coronary ostial stenosis in infancy simulating anomalous origin of the left coronary artery: a case report. Jpn Heart J, 1980, 21 (3): 435–442.

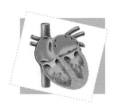

第 37 章
主动脉 – 左心室隧道

Patrick W. O'Leary

主动脉 – 心室隧道是升主动脉和心室腔之间无瓣膜结构的异常心外通道[1]，约 90% 是主动脉 – 左心室隧道（AoLVT）（图 37.1~37.2）。主动脉 – 心室隧道是罕见的心血管畸形，发病率小于所有先天性心脏畸形的 0.05%。血流在收缩期和舒张期均可通过隧道。心脏收缩期心室血流通过主动脉瓣、隧道同时射入主动脉，而舒张期血流由主动脉通过隧道反流回心室。因此，AoLVT 病理生理机制与主动脉瓣反流相似。大多数隧道较粗，导致心室容量负荷明显加重，婴儿期即出现充血性心力衰竭。临床上，主动脉 – 心室隧道必须与其他主动脉根部及其邻近结构相交通疾病进行鉴别，如瓦尔萨尔瓦窦瘤破裂或主 – 肺动脉窗。本章主要回顾主动脉 – 心室隧道的解剖、合并心脏畸形、影像学表现及治疗，重点介绍最常见的 AoLVT。

主动脉 – 右心室隧道（AoRVT）虽然罕见，但仍有报道。粗大 AoRVT 表现为大量左向右分流，伴有严重右心室和（或）肺动脉高压。体格检查及血流动力学表现与主 – 肺动脉窗相似（主要是舒张期主动脉反流、心脏杂音、肺动脉高压症状）。当然，AoRVT 导致左、右心室容量负荷加重，而主 – 肺动脉窗仅引起左心室容量负荷加重。当 AoRVT 较细时，如不合并肺动脉狭窄，可以有连续性、大量左向右分流。

解剖特征

AoLVT 主动脉端开口位于升主动脉管部（窦管交界部上方；图 37.1~37.3）时，约 80% 集中于右瓦尔萨尔瓦窦上方（图 37.3）[1]，多数 AoLVT 开口较大，连接近端粗大的心外通路（Hovaguimian 2 型或 4 型；图 37.2）。那些椭圆形、开口较小的 AoLVT 为限制性分流，可以减轻或延缓症状（Hovaguimian 1 型和 3 型；图 37.1）。中间位置隧道的心外部分位于肺动脉瓣下肌性圆锥和主动脉瓦尔萨尔瓦窦之间（图 37.3）。AoLVT 心室入口位于左 – 右冠瓣交界下方的左室流出道室间隔表面[1]。相反，扩张的瓦尔萨尔瓦窦瘤破裂发生在窦管交界下方，瓦尔萨尔瓦窦瘤内，破口直接通向某个心腔，通常是右心房或右心室（图 37.4）。主动脉窦破口常逐渐变小（出口比入口小），甚至可有多个破口。主动脉 – 心室隧道只有一个出/入口。起源于左瓦尔萨尔瓦窦上方的隧道可以有不同的心室出口。相对于隧道和破裂的主动脉窦瘤，主 – 肺动脉窗没有管道，最佳描述是主动脉 – 肺动脉间隔缺失（图 37.5）。因此，在心室水平没有分流，分流从主动脉直接进入肺循环。

Patrick W. O'Leary
Division of Pediatric Cardiology, Mayo Clinic, Rochester, MN, USA

合并畸形

大多数 AoLVT 不伴发其他先天性心脏畸形。合并畸形时最常涉及半月瓣和冠状动脉。文献报道，25%~45% AoLVT 合并主动脉瓣畸形，以瓣叶发育不良和狭窄最常见[1-2]。少于10% 合并肺动脉瓣狭窄。报道约20% 合并动脉导管未闭。然而，这种相关性受 AoLVT 患病年龄影响。冠状动脉畸形可与隧道伴发。最常见冠状动脉畸形（约5%）是右冠状动脉异常起源于隧道而非主动脉窦，这种冠状动脉的异常起源显著影响手术方式。

临床表现

查体时 AoLVT 可以有主动脉脉压增大、响亮的"往－返"杂音。虽然有成人较小隧道的散发病例报道，大多数在 1 岁内出现进展性心力衰竭症状。心力衰竭病程和严重程度各不相同，包括产前水肿、新生儿血流动力学迅速恶化（反流和梗阻同时存在）、伴有持续收缩/舒张期杂音的典型婴儿心力衰竭以及长期功能

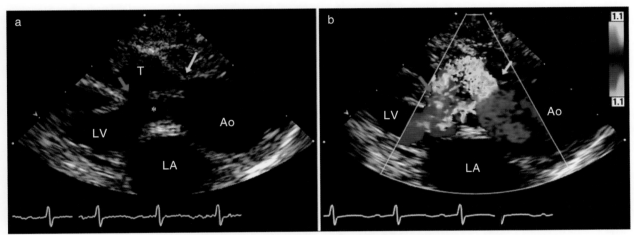

图37.1　胸骨旁左心室长轴显示新生儿 3 型（间隔内瘤）主动脉－左心室隧道（AoLVT）。a. 二维切面。b. 彩色多普勒血流显示明显舒张期血流通过隧道从主动脉进入左心室流出道。黄色箭头示隧道椭圆形主动脉端开口，限制性分流。红色箭头示较大的左心室入口。* 标记处为主动脉瓣下的左室流出道。Ao：主动脉；LA：左心房；LV：左心室；T：主动脉－心室隧道

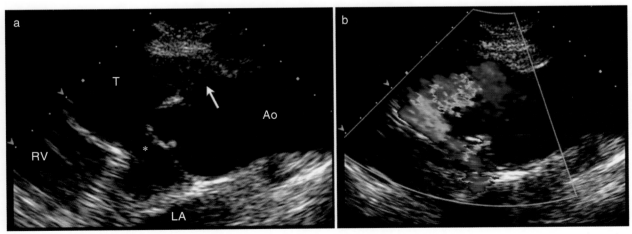

图37.2　心尖长轴切面显示 4 型主动脉－左心室隧道。该隧道主动脉及心室开口均较大，大量舒张期血流（图 b）。a. 箭头示主动脉端口位于主动脉窦管交界上方的升主动脉管部。* 标记处为左心室口。该隧道入口、出口均明显扩张（T）。主动脉瓣轻度中央型反流，无狭窄。RV：右心室；Ao：主动脉；LA：左心房；T：主动脉－心室隧道

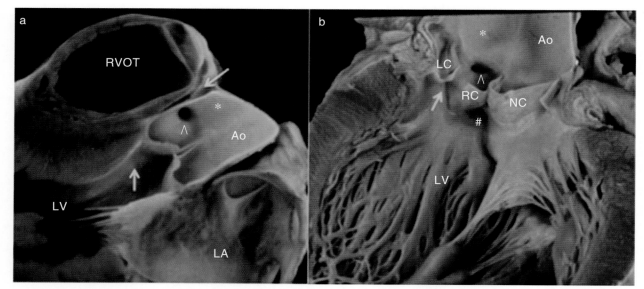

图 37.3 两个正常解剖标本以符号来标记假定的主动脉–左心室隧道（AoLVT）。a. 左图，非标准胸骨旁心室长轴切面。右侧黄色箭头所示为可能"走行"在主动脉、右室流出道 / 主肺动脉间的 AoLVT。左侧箭头（垂直方向）所示为大多数隧道出口的室间隔区域。*表示形成主动脉端开口的升主动脉管部区域。b. 右侧标本是流入及流出道剖面，显示部分心室和主动脉内部解剖特征。箭头（a）指向主动脉左–右冠瓣交界，并可显示 AoLVT 的心室出口。符号"∧"表示标本的右冠状动脉开口。Ao：主动脉；LA：左心房；LC：主动脉左冠瓣；LV：左心室；NC：主动脉无冠瓣；RC：主动脉右冠瓣；RVOT：右室流出道；#：室间隔膜部

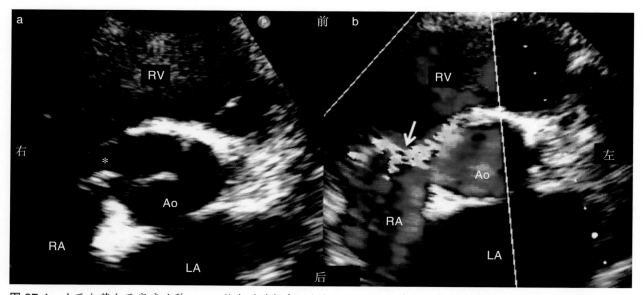

图 37.4 右瓦尔萨尔瓦窦瘤破裂。a. 二维大动脉根部短轴切面显示瓦尔萨尔瓦窦瘤破裂。注意窦瘤从主动脉端到右心房破口逐渐变小（＊）。b. 彩色多普勒血流显示主动脉到右心房舒张期分流（箭头）。注意在窦道远端实际有两个缺口（破口），形成"Y"形彩色分流。因为破入右心房，故形成连续性分流。Ao：主动脉；LA：左心房；RA：右心房；RV：右心室

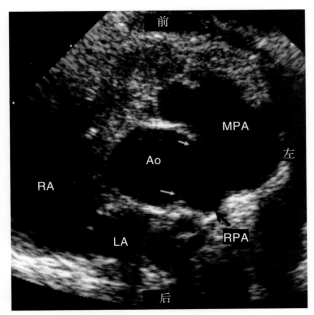

图 37.5　主 – 肺动脉窗。大动脉根部水平（短轴）切面显示近端升主动脉横断面和主肺动脉。黄色箭头示主动脉与主肺动脉（主 – 肺动脉窗）之间巨大通道的前、后边界。对比主动脉 – 心室隧道和瓦尔萨尔瓦窦瘤破裂，这种畸形没有"延续管道"，本质上是两条大动脉间没有管壁分隔。LA：左心房；RA：右心房；RPA：右肺动脉开口；Ao：主动脉；MPA：主肺动脉

代偿无症状[2]。那些有粗大隧道和严重主动脉流出道梗阻患者心功能迅速衰竭、死亡。胎儿期出现症状预后较差。

　　早期文献报道，胎儿期超声心动图确诊的病例死亡率超过 50%。最近一系列数据显示存活率提高，可能与诊断发现更多较轻病例有关。胎儿期因主动脉 – 心室隧道导致心力衰竭，其预后仍然很差。

诊断方法

　　超声心动图是婴幼儿主动脉 – 心室隧道最常用、有效的影像学检查手段。标准的经胸超声心动图检查足以发现畸形、确定相关的解剖和血流动力学变化，同时制定新生儿和婴儿外科干预计划（图 37.1~37.2，图 37.6~37.7）。部分特殊病例超声心动图无法明确诊断时，需要进行心脏 MRI 及 CT 检查（图 37.8），这些检查方法在明确右冠状动脉起源方面非常有用，特别是年长患者。很少需要进行有创检查（心导管造影），除非其他检查不能明确冠状动脉解剖。

　　图 37.1~37.2 及图 37.6 显示巨大 AoLVT 的典型超声心动图表现。产前检查尤其是发现存在主动脉反流时，需要高度怀疑 AoLVT（图 37.9）。通常，胸骨旁左心室长轴切面（图 37.1~37.2、37.9）、短轴切面（图 37.6）可提供大部分隧道及毗邻结构的解剖影像。非标准长轴切面，AoLVT 像是一根在主动脉前走行的血管，穿过室间隔基底部进入左心室（图

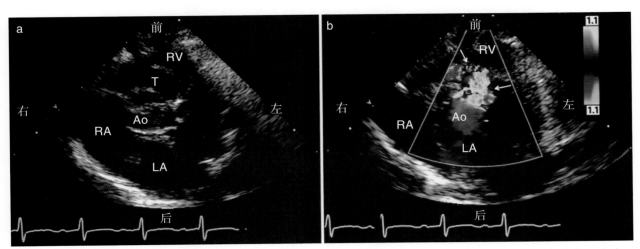

图 37.6　一例 AoLVT 新生儿胸骨旁大动脉根部短轴切面观。a. 二维切面。b. 彩色多普勒显示主动脉舒张期血流进入隧道主动脉端开口（箭头）。隧道走行于主动脉右瓦尔萨尔瓦窦与右室流出道之间，穿过室间隔上部进入左室流出道（该切面无法显示，可参见图 37.1）。Ao：主动脉；LA：左心房；RA：右心房；T：主动脉 – 心室隧道；RV：右心室

37.1~37.2、37.9）。短轴切面，因为其本身平行心脏横轴，更易看到开口于右心室的隧道管腔。

　　彩色多普勒血流成像能显示隧道内或通过隧道的往返血流（图37.1~37.2、37.6、37.9），并能发现伴发的主动脉瓣及冠状动脉畸形。心尖、肋下和胸骨上窝超声切面可提供更多的隧道血流动力学证据。多普勒血流图像显示异常病理改变（类似于重度主动脉瓣反流），可以确定主动脉流出道梗阻的严重程度（图37.7）。

治 疗

　　药物治疗只能暂时缓解心力衰竭症状。即使无症状患者，也应立即手术治疗，关闭有明显血流交通的隧道。早期干预手术风险很低，

如果6个月后手术，远期心室功能不全的可能性会增加。手术修复包括关闭通道、支持主动脉瓣，不影响心室流出道及冠状动脉血流。通常经主动脉补片修补 AoLVT 主动脉开口和心室入口。关闭心室入口、支撑右冠瓣叶，理论上可以减轻晚期反流的发生和严重程度。当冠状动脉起源于隧道时，需要更复杂的手术治疗。最常用方法是异常冠状动脉手术"转移"，重新移植到升主动脉（类似于 Switch 手术操作）。导管介入（封堵装置）基本不适用，因为这些病人很小，而且这些装置不能提供像外科手术同样的主动脉瓣附加支撑。合并畸形根据临床适应证予以治疗，单独实施或同期手术。

　　成功手术后需重点关注晚期主动脉瓣功能障碍。主动脉瓣反流可能会持续进展，据报道50%以上的患者需行主动脉瓣置换术。主动脉根部进行性扩张亦有报道[3]。目前尚不清楚手

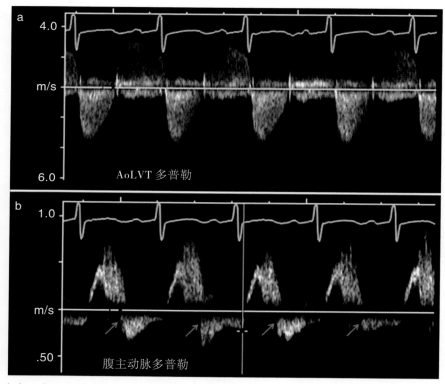

图37.7　一例主动脉-左心室隧道（AoLVT）新生儿频谱多普勒图。a.连续记录一段通过 AoLVT 血流的频谱多普勒。舒张期信号（基线上）代表从主动脉通过隧道进入左心室的"反流"。收缩期喷射信号（基线下）最大流速增加，符合心室和主动脉之间因主动脉瓣和 AoLVT "狭窄"而产生的中等压力差（3型）。b.腹主动脉搏动的多普勒信号。除有正常收缩期前向血流（基线上）外，并有明显的全舒张期逆向血流（箭头）。此逆向血流继发于大量血流在舒张期通过 AoLVT 进入左心室，与严重主动脉瓣反流难以区分

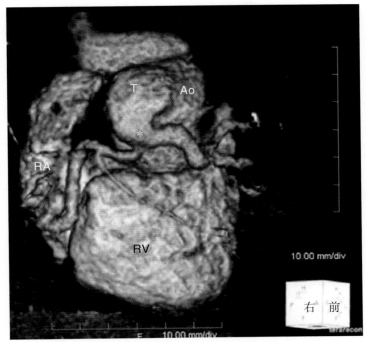

图 37.8　AoVLT 与右冠状动脉起源异常的心脏 CT 三维重建表面观（4 型 AoVLT）。AoVLT 起自升主动脉管部，按惯例注入左心室。图像显示右冠状动脉（＊）起源于隧道远端。＊下右冠状动脉主干较短，分出一个大的前支和一个小的右／后支。RA：右心房，RV：右心室，T：主动脉－心室隧道，Ao：主动脉

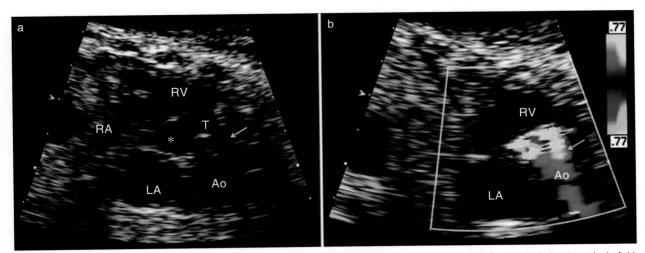

图 37.9　因怀疑永存动脉干伴共同瓣反流而进行胎儿超声心动图检查。非标准的胸骨旁心室长轴切面。肺动脉瓣正常，无室间隔缺损，可排除永存动脉干的诊断。a.升主动脉与左心室流出道（＊）间心腔外、瓣膜旁通路，明确 AoLVT 诊断。b.彩色多普勒血流显示不仅有明显的通过 AoLVT（箭头）舒张期血流，并有主动脉瓣反流（＊）。虽然两种畸形并存，胎儿并没有出现水肿。出生后新生儿期接受了 AoLVT 和主动脉瓣反流矫治，其后在儿童期置换主动脉瓣。手术后状况良好。LA：左心房；RV：右心室；T：主动脉－心室隧道；Ao：主动脉

术后主动脉扩张是否会增加成人主动脉夹层的风险，但 AoLVT 病理学改变及严重根部扩张与动脉中层囊性变化类似。

结　论

AoLVT 是一种罕见的心脏畸形，常导致早期心力衰竭。患者体征和症状类似于严重主动脉瓣反流。超声心动图可以发现大多数患者位于前位的连接升主动脉管部和左室流出道的心外通路。治疗包括早期手术关闭隧道。术后近、中期效果满意，进行性主动脉瓣反流是最常见的晚期问题，这凸显了早期补片修补隧道主动脉及心室开口、积极为主动脉瓣叶提供附加支撑的潜在益处。

参考文献

[1] McKay R, Anderson RH, Cook AC. The aortoventricular tunnels. Cardiol Young, 2002, 12: 563–580.

[2] Martins JD, Sherwood MC, Mayer JE Jr, et al. Aortico-left ventricular tunnel: 35-year experience.J Am Coll Cardiol, 2004, 44: 446–450.

[3] Honjo O, Ishino K, Kawada M, et al. Late outcome after repair of aortico-left ventricular tunnel: 10-year follow-up. Circ J, 2006, 70: 939–941.

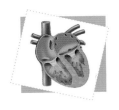

第 38 章
冠状动脉心腔瘘

Gareth J. Morgan, Shakeel A. Qureshi

定 义

　　冠状动脉心腔瘘（CCF）是冠状动脉和某个心腔之间存在异常连通（瘘）的一组疾病，其形态、起源及瘘口多变，可能是任一冠状动脉分支和各个心腔、静脉管路或者肺动脉之间的潜在异常连接[1]。

病 因

　　绝大部分 CCF 属于先天性，但手术或经皮介入治疗后也可产生瘘管交通。室间隔完整型肺动脉闭锁或左心发育不良综合征伴有心室发出异常冠状动脉的内容见其原发疾病章节，本章不做进一步阐述[2]。

　　从胚胎学观点来看，冠状动脉心腔瘘是原始血管退化不全形成，这些原始血管本应形成正常冠状动脉为心肌发育供血，这也解释了为何畸形广泛分布于整个冠状动脉系统[3]。

病理生理和自然病史

　　CCF 是冠状动脉最常见的先天性畸形，但是比较罕见。目前发病率不明，可能为1/100 000~1/10 000。右冠状动脉畸形约占60%，左前降支畸形约占 20%，左主干或左回旋支畸形约占 20%。CCF 的解剖结构多变，可以是从冠状动脉近端起源的异常短通路或作为一根侧支由冠状动脉发出（图 38.1），或者固有冠状动脉本身粗大，扭曲，末梢异常扩张（图38.2）。小且迂曲的 CCF 终生可以无任何症状而不被发现，而粗大、短、窗样瘘管在婴儿期就可能出现心力衰竭和（或）冠状动脉缺血[4-5]。

　　CCF 的可能临床表现：

　　（1）偶有杂音：听诊发现杂音取决于心动周期心腔内瘘口与冠状动脉压差。典型的连续性杂音，舒张期压差到峰值时最响亮。

　　（2）心力衰竭：冠状动脉血流进入肺循环导致大量左向右分流时出现心力衰竭。临床表现与其他原因引起的左向右分流性心力衰竭一样。

　　（3）冠状动脉缺血：由于冠状动脉系统循环血液被虹吸至肺循环系统，发生冠状动脉缺血。婴儿期 CCF 出现的缺血和功能障碍是可逆的，仅需要给予非特异性支持治疗[6]。

　　（4）心律失常和猝死：虽然极为罕见，但有 CCF 患者发生不明原因的室性心律失常与猝死的报道[7]。

Gareth J. Morgan[1], Shakeel A. Qureshi[2]

1. Children's Hospital of Colorado; University of Colorado School of Medicine, Aurora, CO, USA
2. Evelina London Children's Hospital, London, UK

诊　断

出现上述症状和体征时提示需要对患者进行心电图和超声心动图检查。超声心动图的关键特征包括因分流至低压腔室，冠状动脉血流量增加导致的冠状动脉扩张。瘘管出口可通过彩色多普勒血流确定。有时彩色多普勒可以追踪到瘘管起源到出口间走行，可确定其扭曲角度及与正常冠状动脉分支的关系。脉冲、连续波多普勒监测能够显示连续波形，舒张期比收缩期更明显。舒张期明显是因为循环周期中舒张期的主动脉根部（冠状动脉瘘起源）压力最高，与瘘管出口的心腔形成压差，其血流特征取决于瘘管出口的心腔压力曲线。

超声心动图诊断后，需要进一步行影像学检查。某些病例需选择行心导管检查，同时可进行瘘口的封堵。当然，也可选择其他检查方法，如诊断性血管造影成像、CT 或 MRI[8-9]。

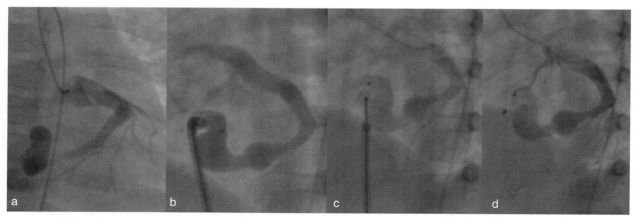

图 38.1　粗大冠状动脉回旋支－右房瘘，显示使用动脉导管专用封堵装置封堵瘘管的全过程。a. 右前斜位显示：扩张左冠状动脉选择性造影，造影剂逸入心房。b. 左前斜位显示：造影后，封堵装置的输送鞘管定位于瘘管出口处。位点由通过固有冠状动脉进入瘘管的指引导丝形成环圈来确定。c~d. 左前斜位显示封堵装置释放前和释放后情况。该装置两端设计有不透射线标记，便于辨识

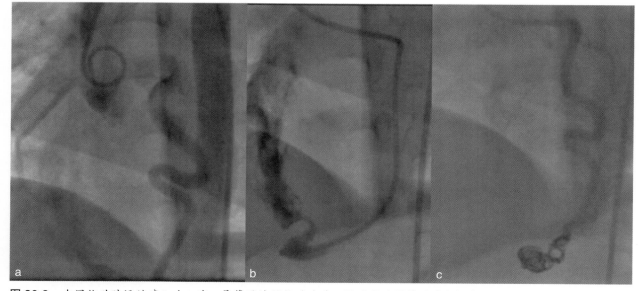

图 38.2　左冠状动脉远端瘘入右心室。导管通过冠状动脉进入远端释放弹簧圈进行栓堵。三张图均为左前斜位造影。a. 主动脉根部造影显示扩张的左冠状动脉系统，远端瘘管进入右心室。b. 冠状动脉形成瘘管处造影。c. 显示栓堵弹簧圈释放位置

治疗策略

治疗方案取决于对心脏和循环功能造成负面影响的症状或证据。出现心腔扩大或肺动脉压力增高时，标准治疗方案是控制心力衰竭，并进行精准治疗[10]。

有心脏缺血症状或婴儿心电图表现为心肌缺血的 CCF，提示可能需要精准治疗。精准治疗室性、房性心律失常前，必须认真排除其他引起心律失常的病因，毕竟 CCF 较少见[11-12]。

明确的手术或介入治疗的标准适应证包括：
· 有心力衰竭、心律失常、冠状动脉缺血症状。
· 无症状，但超声心动图显示大量左向右分流。
· 无症状，但基础心电图或激发试验显示心肌缺血。
· 无症状，但 Holter 监测有严重心律失常。

导管介入治疗

当前，导管介入是主要的精准治疗方法。制订治疗计划应参考 CT 或 MRI。这些检查能够决定是否行导管介入或外科手术治疗。同时需要考虑射线辐射剂量、全身麻醉、年轻患者相关性心动过速[8-9]。很多患者行导管介入治疗前并没有进行 CT 扫描。导管介入治疗的基本原则是在瘘管最远端进行封堵，以降低冠状动脉重要分支栓塞的风险[13]。除非心力衰竭无法控制，一般不需要在婴儿期进行干预。患儿长大后再进行 CCF 封堵的操作技术更简单。

基本方法是血管造影显示冠状动脉循环：包含冠脉的起始、走行、瘘管出口，冠状动脉和瘘管关系。一般进行单根冠状动脉选择性造影（图 38.1a、38.2a）。因为个体差异，比如各种滋养血管，区分非瘘管、瘘管冠状动脉很

重要。可能需要多次、多角度选择性造影成像以获得最佳的视角，设计介入治疗方案。介入前进行 CT 或 MRI 扫描很容易获得理想的血管造影。现代导管室的三维旋转血管造影特别适用于长而扭曲的血管[14]。

根据患者的瘘管特征和解剖类型，栓堵装置可以从固有冠状动脉逆向释放（图 38.2c）或在瘘管出口处前向释放（图 38.1c~d）。

如果瘘管可以经导管通过正常冠状动脉途径进行输送、封堵，则选用弹簧圈，可通过一个 2F 或 3F 微导管而不影响冠状动脉血流（图 38.2）[15]。

封堵装置，如动脉导管封堵器或其他类似装置和血管堵塞器都应该在“出口点”释放，因为它们的口径相对较大，输送系统往往较硬。通常需要将指引导丝由固有冠状动脉通过瘘管从出口点引出，然后进入上腔静脉或肺动脉，并被股静脉入路的抓捕套圈捕获。将较大的释放导管或鞘管通过指引导丝建立的轨道沿静脉路径送达相应位点，释放合适的封堵装置[6]，从而形成动 - 静脉导丝回路。

任何情况下，对 CCF 的治疗目的是尽可能在远端封堵瘘管，保证与瘘管相连的近端正常的冠状动脉分支血管内血流通畅。

封堵后，应给予抗血小板治疗，特别是粗大、扩张的血管，以避免血栓沿冠状动脉向近端蔓延并堵塞重要的冠状动脉分支。抗血小板治疗至少维持 3 个月，当然，目前这个数据还缺乏循证医学证据支持，或许需要更长时间的治疗[16]。

手术治疗

目前，外科手术治疗一般仅适用于导管介入失败或者没有介入适应证的患者，如 CCF 与重要冠状动脉分支解剖关系限制或者患者、器械型号不匹配的技术性制约。

结　论

　　CCF 有多种多样的病理形态，患者常有特定的瘘管分布和自然病史。应常规选择导管介入封堵异常血管，偶尔需要手术干预。

参考文献

[1] Shriki JE, Shinbane JS, Rashid MA, et al. Identifying, characterizing and classifying congenital anomalies of the coronary arteries. Radiographics, 2012, 32 (2): 453–468.

[2] Anderson RH, Spicer D. Fistulous communications with the coronary origins in the setting of hypoplastic ventricles. Cardiol Young, 2010, 20 (Suppl 3): 86–91.

[3] Ratajska A, Czarnowska E, Ciszek B. Embryonic development of the proepicardium and coronary vessels. Int J Dev Biol, 2008, 52 (2–3): 229–236.

[4] Gowda ST, Forbes TJ, Singh H, et al. Remodeling and thrombosis following closure ofcoronary artery fistula with review of management: large distal coronary artery fistula – to close or not to close? Catheter Cardiovasc Interv, 2013, 82 (1): 132–142.

[5] Khan MD, Qureshi SA, Rosenthal E, et al. Neonatal transcatheter occlusion of a large coronary artery fistula with Amplatzer duct occluder. Catheter Cardiovasc Interv, 2003, 60 (2): 282–286.

[6] Malcic I, Belina D, Gitter R, et al. Spontaneous closure of fistula between right coronary artery and right ventricle in an infant. Lijec Bjesn, 2009, 131(3–4): 65–68.

[7] Bartoloni G, Giorlandino A, Calafiore AM, et al. Multiple coronary artery–left ventricular fistulas causing sudden death in a young woman. Hum Pathol, 2012, 43 (9): 1520–1523.

[8] Natarajan A, Khokhar AA, Kirk P, et al. Coronary-pulmonary artery fistula: value of 64-MDCT imaging. Q J Med, 2013, 106 (1): 91–92.

[9] Parga JR, Ikari NM, Bustamante LN, et al. Case report: MRI evaluation of congenital coronary artery fistulae. Br J Radiol, 2004, 77 (918): 508–511.

[10] Latson LA. Coronary artery fistulas: how to manage them. Catheter Cardiovasc Interv, 2007, 70 (1): 110–116.

[11] Suzuki T, Shirota K, Yokoyama E, et al. Coronary artery fistula into the right atrium complicated by atrial flutter: report of a case. Kyobu Geka, 2009, 62 (12): 1081–1084.

[12] Corvaja N, Moses JW, Vogel FE, et al. Exercise-induced ventricular tachycardia associated with coronary arteriovenous fistula and correction by transcatheter coil embolization. Catheter Cardiovasc Interv, 1999, 46 (4): 470–472.

[13] Armsby LR, Keane JF, Sherwood MC, et al. Management of coronary artery fistulae. Patiten selection and results of transcatheter closure. J Am Coll Cardiol, 2002, 39 (6): 1026–1032.

[14] Panzer J, Taeymans Y, De Wolf D. Three dimensional rotational angiography of a patient with pulmonary atresia intact septum and coronary fistulas. Pediatr Cardiol, 2008, 29 (3): 686–687.

[15] Qureshi SA, Reidy JF, Alwi MB, et al. Use of interlocking detachable coils in embolization of coronary arterio-venous fistulas. Am J Cardiol, 1996, 78 (1): 110–113.

[16] Gowda ST, Latson LA, Kutty S, et al. Intermediate to long-term outcome following congenital coronary artery fistulae closure with focus on thrombus formation. Am J Cardiol, 2011, 107 (2): 302–308.

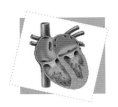

第 39 章
主－肺动脉间隔缺损

Carl L. Backer, Michael C. Mongé, Andrada Popescu, Osama Eltayeb

主－肺动脉间隔缺损又称主肺动脉窗（APW），是指在两组半月瓣（主动脉瓣和肺动脉瓣）独立并存的前提下，主肺动脉和升主动脉之间存在相互交通的一种疾病。胚胎学上是由两大动脉圆锥嵴部的融合不良所致，动脉圆锥嵴部的作用是将永存动脉干分隔成主动脉和肺动脉。APW 既可以独立发病，亦可合并其他心脏畸形（30%~50%），以主动脉弓离断最常见。当 APW 缺损较大时，常合并右肺动脉异常起源于升主动脉右侧，形成一种特殊的畸形，即 Berry 综合征。

美国心胸外科医师协会建议的 APW 分型如图 39.1 所示，分为 4 种类型：1 型，近端型；2 型，远端型；3 型，完全型；4 型，中间型。APW 的临床表现类似于大量左向右分流，如大型动脉导管未闭。症状通常出现在出生后数周内，此时肺血管阻力下降，肺血流量增加，患儿表现为呼吸急促、喂养困难、多汗和发育不良。

超声心动图为 APW 的首选诊断方法，可显示缺损的位置和大小，并且能够排除其他畸形，例如主动脉弓离断、大动脉转位、室间隔缺损和右肺动脉异常起源于升主动脉等。目前常使用 CT 扫描和三维重建对 APW 进行精确定位（图 39.2）。除了涉及需要判断较年长患儿肺血管阻力是否可逆的问题外，通常不需要对患者行右心导管检查术。由于胎儿时期升主动脉和肺动脉根部的压力相当，产前超声难以诊断。出生后 APW 一旦被确诊，应在早期对患儿进行手术干预，观察等待反而无益。APW 修补术有 3 种路径：经缺损前壁、经升主动脉和经主肺动脉。通常首选经升主动脉路径修补缺损，如图 39.3 所示。

胸骨正中切口开胸，采用单根腔静脉插管和升主动脉远端插管进行体外循环。主动脉插管位置必须足够高，以便有足够的空间放置阻闭钳。体外循环开始后，需立即阻闭左、右肺动脉，然后在右上肺静脉进行左心引流，充分降温后，阻闭升主动脉，灌注冷血停搏液。纵行切开升主动脉前壁，切口位于无冠窦和阻闭钳之间。切开主动脉后仔细辨认 APW 的位置（图 39.4），注意鉴别异位并邻近 APW 的冠状动脉开口，同时辨别主动脉瓣以及左、右肺动脉的起源和走行。用 0.4mm 厚 Gore-Tex 血管片连续缝合修补 APW，缝合时将所有线结置于血管外，最后用聚丙烯缝线缝合主动脉切口。将心脏充分排气后，开放升主动脉，复温，辅助循环后停机。这种方法的主要优点是术后出血少，其唯一的潜在出血部位只有主动脉切口。

Carl L. Backer[1,2], Michael C. Mongé[1,2], Andrada Popescu[1,2], Osama Eltayeb[1,2]

1. Division of Cardiovascular-Thoracic Surgery, Ann & Robert H. Lurie Children's Hospital of Chicago, Chicago, IL, USA
2. Department of Surgery, Northwestern University Feinberg School of Medicine, Chicago, IL, USA

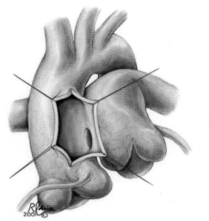

Ⅰ型，近端型

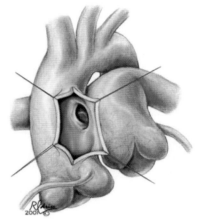

Ⅱ型，远端型

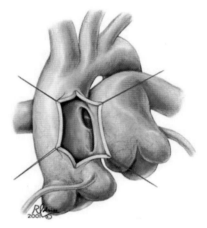

Ⅲ型，完全型

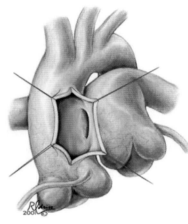

Ⅳ型，中间型

图39.1 心胸外科学会先天性心脏外科数据库委员会推荐的主－肺动脉间隔缺损（APW）分类方案。Ⅰ型是位于瓦尔萨尔瓦窦上方的近端型APW，位于半月瓣上方几毫米处，该类型APW下缘很少，离半月瓣很近。Ⅱ型是位于升主动脉最上部的远端型APW，对应Richardson分型中的2型，其缺损部分骑跨于右肺动脉。该类型APW虽具有良好的下缘，但上缘很少。Ⅲ型是涉及大部分升主动脉的完全型缺损。Ⅳ型是中间型缺损。二者均具有良好的上、下缘，最适合手术修补。引自Backer和Mavroudis，2002[1]，经牛津大学出版社许可转载

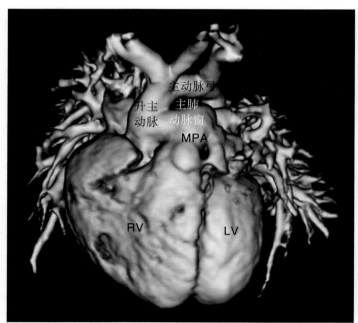

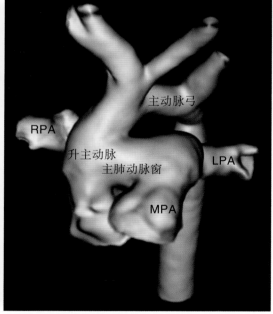

图39-2 CT图像显示主－肺动脉间隔缺损的位置。LPA：左肺动脉；LV：左心室；MPA：主肺动脉；RPA：右肺动脉；RV：右心室

有些手术通过直接 APW 切口修复缺损也取得了良好的效果。切开 APW 前壁后，将补片后缘缝于升主动脉和主肺动脉连接处，前缘呈"三明治"样夹于主动脉和肺动脉之间，完成修补（图 39.5）。

APW 合并主动脉弓离断的治疗则更为复杂，基本治疗方法类似于治疗单纯 APW。由于有较大的主动脉－肺动脉交通，可以使用单根主动脉插管。身体下半部分可通过 APW 由开放的动脉导管来进行灌注。将中心温度降至 18℃，降温期间，可以游离升主动脉、头臂血管、动脉导管、肺动脉和降主动脉。达到目标温度后，停循环。阻闭头部血管，降主动脉放置匙状阻闭钳，通过动脉套管灌注心脏停搏液，也可选择持续低流量脑灌注。结扎并切除所有动脉导管组织，从肺动脉上游离并切下降主动脉，将升主动脉和降主动脉行扩大端－端

吻合，并以同种管道补片扩大吻合口，最后用同种管道补片或聚四氟乙烯补片修补切开的肺动脉壁。

APW 术后应对患者进行严密监护，须警惕围术期发生肺动脉高压危象。在术后第一个 24h 内持续气管插管，机械通气和充分镇静、肌松。一旦出现肺动脉高压征象，则立即给予吸入一氧化氮治疗。

作者所在医院和其他医院医生采用经主动脉路径修补单纯 APW，手术死亡率非常低。先

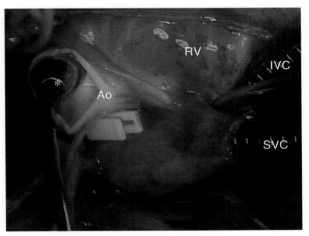

图 39.4　术中照片。用 7mm 探条测试主－肺动脉间隔缺损（*）。Ao：主动脉切口；IVC：下腔静脉插管；RV：右心室；SVC：上腔静脉插管

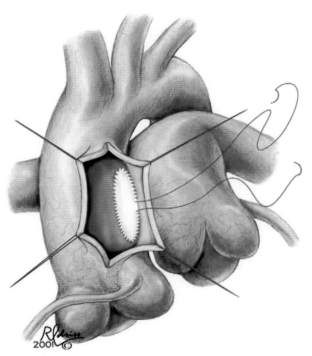

图 39.3　Ⅲ型完全型 APW 缺损补片修补术。图中未显示主动脉阻闭钳和 CPB 套管。升主动脉已切开，为垂直切口，从无名动脉的基底部延伸至无冠窦和右冠窦的交界处。该切口的优点是可避免损伤右冠开口。图示用一椭圆形 Gore-Tex 补片和一根聚丙烯缝合线修补缺损，最终将缝线的结打在血管外。引自 Backer 和 Mavroudis，2002[1]，经牛津大学出版社许可转载

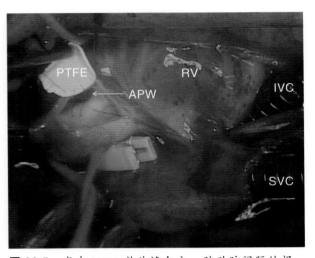

图 39.5　术中 PTFE 补片缝合主－肺动脉间隔缺损。黄色无创血管夹阻闭右肺动脉。APW：主－肺动脉间隔缺损；IVC：下腔静脉插管；PTFE：聚四氟乙烯补片；RV：右心室；SVC：上腔静脉插管

天性心脏病外科学会研究发现，主动脉弓离断合并 APW 的手术死亡率为 9%，10 年存活率为 84%。长期随访需关注肺动脉分支远期是否会狭窄。目前在经主动脉路径进行 APW 修补的远期随访者中未曾发现需要再次手术者。

参考文献

[1] Backer CL, Mavroudis C. Surgical management of aortopulmonary window: a 40-year experience. Eur J Cardiothorac Surg, 2002, 21: 773–779.

拓展阅读

Bagtharia R, Trivedi KR, Burkhart HM, et al. Outcomes for patients with an aortopulmonary window, and the impact of associated cardiovascular lesions. Cardiol Young, 2004, 14: 473–480.

Barnes ME, Mitchell ME, Tweddell JS. Aortopulmonary window. Semin Thorac Cardiovasc Surg Ped Card Surg Annu, 2011, 14: 67–74.

Berry TE, Bharati S, Muster AJ, et al. Distal aortopulmonary septal defect, aortic origin of the right pulmonary artery, intact ventricular septum, patent ductus arteriosus and hypoplasia of the aortic isthmus: a newly recognized syndrome. Am J Cardiol, 1982, 49: 108–116.

Jacobs JP, Quintessenza JA, Gaynor JW, et al. Congenital Heart Surgery Nomenclature and Database Project: aortopulmonary window. Ann Thorac Surg, 2000, 69 (Suppl): S44–S49.

Konstantinov IE, Karamlou T, Williams WG, et al. for the Congenital Heart Surgeons' Society. Surgicalmanagement of aortopulmonary window associated with interrupted aortic arch: A Congenital Heart Surgeons' Society study. J Thorac Cardiovasc Surg, 2006, 131: 1136–1141.

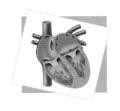

第 40 章
单侧肺动脉异常起源于升主动脉（半共干畸形）

Michael C. Mongé, Osama Eltayeb, Andrada R. Popescu, Carl L. Backer

1868 年，Fraentzel 首次报道的单侧肺动脉异常起源于升主动脉（AOPAA）。该病是一种极为罕见的先天性心脏畸形，其中一支肺动脉异常起源于升主动脉，另一支肺动脉正常源于右心室，两大独立血管均由相应心室基底发出，各自都有独立的半月瓣。AOPAA 也称半共干畸形，但并非像永存动脉干那样必须合并室间隔缺损。尽管半共干畸形（Hemitruncus）在名称与永存动脉干（Truncus arteriosus）相似，但并不属于永存动脉干范畴，因此不建议使用该术语，推荐使用 AOPAA。

与其他圆锥动脉干发育异常一样，多能干细胞是导致 AOPAA 的胚胎学因素。据报道，AOPAA 可合并法洛四联症、主动脉弓离断、主 - 肺动脉窗、主动脉峡部发育不全和室间隔缺损等畸形。尽管病理生理机制和临床表现相似，但 AOPAA 应区别于具有导管起源且不连续的肺动脉分支。

右肺动脉异常起源于升主动脉（AORPA）为胚胎第六主动脉弓的异常迁移所致。右肺动脉通常起自升主动脉的右侧或后侧窦管结合处。20% 的 AORPA 不合并其他畸形，50% 合并动脉导管未闭，或可能合并左肺静脉狭窄。

另外，AORPA 的发病率比左肺动脉起源异常高 4~8 倍。

左肺动脉异常起源于升主动脉（AOLPA），是由左侧第六弓缺如和第五弓永存所致，左肺动脉发自永存主动脉囊。AOLPA 常与右位主动脉弓有关。与 AORPA 不同，法洛四联症是最常见的合并畸形。由于发自左第六动脉弓的左肺动脉和动脉导管在胚胎上同源，因此在 AOLPA 发生动脉导管缺失并不意外。

肺循环负荷过度的原因有二：其一，正常肺动脉接收来自右心室的全部心排血量；其二，异常起源的肺动脉暴露于来自体循环的非限制性血流和主动脉压力。由于压力和容量的双重超负荷，肺血管梗阻性疾病可以早期发生并累及双肺。

AOPAA 早期常出现呼吸窘迫和心力衰竭。听诊一般没有典型的杂音。心电图可显示双心室肥大。胸部 X 线检查显示心影扩大和双侧肺充血。如果合并法洛四联症，肺血流量会有所不同。超声心动图可以准确地对此进行诊断，并可应用计算机断层扫描血管造影（CTA）或 MRI 等先进医学成像技术制定手术方案。心导管检查可以测量正常连接的肺血管阻力，从而

Michael C. Mongé[1,2], Osama Eltayeb[1,2], Andrada R. Popescu[1,2], Carl L. Backer[1,2]
1. Division of Cardiovascular-Thoracic Surgery, Ann & Robert H. Lurie Children's Hospital of Chicago, Chicago, IL, USA
2. Department of Surgery, Northwestern University Feinberg School of Medicine, Chicago, IL, USA

确定年长患儿手术指征。然而，由于肺血流在肺部的再分布，部分患儿的肺血管阻力可能高于那些常规接受分流畸形矫治患儿的水平，此类情况仍可考虑行根治修复手术。

据报道，如果 AOPAA 患者未接受治疗，1 年存活率为 30%。建议早期修复 AOPAA 以预防肺动脉高压的发生。1967 年，印第安纳大学的 Kirkpatrick 和 King 首次描述了 AORPA 在主动脉后直接移植重建术。

常规胸骨正中开胸，在低温体外循环下进行修复手术。充分游离升主动脉及肺动脉干。升主动脉插管与异常起源的肺动脉之间预留出足够的空间以放置阻闭钳。在右上肺静脉放置双极静脉插管进行左心引流。建立体外循环后，立即阻闭异常起源的肺动脉，以防止灌注肺的发生。游离并结扎动脉导管。阻闭升主动脉，灌注冷血停搏液。将异常起源的肺动脉从升主动脉上游离切下。使用自体心包补片或聚四氟乙烯片（PTFE）修补主动脉壁，亦可以横断升主动脉以方便操作，在肺动脉吻合术后进行主动脉壁的修补。主动脉从前、左侧复位后，肺动脉位于其下方。在主肺动脉上选择合适的部位，并以无张力的方式吻合异常起源的肺动脉。若直接吻合张力过大，可以利用主动脉和（或）肺动脉壁血管片进行重建，以延长右肺动脉。

术后管理的重点在于肺血管阻力的管控。患者须充分镇静，呼吸机辅助通气 24~48h，同时吸入一氧化氮。据报道，住院死亡率为 0~21%，长期存活率良好。最常见的晚期并发症是肺动脉吻合口狭窄，通常可以通过球囊扩张术进行治疗，再次干预率为 10%~33%。建议长期超声心动图和特定的肺灌注扫描（放射性核素成像）随访。

拓展阅读

Abu-Sulaiman RM, Hashmi A, McCrindle BW, et al. Anomalous origin of one pulmonary artery from the ascending aorta: 36 years'experience from one centre. Cardiol Young, 1998, 8: 449–454.

Amir G, Frenkel G, Bruckheimer E, et al. Anomalous origin of the pulmonary artery fromthe aorta: early diagnosis and repair leading to immediate physiological correction. Cardiol Young, 2010, 20: 654–659.

Kirkpatrick SE, Girod DA, King H. Aortic origin of the right pulmonary artery: surgical repair without a graft. Circulation, 1967, 36: 777–782.

Nathan M, Rimmer MS, Piercey BS, et al. Early repair of hemitruncus: excellent early and late outcomes. J Thorac Cardiovasc Surg, 2007, 133: 1329–1335.

Peng EW, Shanmugam G, Macarthur KJ, et al. Ascending aortic origin of a branch pulmonary artery: surgical management and long-term outcome.Eur J Cardiothorac Surg, 2004, 26: 762–766.

Talwar S, Meena A, Choudhary SK, et al. Anomalous branch of pulmonary artery from the aorta and tetralogy of Fallot: morphology, surgical techniques, and results. Eur J Cardiothorac Surg, 2014, 46: 291–296.

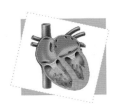

第41章
主动脉弓离断

Michael C. Mongé, Hyde M. Russell, Carl L. Backer

主动脉弓离断（IAA）是指升主动脉和降主动脉之间的管腔连续性完全消失的一组疾病。Celoria 和 Patton 依据部位提出了解剖学分型：A 型，位于主动脉峡部，占 28%；B 型，位于左颈总动脉至左锁骨下动脉之间，占 70%；C 型，位于无名动脉至左颈总动脉之间（图 41.1）[1-2]。

除合并主-肺动脉窗外，几乎所有 IAA 均存在室间隔缺损（VSD），通常为对位不良的膜周型缺损。由于圆锥间隔后移对位不良可导致左室流出道（LVOT）梗阻（图 41.2）。约 25% 的 A 型离断合并异常起源于降主动脉的迷走右锁骨下动脉（图 41.3）。在胎儿期大部分血液必须流经动脉导管而不是 LVOT，从而增加主动脉瓣下梗阻的风险。2%~10% 的 IAA 合并大动脉转位，这些婴儿可出现差异性青紫，即上肢发绀，下肢正常。10% 的 IAA 可合并永存动脉干，3% 伴有功能性单心室[2]。

15%~30% 的 IAA，尤其是 B 型和 C 型，常存在染色体 22q11 的微缺失，称为迪格奥尔格（DiGeorge）综合征，其特征为甲状旁腺功能减退、胸腺发育不良、免疫功能改变、唇裂和腭裂，以及发育迟缓。因此，对 IAA 婴儿应进行荧光原位杂交分析（FISH），以检测染色体的微缺失。

越来越多的 IAA 胎儿在产前超声检查中被确诊。那些产前未被确诊的胎儿，随着出生后动脉导管的闭合，其症状会逐渐加重，可能出现下半身的花斑或青紫，嗜睡和少尿，伴有多器官功能障碍，继而发展为重度休克。如果合并右锁骨下动脉起源异常，则右上肢与下肢间无差异性青紫。若出生后动脉导管持续开放，随着肺血管阻力的下降，会出现充血性心力衰竭。

超声心动图是 IAA 的基本诊断手段（图 41.4）。需要探查 IAA 的部位和长度以及分支血管的起源，描述心房和心室间隔缺损的情况（如果存在）。应进行 LVOT 和左侧心室结构的评估。然而，若存在粗大动脉导管，则左心系统梗阻的程度可能被低估。详细的超声心动图评估将有助于排除或确诊其他并存的异常畸形。若超声心动图提示胸腺缺如，则需要证实其是否存在与 22 号染色体微缺失有关的迪格奥尔格综合征。

在某些情况下，右心导管检查有助于诊断和辅助治疗。血管造影可以确诊和评估肺动脉及其分支的连续性以及肺静脉是否存在异位连接，然而对危重患儿进行此类有创检查时需格外谨慎。血管造影还有助于判断主动脉瓣闭锁和主动脉弓离断患者的冠状动脉血流来源。在

Michael C. Mongé, Hyde M. Russell, Carl L. Backer

Division of Cardiovascular-Thoracic Surgery, Ann & Robert H. Lurie Children's Hospital of Chicago, Chicago, IL, USA; Department of Surgery, Northwestern University Feinberg School of Medicine, Chicago, IL, USA

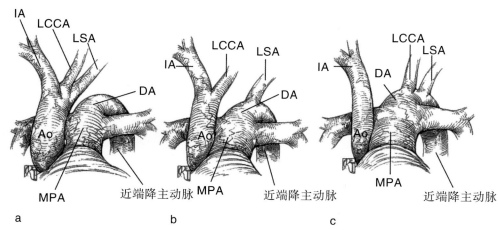

图 41.1　主动脉弓离断解剖分型。a. A 型，位于左锁骨下动脉远端。b. B 型，位于左锁骨下动脉至左颈总动脉之间。c. C 型，位于左颈总动脉至无名动脉之间。Ao：主动脉，DA：动脉导管，IA：无名动脉，LCCA：左颈总动脉，LSA：左锁骨下动脉，MPA：主肺动脉。引自 Jonas，2013[4]，经 John Wiley & Sons 许可转载

合并大动脉转位的 IAA 中，作为姑息手段，可以考虑行房间隔球囊造口术。此外也有报道在进行根治手术前植入动脉导管支架取得成功的病例。近来，磁共振血管造影和计算机断层扫描技术已成为常用的无创检查方法，用以明确复杂心脏畸形的解剖细节，并有助于制定手术方案（图 41.5~41.8）。

　　疑似 IAA 的患儿，应输注前列腺素 E_1 以维持动脉导管开放，低流量吸氧，避免呼吸性碱中毒，以最大限度地增加肺血管阻力，改善下半身血流灌注。有些患儿可能需要气管插管，同时予以镇静和肌松。若心功能受到抑制，需

要使用多巴胺进行正性肌力支持，使用米力农改善心肌功能，还可降低全身血管阻力。同时需要对患儿进行终末器官灌注的评估，包括肝、肾功能以及凝血功能检查，积极纠正代谢性酸中毒，

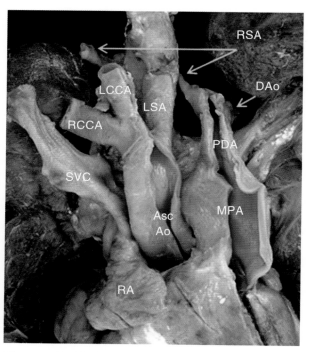

图 41.3　解剖标本显示 A 型主动脉弓离断伴有食管前迷走右锁骨下动脉。Asc Ao：升主动脉；DAo：降主动脉；PDA：动脉导管未闭；RA：右心房；RCCA：右颈总动脉；LCCA：左颈总动脉；SVC：上腔静脉；MPA：主肺动脉；RSA：迷走右锁骨下动脉；LSA：迷走左锁骨下动脉

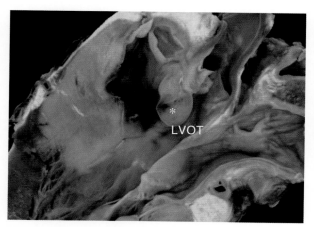

图 41.2　解剖标本显示流入间隔向后偏移（＊），凸向左心室流出道。室间隔缺损补片已被移除。LVOT：左心室流出道

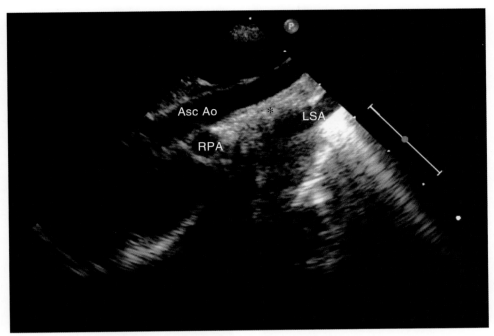

图 41.4　B 型主动脉弓离断的经胸超声心动图。* 所示为离断位置。Asc Ao：升主动脉；RPA：右肺动脉；LSA：左锁骨下动脉

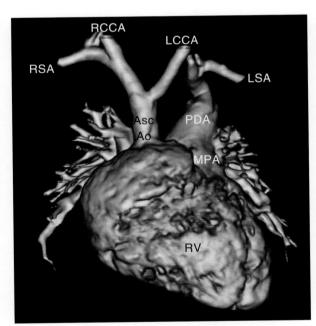

图 41.5　B 型主动脉弓离断的计算机断层扫描三维重建。RV：右心室；RCCA：右颈总动脉；LCCA：左颈总动脉；MPA：主肺动脉；RSA：右锁骨下动脉；LSA：左锁骨下动脉；PDA：动脉导管未闭；Asc Ao：升主动脉

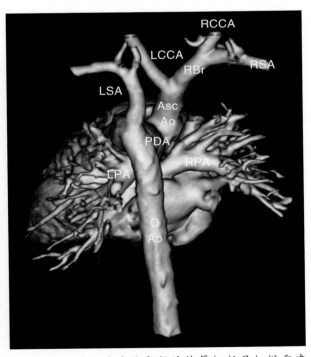

图 41.6　B 型主动脉弓离断的计算机断层扫描重建（后视图），显示起源于未闭合动脉导管的降主动脉。RBr：右侧头臂动脉；RPA：右肺动脉；LPA：左肺动脉；RCCA：右颈总动脉；LCCA：左颈总动脉；MPA：主肺动脉；RSA：右锁骨下动脉；LSA：左锁骨下动脉；PDA：动脉导管未闭；Asc Ao：升主动脉

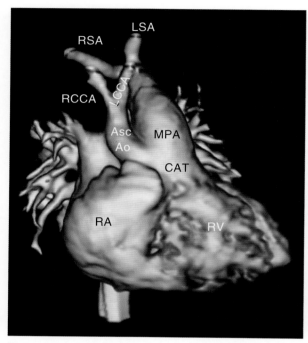

图 41.7　永存动脉干合并 B 型主动脉弓离断以及右锁骨下动脉起源异常的计算机断层扫描三维重建。LSA：左锁骨下动脉；RSA：右锁骨下动脉；RCCA：右颈总动脉；LCCA：左颈总动脉；Asc Ao：升主动脉；MPA：主肺动脉；CAT：永存动脉干；RA：右心房；RV：右心室

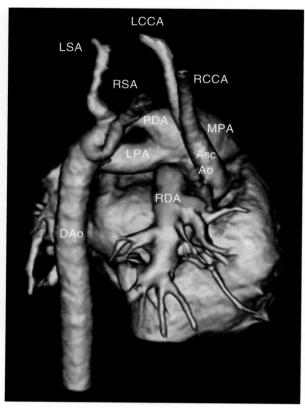

图 41.8　B 型主动脉弓离断合并右锁骨下动脉起源异常的计算机断层扫描三维重建（后视图）。LCCA：左颈总动脉；RCCA：右颈总动脉；LSA：左锁骨下动脉；RSA：右锁骨下动脉；MPA：主肺动脉；PDA：动脉导管未闭；LPA：左肺动脉；RPA：右肺动脉；Asc Ao：升主动脉；DAo：降主动脉

在复苏期间可以进行基因检测和病史询问。

在患儿酸中毒、凝血异常、体液和代谢失衡、肝功能和肾功能异常纠正后方可进行手术。目前最常用的手术方式仍是（离断）主动脉弓一期直接吻合及心内缺损修复术[3]。整个手术过程中需要对上、下肢血压进行监测。常规胸骨正中开胸，切除胸腺（如果存在）；在升主动脉或无名动脉上进行主动脉插管（采用改良的脑灌注）和动脉导管插管（用于下半身灌注；图 41.9）；开始体外循环，降温至中心温度 18℃后，结扎近端动脉导管；充分游离升主动脉、主动脉弓、弓上血管和降主动脉，如果存在异常起源的右锁骨下动脉，则需要将其游离并结扎；阻闭升主动脉，灌注心脏停搏液，进行深低温停循环，予或不予低流量脑灌注均可；游离动脉导管并结扎，切除全部残留的动脉导管组织，升主动脉侧下方与降主动脉进行端侧吻合，一些患者可能需要使用同种异体补片进行吻合，恢复全流量体外循环并复温；由于室间隔缺损通常为动脉圆锥型（干下型），故常采用肺动脉路径修补 VSD，动脉排气后，开放升主动脉[4]。

IAA 术后应对患儿进行长期随访，通过连续性检查评估术后远期吻合口是否梗阻。采用移植物进行 IAA 修复的新生儿常会发生远期梗阻。有些直接行主动脉吻合者也会发生远期吻合口梗阻。先天性心脏外科医师协会（CHSS）多中心的研究显示，直接行主动脉弓吻合术的患儿中，3 年内 86% 无须再次介入干预[1]。此外，在 Sell 等[5]的一项研究中，超过 60% 进行直接主动脉吻合的患儿术后 18 个月内吻合口压力阶差超过 30mmHg。幸运的是，球囊扩张可以成功缓解大多数吻合口狭窄的压力阶差。

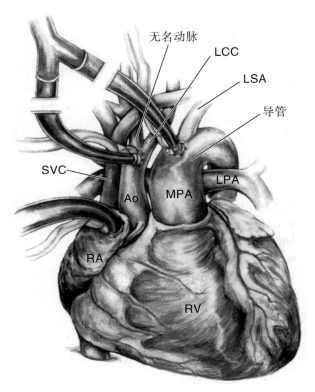

图 41.9　弓离断修复手术的主动脉弓的动脉插管。在升主动脉的右侧插入 8F 的插管。将第二插管插入动脉导管中。开始体外循环后阻断肺动脉。LCC：左颈总动脉；LSA：左锁骨下动脉；MPA：主肺动脉；LPA：左肺动脉；SVC：上腔静脉；Ao：主动脉；RA：右心房；RV：右心室。引自 Jonas，2013[4]，经 John Wiley & Sons 许可转载

LVOT 梗阻是主动脉弓离断修复术后的重要远期并发症。在 CHSS 研究中，77% 的患者 3 年内发生左室流出道梗阻（LVOTO）需要再次介入干预[1]。有些患儿可通过切除后移圆锥间隔以减轻 LVOTO，或者可行具有 Damus-Kaye-Stansel（DKS）吻合的 Norwood 手术[6]来减轻梗阻。CHSS 研究表明，在 IAA 新生儿期间矫治，为防止 LVOTO 而进行圆锥间隔切除或肺动脉 - 主动脉的 DKS 吻合术，其死亡率高于单纯修复手术[1]。但另一项单中心研究证明，IAA 修复同期进行 Norwood 手术或圆锥间隔切除术在较大的医疗中心进行时[7-8]，死亡率可以接受。如果存在主动脉瓣下管型狭窄，则可能需要进行改良 Konno 手术。

IAA 直接进行主动脉吻合术，若主动脉弓

游离不充分而形成弦状弓，则可能导致左主支气管梗阻。在 X 线片上显示左肺过度扩张。可以通过支气管镜检查和进一步的医学成像技术来确诊。可在升主动脉和降主动脉之间植入移植物缓解这种情况。

IAA 属于复杂心脏畸形，术前需要给予患儿前列腺素 E_1 稳定病情，然后进行新生儿期手术。先进的医学成像有助于制定手术策略。术后需要对患者进行终生随访，以便随时发现和早期干预主动脉弓吻合口再狭窄及 LVOTO 等远期并发症。

参考文献

[1] Jonas RA, Quaegebeur JM, Kirklin JW, et al. Outcomes in patients with interrupted aortic arch and ventricular septal defect: a multiinstitutional study. Congenital Heart Surgeons' Society. J Thorac Cardiovasc Surg, 1994, 107: 1099–1113.

[2] McCrindle BW, Tchervenkov CI, Konstantinov IE, et al. Risk factors associated with mortality and interventions in 472 neonates with interrupted aortic arch: a Congenital Heart Surgeons' Society study. J Thorac Cardiovasc Surg, 2005, 129: 343–350.

[3] Oosterhof T, Azakie A, Freedom RM, et al. Associated factors and trendsin outcomes of interrupted aortic arch. Ann Thorac Surg, 2004, 74: 1696–1702.

[4] Jonas RA. Interrupted aortic arch//Mavroudis C, Backer CL. Pediatric Cardiac Surgery. 3rd edn. Philadelphia: Mosby, 2003: 273–282.

[5] Sell JE, Jonas RA, Mayer JE, et al. The results of a surgical program for interrupted aortic arch. J Thorac CardiovascSurg, 1988, 96: 864–877.

[6] Yasui H, Kado H, Nakano E, et al. Primary repair of interrupted aortic arch and severe aorticstenosis in neonates. J Thorac Cardiovasc Surg, 1987, 93: 539–545.

[7] Suzuki T, Ohye RG, Devaney EJ, et al. Selective management of the left ventricular outflow tract for repair of interrupted aortic arch with ventricular septal defect: management of left ventricular outflow tract obstruction. J Thorac Cardiovasc Surg, 2006, 131: 779–784.

[8] Brown JW, Ruzmetov M, Okada Y, et al. Outcomes in patients with interrupted aortic arch and associated anomalies: a 20-year experience. Eur J Cardiothorac Surg, 2006, 29: 666–674.

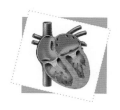

第 42 章
主动脉缩窄

Hitesh Agrawal, John W. Bokowski, Damien Kenny

病理生理

主动脉弓及其分支在妊娠第 4 周至第 8 周发育。有研究认为胚胎期左侧第四和第六主动脉弓发育异常与该病有关。目前有多种理论来解释缩窄的发生，其中导管理论认为导管组织环形浸润围绕主动脉弓，当导管组织收缩时将导致主动脉变窄。缩窄最常发生在导管对应部位，导管闭合后常出现症状可以证实这个论点。然而，主动脉缩窄（CoA）也可在远离动脉导管的位置发生，显然仅用导管理论无法合理解释。发育理论则提出了缩窄的发生是基于血流动力学改变的假设，即缩窄系胎儿期主动脉弓血流量减少所致，因此，CoA 无法用单一的病理生理机制来解释。

临床表现

出生时若新生儿 CoA 合并动脉导管未闭或缩窄为轻至中度时通常无症状。动脉导管闭合后，新生儿表现为肤色灰暗，喂养困难，呼吸急促，重度 CoA 患儿将处于休克状态。较轻的 CoA 可能被漏诊，直到儿童期或成人期出现以下情况才引起注意：来自主动脉瓣异常的收缩期喀喇音或主动脉听诊区收缩期喷射性杂音、侧支循环形成的连续性杂音、上肢高血压、股动脉搏动延迟或消失。

在动脉导管闭合前，上肢（较高氧饱和度）和下肢（较低氧饱和度）间血氧饱和度差异可最早出现。主要由未氧合血经过未闭的动脉导管分流至下肢所致。因此，美国儿科学会建议所有健康的新生儿在出生后 24~48h 用脉搏血氧饱和仪进行筛查，在右手和任意一足上进行测量。如果出现以下情况，则筛查结果阳性：

· 任何一处氧饱和度测量值 <90%。

· 3 次测量上下肢氧饱和度 <95%，每次测量间隔 1h。

· 或者 3 次测量值中右手和足之间的氧饱和度存在 3% 的绝对差异。

筛查结果阳性者提示需要进一步进行心脏检查 [1]。最有价值的临床试验是股动脉搏动的消失或减弱。上肢（高压）和下肢（低压）之间的血压压差也可用于评估 CoA。由于这种方法在新生儿中应用具有局限性，因此如果有其他临床相关检查提示 CoA 时，则不应该完全依赖该方法。

Hitesh Agrawal[1], John W. Bokowski[2], Damien Kenny[3]

1. Texas Children's Hospital, Houston, TX, USA
2. Rush Center for Congenital and Structural Heart Disease, Chicago, IL, USA
3. Our Lady's Children's Hospital, Crumlin, Dublin, Ireland

诊　断

产前超声心动图显示心室比例不对称，右心室扩大，则应怀疑 CoA（图 42.1，框表 42.1）。由于经过峡部的血流减少和动脉导管的遮挡，缩窄部位难以辨识[2]。近来研究结果认为在高危人群中通过超声心动图检查，多次测量峡部 z 值、峡部 / 动脉导管内径比值能提高筛查的灵敏度[3]。产后超声心动图可以显示主动脉狭窄段解剖结构以及开放的动脉导管，并可以使用频谱多普勒检测狭窄段压差（图 42.2）。心电图可显示右心室肥厚。胸部 X 线检查结果一般正常，新生儿心脏衰竭可出现心脏扩大伴肺静脉充血导致肺纹理增粗等相应的放射学表现。心导管术适应证包括抢救性球囊血管成形、姑息性支架植入，同时或者需要明确其他心脏畸形（图 42.3）；还应该进行染色体核型检测，特别是女性患儿多合并 Turner 综合征。

治　疗

产前高度怀疑 CoA 的胎儿，应在具有小儿心脏病治疗中心的医疗机构分娩，出生后立即注射前列腺素以维持动脉导管开放。早期超声心动图检查可显示解剖变异及伴发畸形，使用前列腺素维持数天直到进行手术治疗。新生儿心力衰竭出现休克时应紧急抢救并给予前列腺素力求重新开放动脉导管，为手术争取时间[2]。

新生儿出现多器官衰竭及药物治疗效果不满意者可进行姑息性球囊或支架植入治疗，可作为重症患儿手术的过渡阶段。图 42.4 所示初始 CoA 新生儿期手术治疗，同年龄段患儿球囊血管成形术后缩窄复发及主动脉瘤发生率较高。目前使用的标准手术方法包括有两种。其一，缩窄段切除，端 – 端（或端 – 侧）吻合术（如果伴有相关的横弓发育不全，则行扩大端 – 端或端 – 侧吻合术），这是目前最常用的技术。其二，锁骨下动脉补片修复，结扎锁骨下动脉，

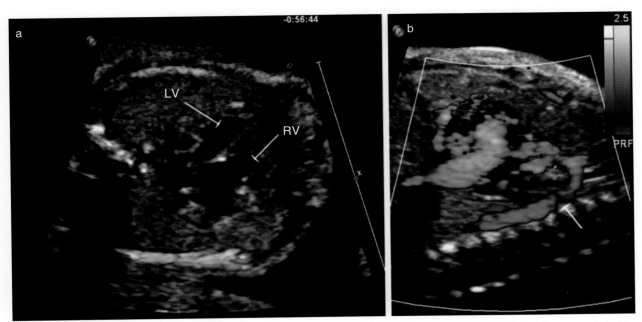

图 42.1　a. 胎儿超声心动图显示心室比例不对称，右心室扩大。b. 能量多普勒显示缩窄部分（箭头）。LV：左心室；RV：右心室

新生儿心脏病学：视图解析

框表 42.1 主动脉缩窄诊断方法汇总

产前超声心动图显示：

- 心室比例不对称伴右心室扩大
- 峡部 z 值、峡部 / 动脉导管比值

产后诊断：

- 股动脉搏动缺失或减弱
- 上肢和下肢血氧饱和度差异
- 超声心动图显示主动脉缩窄段压力阶差（动脉导管未闭伴明显右向左分流）
- 球囊血管成形术和支架植入之前通过心导管术显示局部解剖结构

使用其近端血管壁补片覆盖加宽主动脉缩窄部分[4]。修复者术后左上肢由侧支动脉供血，左上肢萎缩鲜有发生。手术修复后患儿终生有再缩窄的风险（15%~20%），若患儿体重足够（通常 >20kg），适合放置成人支架者，可通过球囊血管成形术进行治疗。

横弓内径较细及年龄较小均是再缩窄的危险因素。然而，基于现代手术方法，出生低体重已不再是重要的危险因素，建议不要延缓低出生体重儿的手术时机[5]。另外，有手术修复部位形成动脉瘤的报道，但采用目前的手术方法其发生率已明显降低。主动脉弓磁共振成像（MRI）可用于评估青春期和成人早期的动脉瘤形成。虽然早期手术可以预防或延缓高血压的发生，但仍有大约30%的儿童会在青春期患高血压，但高血压是否为 CoA 修复术后唯一且最重要的转归目前仍存在争议[4]。密切持续血压监测和积极的早期药物干预有益于避免冠状动脉疾病、心力衰竭和脑卒中的加速发展。

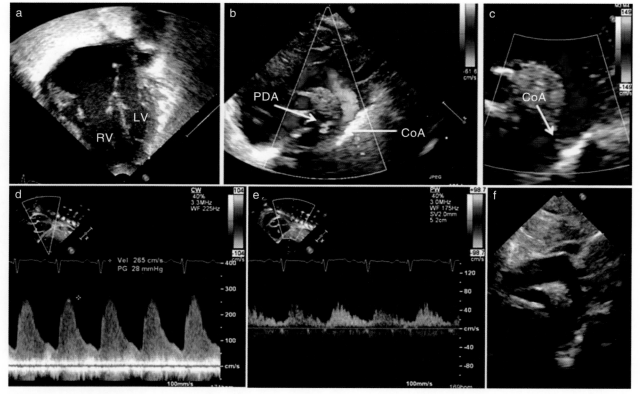

图 42.2 CoA 胎儿出生后的系列超声心动图图像。a. 四腔心切面显示右心室明显扩大。b. 彩色多普勒血流显示峡部狭窄，动脉导管未闭和导管后方支架征。c. 狭窄段放大图像显示后方的支架征。d. 狭窄部频谱多普勒显示明显的压力阶差和舒张期拖尾。e. 腹主动脉的频谱多普勒显示低速血流，减速时间增加和舒张期拖尾。f. 扩大端－端吻合术修复后的主动脉弓表现。LV：左心室；RV：右心室；PDA：动脉导管未闭；CoA：主动脉缩窄

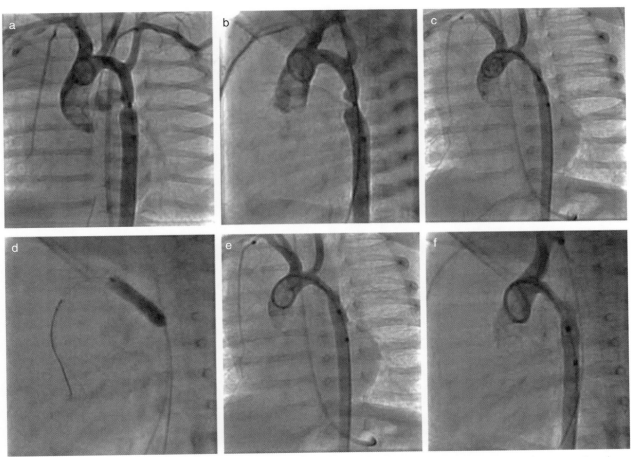

图 42.3 a~b. 足月婴儿前后位和侧位血管造影图像显示动脉导管连接处的胸降主动脉局限性狭窄段。该婴儿在 2d 后进行了扩大的端－端吻合术。c. 手术修复后 6 周拍摄的斜位血管造影图像显示明显的长段再缩窄。降主动脉狭窄段轮廓不规则，左锁骨下动脉受累。d. 6mm×20mm TyshakⅡ球囊对降主动脉行球囊扩张术。e~f. 成功球囊扩张后斜位和侧位血管造影图像显示主动脉狭窄段内径改善，未见动脉瘤形成。由于弓缩窄段压力差显著下降小于 20mmHg（1mmHg ≈ 0.133kPa），因此未再行进一步球囊扩张

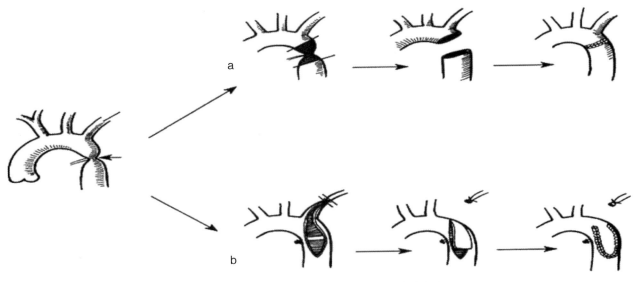

图 42.4 手术示意图。a. 缩窄段切除和端－端吻合术。b. 锁骨下动脉补片修复术

参考文献

[1] Kemper AR, Mahle WT, Martin GR, et al. Strategies for implementing screening for critical congenital heart disease. Pediatrics, 2011, 128: 1259–1267.

[2] Rosenthal E. Coarctation of the aorta from fetus to adult: curable condition or life long disease process? Heart, 2005, 91: 1495–1502.

[3] Matsui H, Mellander M, Roughton M, et al. Morphological and physiological predictors of fetal aortic coarctation. Circulation, 2008, 118: 1793–1801.

[4] Kenny D, Hijazi ZM. Coarctation of the aorta:from fetal life to adulthood. Cardiol J, 2011, 18: 487–495.

[5] McElhinney DB, Yang SG, Hogarty AN, et al. Recurrent arch obstruction after repair of isolate dcoarctation of the aorta in neonates and young in fants: is low weight a risk factor? J Thorac Cardiovasc Surg, 2001, 122: 883–890.

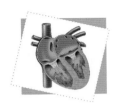

第 43 章
血管环与肺动脉吊带

Donald J. Hagler, Jessica Bowman

主动脉弓异常和肺动脉吊带是一组形式多样的先天畸形，常伴有气管或食管梗阻。早在1737年Hommel就对双主动脉弓进行了描述[1]。Kommerell[2]在1936年首次阐述了右锁骨下动脉异常起源的X线表现。

血管环是主动脉弓或其头臂分支出现一个或多个异常，在动脉导管未闭或动脉韧带的基础上形成一个环样结构，并完全包绕气管和食管使之出现梗阻症状。

肺动脉吊带是左肺动脉异常起源于右肺动脉，随后走行于气管后、食管前，常压迫气管。

主动脉弓异常

对主动脉弓发育的胚胎学回顾有助于理解各种可能的弓部畸形。

胚胎学

主动脉弓和大血管异常最好在主动脉弓正常胚胎学和主动脉弓与肺动脉畸形胚胎发病理论的背景下认知[3-4]。主动脉弓最初以成对动脉出现，均发自胚胎腹侧表面的动脉囊，向上生长，然后转向背侧、尾部（图43.1），随着咽囊发育，主动脉弓演变、退化，其中左侧第四弓动脉保留形成未来主动脉弓的一部分，右侧第四弓动脉演变为右锁骨下动脉近端（图43.1b、43.2）。左侧第六弓动脉远侧段演变为动脉导管，近侧段及其分支形成左肺动脉。右侧第六弓动脉及其分支参与形成右肺动脉。通过假设，原始双主动脉弓各节段的存留或退化，可以解释大多数主动脉弓异常。正常情况下，左主动脉弓形成是右背主动脉第8段（1区）退化和左背主动脉第8段（3区）存留（图43.3a）。右主动脉弓形成是左背主动脉第8段退化和右背主动脉第8段存留。

正常左位主动脉弓在气管左侧横跨左主支气管。正常头臂分支包括第一分支无名动脉，其发出右锁骨下动脉和右总颈动脉，第二、第三分支分别是左总颈动脉和左锁骨下动脉。动脉导管或动脉韧带起源自左锁骨下动脉附近，连接于肺动脉主干顶部。右位主动脉弓在气管右侧横跨右主支气管。镜像头臂分支包括第一分支左无名动脉，发出左锁骨下动脉和左总颈动脉。第二、第三分支是右颈总动脉和右锁骨下动脉。右位主动脉弓通常位于胸椎右侧，但可能在膈肌处横跨至左侧（图43.3b）。

Donald J. Hagler[1], Jessica Bowman[2]
1. Division of Cardiovascular Surgery, Mayo Clinic, Rochester, MN, USA
2. Nationwide Children's Hospital, Columbus, OH, USA

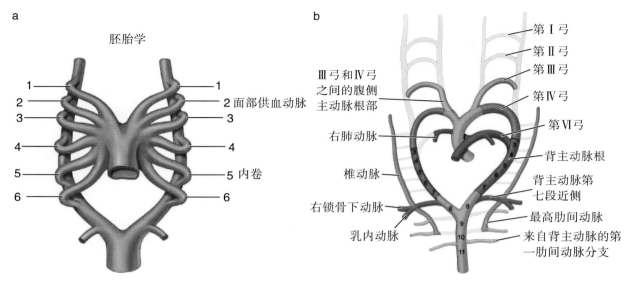

图 43.1　a.胚胎主动脉弓模型。第Ⅰ、第Ⅱ弓最终消失。第Ⅲ弓形成颈总动脉。左侧第Ⅳ弓保留、构成部分左主动脉弓与主动脉相连。右侧第Ⅳ弓形成右锁骨下动脉近端主要部分。第Ⅴ弓消失，左侧第Ⅵ弓远侧端形成左侧动脉导管和左肺动脉一部分。右侧第Ⅵ弓参与形成右肺动脉近端部分。b.原始动脉弓退化，存留节段构成主动脉弓或动脉导管节段

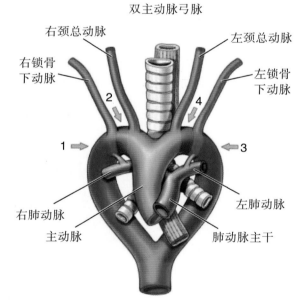

图 43.2　Edwards 假说：双主动脉弓及双侧动脉导管。升主动脉和降主动脉均在中线位置。箭头指向四个退化的关键位置，编号为 1~4。箭头 1：右背主动脉根部第 8 段；箭头 2：右第四号；箭头 3 和 4：左侧对应节段

血管环

　　血管环的准确定义是主动脉弓部血管结构完全包绕气管和食管。临床上，血管环压迫食管和气管，导致吞咽困难和呼吸困难，包括喘鸣、哮喘、支气管炎和肺炎。不是所有血管环组织都是血管结构，它们可能仅仅是韧带组织。Stewart 等[3]提出了一种完美的血管环分类方法，框表 43.1 列举了分类的各种组成。他们建立的双主动脉弓假说（图 43.2）可以用胚胎学解释各种血管环的演变、形成。

双主动脉弓

　　双主动脉弓是最常见、最复杂的血管环。由于右背侧主动脉弓第 8 段退化失败导致两对

框表 43.1　血管环主要分类及相关畸形

每个亚组可能有左、右或双侧动脉导管
• Ⅰ组：双主动脉弓（左、右上段降主动脉）
A.双弓开放
B.单弓闭锁
• Ⅱ组：左主动脉弓（左、右上段降主动脉）
A.迷走右锁骨下动脉
B.孤立性右锁骨下动脉
• Ⅲ组：右主动脉弓（左、右上段降主动脉）
A.镜像分支
B.迷走左锁骨下动脉
C.孤立性左锁骨下动脉（发自主动脉）

a

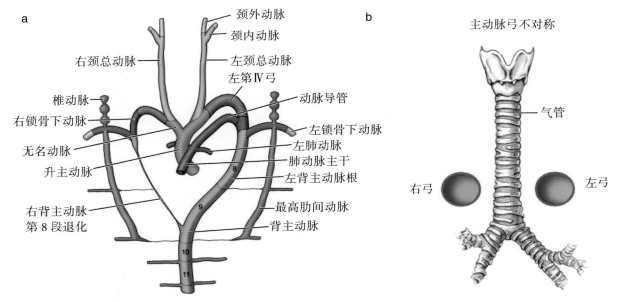

颈外动脉
颈内动脉
右颈总动脉
左颈总动脉
左第Ⅳ弓
椎动脉
动脉导管
右锁骨下动脉
左锁骨下动脉
无名动脉
左肺动脉
升主动脉
肺动脉主干
左背主动脉根
右背主动脉
第 8 段退化
最高肋间动脉
背主动脉

b

主动脉弓不对称

气管

右弓
左弓

图 43.3 a. 正常左主动脉弓留存节段。b. 左、右主动脉弓和气管关系

背侧主动脉弓保留形成双主动脉弓。图 43.4 为单弓或双弓。如局部节段退化会导致一个弓闭锁。闭锁节段可发生在四个背主动脉弓的任意节段。较常见的是左弓发育不良或闭锁。在双主动脉弓血管环畸形中不一定存在动脉导管，常发生右动脉导管退化，或存在双侧动脉导管。

双主动脉弓的特点是左、右主动脉弓同时存在，与弓的大小、是否通畅无关。升主动脉在气管前上行，分为两个弓，在气管和食管两侧向后走行。没有无名动脉。左、右主动脉弓通常分别发出颈总动脉和锁骨下动脉，两个弓在食管后中线的右侧或左侧汇合形成上段降主动脉。第一个亚组双弓开放，第二个亚组单弓闭锁。最常见类型是双弓开放，右侧动脉弓优势伴左动脉导管，上段降主动脉在左侧。治疗时可以选择锁骨下动脉远端的细小弓部或在颈总动脉与锁骨下动脉之间将其切断。

锁骨下动脉畸形

在弓的形成过程中，如果背弓第 8 段双侧持续存在，第 2 段或第 4 段退化，则锁骨下动脉从降主动脉异常起源。如 Kommerell 所述，

没有退化的第 8 段组织在锁骨下动脉起源处形成囊状憩室。囊状憩室和锁骨下动脉在食管后走行，构成血管环主要部分（图 43.5）。它们可以与同侧锁骨下动脉发出的动脉导管或动脉韧带构成完整的血管环。这种锁骨下动脉异常起源于降主动脉的描述既可以是左主动脉弓也可以是右主动脉弓。最常见的畸形与左主动脉弓有关。伴发左侧动脉导管时不会形成真正的血管环。然而，如果伴发 Kommerell 憩室，则会出现明显的食管压迫症状。右侧动脉导管或动脉韧带是形成血管环的必要条件。

由于降主动脉位于食管后方，左主动脉弓、右降主动脉与右侧动脉导管或动脉韧带会形成血管环（图 43.6a）。此畸形中左主动脉弓是正常的，因此手术矫治时从右胸入路或胸正中入路，切断右侧动脉导管或动脉韧带。镜像关系是右主动脉弓、左降主动脉、左侧导管（图 43.6b）。

大多数典型血管环是由原始左主动脉弓节段退化导致的右位主动脉弓和异常起源于降主动脉的左锁骨下动脉形成（图 43.5a）。一种罕见血管环是由起源于降主动脉的无名动脉（食管后无名动脉）与左侧动脉导管或动脉韧带形

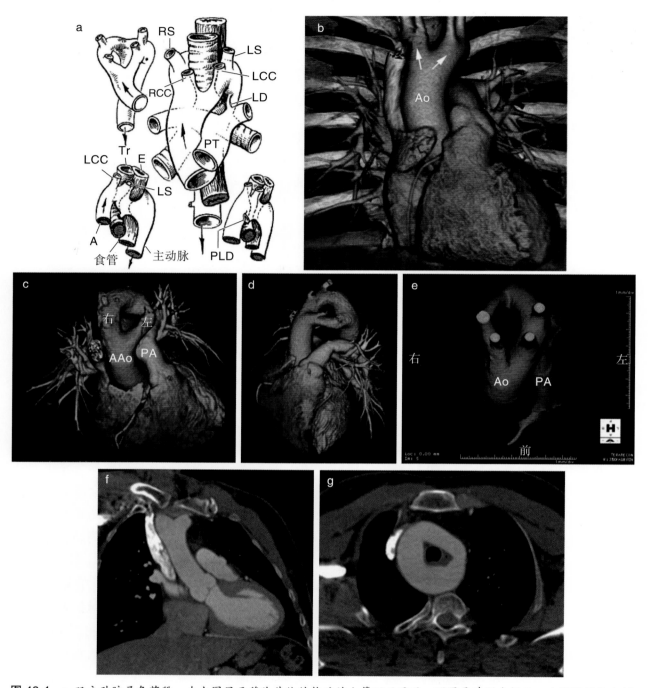

图 43.4 a. 双主动脉弓各节段。左上图显示移除其他结构后的血管环正面观。下图是畸形左侧观。右下图显示左侧动脉导管。b. 双主动脉弓 CT 三维重建。箭头显示双主动脉弓走行。c. 移除气管、食管后双主动脉弓的 CT 三维重建头位观，左弓通常较右弓发育不良。d. 同一 CT 三维重建的侧位观。e. 头位观双主动脉弓 CT 三维重建。注意单独起源的 4 个头臂动脉分支。该病例左弓优势，右弓发育不良。f. MRI 冠状切面显示双主动脉弓：主动脉分为两个弓。g. MRI 短轴切面显示双主动脉弓环形压迫食管、气管。E：食管；LCC：左颈总动脉；LD：左导管；LS：左锁骨下动脉；PT：肺动脉主干；RS：右锁骨下动脉；Tr：气管；AAo：升主动脉；PA：肺动脉；Ao：主动脉；RCC：右颈总动脉；PLD：左侧动脉导管；E：食管；A：动脉

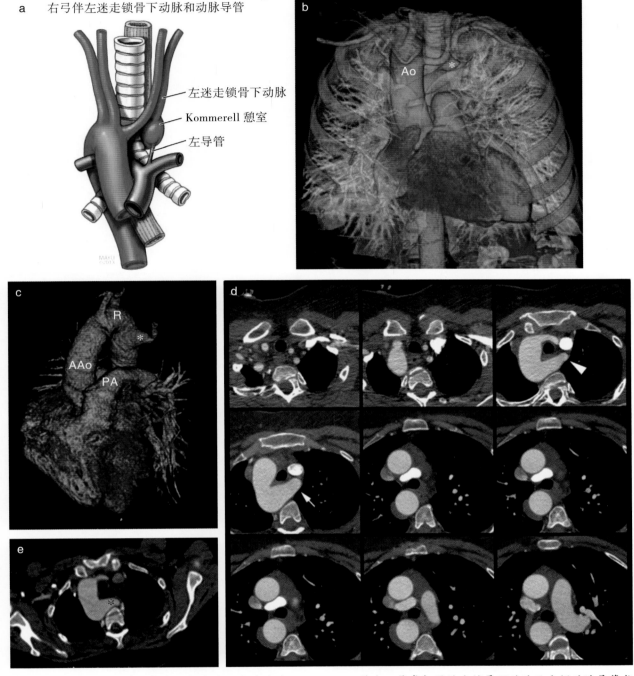

图 43.5　a. 典型的血管环解剖结构由右位主动脉弓、Kommerell 憩室、异常起源的左锁骨下动脉及左侧动脉导管或动脉韧带组成。b. CT 三维重建显示：该血管环有大的 Kommerell 憩室（＊）。c. CT 三维侧位观：血管环伴有大的 Kommerell 憩室。d. 序列 MRI 头足位短轴显示：右位主动脉弓和 Kommerell 憩室（箭头）。箭头指示起源于憩室的左锁骨下动脉。e. MRI 短轴显示血管环和 Kommerell 憩室（＊）包绕气管和食管。AAo：升主动脉；PA：肺动脉；R：右位主动脉弓；Ao：主动脉

迁曲主动脉：左弓、
右降主动脉、右动脉导管

迁曲主动脉：右弓、左降主动脉、
左导管、镜像迷走分支

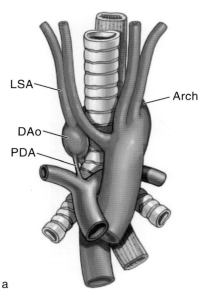

LSA

Arch

DAo

PDA

a

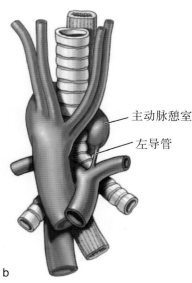

主动脉憩室

左导管

b

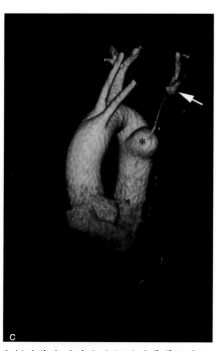

c

图 43.6　a. "迁曲主动脉" 典型解剖学特征：左位主动脉弓、食管后方走向右侧的降主动脉和右侧动脉导管形成血管环。b. "迁曲主动脉" 解剖学特征：右位主动脉弓、左降主动脉，左动脉导管。c. CT 三维重建显示：右位主动脉弓、Kommerell 憩室及发自憩室（＊）的起始端长段闭锁的 "孤立" 左锁骨下动脉。LSA：左锁骨下动脉；DAo：降主动脉；PDA：动脉导管未闭；Arch：主动脉弓

成。另一种常见血管环是右位主动脉弓伴食管后 Kommerell 憩室。

　　"孤立" 锁骨下动脉是 Ⅱ 组和 Ⅲ 组的一个亚组。Ⅱ 组因为原始双主动脉弓第 1 和第 2 节段中断，右锁骨下动脉与主动脉中断。Ⅲ 组因为第 3 和第 4 节段中断，左锁骨下动脉不再与主动脉连接（图 43.6c）。右、左或双侧动脉导管可同时存在于两个亚组中。

诊　断

　　血管环患儿食管钡餐造影侧位观（图 43.7）显示食管后方大压迹，同时可见起源异常的锁骨下动脉在食管后造成较小压迹。Kommerell 憩室也会在食管后形成较大压迹。双主动脉弓前后位可见双侧食管压迹。

　　MRI 或 CT 可为精准外科干预提供最完整诊断信息。

　　当无名动脉或主动脉弓第一分支缺如时，

超声心动图有助于识别锁骨下动脉异常起源于降主动脉。偶尔可以看到降主动脉发出锁骨下动脉。右位主动脉弓和异常左锁骨下动脉提示可能存在血管环并需要进一步影像学检查，如MRI。

肺动脉吊带

　　左肺动脉起源于右肺动脉（肺动脉吊带），是由左侧第六弓动脉近端异常退化造成。这也是左肺动脉起源于升主动脉、左肺动脉缺如的胚胎学原因。

　　左肺动脉起源于右肺动脉（肺动脉吊带）是仅一根大血管结构走行于气管、食管间的病变。新生儿期常伴有严重主气管及支气管梗阻和呼吸窘迫（图 43.8）。这种畸形也可合并继发于完整软骨性气管环的气管狭窄。这种畸形常独立发生，偶可合并其他心脏畸形，如法洛四联症。通常可以依据钡餐观察左肺动脉在食

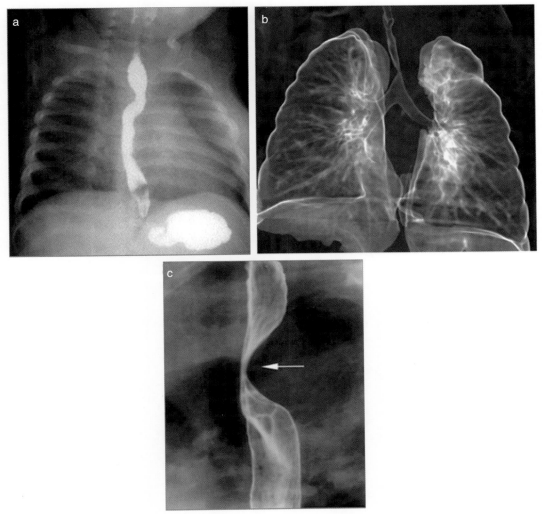

图 43.7　a. 双主动脉弓患者钡餐造影前后位显示食管双侧压迹。b. 高速 CT 造影显示气管梗阻。c. 侧位钡餐造影显示，Kommerell 憩室和异常起源的左锁骨下动脉造成食管后压迹

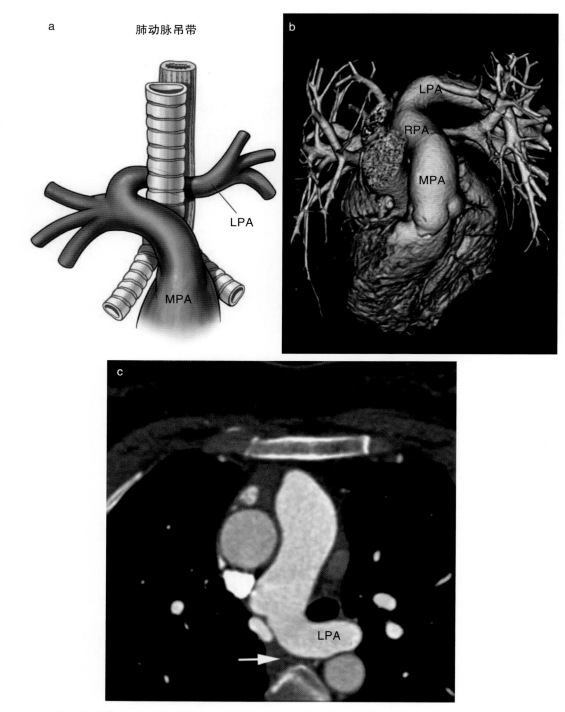

图 43.8 a. 左肺动脉吊带的典型解剖特征。注意左肺动脉在气管、食管间走行。b.CT 三维重建显示肺动脉吊带，左肺动脉异常起源于右肺动脉。c. MRI 短轴切面显示左肺动脉走行于气管后和食管前（箭头）的同样解剖关系。LPA：左肺动脉；MPA：主肺动脉；RPA：右肺动脉

管前形成典型压迹进行诊断。当然，MRI 和 CT 检查可以做出更精确诊断和气管解剖定位。

　　最佳手术治疗方式是将左肺动脉切断，在气管前将其移植到主肺动脉。如果有完整的气管环，可能需要进行气管重建。后期随访需要监测左肺动脉有无再狭窄。

参考文献

[1] Hommel W. Commercium literarium norimbergae. Hebdom, 1737, 21: 162.

[2] Kommerell B. Verlagerung des Osophagusdurch eine abnorm verlaufende Arteria subclavian dextra (Arteria lusoria). Fortschr Rontgenstr, 1936, 54: 590–595.

[3] Stewart JR, Kincaid OW, Edwards JE. An Atlas of Vascular Rings and Related Malformations of the Aortic Arch System. Springfield:Charles C. Thomas, 1964.

[4] Edwards, JE. Malformations of the aortic arch system manifested as "vascular rings." Lab Invest, 1953, 2: 56–75.

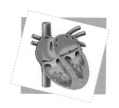

第 44 章
右心室双出口

Irene D. Lytrivi, H. Helen Ko

右心室双出口（DORV）一词用于诊断一组先天性心脏畸形，这类畸形有相似的心室–动脉连接方式，即两个大动脉全部或大部分发自右心室[1]。室间隔缺损（VSD）作为左心室出口几乎总是存在。最初认为两个大动脉下存在发育良好的圆锥是诊断的先决条件[2]。然而，目前认可的定义范围较广，包括动脉下圆锥的各种畸形变异[1,3]。本章对 DORV 不同解剖类型的分类进行概述，并重点关注新生儿期经常出现临床症状的亚型。

DORV 是一种罕见的先天性心脏病，在 Bltimore-Washington 婴幼儿研究中排名第 12 位（占所有病例的 2%）[4]。发病率约为每 100 万名活产儿中 127 例[5]。大多数 DORV 病例是散发的。宫内诊断后，应该推荐进行基因检测，因为有证据显示 DORV 与 13- 三体综合征、18 三体综合征、22q11 缺失（DiGeorge 综合征）有关[6-7]，也与孕前糖尿病和暴露于化学溶剂有关[8-9]。

虽然最常见的分类方法是以室间隔缺损位置为基础，但很重要的认知是，绝大多数室间隔缺损位置基本恒定，位于隔缘束的前肢、后肢之间，依据大动脉之间的相互关系及漏斗部形态和位置可以分为：主动脉下（占 40%~57%；图 44.1），肺动脉下（占 24%~37%；图 44.2），或双动脉下（占 3%~

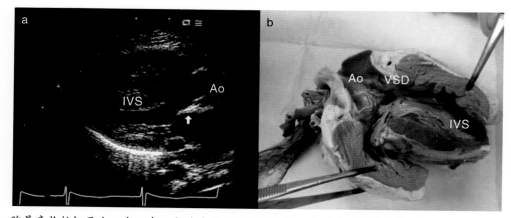

图 44.1　a. 胸骨旁长轴切面右心室双出口主动脉瓣下室间隔缺损。主动脉下圆锥（箭头）和主动脉极度右移，这些特征可与法洛四联症相鉴别。b. 右心室双出口主动脉瓣下室间隔缺损病理标本"前面"观，剖开右心室可见室间隔及缺损。Ao：主动脉；IVS：室间隔；VSD：室间隔缺损

Irene D. Lytrivi, H. Helen Ko
Division of Pediatric Cardiology, Mount Sinai Medical Center, New York, NY, USA

12%；图 44.3）。室间隔缺损亦可以远离半月瓣（9%~19%）或根本没有（极为罕见）[10]。远离大动脉的室间隔缺损位于流入间隔，类似完全性房室间隔缺损（图 44.4），或位于肌部室间隔的肌小梁中。常见的伴发畸形取决于室间隔缺损的位置：主动脉下室间隔缺损则常伴发肺动脉狭窄，而肺动脉下室间隔缺损时主动脉下梗阻、主动脉缩窄或主动脉弓中断的发生率较高。

约 86% DORV 手术患儿房室连接一致[11]，11% 房室连接不一致[12]。它们可能是心房正位、心房反位或内脏异位综合征，特别是当 DORV

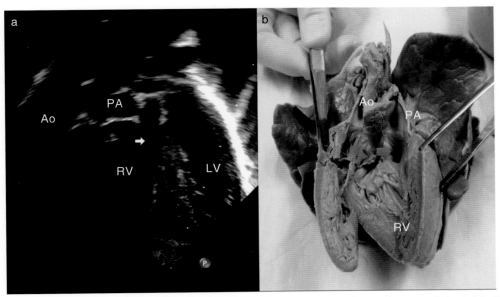

图 44.2 a. 非标准偏前的心尖超声切面显示肺动脉下室间隔缺损（箭头）。b. 病理标本显示两个大动脉起源于右心室，以及室间隔缺损与肺动脉关系。Ao：主动脉；LV：左心室；PA：肺动脉；RV：右心室

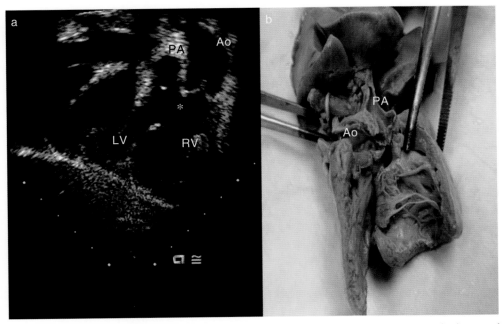

图 44.3 a. 非标准剑突下长轴切面显示右位心的 DORV，心室左襻、双动脉下的大型 VSD（＊）。b. 病理标本显示右心室面、双动脉下大型室间隔缺损、动脉下圆锥缺如。Ao：主动脉；LV：左心室；PA：肺动脉；RV：右心室

伴发房室间隔缺损时[13-14]。另一项新生儿诊断评估中需要确定的形态学变异是大动脉下是否存在发育良好的漏斗部或圆锥。目前认为，双侧动脉下圆锥不是诊断DORV的先决条件，DORV动脉下圆锥可以双侧存在（图44.5）、双侧缺失（图44.6）、仅有主动脉下漏斗部或仅有肺动脉下漏斗部。在心脏节段诊断中，大动脉相互关系需要精确描述。大动脉可以正常位，主动脉位于肺动脉右后，呈环抱关系，或者两个大动脉平行排列。心房正位时，主动脉可以在右侧与肺动脉平行，或在肺动脉右前位、前后位或左前位。在内脏反位时，主动脉可能在肺动脉左后位。

对手术矫治方式有重大影响的合并心脏畸形包括：房间隔缺损、永存左上腔静脉引流至冠状静脉窦或直接回流至左心房、左侧并列右心耳、肺静脉异位引流、跨越室间隔缺损的房室瓣下结构异常附着（图44.7）、房室瓣骑跨（图44.8）、降落伞样二尖瓣、二尖瓣瓣上纤维环、心室发育不良和冠状动脉畸形。30%的DORV有冠状动脉解剖异常[15]，最常见于肺动脉瓣下室间隔缺损和大动脉并行的病例（图44.9）。对手术治疗尤其重要的是冠状动脉横跨右室流出道前壁，如左前降支异常起源于右冠状动脉再横跨右心室前壁走行至室间沟，或

左位主动脉的右冠状动脉横跨右心室前壁至右房室沟。无论解剖变异如何，DORV的不同病理生理学表现见表44.1。

当合并畸形如严重肺血流梗阻、大动脉转位性病理生理学改变或因主动脉缩窄或主动脉弓中断引起全身性低灌注导致发绀时，新生儿会出现临床症状。

最常见的DORV主动脉瓣下室间隔缺损的新生儿，如果肺动脉流出道细小，就会出现发

表 44.1 右心室双出口临床表现

病理生理学	临床表现	病例	发病时间
VSD 生理	充血性心力衰竭症状	主动脉下或双动脉下 VSD	出生后 4~6 周
法洛四联症生理	肺动脉狭窄引起发绀	主动脉下 VSD	新生儿期
大动脉转位生理	有效肺动脉血流减少导致发绀	肺动脉下 VSD 如 Taussig-Bing 畸形肺动脉下 VSD 并双动脉圆锥	新生儿期
体循环流出道梗阻	低心排症状	肺动脉下 VSD 合并主动脉弓梗阻	新生儿期
单心室生理	血液完全混合导致发绀	内脏异位的 DORV	新生儿期

VSD：室间隔缺损；DORV：右心室双出口

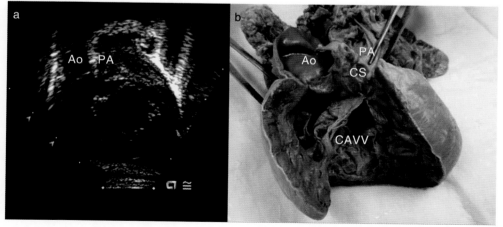

图 44.4 a. DORV合并完全型房室间隔缺损（CAVC）。剑突下长轴切面显示心脏舒张期共同房室瓣。b. 此例病理标本显示DORV合并CAVC，室间隔缺损远离大动脉，圆锥间隔发育良好。CAVV：共同房室瓣；CS：圆锥间隔；Ao：主动脉；PA：肺动脉

绀。通常是瓣下梗阻，但也可以是瓣膜狭窄合并肺动脉主干及分支发育不良。查体可见发绀、单一第二心音（S2）、响亮的收缩期杂音、胸骨左上缘触及震颤并传导至肺野。胸部 X 线检查结果与法洛四联症相似，表现为心脏左上缘凹陷，这是由于不同程度的肺动脉主干发育不良引起。手术矫治包括通过室间隔缺损建立隧道连接左心室和主动脉，以及用类似法洛四联症修复技术疏通肺动脉流出道梗阻。

DORV 肺动脉瓣下室间隔缺损通常在出生早期表现为氧合血优先射向肺动脉引起的大动脉转位性病理生理变化。婴儿呈现发绀，前位主动脉靠近胸壁可闻及单一、响亮的 S2，无肺动脉狭窄（发生于绝大多数 DORV 肺动脉下室间隔缺损患者），严重的心力衰竭体征和症状与发绀同时存在。如果合并主动脉缩窄，股动脉搏动减弱或消失。在罕见的合并肺动脉狭窄的病例中，胸骨左侧上缘可闻及响亮的收缩期杂音。

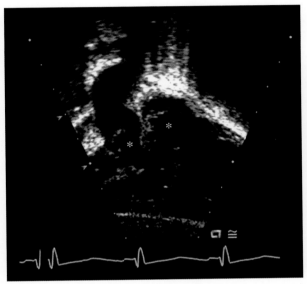

图 44.5 DORV 剑突下长轴切面显示两大动脉完全由右心室发出，双侧圆锥存在（＊）

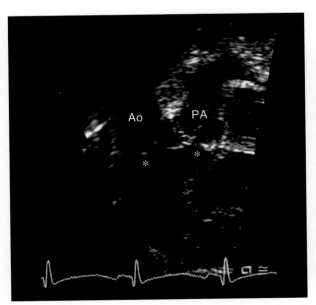

图 44.6 DORV 剑突下长轴切面显示双侧大动脉下圆锥缺如（＊）。Ao：主动脉；PA：肺动脉

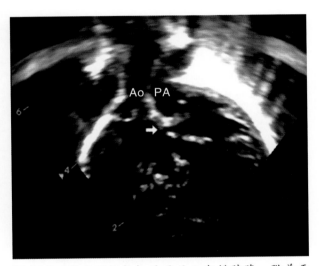

图 44.7 剑突下短轴切面显示二尖瓣骑跨、附着于圆锥间隔（箭头），潜在影响左心室－主动脉通路。Ao：主动脉；PA：肺动脉

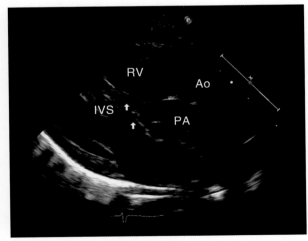

图 44.8 胸骨旁长轴切面显示二尖瓣（箭头）通过室间隔缺损跨越至右心室，导致肺动脉瓣下梗阻。Ao：主动脉；IVS：室间隔；PA：肺动脉；RV：右心室

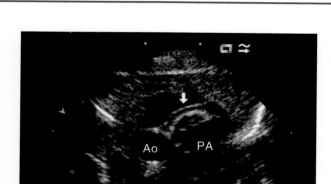

图44.9 胸骨旁短轴切面显示两大动脉呈并列关系，左冠状动脉横跨于肺动脉流出道前（箭头）。Ao：主动脉；PA：肺动脉

DORV 肺动脉下型室间隔缺损最常用的手术方式是大动脉调转术，同时隧道样关闭、修复 VSD 至肺动脉。当主动脉在右侧且与肺动脉并列时，也可选择心室内隧道连接左心室与主动脉。这种手术修复通过一条隧道将左心室和主动脉连接起来，隧道在肺动脉和三尖瓣之间延伸到肺动脉瓣下。为保证流出道畅通，常需要切除圆锥间隔。此类手术中，三尖瓣与肺动脉瓣环之间的距离特别重要，至少与主动脉瓣环直径相等，否则通路可能会梗阻。对于无法进行动脉调转的肺动脉梗阻者，则需要采用更复杂的心室内隧道修补，如 REV 手术和 Nikaidoh 手术[16-17]。

远离两大动脉室间隔缺损型 DORV 根据伴发畸形可有不同的临床表现。当房室瓣或其他相关畸形妨碍双心室修复时，可采用分期姑息治疗。新生儿经常进行体 – 肺分流以增加肺血流量、缓解发绀。另外，对于没有肺动脉狭窄的患儿，肺动脉环缩术可以预防肺血管病变，直到年龄较大时进行根治手术。

近期报道，新生儿双心室修复手术的死亡率为 4%~6%[18]。取决于不同手术类型，15 年存活率为 90%~96%，免再次手术率为 72%~ 87%[19]。远期可能存在多种多样异常，与手术方式密切

相关，包括主动脉瓣下狭窄、残余弓部梗阻、肺动脉狭窄或管道梗阻，以及新主动脉根部扩张和瓣膜反流等。

致 谢

感谢西奈山伊坎医学院儿科病理学部的 Margret S. Magid 博士提供的标本和图像。

参考文献

[1] Walters, HL, Mavroudis C, Tchervenkov CI, et al. Congenital Heart Surgery Nomenclature and Database Project: double outlet right ventricle. Ann Thorac Surg, 2000, 69: 249–263.

[2] Neufeld HN, DuShane JW, Edwards JE. Origin of both great vessels from the right ventricle. II: with pulmonary stenosis. Circulation, 1961, 23: 603.

[3] Van Praagh S, Davidoff A, ChinA, et al. Double-outlet right ventricle: anatomic types and developmental implications based on a study of 101 cases. Coeur (Paris), 1982, 12: 389–439.

[4] Perry LW, Neill CA, Ferencz C, et al. Infants with congenital heart disease: the cases//Ferencz C, Rubin JD, Loffredo CA, et al. Perspectives in Pediatric Cardiology, Vol.4: Epidemiology of Congenital Heart Disease: The Baltimore-Washington Infant Study 1981–1989. Mount Kisco: Futura, 1993: 33–62.

[5] Hoffman JI, Kaplan S. The incidence of congenital heart disease. J Am Coll Cardiol, 2002, 39: 1890–1900.

[6] Vuillemin M, Pexieder T, Winking H. Pathogenesis of various forms of double outlet right ventricle in mouse fetal trisomy 13. Int J Cardiol, 1991, 33: 281–304.

[7] Van Praagh S, Truman T, Firpo A, et al. Cardiac malformations in trisomy 18: a study of 41 postmortem cases. J Am Coll Cardiol, 1989, 13: 1586–1597.

[8] Ferencz C, Rubin JD, McCarter RJ, et al. Maternal diabetes and cardiovascular malformations: predominance of double outlet right ventricle and truncus arteriosus. Teratolog y, 1990, 41: 319–326.

[9] Ferencz C, Correa-Villasenor A, Loffredo CA, et al. Malformations of the cardiac outflow tract//Ferencz C, Correa-Villasenor A, Loffredo CA, et al. Perspectives in Pediatric Cardiology, Vol.5: Genetic and Environmental Risk Factors of Major Cardiovascular Malformations The Baltimore–Washington Infant Study 1981–1989.

Armonk: Futura, 1997: 59–102.

[10] Pandit SP, Shah VK, Daruwala DF. Double-outlet right ventricle with intact interventricular septum: a case report. Indian Heart J, 1987, 39: 56–57.

[11] Sondheimer HM, Freedom RM, Olley PM. Double-outlet right ventricle: clinical spectrum and prognosis. Am J Cardiol, 1977, 39: 709–714.

[12] Tabry IF, McGoon DC, Danielson GK, et al. Surgical management of double-outlet right ventricle associated with atrioventricular discordance. J Thorac Cardiovasc Surg, 1978, 76: 336–344.

[13] Danielson GK, Tabry IF, Ritter DG, et al. Successful repair of double-outlet right ventricle, complete atrioventricular canal, and atrioventricular discordance with dextrocardia and pulmonary stenosis. J Thorac Cardiovasc Surg, 1978, 78: 710–717.

[14] Alfieri O, Crupi G, Vanini V, et al. Successful surgical repair of doubleoutlet right ventricle with situs inversus, l-loop, l-malposition, and subaortic VSD in a 16 month-old patient. Eur J Cardiol, 1978, 7: 40–47.

[15] Wilcox BR, Ho SY, Macartney FJ, et al. Surgical anatomy of double-outlet right ventricle with situs solitus and atrioven-tricular concordance. J Thorac Cardiovasc Surg, 1981, 82: 405–417.

[16] Sakata R, Lecompte Y, Batisse A, et al. Anatomic repair of anomalies of ventriculoarterial connection associated with ventricular septal defect. I . Criteria of surgical decision. J Thorac Cardiovasc Surg, 1988, 95: 90–95.

[17] Nikaidoh H. Aortic translocation and biventricular outflow tract reconstruction: a new surgical repair for transposition of the great arteries associated with ventricular septal defect and pulmonary stenosis. J Thorac Cardiovasc Surg, 1984, 88: 365–372.

[18] Artrip JH, Sauer H, Campbell DN, et al. Biventricular repair in double outlet right ventricle:surgical results based on the STS-EACTS International Nomenclature classification. Eur J Cardiothorac Surg, 2006, 29(4): 545–550.

[19] Brown JW, Ruzmetov M, Okada Y, et al. Surgical results in patients with double outlet right ventricle: a 20-year experience. Ann Thorac Surg, 2001, 72 (5): 1630–1635.

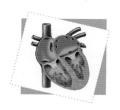

第 45 章
左心室双出口

Sarah Chambers Gurson, Leo Lopez

左心室双出口（DOLV）是一种非常罕见的先天性心脏病，是指两根大血管完全或几乎完全发自左心室。历史上 DOLV 被认为在解剖学上不可能发生。1967 年报告了第一个病例，随后出现了更多病例的文献报道。研究表明，在所有双出口型心室 - 动脉连接的心脏畸形中，DOLV 占 5%，其活产儿发病率低于 1/100 000[1]。DOLV 常伴发 VSD，但室间隔也可以完整。当存在 VSD 时，同右心室双出口（DORV）一样，在诊断和命名上存在争论，尤其当骑跨的半月瓣同时与左心室和右心室相连时。

病因学

对流出道胚胎发生的基本认识有助于了解正常心室流出道的发育以及可能产生 DOLV 的途径。形成心襻后——心球成为右心室，原始心室成为左心室——圆锥动脉干流出道直接与右心室相连。随着螺旋形内部组织垫和神经嵴衍生细胞将流出道分隔至两个大动脉，圆锥动脉干开始分隔形成肺动脉主干和主动脉。更多近侧组织垫形成半月瓣，然后融合、分隔主动脉下和肺动脉下流出道，此时两者仍与右心室相连。这些融合的近端组织垫形成圆锥间隔。

随后心内膜垫和肌部室间隔与圆锥间隔相融合，将左、右心室完全分隔。最终产生完全分开的肺动脉瓣下圆锥（或漏斗部）和主动脉瓣下圆锥，使主动脉连接左心室、肺动脉连接右心室。主动脉瓣下圆锥退化，演化成二尖瓣和主动脉瓣之间的纤维连接。

目前有多种 DOLV 发生机制的解释。最初的研究报道认为，DOLV 导致双侧动脉下圆锥缺失，然而，这已被证明仅是 DOLV 几种圆锥形态之一。Anderson 等 [2] 提出了一种学说，认为 DOLV 是由于圆锥间隔的异常退化所致，而不同的圆锥形态学类型包括单侧主动脉下或肺动脉下圆锥、双侧圆锥及双侧圆锥缺如 [3]。对鸡胚胎的研究表明，DOLV 是由于两个半月瓣前的圆锥间隔融合不良，导致右心室流出道与肺动脉瓣和主动脉瓣分开，两个半月瓣与左心室保持连接 [4]。

形态学

与 DORV 一样，详细描述每个单独的 DOLV 心脏解剖结构对于确定最适当的外科手术方法非常重要。多数病例有两个发育良好的心室，大多数病例有 VSD（最常见的缺损位于主动脉

Sarah Chambers Gurson[1], Leo Lopez[2]
1. Pediatric Cardiology Associates PC, Fairfax, VA, USA
2. Nicklaus Children's Hospital; Herbert Wertheim College of Medicine Florida International University, Miami, FL, USA

下）。当然，DOLV 心脏的节段解剖、VSD 位置及伴发的心脏畸形会存在很大变异。

　　Van Praagh 及其同事已经报道了 DOLV 心脏节段解剖的多种类型。最常见的节段解剖类型是 SDD 型，即：内脏和心房正位、心室右襻（房室连接正常）、主动脉瓣在肺动脉瓣右侧。然而，他们也报告了几乎所有可能的解剖节段类型，包括心房反位、内脏正位、心室左襻，心房反位、内脏反位、心室左襻或右襻，以及各种组合的大动脉关系。在 DOLV 中见到的大动脉相互关系与在 DORV 中所见相同：并列关系（主动脉瓣右侧位），右转位的主动脉瓣右前位或右后位（同正常大动脉关系一样），以及左转位的主动脉瓣左前位。

　　DOLV 中通常出现一些必然伴发的畸形，原因通常是圆锥隔旋转不良引起的肺动脉或主动脉流出道梗阻在特定类型的 VSD 中合并出现。其他可能与 DOLV 伴发的心脏畸形包括右心室发育不良（常伴三尖瓣畸形）、二尖瓣闭锁、左心室双入口和内脏异位综合征。DOLV 的 VSD 类型与 DORV 一致[3,5]：

　　·主动脉下 VSD 在 DOLV 中最常见，发生率为 70%~75%。VSD 位于主动脉瓣下，远离肺动脉瓣。圆锥间隔向肺动脉流出道移位，可引起相应的肺动脉瓣下和肺动脉瓣狭窄。

　　·肺动脉瓣下 VSD 为第二常见，发生率为 15%~17%（图 45.1~45.2）。VSD 位于肺动脉瓣下，远离主动脉瓣。圆锥间隔移位导致主动脉瓣下狭窄（图 45.2），进而引起主动脉缩窄或主动脉弓中断。

　　·双动脉下 VSD 在 6%~9% 的 DOLV 患者中可以看到，它们均紧邻半月瓣，圆锥间隔完全或几乎完全缺失。可能很难将这些病例与两大动脉下 VSD 的 DORV 相区别，有时也被称为"双心室双出口"[3]。这些患者一般不会出现流出道梗阻，但也有报道少数患者出现主动脉流出道梗阻。

　　·远离大动脉的 VSD 仅见于 2% 的 DOLV

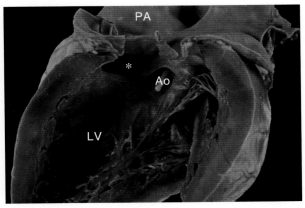

图 45.1　左心室双出口病理标本。肺动脉下室间隔缺损（＊）和继发于圆锥间隔移位至主动脉瓣下区域的主动脉瓣下狭窄。Ao：主动脉；LV：左心室；PA：肺动脉

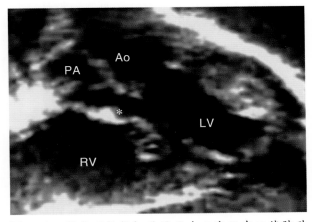

图 45.2　剑突下长轴切面显示左心室双出口伴肺动脉下室间隔缺损（＊）。Ao：主动脉；LV：左心室；PA：肺动脉；RV：右心室

患者，远离半月瓣，位于房室通道（流入道）间隔或肌部间隔。

　　·室间隔完整据报道见于 1%~2% 的 DOLV 患者。

病理生理机制

　　DOLV 的病理生理机制取决于血流动力学以及解剖结构改变导致的肺血流量和流出道梗阻程度。主动脉瓣下 VSD、右位主动脉和肺动脉流出道梗阻（法洛四联症样的病理生理）患者最常见的临床表现是青紫。主动脉瓣下 VSD、左位主动脉、无肺动脉流出道梗阻患者

主要表现为大动脉转位样病理生理。两大动脉下 VSD 或肺动脉下 VSD 不伴主动脉梗阻的患者会出现肺循环负担过重，类似大型 VSD 表现。另一些患者，如 DOLV 伴肺动脉瓣下 VSD、主动脉流出道梗阻、主动脉缩窄或主动脉弓中断，则会出现导管依赖性体循环。

外科治疗

正如之前所预期的，由于不同患者的解剖变异多样化，手术选择也多种多样，必须根据患者的个体解剖特点制定个体化手术方案。在两个心室发育良好的大多数患者中，最佳选择是双心室矫治。一般需要补片修补 VSD（如果存在）；若右心室到肺动脉有梗阻，则利用管道或同种异体移植物连接右心室和肺动脉，或直接将肺动脉根部移植到右心室（REV 手术）。不能进行双心室修复的患者（如左心室双入口和双出口或 DOLV 伴右心室发育不良）则进行单心室姑息手术（Fontan 手术）。由于 DOLV 极为罕见，因此很难准确评估手术的长期存活率，有报道在一个三级医疗中心于 1960—2008 年观察的 19 例 DOLV 患者中，存活率为 70%~75%[6]。

远期预后

与其他先天性心脏病手术一样，对接受过

DOLV 手术的患者需要终生随访。术后远期影响因素包括 VSD 残余漏、残余主动脉或肺动脉流出道梗阻，连接右心室至肺动脉的管道梗阻、肺动脉瓣反流、冠状动脉灌注异常（动脉调转术后）和心律失常等。姑息性 Fontan 手术患者因为单心室循环会增加并发症和死亡率。

参考文献

[1] Wilkinson J. Double outlet ventricle//Anderson RH, Baker EJ, Macartney FJ, et al. Paediatric Cardiology. 2nd edn. London: Churchill Livingstone, 2002: 1353–1381.

[2] Anderson R, Gibson R, Miller G. Double outlet left ventricle. Br Heart J, 1974, 36: 554–558.

[3] Lopez L. Double-outlet ventricle//Lai WW, Mertens LL, Cohen MS, et al. Echocardiography in Pediatric and Congenital Heart Disease From Fetus to Adult. Oxford: Blackwell Publishing, 2009: 417–438.

[4] Manner J, Seidl W, Steding G. Embryological observations on the formal pathogenesis of double-outlet left ventricle with a right-ventricular infundibulum. Thorac Cardiovasc Surg, 1997, 45 (4): 172–177. Pub Med PMID: 9323818.

[5] Menon SC, Hagler DJ. Double-outlet left ventricle: diagnosis and management. Curr Treat Options Cardiovasc Med, 2008, 10 (5): 448–452. Pub Med PMID: 18814835.

[6] Imai-Compton C, Elmi M, Manlhiot C, et al. Characteristics and outcomes of double outlet left ventricle. Congenit Heart Dis, 2010, 5 (6): 532–536. Pub Med PMID: 21106011.

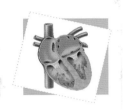

第 46 章
单心室与单个心室发育不良的双心室

Denise A. Hayes, Sujatha Budde, Wyman W. Lai

"单心室"一词涵盖了一组广泛的病理学改变。最常见的功能性单心室约占先天性心脏病（CHD）的 7%，活产儿的 0.06%[1]。尽管此类特殊分组的单个病变都可以被归类为"单心室"心脏，但每一种病变都具有各自的独特性，影响其治疗、手术选择和预后。

先天性心脏病功能性单心室可为右心室（RV）优势型单心室、左心室（LV）优势型单心室，或有两个大小匹配心室但合并畸形妨碍双心室修复（框表 46.1）。发育不良的心室可能是整体较小，或某一特定区域缺失，甚至仅有残迹。单心室的生理学包括体静脉、肺静脉的回流血液完全混合后泵入体循环、肺循环（其中一个灌注可能全部或部分由动脉导管供应）。

胚胎学和遗传学

出生前、后心血管结构的生长发育在很大程度上依赖于血流通过心腔、瓣膜和血管的剪切力[2]。因此，一个流行的单心室发生理论是流体力学理论，即血流改变扰乱了引发心血管生长、分化的正常剪切力[2]。"下游"梗阻（如主动脉瓣狭窄导致的左心室发育受阻）或"上游"

梗阻（如偏离的房间隔阻碍胎儿血流通过卵圆孔流向左心室）可导致心室发育不良[3]。此外，圆锥动脉干或房室瓣（AV）区域的早期畸变可导致特定单心室病变。遗传学也起着重要作用，许多疾病如特纳综合征、21 三体综合征、内脏异位综合征与单心室先天性心脏病有关[4]。

胎儿期循环

尽管单心室胎儿无法长期存活，但很少在宫内或出生后即刻出现问题。卵圆孔和动脉导管的开放使胎儿可以存活，但如果未及时发现异常，出生后最初几小时、几天和几周内的急剧变化可能会导致发绀或循环衰竭。

右心室优势型单心室

右心室优势型单心室胎儿（图 46.1~46.3）可以有不同程度的左心房、二尖瓣和左心室发育不良[5]。主动脉弓和冠状动脉可能只接受很少的血流，甚至没有前向血流，而是由动脉导管逆行灌注。在大动脉转位（TGA）的右心室优势型单心室中，肺动脉流出道（与小左心室相连）可能梗阻，肺动脉（PA）会明显发育

Denise A. Hayes[1], Sujatha Budde[2], Wyman W. Lai[3]
1. Hofstra Northwell School of Medicine, Cohen Children's Medical Center, Queens, NY, USA
2. Seattle Children's Hospital; University of Washington School of Medicine, Seattle, WA, USA
3. Children's Hospital of Orange County, Orange, CA, USA

框表 46.1　功能单心室病变

右心室优势型	左心室优势型	心室均衡型
·左心室发育不良综合征 ±VSD	·三尖瓣闭锁	·均衡型完全性 CAVC 伴复杂房室瓣附着
·Shone 综合体	·室间隔完整型肺动脉闭锁	·DORV/DOLV 伴复杂房室瓣附着
·复杂型 DORV	·左心室双入口	·复杂十字交叉心
·右心室优势型完全性 CAVC	·左心室双出口	
	·左心室优势型完全性 CAVC	
	·严重 Ebstein 畸形	

CAVC：共同房室通道；DOLV：左心室双出口；DORV：右心室双出口；LV：左心室；RV：右心室

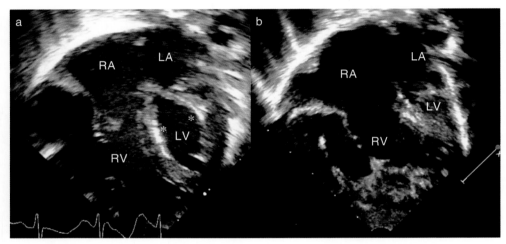

图 46.1　左心发育不良综合征的心尖切面。此类疾病的一系列异常，包括二尖瓣和主动脉瓣狭窄伴左心室中度发育不良（a），瓣膜闭锁和左心室未发育（b）。注意左心室内膜回声（＊），提示心内膜纤维弹力组织增生。LA：左心房；LV：左心室；RA：右心房；RV：右心室

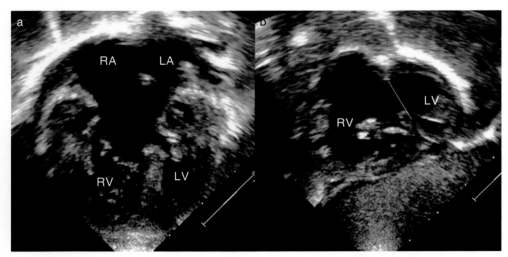

图 46.2　右心室优势型完全型房室间隔缺损。a.心尖切面。b.剑突下心室短轴切面。在"不均衡"型中，共同房室瓣主要位于一个心室，另一个心室发育不良。LA：左心房；LV：左心室；RA：右心房；RV：右心室。实线代表室间隔缺损平面，强调左心室发育不良

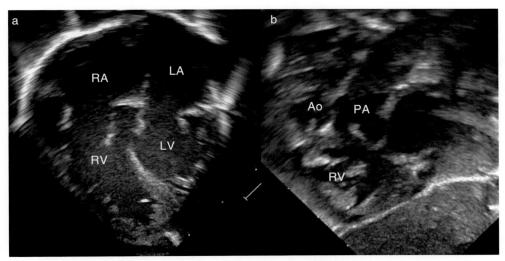

图 46.3 右心室双出口（DORV）。a.心尖切面。b.剑突下心室短轴切面。虽然大多数患儿都可接受双心室矫治，但明显的左心室发育不良的复杂 DORV 患儿需先行单心室姑息术。Ao：主动脉；LA：左心房；LV：左心室；RA：右心房；RV：右心室

不良，并由动脉导管逆向供血。

左心室优势型单心室

左心室优势型单心室胎儿，体静脉回流通过卵圆孔右向左分流，如三尖瓣闭锁（图 46.4），或通过一个房室瓣直接流入左心室，如左心室双入口（图 46.5）。此时，心室－动脉连接关系常常决定了流出道梗阻的类型。大动脉连接正常，但常伴发肺动脉发育不良，TGA 易导致主动脉弓梗阻，但房室瓣附属组织堵塞流出道等其他因素可逆转这一趋势。

出生后循环与临床表现

胎儿出生后，一旦与胎盘循环分离，肺部立即膨胀，肺血管阻力（PVR）下降。功能性单心室的有效循环取决于来自发育不良侧（通过非限制性卵圆孔未闭）的心房血液流出量和适当的肺循环、体循环血流（可能需要动脉导管持续开放）。

目前，大多数单心室先天性心脏病胎儿在产前即可明确诊断，而新生儿进行常规脉搏血氧测定筛查有助于识别[6]。在未确诊的婴儿中，

限制性或关闭 PFO 和 PDA 可迅速导致临床病情恶化。出生后的前几天到几周内的症状通常是动脉导管受限制的结果，并取决于流出道梗阻的类型（导管依赖性肺循环患儿出现发绀以及导管依赖性体循环引起的心源性休克）。新生儿期未确诊往往是因为没有明显的流出道梗阻。这些婴儿可能表现为杂音、呼吸急促和肺血管阻力下降、单心室血流主要进入低阻力肺

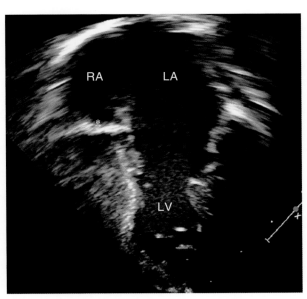

图 46.4 心尖切面：三尖瓣闭锁。LA：左心房；LV：左心室；RA：右心房；RV：右心室。*为闭锁的三尖瓣

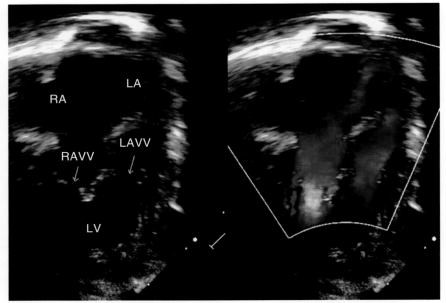

图 46.5　左心室双入口的心尖切面二维和彩色多普勒血流图。LV：左心室；RA：右心房；RAVV：右房室瓣；LA：左心房；LAW：左房室瓣

循环后的生长迟缓。出生后立即出现血流动力学不稳定的现象罕见，提示可能存在一些复杂畸形，如限制性心房交通（患儿依赖这种分流作为心房出口）、梗阻性完全型肺静脉异位引流（TAPVR）、心室功能障碍或心律失常。

术前评估

经胸超声心动图是诊断单心室及相关畸形的金标准。对所有瓣膜和心脏腔室功能评估和详细测量将有助于确定能否实施双心室修复。心脏 MRI 可以更准确地评估心室容积和血管畸形。此外，可能需要进行心导管检查以明确复杂的心外解剖细节，必要时考虑进行血流动力学评估和经导管介入干预。

术前遗传学及心外畸形筛查对单心室新生儿非常重要，因为已经证明这些情况会对胎儿的预后产生不良影响[7]。染色体分析、微缺失的荧光原位杂交检查、肾脏和头颅超声检查，以及消化系统评估对单心室新生儿必不可少。严重的心外畸形或危及生命的遗传综合征可能改变婴儿的治疗决策。

治　疗

前列腺素 E₁

先天性心脏病单心室新生儿在等待手术期间，主要的治疗是模拟胎儿循环。如果高度怀疑动脉导管依赖性肺循环或体循环，可以在超声诊断前开始静脉使用前列腺素 E_1，保持动脉导管开放。

球囊房间隔造口术

许多类型的单心室先天性心脏病都必须有心房水平的分流，幸运的是，严重的限制性心房水平分流或房间隔完整相对少见。只有 5%~15% 的右侧房室瓣闭锁表现为心房水平的限制性分流[8]，表现为右心充血（肝大、水肿）症状，新生儿期需要急诊行房间隔球囊造口术者很少。相反，多达 15% 的左心发育不良综合征（HLHS）可能需要术前行左心房减压[9]。识别限制性房间隔分流的症状（如严重发绀、肺水肿和灌注不良）至关重要，必要时组建心脏介入治疗团队可挽救患儿的生命。

其他治疗方法

先天性心脏病功能性单心室新生儿等待姑息手术时需要行其他治疗。通气策略必须考虑到个体病变的独特生理特点，危重新生儿可能需要仔细调整肺血管阻力，实现体循环、肺循环之间的适当平衡。强心治疗对心室功能障碍的患儿有益。体循环房室瓣严重反流需要减轻后负荷，肺血管扩张剂（如氧或一氧化氮）可用于肺血管阻力升高的患儿。

外科手术策略

双心室修复术

单个心室发育不良婴儿的手术治疗策略取决于能否重塑发育较小的心室（图 46.6）。考虑到 Fontan 循环的终身并发症和后续可能需要心脏移植，临床上对临界心室发育不良患儿进行双心室修复的关注有所增加。有研究者指出，针对某些特定畸形，双心室修复并不总是优于单室化姑息手术，甚至实际预后可能更差[10-13]。

重塑发育不良心室的策略应尽早实施，在一些医疗中心甚至可行宫内胎儿主动脉瓣球囊成形术（选择体循环流出道梗阻病例）。尽管存在孕妇发病率升高和胎儿死亡的风险，但有证据表明，宫内干预可以改善二尖瓣和主动脉瓣的胎内发育（图 46.7）[3]。

出生后若发现患儿心室形态有利，可以尝试双心室修复。右心室优势型单心室 [如 Shone 复合体（图 46.8）] 的重塑左心室策略可以考虑采用 1~3 期系列姑息手术以促进左心室发育[14]。这些方法包括二尖瓣成形术、主动脉瓣成形术，通过封闭房间隔缺损促使左心房血流通过二尖瓣，以及手术切除限制性左心室心内膜弹性纤维增生组织。如果左心室生长发育满意，在任何阶段都可以尝试转化为双心室修复[14]。无论左心室大小如何，二尖瓣瓣环大小往往是限制右心室优势型单心室进行双心室修复的主要因素。如果主动脉瓣是主要问题，可以考虑采用 Ross 手术（用患者自身的肺动脉瓣替代发育不良的主动脉瓣）[15]。临界性左心室发育不良、TGA（伴有肺动脉流出道梗阻）的双心室修复手术包括 Rastelli 手术、Nikaidoh 手术和 REV 手术[16]。

左心室优势型单心室 [如室间隔完整型肺动脉闭锁、非均衡型房室间隔缺损（CAVC）]

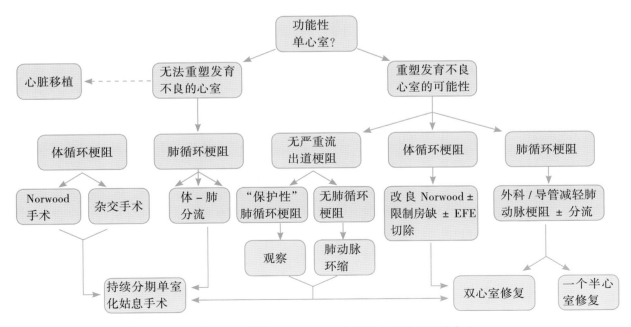

图 46.6　疑似功能性单心室新生儿的手术治疗策略。EFE：心内膜弹力纤维组织增生症

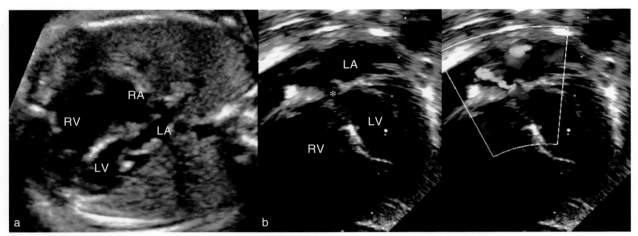

图 46.7 严重主动脉瓣狭窄：宫内主动脉瓣球囊成形术前（a）和出生后（b）。宫内干预后存在明显的主动脉瓣残余梗阻和左心室发育不良。LA：左心房；LV：左心室；RA：右心房；RV：右心室。* 主动脉瓣狭窄

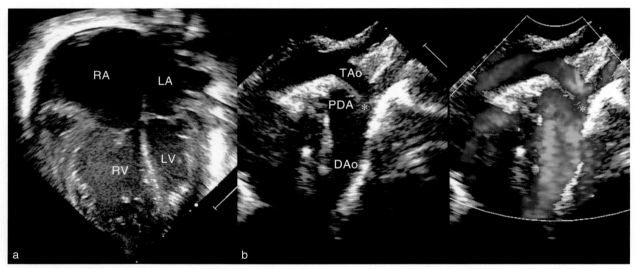

图 46.8 a. 心尖切面：Shone 综合征中二尖瓣和左心室发育不良。b. 胸骨上窝切面彩色多普勒血流显示峡部孤立性主动脉轻度缩窄。DAo：降主动脉；LA：左心房；LV：左心室；PDA：动脉导管未闭；RA：右心房；RV：右心室；TAo：主动脉横弓。* 缩窄区域

患者如果右心室和右侧房室瓣大小合适，可以进行双心室修复，尽管其大小变化差异很大，但最终可成功进行双心室修复[13]。预期将来可能进行双心室修复术或"一个半心室"姑息手术（维持从右心室来的前向肺血流，增加上腔 - 肺动脉 Glenn 吻合术）的患儿，可尝试通过手术或经心导管治疗减轻肺动脉流出道梗阻。双心室修补术偶尔应用于左心室双入口，利用大补片将单个心腔分成两个心室[17]。

无严重流出道梗阻单心室

在某些功能性单心室的发育中可以没有严重的流出道梗阻，包括伴有大型的室间隔缺损和各个流出道有足够血流，或者因其他复杂解剖畸形未行早期双心室修复的患儿。这些病例中，单一的心室输出血流竞争性地进入肺循环和体循环，其血流量比例取决于它们各自的相对阻力。偶尔，肺动脉足够狭窄能够"保护"肺血管床，这样手术可以延迟。但是，在肺动脉流出道无梗阻时，在更彻底的修复或姑息手

术之前，进行肺动脉环缩术限制肺部血流可能是必要的。

单心室姑息手术

当发育不良的心室不可能重塑时，手术方案的制订主要取决于流出道阻塞的类型和程度。对于体循环流出道梗阻性病变，Norwood 系列姑息性手术在新生儿期开始实施。这种手术及其改良术式通过固有主动脉与肺动脉主干吻合建立可靠的体循环血流，即用补片扩大建造出"新主动脉"。而肺动脉与心脏分离，由改良的 B-T 分流或右心室 – 肺动脉分流供血[18-19]。切除房间隔使左心房流出口通畅。后续两个手术步骤包括双向 Glenn 手术（一般在 4~6 个月）和 Fontan 手术（一般在 2~4 岁）。

在一些医院第一阶段选择替代性"杂交"手术（图 46.9）。"杂交"手术大多数应用于早产或出生低体重等复杂因素的新生儿，这种

方法包括不需要心肺转流的动脉导管支架植入术和双侧肺动脉分支环缩术[20]，然后是综合性第二阶段手术（一般是 Norwood 手术和双向 Glenn 术相结合），最后完成 Fontan 手术。

类似于单心室伴体循环流出道梗阻，单心室伴肺动脉流出道梗阻也需要分阶段的姑息手术，最终完成 Fontan 手术。经典姑息手术（初期行体 – 肺动脉分流）比直接行 Norwood 手术的风险小。

当单心室表现为显著心肌功能障碍、冠状动脉严重畸形或严重房室瓣反流而无法修复时，可考虑实施心脏移植。由于供体不足和单心室姑息手术预后的改善使得心脏移植术数量较前减少[18]。

预　后

单心室的手术存活率在过去 20 年有了很大提升。许多医疗中心报告单心室最复杂的姑息治疗方案 Norwood Ⅰ期手术后医院存活率达 84% 或更高[21]。已经明确的 Norwood 手术住院（特别是右心室优势型单心室）死亡预测因子包括需要体外膜肺氧合[19]、低出生体重[18]和遗传异常[18-19]。在某些类型的单心室先天性心脏病患儿中，发生率较高的全肺静脉引流异常[22]或内脏异位[23]也会对预后产生不利影响。

晚期死亡率仍然是先天性心脏病单心室患儿的一个重要考量，其很大程度上取决于优势心室的功能和个体心脏畸形的复杂程度。左心室本身就具备体循环心室功能，有证据表明，左心室型单心室姑息手术后的患儿存活率高于右心室型单心室（10 年存活率分别为 85% 和 60%）[5,23]。

临界病例的双心室修复预后并不总能验证"双心室胜过单心室"的观点[10-13]。相反，手术方案选择错误可能导致灾难发生，对于最终双心室修复失败的左心室发育不良，包括那些试图通过移植或转换为单心室循环的患者，报

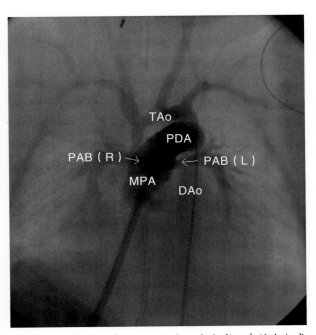

图 46.9　"杂交"手术。一例左心室发育不良综合征患儿的血管造影。肺动脉主干、环缩的左肺动脉（L）和右肺动脉（R）、动脉导管支架和降主动脉均显影。发育不全的主动脉横弓以逆行方式充盈。PAB：肺动脉束带；TAo：主动脉横弓；PDA：动脉导管；MPA：主肺动脉；DAo：降主动脉

告的死亡率近 80%[10]，这表明术前全面细致的评估和谨慎制定手术方案的重要性。左心室发育不良的双心室修复失败（包括中 - 大型 VSD 和二尖瓣 z 值较低）[10] 及双心室修复后死亡（包括左室流出道直径较小、超声心动图发现心内膜弹性纤维组织增生和左心室功能障碍）[11] 的预测因素已经明确。对于右心室发育不良候选双心室修复的决定因素（包括三尖瓣 z 值和冠状动脉瘘程度）及死亡预测因素（包括严重的三尖瓣反流）已有报道 [13]。对于合并各种异常形态组合的临界病例，通过重塑发育不良的右心室或左心室促成双心室循环修复者的存活率比那些有更好心室形态 [11,13] 的患者更低。详细的形态学评估评分系统在确定候选双心室修复时有一定价值，并有助于改善这一复杂先天性心脏病人群的预后。

结　论

先天性"功能性单心室"新生儿是一部分具有独特解剖变异的特殊患者群体。术前处理和制定手术方案差异很大，理解个体病变的生理对治疗这些婴儿至关重要。

参考文献

[1] Hoffman JI, Kaplan S. The incidence of congenital heart disease. J Am Coll Cardiol, 2002, 39 (12): 1890–1900.

[2] Hickey EJ, Caldarone CA, McCrindle BW. Left ventricular hypoplasia: a spectrum of disease involving the left ventricular outflow tract, aortic valve, and aorta. J Am Coll Cardiol, 2012, 59 (1): S43–54.

[3] McElhinney DB, Marshall AC, Wilkins-Haug LE, et al. Predictors of technical success and postnatal biventricular outcome after in utero aortic valvuloplasty for aortic stenosis with evolving hypoplastic left heart syndrome. Circulation, 2009, 120 (15): 1482–1490.

[4] Natowicz M, Chatten J, Clancy R, et al. Genetic disorders and major extracardiac anomalies associated with the hypoplastic left heart syndrome.Pediatrics, 1988, 82 (5): 698–706.

[5] Daebritz SH, Nollert GD, Zurakowski D, et al. Results of Norwood stage I operation: comparison of hypoplastic left heart syndrome with other malformations. J Thorac Cardiovasc Surg, 2000, 119 (2): 358–367.

[6] Frank LH, Bradshaw E, Beekman R, et al. Critical congenital heart disease screening using pulse oximetry. J Pediatr, 2013, 162 (3): 445–453.

[7] Baker K, Sanchez-de-Toledo J, Munoz R, et al. Critical congenital heart disease-utility of routine screening for chromosomal and other extracardiac malformations. Congenit Heart Dis, 2012, 7 (2): 145–150.

[8] Tzifa A, Gauvreau K, Geggel RL. Factors associated with development of atrial septal restriction in patients with tricuspid atresia involving the right-sided atrioventricular valve. Am Heart J, 2007, 154 (6): 1235–1241.

[9] Hoque T, Richmond M, Vincent JA, et al. Current outcomes of hypoplastic left heart syndrome with restrictive atrial septum: a single-center experience. Pediatr Cardiol, 2013, 34: 1181–1189.

[10] Schwartz ML, Gauvreau K, Geva T. Predictors of outcome of biventricular repair in infants with multiple left heart obstructive lesions. Circulation, 2001, 104: 682–687.

[11] Hickey EJ, Caldarone CA, Blackstone EH, et al. Critical left ventricular outflow tract obstruction: the disproportionate impact of biventricular repair in bor-derline cases. J Thorac Cardiovasc Surg, 2007, 134: 1429–1437.

[12] Bradley TJ, Karamlou T, Kulik A, et al. Determinants of repair type, reintervention, and mortality in 393 children with double-outlet right ventricle. J Thorac Cardiovasc Surg, 2007, 134: 967–973.

[13] Ashburn DA, Blackston EH, Wells WJ, et al. Determinants of mortality and type of repair in neonates with pulmonary atresia and intact ventricular septum. J Thorac Cardiovasc Surg, 2004, 127 (4): 1000–1008.

[14] Emani SM, McElhinney DB, Tworetsky W, et al. Staged left ventricular recruitment after single ventricle palliation in patients with borderline left heart hypoplasia. J Am Coll Cardiol, 2012, 60 (19): 1966–1974.

[15] Elder RW, Quaegebeur JM, Bacha EA, et al. Outcomes of the infant Ross procedure for congenital aortic stenosis followed into adolescence. J Thorac Cardiovasc Surg, 2013, 145 (6): 1504–1511.

[16] Hu SS, Liu ZG, Li SJ, et al. Strategy for biventricular outflow tract reconstruction: Rastell, REV, or Nikaidoh procedure? J Thorac Cardiovasc Surg, 2008, 135 (2): 331–338.

[17] Margossian RE, Solowiejczyk D, Bourlon F, et al. Septation of the single ventricle: revisited. J Thorac

Cardiovasc Surg, 2002, 124 (3): 442–447.

[18] Gaynor JW, Mahle WT, Cohen MI, et al. Risk factors for mortality after the Norwood procedure. Eur J Cardio-thorac Surg, 2002, 22 (1): 82–89.

[19] Jacobs JP, O'Brien SM, Chai PJ, et al. Management of 239 patients with hypoplastic left heart syndrome and related malformations from 1993 to 2007. Ann Thorac Surg, 2008, 85 (5): 1691–1696, discussion 1697.

[20] Bacha EA, Daves S, Hardin J, et al. Single-ventricle palliation for high-risk neonates: the emergence of an alternative hybrid stage I strategy. J Thorac Cardiovasc Surg, 2006, 131 (1): 163–171e2.

[21] Tabbutt S, Ghanayem N, Ravishankar C, et al. Risk factors for hospital morbidity and mortality after the Norwood procedure: a report from the Pediatric Heart Network Single Ventricle Reconstruction trial. J Thorac Cardiovasc Surg, 2012, 144 (4): 882–895.

[22] Owens GE, Gomez-Fifer C, Gelehrter S, et al. Outcomes for patients with unbalanced atrioventricular septal defects. Pediatr Cardiol, 2009, 30 (4): 431–435.

[23] d'Udekem Y, Xu MY, Galati JC, et al. Predictors of survival after single-ventricle palliation: the impact of right ventricular dominance. J Am Coll Cardiol, 2012, 59 (13): 1178–1185.

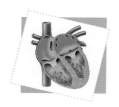

第 47 章
右位心与内脏异位综合征

Sowmya Balasubramanian, Rajesh Punn

内脏异位综合征

内脏异位的英文单词 heterotaxy 是由希腊语单词 heteros（异常）和 taxis（次序）衍生而来的。内脏异位综合征是指腹腔和胸腔脏器位置异常的多种畸形，正常的左右非对称性结构的排列变得混乱不清。它常常伴随复杂的心脏畸形。实际上，内脏异位综合征就是先天性心脏病的墨菲定律，即任何事情都有可能出错[1]。本章节主要介绍内脏异位综合征的分类方法，常见心外合并异常、心脏畸形和治疗。

内脏异位综合征均合并无脾或者多脾。Van Praagh 等建立的分类方法将内脏异位综合征分为无脾综合征和多脾综合征[2-3]。另外的分类方法是根据心耳的形状分为双侧右心耳（右房异构）和双侧左心耳（左房异构）[4]。没有一种分类方法能够包罗所有的结构异常。因此我们提倡对心脏结构进行详细的描述。

定 义

无脾综合征表现为先天性脾脏缺如、下腔静脉完整，多合并无顶冠状静脉窦、完全型肺静脉异常连接（APVC）、共同房室通道畸形、右室双出口、完全性大动脉转位、肺动脉狭窄或闭锁[3]。多脾综合征表现为一簇多个副脾或者一个大脾脏周围有多个副脾，通常合并下腔静脉离断，部分型或完全型 APVC，完全型或者部分型房室间隔缺损，大动脉一般发育正常[3]。

异构是指两侧的结构原本不相同，但变得对称相似，如支气管和肺[5]。右房异构是指双侧的结构都具有右侧脏器的形态学特征，诸如双侧形态学右支气管和双侧的三叶肺。左房异构是指双侧的结构都具有左侧脏器的形态学特点，诸如双侧形态学左支气管和双侧两叶肺[5]。

左位心是指心脏的大部分都在中线的左侧。右位心是指心脏在右侧胸腔，且心尖部朝向右侧（图 47.1）[6]。中位心是指心脏位于中央，平均位于两侧胸腔，当心室襻正常时，它可能就是一种正常变异。右移位是指正常心脏被心外结构推挤右移，比如左侧膈膨升[6]。心尖部指向左侧（图 47.2）。也有不用右移位这个名称，而把心脏位于右侧胸腔都归类为右位心，同时注明心尖的方向。内脏正位（situs solitus）一词源自拉丁单词，意指位置正常，即内脏和心房位置正常，右心房在右侧，左心房在左侧。

Sowmya Balasubramanian, Rajesh Punn

Division of Pediatric Cardiology, Department of Pediatrics, Stanford School of Medicine, Stanford, CA, USA

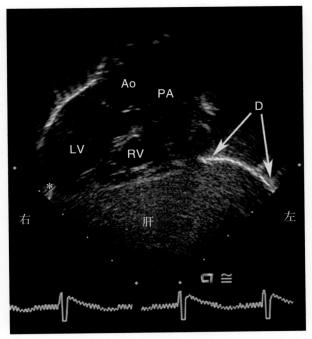

图 47.1　超声心动图剑突下冠状切面显示心尖部（＊）指向右侧，右侧左心室和右侧右心室分别发出主动脉和主肺动脉。注意该新生儿的膈肌是完整的。Ao：主动脉；PA：主肺动脉；LV：左心室；RV：右心室

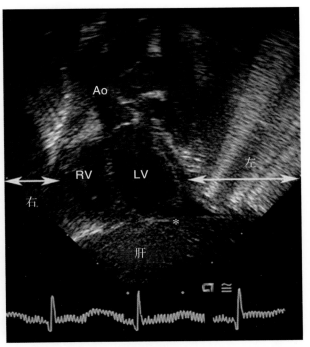

图 47.2　超声心动图剑突下冠状切面显示心脏整体向右偏移，因为左侧的箭头比右侧的箭头长。本例心尖部仍然朝左（＊）。Ao：升主动脉；LV：左心室；RV：右心室

心外合并畸形

　　正常肺脏的形态是非对称性的：右肺由 3 个肺叶组成，而左肺是两个肺叶。支气管也是非对称性的：左主支气管在分支前的长度是右主支气管的 1.5~2 倍。右主支气管走行在右肺动脉上方（动脉上），而左主支气管走行在左肺动脉下方（动脉下）。在内脏异位中，肺脏和主支气管通常呈非正常的对称性。对 109 例无脾综合征患者死后的尸检发现，81% 为双侧三叶肺，95% 为动脉上支气管。对于多脾综合征的患者，72% 为双侧两叶肺，68% 为动脉下支气管（图 47.3）[3]。

　　尽管心脏畸形差异很大，但脾脏几乎总是

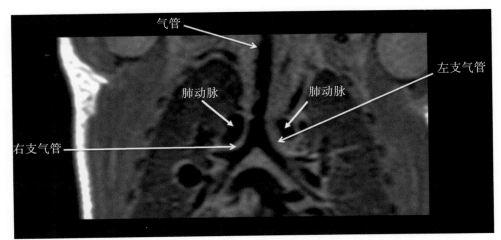

图 47.3　心电门控屏气快速自旋回波双重翻转回复序列 MR 冠状投射图像显示双侧主支气管均为左主支气管结构。左侧和右侧主支气管均为两个分支，且双侧肺脏为左肺结构。左、右肺动脉位于主支气管上方（动脉下支气管）

受累，不同类型的脾脏异常，会有相应的综合症候群[3]。右房异构通常伴随无脾，而左房异构则通常伴随多个功能低下的脾脏。脾脏功能评价对于内脏异位患者非常重要。

与位于右侧三叶结构的正常肝脏不同，内脏异位综合征可出现中位的对称性肝脏（图47.4）。内脏异位患者中存在胆囊缺如或肝外胆道闭锁。肠旋转不良很常见。钡餐透视检查可以用于诊断，但是不能作为常规筛查手段。对于肠旋转不良患者推荐做 Ladd 手术预防中肠扭转。

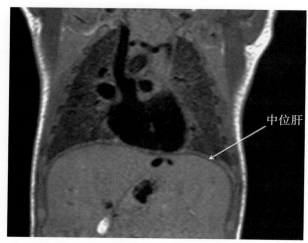

中位肝

图 47.4　心电门控屏气快速自旋回波双重翻转回复序列 MRI 冠状面显示中位肝

心脏合并畸形

应采用节段分析法进行心脏评估，包括静脉-心房连接、心房位置、房室连接、心室襻和心室-大动脉连接。心尖在胸腔中的位置和胸腹腔器官的排列（包括脾脏、肺脏和肠道）都应描述。

超声心动图剑突下横切面显示主动脉、下腔静脉和腹腔脏器相对的空间关系，以及与脊柱的位置关系。腹部内脏正位时肝脏位于右侧，胃位于左侧，下腔静脉位于脊柱右侧，降主动脉位于脊柱左侧。腹部内脏不定位合并无脾综合征时，肝脏居中，下腔静脉和腹主动脉并行，

位于脊柱同一侧。

辨识右心房的解剖标志包括卵圆窝的边缘、较大的金字塔形的右心耳、界嵴和梳状肌。和右侧静脉窦相融合的心腔即右心房。右侧的静脉窦包括上、下腔静脉开口和两者之间光滑的心房壁，冠状静脉窦作为右心房组成部分开口于右心房。相反，左心房的标志是手指形的左心耳，通常接受肺静脉回流。

异常的静脉-心房连接在内脏异位综合征患者中很常见。仅有一小部分是正常或镜像静脉-心房连接。不同的特定模式可被用于鉴别无脾和多脾综合征（表47.1）。无脾综合征患者常出现冠状静脉窦缺如，双上腔静脉发生率为50%~80%，肝内段下腔静脉缺如罕见[7]。多脾综合征冠状静脉窦缺如发生率仅为30%~55%，双侧上腔静脉发生率为40%~50%[8]。多脾综合征下腔静脉离断，引流入奇静脉的发生率约为80%（图47.5）。肺静

表 47.1　无脾综合征和多脾综合征的心脏异常

	无脾综合征	多脾综合征
体静脉		
下腔静脉完整	100%	20%
下腔静脉离断		80%
双侧上腔静脉	70%	50%
肺静脉		
完全型肺静脉异常连接	60%	2%
部分型肺静脉异常连接		+++
心室		
平衡性房室间隔缺损	44%	63%
右侧优势性房室间隔缺损	28%	24%
左侧优势性房室间隔缺损	11%	11%
心脏位置		
左位心	72%	67%
右位心	36%	33%
心脏传导		
双窦房结	+++	
完全性传导阻滞		+++

经许可引自参考文献 [3]。数据基于 101 例尸检

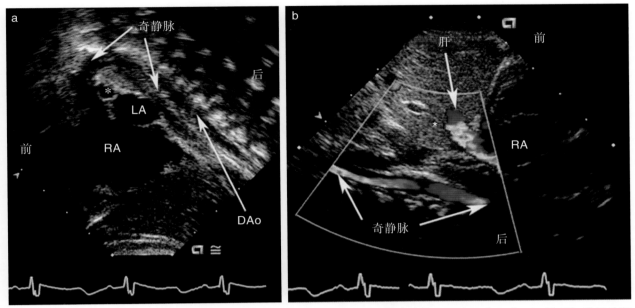

图 47.5 a. 剑突下矢状面显示奇静脉弓形跨过右肺静脉，然后与上腔静脉连接，回流入右心房。b. 肋下切面显示肝段下腔静脉缺如（＊），未见其与肝静脉汇合后回流入右心房，代之可见的奇静脉走行于心脏后方。DAo：降主动脉；LA：左心房；RA：右心房

脉异常连接发生率在无脾综合征中为 60%~87%（图 47.6），而在多脾综合征中仅为 2%[3]。对于大多数多脾综合征患者，肺静脉都如正常情况一样位于左心房的后方，当房间隔位置异常时可导致肺静脉回流到同侧的心房[3]。

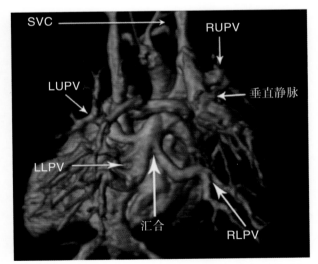

图 47.6 钆增强 MR 三维血管成像显示多支肺静脉汇合，上行通过垂直静脉回流入上腔静脉。LUPV：左上肺静脉；LLPV：左下肺静脉；RLPV：右下肺静脉；RUPV：右上肺静脉；SVC：上腔静脉

70% 的无脾综合征患者存在共同房室瓣，而多脾综合征患者的共同房室瓣发生率仅为 30%[3]。相反，无脾综合征患者中房室瓣正常者少于 10%，而 35% 的多脾综合征患者的房室瓣正常[3]。不伴有室间隔缺损的孤立性二尖瓣裂是另一种最常见畸形[5]。左、右心室发育均好的平衡性房室间隔缺损见于 45% 的无脾综合征和 63% 的多脾综合征患者[3]。非平衡性房室间隔缺损多为右侧优势性[5]。形态学单心室在无脾综合征患者中发生率更高一些[3]。

正常心室襻结构是右心室在右前方，左心室在左后方（心室右襻）。内脏异位综合征患者的尸检结果显示，无脾综合征与多脾综合征患者没有明显差别，心室大多是右襻[3]。曾有报道，多脾综合征患者存在心室心肌致密化不全[9]。

正常心脏的肺动脉下圆锥是指肺动脉瓣下方的环状心肌。内脏异位综合征中心室 - 动脉连接关系复杂多样。正常心脏不存在主动脉下圆锥，但右前位的升主动脉合并主动脉下或双侧圆锥在内脏异位综合征中很常见。在多脾综

合征中，肺动脉流出道梗阻发生率略低（约为20%），而体循环梗阻（包括主动脉闭锁或缩窄）的发生率可达 20%~45%[10]。

升主动脉和肺动脉的关系也复杂多样。尸检结果显示，仅有 9% 的患者大动脉关系正常[3]。无脾综合征患者中，85% 存在某种程度肺动脉狭窄或者闭锁伴有导管依赖性肺循环。无论为单流出道或双流出道，超过 90% 患者的心室-大动脉关系不一致[10]。

窦房结位于上腔静脉-右心房交界处。多脾综合征患者的窦房结缺如或发育不良，常发生异位房性节律。约 20% 的患儿发生完全性传导阻滞，胎儿亦呈现较高的发病率和死亡率[11]。在 41 例多脾综合征胎儿中，41% 存在完全性传导阻滞，宫内死亡率为 17%[12]；而绝大多数无脾综合征患者表现为正常窦性心律[13]。

治疗

药物和手术治疗因患者特定的解剖和脾脏情况而异。无脾综合征患者的心脏畸形通常更加严重，经常阻碍双心室修复，迫使进行单心室姑息手术。因为多脾综合征患者的心脏畸形相对较轻，进行双心室修复概率较高一些。

无脾综合征合并动脉导管依赖性肺循环婴儿，随导管的闭合而发绀进行性加重。因此需要应用前列腺素 E_1（PGE-1）治疗以保证肺血流供应，直至通过手术或介入治疗建立肺血流通道。如果伴有肺静脉梗阻所致的低氧血症，应用 PGE-1 会增加肺血流量，加重肺水肿，反而有害。此时需要进行标准化的重症监护以使患儿病情稳定，并立刻进行手术。

多脾综合征婴儿鲜有发绀，因为极少存在肺血流梗阻。相反，会因左心系统梗阻和肺血流过多，而出现心力衰竭和代谢性酸中毒。需要对严重左心系统梗阻患者采取标准化治疗。完全性房室传导阻滞会导致室性心动过缓而引发新生儿多种症状[12]。

手术治疗内脏异位综合征非常复杂，首先需要确定能否进行双心室修复。多数无脾综合征患者首先需要一个稳定的肺血流来源，还有一些患者需要矫治肺静脉异常连接。如果过早接受姑息性手术或者存在肺静脉梗阻，死亡率会升高[14]。无脾综合征患者的房室瓣反流很常见，而且会因主动脉-肺动脉分流而加重。早期行双向体-肺吻合术可能有益。分期姑息性手术最终可以做到丰唐手术，但是在这一期手术中无脾综合征的死亡率和并发症高于其他单心室患者[14]。最近的研究显示，丰唐手术的疗效有所提高，原因可能是更好的手术技术和术后处理方法[14]。双心室修复在多脾综合征患者中应用稍多一些，但是仍有 50%~70% 的患者需要行单室化姑息性手术。多脾综合征患者结局差的危险因素包括胆道闭锁、低出生体重、完全性心脏传导阻滞、主动脉缩窄和单心室[11]。

部分内脏异位综合征患者最终需要接受心脏移植，在单室化姑息性手术后的患者移植比例更高。合并的心脏位置异常和（或）体静脉、肺静脉解剖异常对内脏异位综合征患者可能是个挑战，但并不妨碍进行成功的心脏移植手术。

预后

无脾综合征和多脾综合征患者的预后会因特定病变的严重程度不同而差别很大。自然病程可能会很残酷，无脾综合征预后通常会比多脾综合征更差[15]。多脾综合征胎儿自发性宫内死亡比无脾综合征胎儿高 3~4 倍，原因可能是心律失常和心力衰竭[16]。但是与其他产前诊断的单心室心脏相比，产前诊断出内脏异位对存活率并没有影响[16]。

结论

内脏异位综合征是一类复杂的畸形，胸腹脏器均被累及。分类方法基于脾脏的异常解剖形态（无脾和多脾综合征）或者心耳的形态（右房异构和左房异构）。心脏畸形极少为单一病变，通常为一组以一侧为主的畸形群。无脾综合征患者的心脏畸形更为复杂，但是多脾综合征患者因心脏传导异常发生率高而有很高的病死率和发病率。患者的预后很大程度取决于心脏病变的程度。但是，内脏异位的预后比相应的单纯心脏病变要差。

参考文献

[1] Cohen MS, Anderson RH, Cohen MI, et al. Controversies, genetics, diagnostic assessment, and outcomes relating to the heterotaxy syndrome. Cardiol Young, 2007, 17 (Suppl 2): 29–43.

[2] Van Praagh R, Van Praagh S. Atrial isomerism in the heterotaxy syndromes with asplenia, or polysplenia, or normally formed spleen: an erroneous concept. Am J Cardiol, 1990, 66 (20): 1504–1506.

[3] Van Praagh S. Cardiac malpositions and the heterotaxy syndromes//Keany JF, Locke JE, Fyler DC. Nadas's Pediatric Cardiology. 2nd edn. Philadelphia:Saunders Elsevier, 2006: 589–608.

[4] Van Mierop LH, Wiglesworth FW. Isomerism of the cardiac atria in the asplenia syndrome. Lab Invest, 1962, 11: 1303–1315.

[5] Perloff JK.The cardiac malpositions. Am J Cardiol, 2011, 108 (9): 1352–1361. PubMed PMID: 21861958. Epub 2011/08/25. eng.

[6] Grant RP. The syndrome of dextroversion of the heart. Circulation, 1958, 8 (1): 25–36.

[7] Van Praagh S, Kreutzer J, Alday L, et al. Systemic and pulmonary venous connections in visceral heterotaxy, with emphasis on the diagnosis of the atrial situs: a study of 109 postmortem cases//Clark EB, Takas A.

Developmental Cardiology Morphogenesis and Function. New York: Futura, 1990.

[8] Sharma S, Devine W, Anderson RH, et al. Identification and analysis of left atrial isomerism. Am J Cardiol, 1987, 60 (14): 1157–1160.

[9] Arunamata A, Punn R, Cuneo B, et al. Echocardiographic diagnosis and prognosis of fetal left ventricular noncompaction. J Am Soc Echocardiogr, 2012, 25 (1): 112–120.

[10] Shinebourne EA, Macartney FJ, Anderson RH. Sequential chamber localization: logical approach to diagnosis in congenital heart disease. Br Heart J, 1976, 38(4): 327–340. PubMed PMID: 1267978.

[11] Gilljam T, McCrindle BW, Smallhorn JF, et al. Outcomes of left atrial isomerism over a 28-year period at a single institution. J Am Coll Cardiol, 2000, 36 (3): 908–916.

[12] Lopes LM, Tavares GM, Damiano AP, et al. Perinatal outcome of fetal atrioventricular block: one-hundred-sixteen cases from a single institution. Circulation, 2008, 118 (12): 1268–1275.

[13] Di Donato R, di Carlo D, Squitieri C, et al. Palliation of cardiac malformations associated with right isomerism (asplenia syndrome) in infancy. Ann Thorac Surg, 1987, 44 (1): 35–39.

[14] Cetta F, Feldt RH, O'Leary PW, et al. Improved early morbidity and mortality after Fontan operation: the Mayo Clinic experience, 1987 to 1992. J Am Coll Cardiol, 1996, 28 (2): 480–486.

[15] Foerster SR, Gauvreau K, McElhinney DB, et al. Importance of totally anomalous pulmonary venous connection and postoperative pulmonary vein stenosis in outcomes of heterotaxy syndrome. Pediatr Cardiol, 2008, 29 (3): 536–544.

[16] Cohen MS, Schultz AH, Tian ZY, et al. Heterotaxy syndrome with functional single ventricle: does prenatal diagnosis improve survival? Ann Thorac Surg, 2006, 82 (5): 1629–1636.

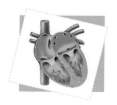

第 48 章
心脏异位与胸联双胎

Sawsan Awad

心脏异位

心脏异位（EC）是指心脏部分或全部位于胸腔外。该名称源自希腊单词"ektopos"，意指离开正常的原居地。这是一种罕见的先天性畸形，发生率为活产儿的（5.5~7.9）/100 万[1]。此类畸形被认为是因两块胸骨岛融合失败所致，正常情况下两者融合发生于孕 9~10 周并形成胸骨。胸骨融合失败可以是一种单独发生的异常，但如果合并心脏位于胸腔外，就被称为心脏异位。

心脏异位可分为 5 种类型，即颈部型、颈胸型、胸部型、胸腹型、腹部型。

胸腹型心脏异位又被称为Cantrell 五联症。Cantrell 五联症包括 5 种畸形，即低位胸骨缺损、中线脐上腹壁缺损、前膈肌缺如、膈面心包缺损、各种类型的心内畸形[2]。

在早孕期应用胎儿超声检查可准确诊断心脏异位（图 48.1~48.2）。早期诊断的心脏异位及其合并畸形中最常见的是脐膨出，可以尽早开始家庭咨询[3]。如果没有经过胎儿常规心脏超声检查，在出生时通过对婴儿的观察也很容易做出诊断。

特殊情况下也可在严格消毒后行心包表面超声心脏检查，确定心内畸形。

外科矫治包括 4 个重要的步骤：①覆盖裸露的心脏；②姑息性或者完全修复心内重要畸形；③将心脏放入胸腔；④胸骨和胸腔重建。患者术后或者非手术治疗的存活率很大程度上依赖于心脏异位的类型[4]。

胸联双胎

联体双胎（CT）在单绒毛膜双胞胎中发生率约为 1%，女性多见，为男性的 3 倍[5]。联体双胎都是在同源的部位相联接，因此临床分型都是按照最显著的连接部位加上一个后缀"pagus"表示，是希腊语"固定"之意。

Spencer[6] 亦将联体双胎分为三大类：

·腹侧联合双胎：包括头联双胎（头部）、胸联双胎（胸部）、肩胛联胎（脐部）、坐骨联胎（髋部）。

·背侧联合双胎：包括臀联双胎（臀部）、脊柱联胎（脊柱）、颅骨联胎（颅骨）。

·侧方联合双胎：如寄生双胎（侧方）[7]。

胸联双胎是最常见的连体双胎类型，占所有类型的 20%~70%（图 48.3）[5]。复杂的心脏融合是手术分离和影响预后的决定性因素[8-9]。精准的经胸超声心动图非常重要，治疗上非常具有挑战性，因为双胎的胸腹是连在一起的（图

Sawsan Awad
Rush University Medical Center, Chicago, IL, USA

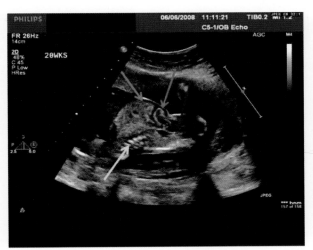

图 48.1 胎儿胸、腹部长轴切面的超声心动图显示腹壁缺损，表现为巨大脐膨出（绿色箭头），且腹部内容物位于腹腔外，部分被一个囊性结构覆盖。心尖突出（红色箭头）于胸腔（蓝色箭头）之外，心脏周围以及肝脏与囊壁之间可见大量积液。黄色箭头所示为胎儿的脊柱

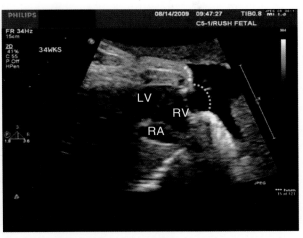

图 48.2 胸骨裂胎儿胸腔横切面的超声心动图显示无合并脐膨出。注意胸骨缺损（黄色虚线连接）。在呼吸运动时，心脏会随之从胸骨缺损处向外突出。LV：左心室；RA：右心房；RV：右心室

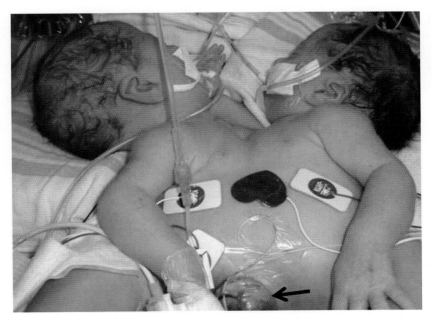

图 48.3 胸联双胎出生第 1 天。注意相连的脐膨出（黑色箭头）

48.4）。合并的心脏畸形是确定出生后能否成功手术分离，以及为双胎父母提供预后意见的主要决定因素[10-11]。胎儿超声心动图被认为是早期诊断联体双胎和对患儿父母提供咨询的重要手段（图 48.5）。计算机断层扫描三维重建可以为手术方案和预后提供所需的更详尽的资料（图 48.6）。

McMahon 和 Spencer[12] 回顾了文献中 1200 多对联体双胎心脏畸形，共有 192 例存在一定程度的心脏融合，只有 3 对在分离手术后存活。这些存活患儿的心脏融合只限于心房间的交通。

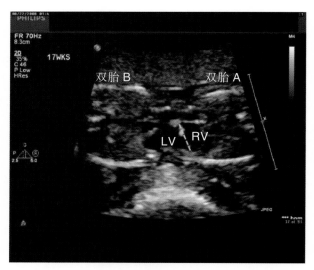

图 48.5　图 48.3 中的胸联双胎孕 17 周时的胎儿超声心动图。黄色虚线显示的是两个心脏连接处，位于双胎 A 的右心室和双胎 B 的左心室之间。LV：左心室；RV：右心室

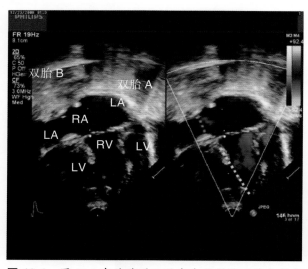

图 48.4　图 48.3 中的胸联双胎出生后经胸二维和彩色多普勒超声心动图显示双胎共有 8 个心腔。双胎的心脏是由双胎之 A 的右心室与双胎之 B 的左心室相连接。黄色虚线显示双胎心脏心室的联合部。红色虚线是双胎心房的联合部。心内畸形包括双胎 A 的室间隔缺损（未显示），以及双胎 A 和 B 的房间隔缺损（未显示）。LA：左心房；LV：左心室；RA：右心房；RV：右心室

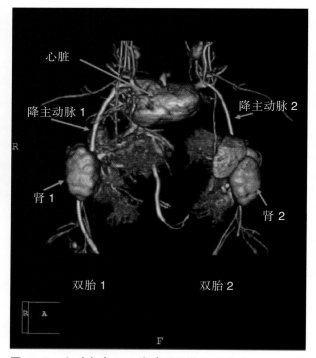

图 48.6　合并复杂心血管畸形的胸联双胎的 CTA 三维重建

参考文献

[1] Hornberger LK, Colan SD, Lock JE, et al. Outcome of patients with ectopia cordis and significant intracardiac defects. Circulation, 1996, 94: 32–37.

[2] Mallula KK, Sosnowski C, Awad S. Spectrum of Cantrell's pentalogy: case series from a single tertiary care center and review of the literature. Pediatr Cardiol, 2013, 34 (7): 1703–1710.

[3] Hannoun A, Usta IM, Sawaya F, et al. First trimester sonographic diagnosis of ectopia cordis: a case report and review of the literature. J Matern Fetal Neonatal Med, 2011, 24 (6): 867–869.

[4] Amato JJ, Douglas WI, Desai U, et al. Ectopia cordis. Chest Surg Clin N Am, 2000, 10 (2): 297–316, vii.

[5] Lopes LM, Brizot ML, Schultz R, et al. Twenty-five years of fetal echocardiography in conjoined twins: lessons learned. J Am Soc Echocardiogr, 2013, 26 (5): 530–538.

[6] Spencer R. Anatomic description of conjoined twins: a plea for standardized terminology. J Pediatr Surg, 1996, 31: 941–944.

[7] Tannuri AC, Batatinha JA, Velhote MC, et al. Conjoined twins: twenty years' experience at a reference center in Brazil. Clinics (Sao Paulo), 2013, 68 (3): 371–377.

[8] Spitz L. Conjoined twins. Prenat Diagn, 2005, 25: 814–819.

[9] Spitz L, Kiely EM. Experience in the management of conjoined twins. Br J Surg, 2002, 89: 1188–1192.

[10] Andrews RE, McMahon CJ, Yates RWM, et al. Echocardiographic assessment of conjoined twins. Heart, 2006, 92: 382–387.

[11] Sanders SP, Chin AJ, Parness IA, et al. Prenatal diagnosis of congenital heart defects in thoraco abdominally conjoined twins. N Engl J Med, 1985, 313: 370–374.

[12] McMahon CJ, Spencer R. Congenital heart defects in conjoined twins: outcome after surgical separation of thoracopagus. Pediatr Cardiol, 2006, 27: 1–12.

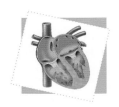

第49章
动脉导管未闭

Robert Puntel

动脉导管由高压肺动脉系统向降主动脉分流，在胎儿的生命中起着至关重要的作用。它连接主肺动脉（MPA）与降主动脉（图49.1）或锁骨下动脉（罕见）。动脉导管是胚胎期左侧第六原始主动脉弓远端保留发育形成。

胎儿心脏解剖中，主要来自上腔静脉含氧量较低的血液经右心系统到达MPA并经动脉导管流向下半身。多氧及营养丰富的血液从胎盘经静脉导管流出，并主要通过欧氏瓣经未闭的卵圆孔进入左心室，输送至发育中的大脑和上半身。

胎儿动脉导管的过早收缩可导致孤立性右心室肥厚，临床表现从轻微症状到致命的呼吸功能不全[1]。其病因未知，但可能与妊娠晚期使用非甾体类抗炎药物有关[2]。

胎儿动脉导管正常解剖呈向下的弓形（图49.2），以供胎儿血液流通。右心室流出道梗阻时，动脉导管常呈长而曲折、上凹的形态。此种逆向灌注的导管，分娩后需要干预以增加肺血流量（图49.3）。

大多数足月婴儿出生后3d内动脉导管自然闭合[3]。出生后动脉导管因早产、低氧、感染以及母亲患过风疹等，会持续存在即动脉导管未闭。妊娠29周以内出生的婴儿中40%~55%存在动脉导管未闭（PDA）。极低出生体重（VLBW）儿和早产儿由于动脉导管左向右分流，临床变化很常见。这可能导致肺过度充血和水肿，最终导致全身低灌注和（或）需要呼吸机支持治疗，并引起肾灌注不良或坏死性小肠结肠炎[3]。由于医疗干预，早产儿PDA的自然病史尚不清楚[4]。

超声心动图是筛查与确诊胎儿和新生儿动脉导管的主要手段。频谱和彩色多普勒超声具有临床价值，可以准确预测体循环血管和肺血管阻力的相互作用。动脉导管连接于左位主动脉弓的主动脉峡部和MPA左肺动脉近端（图49.1）。新生儿PDA伴有明显的肺动脉高压时，多普勒显示收缩期导管内血流几乎完全是右向左分流（从肺动脉到主动脉，图49.4）。肺动脉高压合并限制性PDA时，通常全收缩期为高速的右向左分流，舒张期持续右向左分流（图49.5）。随着肺血管阻力的下降，动脉导管未闭合时，血流可能是双向的，收缩期主要由右向左分流，舒张期少量左向右分流（图49.6）。舒张期左向右分流量随着肺阻力的进一步降低而增加（图49.7）。随着肺阻力的正常，PDA的血流呈左向右的持续分流（图49.8）。

对于右位主动脉弓（常伴有法洛四联症），

Robert Puntel

Division of Cardiology, Phoenix Children's Hospital, Phoenix, AZ, USA

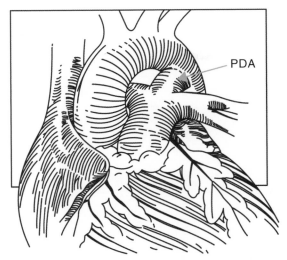

图 49.1 连接主动脉与肺动脉的粗大动脉导管解剖图。
PDA：动脉导管未闭

动脉导管位于右侧降主动脉与 MPA 右肺动脉连接处，左位动脉导管起于头臂干或近端左侧锁骨下动脉之间或双侧。最常见的右位主动脉弓形态为镜像分支，左侧动脉导管或其韧带形成血管环[5-6]。动脉瘤型动脉导管很少见，表现为动脉导管的显著扩张，可挤压胸部结构或发展为血栓，并可能发生血栓脱落。这可能与结缔组织疾病或染色体异常有关[7]。

PDA 的病理生理取决于有无先天性心脏畸

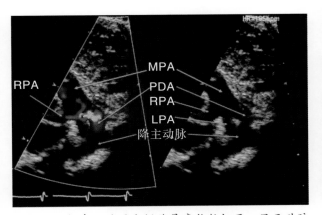

图 49.2 超声心动图左侧胸骨旁长轴切面，显示动脉导管与主肺动脉、左肺动脉、右肺动脉、降主动脉的关系。MPA：主肺动脉；LPA：左肺动脉；RPA：右肺动脉

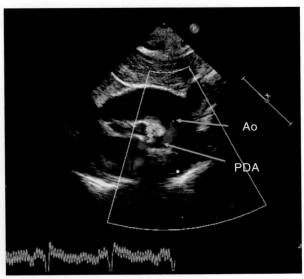

图 49.3 超声心动图胸骨上窝切面显示，导管依赖性发绀型心脏缺陷的主动脉弓和动脉导管。动脉导管形态迂曲，凹面向上（反向血流）。Ao：主动脉弓；PDA：动脉导管未闭

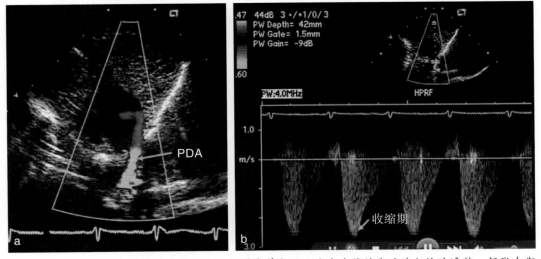

图 49.4 a. 小 PDA 合并肺动脉高压。b. 频谱多普勒显示右向左收缩期流速加快达峰值，舒张中期终止。PDA：动脉导管未闭

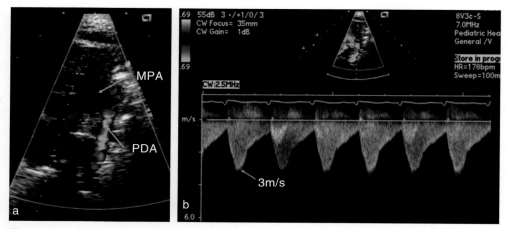

图 49.5 a. 肺动脉高压合并比图 49.4 更小的未闭动脉导管。b. 频谱多普勒显示收缩期和舒张期持续右向左分流，收缩期达峰值。多普勒频谱为锯齿形。PDA：动脉导管未闭；MPA：主肺动脉

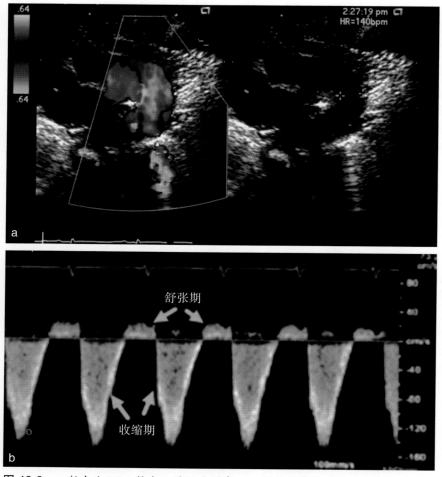

图 49.6 a. 新生儿 PDA 较大，肺阻力增高。b. 频谱多普勒显示双向分流（收缩期右向左分流，舒张期左向右分流），但以收缩期分流为主

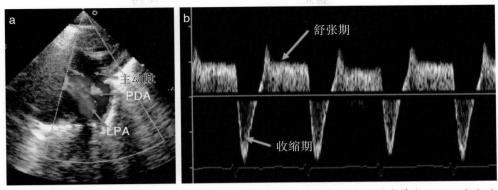

图 49.7 a. 新生儿 PDA 大小适中，有一定程度的肺阻力升高。b. 频谱多普勒显示双向分流（收缩期右向左分流，舒张期左向右分流），但以左向右分流为主。PDA：动脉导管未闭；LPA：左肺动脉

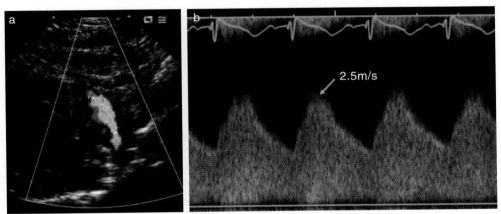

图 49.8 a. 新生儿小动脉导管未闭，肺阻力正常。b. 频谱多普勒显示左向右分流（从主动脉到肺动脉）。最大流速发生在收缩期

形、胎龄，以及血流动力学和解剖学因素。表 49.1 总结了 PDA 的常见血流方向。

足月新生儿和婴儿 PDA 血流生理学取决于导管的最小横截面积、长度以及体循环和肺血管阻力。粗大的 PDA 和大量左向右分流可导致肺循环过度、肺功能衰竭，最终导致阻塞性肺血管病变。小的 PDA 血流动力学无明显改变，但终生有患心内膜炎的风险。

在某些先天性心脏缺陷或导管依赖性病变中，保持动脉导管的开放是必要的。如左心发育不良综合征、主动脉弓离断、肺动脉闭锁和大动脉转位。需静脉注射前列腺素 E_1，给药剂量为 0.05~0.1μg /（kg·min）。

表 49.1 动脉导管未闭血流方向的意义

PDA 血流	右向左	双向	左向右
PVR	PVR 明显升高	PVR 升高	正常 PVR
典型心脏缺陷	左心梗阻性病变（左心发育不良综合征、主动脉缩窄）	正常解剖	右心梗阻性病变（肺动脉闭锁）
其他典型症状	发绀（弓缩窄，导管后下肢脉搏血氧饱和度降低）	21 三体综合征的早产儿	心脏解剖正常但存在高排低阻型心功能衰竭（左心扩大）

PVR：肺血管阻力；PDA：动脉导管未闭

临床表现

PVR 正常患儿在胸骨左上缘通常可闻及连续性杂音，并向左腋窝和背部传导。如果没有肺动脉高压，S2 是正常的。早产儿杂音可以是非典型的，仅表现为收缩期杂音。还可能存在脉压大、洪脉和其他充血性心功能衰竭的表现。

影像学检查

胸部 X 线显示左心及肺动脉扩大，程度与左向右分流量成正比。超声心动图是诊断和评估的主要手段。彩色血流图可显示分流方向。目前很少用有创的心导管法而用频谱多普勒来评估肺动脉压力，压力高低与三尖瓣反流束、PDA 的血流速度和方向有关。表 49.2 列出了 PDA 临床和超声心动图分期指标的意义。

治　疗

在确定 PDA 的大小和血流动力学影响程度方面尚有争议，尤其是早产儿。对体重不足 1.5kg 的 VLBW 新生儿，通常需处理 PDA。在更成熟的新生儿中也存在争议。治疗影响血流动力学特别是早产婴儿 PDA 的常用方法有三种：支持性治疗、使用环氧化酶（COX）抑制剂（吲哚美辛或布洛芬）进行药物闭合或手术结扎。支持性治疗包括观察等待、液体限制和利尿剂。吲哚美辛的剂量为 0.1~0.2mg/kg，每隔 12~24h 服用 1 次，一般为 3 次。布洛芬剂量的给药方法有两种：一种为一次给药，剂量为 10mg/kg；另一种为分两次给药，每次 5mg/kg，两次

表 49.2　临床及超声心动图分期指标

临床表现	超声心动图所见
轻	**小**
轻微氧合困难	PDA 直径 <1.5mm
最小呼吸支持	限制型 PDA 血流（V_{max}>2cm/s）
轻微的喂养不耐受	左心房与主动脉之比 <1.5
CXR：肺血流量增加	无左心压力负荷
	肠系膜上动脉、大脑中动脉舒张期血流正常
中	**中等**
氧合困难	PDA 直径 1.5~3mm
增加通气需求	非限制性 PDA 血流（V_{max}<2cm/s）
喂养困难	左心房与主动脉之比为 1.5~2.1
少尿	轻度/中度左心压力负荷
低血压，需要给予正性肌力药物支持	肾、大脑中动脉或肠系膜上动脉的舒张期流量减少或消失
CXR：心脏肥大/肺水肿	
轻微代谢性酸中毒	
重	**大**
明显氧合困难	PDA 直径 >3mm
高通气需求	非限制性 PDA 血流
肺出血	重度左心容量负荷
疑似坏死性小肠结肠炎	左心房与主动脉之比 >2:1
急性肾衰竭	重度左心压力负荷
血流动力学不稳定需要增加一种以上正性肌力药物	大脑中动脉或肾动脉、肠系膜上动脉舒张末期反向血流
中度至重度代谢性酸中毒	

CXR：胸部 X 线片；PDA：动脉导管未闭；V_{max}：最大速度。引自 Sehgal 和 McNamara，2009[8]

给药间隔 24h。如果无效则进行第 2 个疗程，一般 10d 内都有疗效。COX 抑制剂的副作用包括肾功能不全、血小板功能障碍和胃肠道穿孔，不能用于导管依赖性先天性心脏缺陷。对于哪种治疗方案效果最佳，目前尚无大样本临床研究数据得出结论，但有一些单中心或医院研究所的结果表明，如果婴儿体重大于 6kg，可考虑经皮导管封堵治疗[9]。

参考文献

[1] Gellewig M, Brown SC, Catte LD, et al. Premature fetal closure of the arterial duct: clinical presentations and outcome. Eur Heart J, 2009, 30 (12): 1530–1536.

[2] Koren G, Florescu A, Costei AM, et al. Nonsteroidal antiinflammatory drugs during third trimester and the risk of premature closure of the ductus arteriosus: a meta-analysis. Ann Pharmacother, 2006, 40 (5): 824–829.

[3] Gentile R, Stevenson G, Dooley T, et al. Pulsed Doppler echocardiographic determination of time of ductal closure in normal newborn infants. J Pediatr, 1981, 98: 443–448.

[4] Bose CL, Laughon MM. Patent ductus arteriosus: lack of evidence for common treatments. Arch Dis Child Fetal Neonatal Ed, 2007, 92 (6): F498–F502.

[5] Craatz S, Kunzel E, Spanel-Borowski K. Right sided aortic arch and tetralogy of Fallot in humans:a morphologic study of 10 cases. Cardiovasc Pathol, 2003, 12: 226–232.

[6] Rao PS, Wagman AJ, Chen SC. Coil occlusion of patent ductus arteriosus associated with right aortic arch. Catheter Cardiovasc Interv, 2001, 52: 79–82.

[7] Wyman WL, Mertens LL, Cohen MS, et al. Echocardiography in Pediatric and Congenital Heart Disease: From Fetus to Adult. Oxford: Wiley-Blackwell, 2009: 283–291.

[8] Sehgal A, McNamara PJ. Echocardiographic markers of a haemodynamically significant ductus arteriosus. Congenit Cardiol Today, 2009, 7 (1): 1–10.

[9] Philips JB, Garcia-Prats JA, Fulton DR, et al. Management of patent ductus arteriosus in premature infants. Up to Date, February 27, 2013.

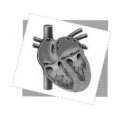

第 50 章
新生儿肥厚型心肌病与婴儿心脏肥厚综合征

J. Martijn Bos, Michael J. Ackerman

肥厚型心肌病

肥厚型心肌病（HCM）是一种原因未明的原发性心肌疾病，其主要特征为无诱因（如主动脉瓣狭窄或系统性高血压）的左心室肥厚（LVH），其发生率约 1/500。HCM 临床特征各不相同，轻型患者终生无症状，重型患者则需要通过心肌切除术来缓解症状。HCM 的常见症状是胸痛、呼吸困难和晕厥。然而，有些前哨事件却是悲剧性且难以预料的心源性猝死（SCD）。HCM 中 SCD 的总体风险约为每年 1%。经胸超声心动图可以评估 LVH，其标准是在正常人群体表面积下左心室壁最大厚度 >2 个单位标准差；青少年和成年人一般是 ≥ 13mm。婴儿期不明原因的心脏肥厚在各年龄组 HCM 的所有患儿中差异很大，可能是某种广泛（遗传）综合征最常见部分，LVH 仅是该综合征中众多器官病变的一小部分，然而却是主要的特征。

新生儿心脏肥厚的常见原因

可以从记载儿科心肌病的数据库中提取有关婴儿心脏肥厚的相关数据来进行鉴别诊断。

特发性 HCM 的患儿中，大约 1/3 的心脏肥厚有明确的原因[1]。

在第 2 章中，Geiger 和 Moon-Grady 提到，母体糖尿病控制不良会增加胎儿患 HCM 的风险，并且在高血糖和心肌肥厚程度之间存在剂量 – 反应关系。当维持 HbA1c < 6% 时，其风险可忽略不计。孕前糖尿病与心脏缺陷密切相关[2]。母体糖尿病相关的 HCM 患者，心脏间隔肥厚多具有不对称性，预后良好，肥厚通常在 6 个月内随时间退化。糖尿病母亲子女（IDM）的 HCM 会出现持续性低血糖且为巨大儿。HCM 还伴有先天性高胰岛素血症，低血糖是由于胰岛素分泌通道的某种基因突变引起的，最常见的是 KATP 通道突变（SUR1，Kir6.2）[3]。虽然这些婴儿中的大多数是无症状的，但有些严重心脏肥厚的患儿会发生充血性心力衰竭，这是由于心室顺应性降低和（或）严重的左心室流出道梗阻所致，需要辅助循环支持。如果在这些婴儿中心脏肥厚没有消退，则应该考虑特发性 HCM 的存在。

总体而言，对于孤立性心脏病变，约 75% 为特发性 HCM，其余的心脏肥厚源于先天性代谢异常（IEM）占 9%，畸形综合征（MFS）

J. Martijn Bos, Michael J. Ackerman
Windland Smith Rice Sudden Death Genomics Laboratory, Mayo Clinic, Rochester, MN, USA

占 9% 或神经肌肉障碍（NMD）占 7%。在这些亚组中，约 65% 的 IEM 或 MFS 患儿在 1 岁之前被诊断出来，而只有 35%（非综合征性）特发性心脏肥厚（HCM）和 5% 的 NMD 患儿在 1 岁之前被诊断出来。在这些（IEM、MFS 和 NMD）类别中，病因主要为单一疾病：Pompe 病占 IEM 的 35%，Noonan 综合征约占 MFS 的 80%，Friedreich 共济失调约占 NMD 的 90%。新生儿继发于 Friedreich 共济失调的心脏肥厚较为少见，原因为该疾病发作期较晚。婴儿心脏肥厚的其他罕见病因在小儿心肌病注册研究（PCMR）[4-5] 中进行了总结和讨论。

新生儿 HCM 及伴心脏肥厚综合征的特征

来自 PCMR 的数据显示特发性非 IDM 的 HCM、Noonan 综合征和 Pompe 病，需要仔细评估并予以鉴别诊断。新生儿心脏肥厚的诊断评估应包括完整的个人史和家族史、超声心动图检查、详细的畸形和医学检查（以阐明 MFS），适当的实验室和组织学检查（阐明 IEM）以及一级亲属的个人史和超声心动图筛查。

表 50.1 总结了非 IDM 新生儿 HCM 中 Noonan 综合征和 Pompe 病的特征。尽管两者的主要表现均为心脏肥厚，但在临床上进行仔细评估，其关键症状或特征可予以鉴别，且有助于诊断和后续治疗。Noonan 综合征有典型的面部特征、身材矮小和（或）骨骼异常，如脊柱侧凸和漏斗胸。Pompe 病则表现出显著的肌肉异常：如肌无力和肌张力降低、心脏扩大、肝大、发育停滞和呼吸问题。肌电图（EMG）和皮肤活检（测量成纤维细胞的 GAA 酶活性）是诊断 Pompe 病的金标准。

超声心动图显示，婴儿期心脏肥厚相关

表 50.1　非糖尿病母亲的子女心脏肥厚的常见病因、特征和常见遗传学病因

疾病	心脏及心外特征	超声心动图特征	诊断性检测	主要基因
特发性，非综合征性 LVH（即 HCM）	不明原因心肌肥厚，主要影响左心室无心外特征	不对称性心脏（间隔）肥厚，伴有或不伴有 LVOT 梗阻，二尖瓣收缩期前向运动（SAM 征）	超声心动图	肌球蛋白结合蛋白 C（MYBPC3），β-肌球蛋白重链（MYH7），心肌肌钙蛋白 I（TNNI3），心肌素 T（TNNT2），心肌肌钙蛋白 C（TNNC1），α-心肌素（ACTC1），调节肌球蛋白轻链（MYL2），必须肌球蛋白轻链（MYL3），α-原肌球蛋白（TPM1）
Noonan 综合征	LVH，肺动脉瓣狭窄典型的面部特征（眼距宽，下斜视，双耳位置低），身材矮小，骨骼异常，出血性疾病	不对称性心脏（间隔）肥厚，肺动脉瓣/主动脉狭窄，心房/心室间隔缺损，二尖瓣异常	超声心动图	酪氨酸蛋白磷酸酶非受体 11（PTPN11），V-RAF-1 小鼠白血病病毒癌基因同源物 1（RAF1），v-Ki-ras2 Kirsten 大鼠肉瘤病毒癌基因同源物（KRAS），交换因子同源物 1（SOS1），神经母细胞瘤 RAS 病毒癌基因同源物（NRAS）
Pompe 病	LVH，心脏扩大肌无力（肌病）、肌张力低（肌强直）、肝大、发育停滞、呼吸问题	不对称心脏（间隔）肥厚不伴 LVOT 梗阻，严重肥厚，WPW 综合征（预激综合征）	超声心动图，EMG、血 CK（肌酸激酶）浓度、皮肤活检（缺乏 GAA 活性的成纤维细胞）	酸性 α-葡萄糖苷酶（GAA）

EMG：肌电图；HCM：肥厚型心肌病；LVH：左心室肥厚；LVOT：左心室流出道

性疾病的特征是轻重不一的非对称性肥厚，伴或不伴左心室流出道梗阻（图 50.1~50.3）。在 Pompe 病患儿中，通常 LVH 最严重。大约 25％ 的患儿为 Noonan 综合征，可通过是否合并其他先天性心脏畸形（包括肺动脉瓣狭窄，房或室间隔缺损和二尖瓣异常）将该疾病与新生儿 HCM 和 Pompe 病相鉴别。特发性 HCM、Noonan 综合征和 Pompe 病患儿的超声心动图如图 50.1~50.3 所示。在超声心动图上这些综合征可能很难鉴别，因此结合临床和其他检查将有助于明确诊断（表 50.1）。此外，疾病相关的基因检测也可以明确诊断及找寻潜在病因。

新生儿 HCM、Noonan 综合征和 Pompe 病的遗传学

表 50.1 总结了 3 种综合征最常见的疾病相关基因。在遗传学上，40％~50％ 的特发性 HCM 可以通过编码心肌细胞中肌丝蛋白的基因突变来解释，其中大多数突变发生于 *MYBPC3* 编码的肌球蛋白结合蛋白 C 和 *MYH7* 编码的 β-肌球蛋白重链[6]。总体而言，婴幼儿期发病患儿基因突变的检出率明显高于成人期发病的 HCM 患者。遗传检测可以帮助家庭成员明确罹患 HCM 的风险并制定受影响成员的基因筛查计

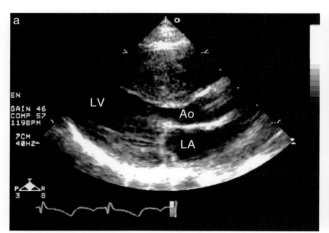
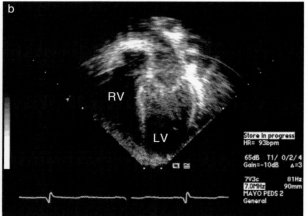

图 50.1 非综合征性、特发性左心室肥大即肥厚型心肌病（HCM）患儿的超声心动图。a. 早期发作的 HCM 患儿胸骨旁长轴。b. 心尖四腔切面显示严重的向心性肥厚、二尖瓣增厚和肥厚的乳头肌。Ao：主动脉；LA：左心房；LV：左心室；RV：右心室

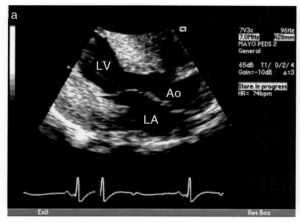
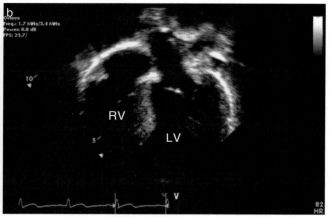

图 50.2 Noonan 综合征伴左心室肥厚的超声心动图。a. 胸骨旁长轴。b. 心尖四腔切面显示左室壁向心性肥厚，厚度最大值为 11mm。无肺动脉狭窄，瓣膜异常或房、室间隔缺损等迹象。Ao：主动脉；LA：左心房；LV：左心室；RV：右心室

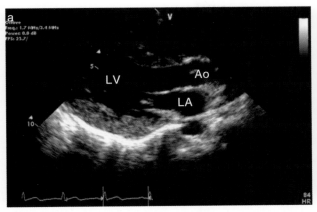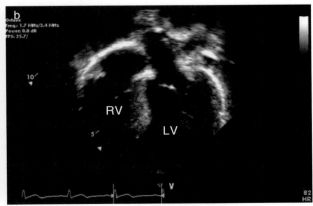

图 50.3 Pompe 病伴左心室肥厚的超声心动图。a. 胸骨旁长轴。b. 心尖四腔切面，表现为左心室向心性肥厚，最大间隔壁厚 23mm。Ao：主动脉；LA：左心房；LV：左心室；RV：右心室

划[7-8]。此外，随访研究表明，显性基因患者更容易发生收缩功能障碍、心力衰竭或死于心血管疾病[9]。对于特发性心肌梗死，超声心动图中根据心脏间隔形态可以指导基因检测，在 HCM 四种室间隔的形态中，反 C 形患者比 S 形、纺锤形和心尖肥厚型的肌细胞突变更多（图 50.4）。

大约 50% 的 Noonan 综合征是由编码酪氨酸蛋白磷酸酶非受体 11 的基因 PTPN11 突变引起的，其余基因占 Noonan 综合征遗传的一小部分（表 50.1）。值得注意的是，虽然 PTPN11 介导的 Noonan 综合征是最常见的亚型，但很少引起心肌肥厚，而表现出肺动脉瓣狭窄和房间隔缺损[8]。事实上，伴有 LVH 的 Noonan 综合征常为 SOS1 和 RAF1 突变。这两种基因约占遗传性 Noonan 综合征的 10%。其他基因的突变很少见，未发现特定的显性基因型[10]。Pompe 病的突变基因在 GAA 编码的酸性 α - 葡萄糖苷酶中（也称为酸性麦芽糖酶）。

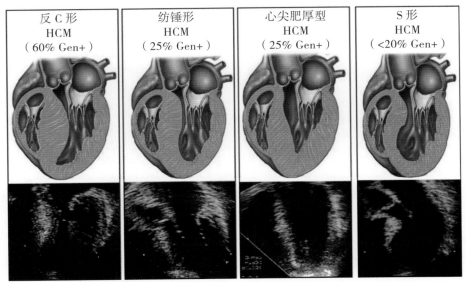

图 50.4 HCM 的间隔形状和基因检出率。该图显示了 HCM 中最常见的室间隔形态和最常见的 HCM 相关基因的检出率

新生儿 HCM 和 LVH 综合征的结局

阐明婴儿心脏肥厚的根本原因对于监测和治疗至关重要，新生儿期发病的 HCM 或其他 LVH 相关综合征的结局和存活率与成人期发病的 HCM 有所不同。IDM 的 HCM 患儿通常比具有非 IDM 的 HCM 的患儿具有更好的预后。与 LVH 的潜在因素无关，在 1 岁之前发病的患儿的存活率显著低于 1 岁以上的患儿。IEM 患儿如 Pompe 疾病（55% 存活率）或 MFM（82% 存活率）的存活率明显低于 NMD 患儿（98% 存活率）或特发性 HCM 患儿（94% 存活率）[2]。婴儿期非综合征性 HCM 的存活率低于 1 年后诊断为特发性非综合征性儿童 HCM（86% vs 99% 存活率）。患有特发性 HCM 且存活超过一年的患儿，其死亡率每年降低 1.0%[2]。

结　　论

IDM 的心室肥厚是常见现象，通常在几个月内消退。非 IDM 的 HCM 是最常见的遗传性心血管疾病之一。在新生儿中，仔细评估有助于特发性婴儿 HCM 与多种综合征的鉴别，其中伴有 LVH 最常见的综合征是 Noonan 综合征和 Pompe 病。考虑到这些疾病在表现、结果和干预方面的独特性，术语 HCM 应该保留非综合征性特发性 LVH，以尽量减少和综合征性疾病的混淆。因此，称为婴儿 Noonan 综合征伴有 LVH 更为确切，而不是将该患儿称为继发于 Noonan 综合征的 HCM。

参考文献

[1] Cox GF, Sleeper LA, Lowe AM, et al. Factors associated with establishing a causal diagnosis for children with cardiomyopathy. Pediatrics, 2006, 118 (4): 1519–1531.

[2] Loffredo CA, Wilson PD, Ferencz C. Maternal diabetes: an independent risk factor for major cardiovascular malformations with increased mortality of affected infants. Teratology, 2001, 64 (2): 98–106.

[3] Huang T, Kelly A, Becker SA, et al. Hypertrophic cardiomyopathy in neonates with congenital hyperinsulinism. Arch Dis Child Fetal Neonatal Ed, 2013, 98 (4): F351–354.

[4] Colan SD, Lipshultz SE, Lowe AM, et al. Epidemiology and cause-specific outcome of hypertrophic cardiomyopathy in children: findings from the Pediatric Cardiomyopathy Registry. Circulation, 2007, 115(6): 773–781.

[5] Lipshultz SE, Orav EJ, Wilkinson JD, et al. Risk stratification at diagnosis for children with hypertrophic cardiomyopathy: an analysis of data from the Pediatric Cardiomyopathy Registry. Lancet, 2013, 382: 1889–1897.

[6] Bos JM, Towbin JA, Ackerman MJ. Diagnostic, prognostic, and therapeutic implications of genetic testing for hypertrophic cardiomyopathy. J Am Coll Cardiol, 2009, 54 (3): 201–211.

[7] Gersh BJ, Maron BJ, Bonow RO, et al. ACCF/AHA Guideline for the Diagnosis and Treatment of Hypertrophic Cardiomyopathy: A Report of the American College of Cardiology Foundation/American Heart Association Task Force on Practice Guidelines Developed in Collaboration With the American Association for Thoracic Surgery, American Society of Echocardiography, American Society of Nuclear Cardiology, Heart Failure Society of America, Heart Rhythm Society, Society for Cardiovascular Angiography and Interventions, and Society of Thoracic Surgeons. J Am Coll Cardiol, 2011, 58(25): e212–260.

[8] Ackerman MJ, Priori SG, Willems S, et al. HRS/EHRA expert consensus statement on the state of genetic testing for the channelopathies and cardiomyopathies this document was developed as a partnership between the Heart Rhythm Society (HRS) and the European Heart Rhythm Association (EHRA).Heart Rhythm, 2011, 8 (8): 1308–1339.

[9] Olivotto I, Girolami F, Ackerman MJ, et al. Myofilament protein gene mutation screening and outcome of patients with hypertrophic cardiomyopathy. Mayo Clin Proc, 2008, 83 (6): 630–638.

[10] Roberts AE, Allanson JE, Tartaglia M, et al. Noonan syndrome. Lancet, 2013, 381: 333–342.

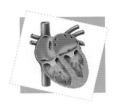

第51章
扩张型心肌病与心肌炎

Jonathan N. Johnson

小儿心肌病在美国的发病率大约是每10万名儿童中1.13例，其中一半为扩张型心肌病（DCM）[1]。大多数DCM在儿童期都表现为隐性临床疾病，仅在成年后出现症状，因此新生儿DCM发病非常罕见[2-3]。DCM的主要诊断依据是心脏扩张（图51.1~51.2）和心室功能障碍。

病　因

与其他年龄段的患者一样，新生儿DCM代表了一系列不同疾病过程的最终共同结果。DCM的潜在病因见表51.1。新生儿DCM应特别注意排除结构性心脏病原因，包括冠状动脉异常起源如左冠状动脉异常起源于肺动脉（ALCAPA）、主动脉弓异常和其他导管依赖型病变[4]。导致新生儿心室功能减退的常见暂时性原因包括败血症、低血糖、围生期呼吸窘迫或缺氧，以及家族性心肌病或先天性代谢异常性疾病，如脂肪酸氧化障碍和组织酸血症等[3]。

临床表现

新生儿DCM的表现多种多样。患儿可以表现为心脏衰竭和低心脏输出的典型症状，包括心动过速、呼吸急促、脸色苍白、进食不佳和体重不增等，甚至心血管系统完全衰竭。受累患儿也会出现一些不确定的症状，如易激惹。体格检查可闻及奔马律、二尖瓣反流的杂音，肝大，以及灌注不良的迹象。

表51.1　新生儿扩张型心肌病及低心室射血分数的可能原因

急性心肌炎	见表51.2
心律失常	心脏传导阻滞，反复室上性或室性心律失常
药物	拟交感神经药物，蒽环类药物（较年长患儿）
内分泌	甲状腺功能亢进或减退、低钙血症、低血糖、嗜铬细胞瘤
遗传	常染色体显性或隐性遗传，X连锁遗传（Barth综合征），线粒体遗传
先天性代谢紊乱	脂肪酸氧化障碍，有机酸血症，线粒体疾病包括Kearns-Sayre综合征
缺血	围生期应激反应，组织缺氧，冠状动脉起源异常
营养不良	维生素 B_1，元素硒，肉毒碱
结构性心脏病伴心室功能不全	心肌致密化不全
感染	败血症
神经系统	脑梗死或大脑动静脉畸形

Jonathan N. Johnson

Division of Pediatric Cardiology, Mayo Clinic, Rochester, MN, USA

检 查

新生儿呼吸窘迫通常需要进行胸部 X 线检查。DCM 可显示心脏扩大（源自左心室和左心房扩张）和肺静脉充血（图 51.3）。左心房扩大可导致左主支气管抬高，可能出现胸膜腔积液。有些患儿的心脏扩大是因呕吐或进食不佳而行腹部影像学检查时才发现。

超声心动图是新生儿 DCM 可以选择的诊断

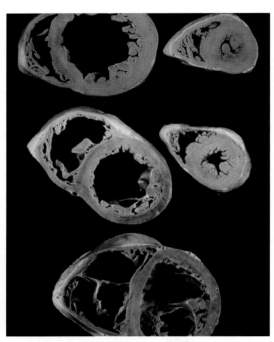

图 51.2 心脏扩张状态。扩张型心肌病主要表现为左心室（上图）或双心室（中图）扩大，患者心脏（左图）与正常心脏（右图）相比较。当左心室明显扩张时，尽管存在继发性肥厚（基于总的心脏质量），但心室壁厚度通常是正常的。下图展示了两个心室的房室瓣膜及支持装置；如存在二尖瓣和三尖瓣反流，则表现为心脏 4 个腔室均扩大。引自 Image courtsey of Dr. William D. Edwards, Division of Anatomic Pathology, Mayo clinic, Rochester. MN, USA

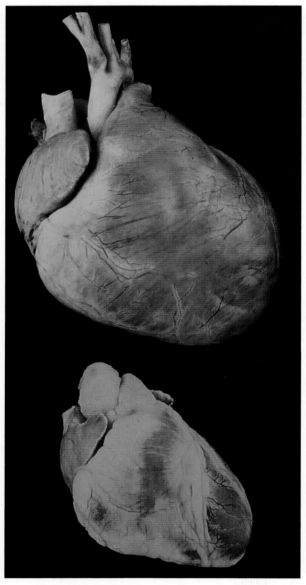

图 51.1 扩张型心肌病。与正常心脏（下图）相比，受影响的心脏（上图）呈明显的球形扩大。引自 Image courtsey of Dr. William D. Edwards, Division of Anatomic Pathology, Mayo clinic, Rochester. MN, USA

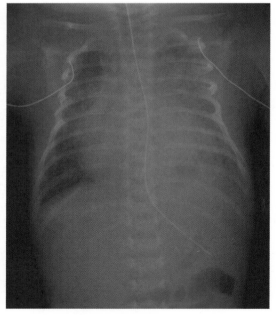

图 51.3 出生 15d 的婴儿胸部 X 线片。患儿新近出现呼吸窘迫，可见肺静脉充血所致明显的心脏扩大和左侧肋膈角呈钝角

性检查方式。它可以评估心室的大小、功能和心房大小，与体表面积相关的容积测量以及瓣膜功能定性。新生儿 DCM 的二尖瓣反流常继发于心室扩张（图 51.4~51.5）。应仔细评估心腔内和心外解剖情况，以排除心室功能障碍的可能原因。此外，超声心动图可以帮助预测 DCM 患儿的猝死风险 [5]。如果超声心动图不能排除冠状动脉畸形，或出于心内膜活检的目的，则可进行心导管检查。

心电图表现可能是多变的，包括窦性心动过速、左心室肥厚和左心房扩大。心律失常，包括继发于房室扩张和功能障碍的室上性心动

过速或室性心动过速。相反，在持续心律失常的患儿中，会出现心动过速引发的心肌病；在心率恢复正常后，心肌病可能会得到解决。

心脏磁共振成像是一种有价值的辅助工具，可用于诊断疑似心肌炎患者，但在新生儿相较于年龄较大的儿童和成人应用较少。使用钆造影剂（寻找延迟钆增强）可以帮助鉴别不可逆损伤的心肌（坏死和纤维化）（图 51.6）[6]。是否有造影剂增强的表现可以作为潜在功能恢复的一个预后指标。

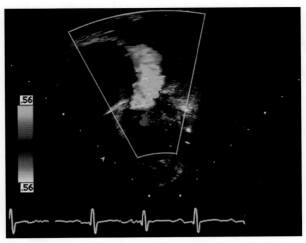

图 51.4　超声心动图：出生 15d 呼吸窘迫婴儿的四腔心切面彩色多普勒图显示与心室功能障碍相关的二尖瓣反流程度。此时，相对正常的左心室大小提示导致功能障碍的急性过程

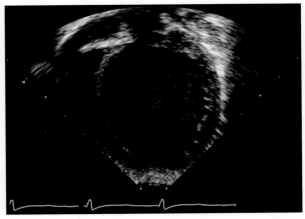

图 51.5　超声心动图四腔心切面图：出生 1 个月的女婴表现为生长缓慢、呼吸急促并伴有进食困难。射血分数约为 15%。左心室明显扩大，左心房显著扩张

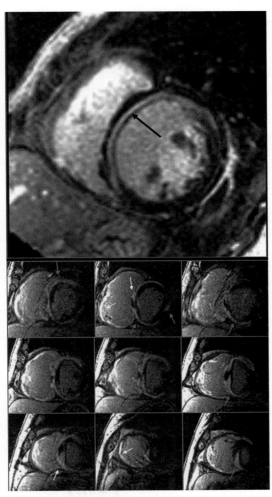

图 51.6　心脏磁共振（CMR）成像。上图：静脉注射钆 10min 后利用心肌延迟增强序列的 CMR。DCM 通常没有延迟增强，而有些在室间隔（黑箭头所示）中可能有心肌中期的延迟增强。下图：CMR 在静脉注射钆 10min 后利用心肌延迟增强序列。从基底（下图左上）到心尖（下图右下）的短轴成像显示非冠状动脉分布的延迟增强区域，主要是心外膜下层位置（白色箭头），与心肌炎一致

新生儿心肌炎

病　因

心肌炎的特点是心肌炎症改变，造成心肌细胞损伤或坏死。在美国，大多数病例都是病毒性的，主要由腺病毒、肠病毒（包括柯萨奇病毒）和细小病毒组成[7-11]。表 51.2 中列出了心肌炎的感染性病因。一些药物会引起过敏反应，包括抗生素（青霉素、头孢菌素和磺胺类药物），利尿剂（噻嗪和环利尿剂）和多巴胺。

发病率

心肌炎发生呈双峰分布，高峰发病率分别在 6~12 个月期间以及青春期[12]。幸运的是，新生儿心肌炎非常罕见。在一些研究中高达 50%[13-14] 被诊断为肠病毒性心肌炎的新生儿预后不良。新生儿期其他病毒性心肌炎的死亡率不太明确，但也被认为同样较高。

临床表现

与 DCM 最初的表现类似，新生儿心肌炎的表现可从轻微的非心源性症状（肠胃道不适）至严重的心血管系统衰竭。最初的表现可能是猝死，也可能是致死性的心律失常（图 51.7）。在怀孕的母亲中，细小病毒 B19 感染是胎儿贫血、妊娠期非免疫性胎儿水肿以及心肌炎伴随心脏衰竭的明确病因。

检　查

新生儿心肌炎的胸部 X 线、超声心动图和心导管检查与 DCM 相似。典型的心肌炎心电图表现为 QRS 波低电压。T 波可能倒置，在明显心肌受累时，可以呈现心肌梗死的波形。心脏 MRI 可显示心肌炎症的具体位置和程度（图 51.6）。此外，MRI 还可以用于检查心肌区域纤维化或瘢痕的随访研究。

心内膜心肌活检是诊断心肌炎的金标准（图 51.7~51.8）[15]。然而，在所有的医疗中心，对疑似心肌炎患者常规检查并非是活检，原因主要是阳性率低[16-17]。增加活检样本的数量有助于提高阳性率[18]。在临床实践中，虽然活检有助于提供预后信息和特殊的诊断信息，但是否进行活检仍取决于临床诊疗常规惯例。

表 51.2　心肌炎的感染因素

病毒（常见）	细菌	原虫	真菌	其他
肠道病毒（包括柯萨奇病毒）	脑膜炎双球菌	克鲁锥虫	放线菌	蛔虫
细小病毒	克雷伯菌	弓形虫	球孢子菌	血吸虫
腺病毒	链球菌	阿米巴原虫	组织胞浆菌	囊尾蚴
巨细胞病毒	支原体		假丝酵母菌	棘球绦虫
疱疹病毒	布鲁杆菌			异型吸虫
水痘病毒	梭状芽孢杆菌			旋毛虫
风疹病毒	钩端螺旋体			立克次体
乙型肝炎、丙型肝炎病毒	军团杆菌			
麻疹病毒	沙门菌			
呼吸道合胞病毒				
艾滋病毒				
EB 病毒				
流感病毒				

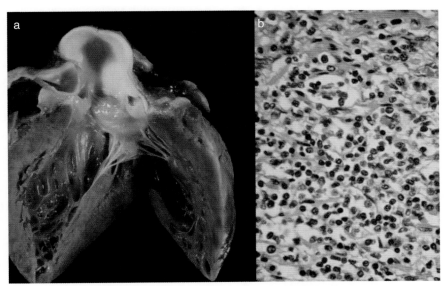

图 51.7　a. 心脏病理学大体标本，显露左心室和主动脉瓣。b. 在一例猝死的病毒性心肌炎婴儿心肌中，显微镜下见弥散淋巴细胞浸润。引自 Image courtsey of Dr. William D. Edwards, Division of Anatomic Pathology, Mayo clinic, Rochester. MN，USA

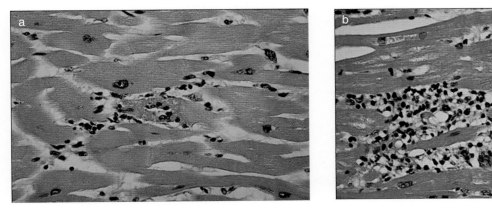

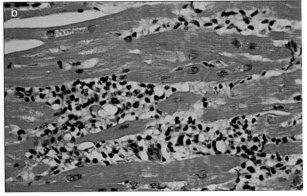

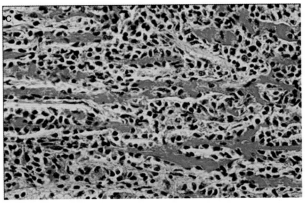

图 51.8　心肌活检样本 HE 染色，显示轻度灶性（局部）心肌炎（a）、中度灶性心肌炎（b）和严重弥漫性心肌炎（c）。随着严重程度的增加，淋巴细胞浸润增多，下图中出现心肌细胞坏死和纤维化的证据。引自 Image courtsey of Dr. William D. Edwards. Division of Anatomic Pathology. Mayo clinic, Rochester. MN, USA

参考文献

[1] Lipshultz SE, Sleeper LA, Towbin JA, et al. The incidence of pediatric cardiomyopathy in two regions of the United States. N Engl J Med, 2003, 348: 1647–1655.

[2] Michels VV, Moll PP, Miller FA, et al. The frequency of familial dilated cardiomyopathy in a series of patients with idiopathic dilated cardiomyopathy. N Engl J Med, 1992, 326: 77–82.

[3] Towbin JA, Lipshultz SE. Genetics of neonatal cardiomyopathy. Curr Opin Cardiol, 1999, 14: 250–262.

[4] Schultz AH, Localio AR, Clark BJ, et al. Epidemiologic features of the presentation of critical congenital heart disease: implications for screening.Pediatrics, 2008, 121: 751–757.

[5] Pahl E, Sleeper LA, Canter CE, et al. Incidence of and risk factors for sudden cardiac death in children with dilated cardiomyopathy: a report from the Pediatric Cardiomyopathy Registry. J Am Coll Cardiol, 2012, 59: 607–615.

[6] Friedrich MG, Sechtem U, Schulz-Menger J, et al. Cardiovascular magnetic resonance in myocarditis: a JACC White Paper. J Am Coll Cardiol, 2009, 53: 1475–1487.

[7] Bowles NE, Bowles KR, Towbin JA. Viral genomic detection and outcome in myocarditis. Heart Fail Clin, 2005, 1: 407–417.

[8] Bowles NE, Towbin JA. Molecular aspects of myocarditis. Curr Opin Cardiol, 1998, 13: 179–184.

[9] Francalanci P, Chance JL, Vatta M, et al. Cardiotropic viruses in the myocardium of children with end-stage heart disease. J Heart Lung Transplant, 2004, 23: 1046–1052.

[10] Bowles NE, Ni J, Kearney DL, et al. Detection of viruses in myocardial tissues by polymerase chain reaction: evidence of adenovirus as a common cause of myocarditis in children and adults. J Am Coll Cardiol, 2003, 42: 466–472.

[11] Tschope C, Bock CT, Kasner M, et al. High prevalence of cardiac parvovirus B19 infection in patients with isolated left ventricular diastolic dysfunction. Circulation, 2005, 111: 879–886.

[12] Ghelani SJ, Spaeder MC, Pastor W, et al. Demographics, trends, and outcomes in pediatric acute myocarditis in the United States, 2006 to 2011. Circ Cardiovasc Qual Outcomes, 2012, 5: 622–627.

[13] English RF, Janosky JE, Ettedgui JA, et al. Outcomes for children with acute myocarditis. Cardiol Young, 2004, 14: 488–493.

[14] Bengtsson E, Lamberger B. Five-year follow-up study of cases suggestive of acute myocarditis. Am Heart J, 1966, 72: 751–763.

[15] Cooper LT, Baughman KL, Feldman AM, et al. The role of endomyocardial biopsy in the management of cardiovascular disease: a scientific statement from the American Heart Association, the American College of Cardiology, and the European Society of Cardiology. Circulation, 2007, 116: 2216–2233.

[16] Webber SA, Boyle GJ, Jaffe R, et al. Role of right ventricular endomyocardial biopsy in infants and children with suspected or possible myocarditis. Br Heart J, 1994, 72: 360–363.

[17] Mason JW, O'Connell JB, Herskowitz A, et al. A clinical trial of immunosuppressive therapy for myocarditis. The Myocarditis Treatment Trial Investigators. N Engl J Med, 1995, 333: 269–275.

[18] Chow LH, Radio SJ, Sears TD, et al. Insensitivity of right ventricular endomyocardial biopsy in the diagnosis of myocarditis. J Am Coll Cardiol, 1989, 14: 915–920.

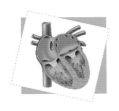

第 52 章
心脏憩室与室壁瘤

Lisa Hornberger

心室憩室与室壁瘤

心室壁外凸是一种罕见的先天性心脏病。心脏憩室和室壁瘤可以发生在心脏的任何部位，最常见于左心室（图 52.1）。虽然有时鉴别憩室和室壁瘤有些困难，但是它们有各自的特点。

背景与解剖

心室憩室的特点是基底部或入口较窄，形态为球形（图 52.1a）或者像手指样从心室向外凸起。憩室壁包括各层心肌，因而在收缩期和周围室壁一同收缩。心室憩室基本都是先天性的，而室壁瘤往往是后天获得性的。

心室憩室可以分为心尖部和非心尖部两类。非心尖部憩室通常是孤立性畸形，不合并心脏或心外其他畸形。相反，心尖部憩室通常都合并其他畸形，特别是 Cantrell 综合征的中线畸形，憩室可能会通过膈疝突出（图 52.2）[1]。合并的心脏畸形还包括室间隔缺损，法洛四联症，以及心脏位置异常（中位心或者右位心）。中线畸形包括胸骨缺损、脐疝和脐膨出等[2]。

室壁瘤比心室憩室更为罕见（图 52.1b）[1]。室壁瘤与心室相通的基底部通常比憩室宽（图 52.3~52.4）。瘤壁不包括正常心肌的全部各层组织，可能仅有纤维组织或者心包层。由于室

壁瘤没有心肌组织，因此在收缩期不收缩，或收缩减弱，这一点有助于医生通过超声心动图鉴别室壁瘤和憩室。

室壁瘤可以是先天性的，但更常见的是获得性的。获得性室壁瘤的病因包括创伤和感染。通常室壁瘤是孤立性的，不合并心脏或心外畸形。

新生儿的临床表现

作为胎儿期筛查出的畸形之一，特别是孕 18~20 周超声形态学检查，很多比较明显的室壁瘤和憩室在产前即可诊断（图 52.2~52.3）[3]。因为临床关注较少，所以对于较小或者无症状的室壁瘤或憩室的发生率及其自然演化病程目前尚不明确。

心尖部先天性心室憩室（CVD）常常与合并的心脏或心外畸形一起得到诊断。有些患儿在新生儿期即可发现其上腹部的搏动。非心尖部 CVD 通常是在产前或者新生儿期对室性期前收缩进行检查时得以诊断的[1]。

明显的室壁瘤在产前的诊断率可达 50%。有症状的先天性室壁瘤（CVA）患儿在新生儿期会出现室性期前收缩，最严重者可发生心室破裂[1]。如果 CVA 过大，可导致胎儿期心功能下降和出生后心力衰竭。

Lisa Hornberger

University of Alberta; Section Head of Pediatric Echocardiography, Stollery Children's Hospital, Edmonton, Alberta, Canada

新生儿心脏病学：视图解析

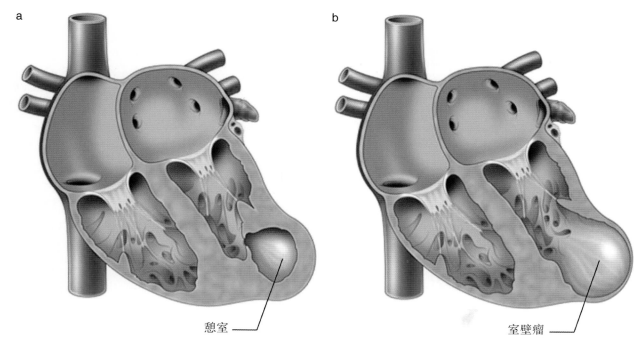

图 52.1 心室憩室和室壁瘤。a. 心室憩室的特点是基底部较窄，其壁包括正常心肌的各层结构。如此图所示的心尖部憩室常伴有其他中线结构异常。b. 心室室壁瘤常有较宽的基底部，壁薄且没有正常心肌的各层结构。室壁瘤倾向于收缩期室壁运动降低或者不收缩

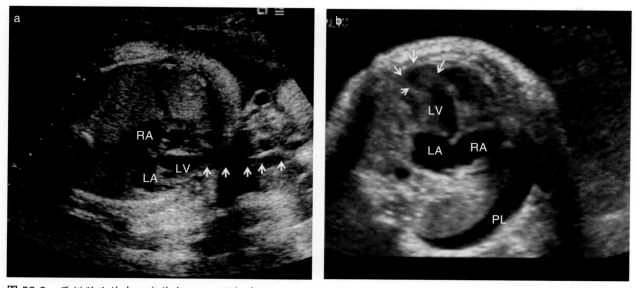

图 52.2 两例胎儿的左心室憩室。a. 一例轻度 Cantrell 五联症胎儿的左心室心尖部憩室。憩室呈手指状、搏动性，并经过中线膈疝，从脐部向外突出。箭头所示为其走行。出生之后，憩室被切除，膈疝得以修复。b. 中期妊娠双心室肥厚胎儿的左心室心尖部憩室。憩室壁厚度与正常室壁相近，并与心脏其他部分同期收缩。LA：左心房；LV：左心室；PL：心包积液；RA：右心房

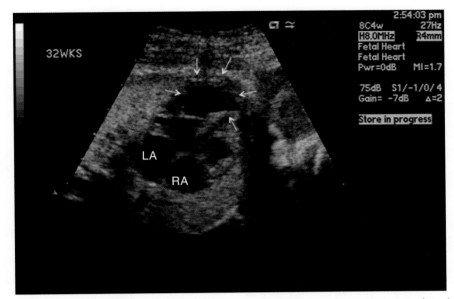

图 52.3　孕 32 周的胎儿四腔心切面显示左心室室壁瘤。室壁瘤壁薄，与心室其他部分之间有很宽的交通口，室壁运动减少。LA：左心房；RA：右心房

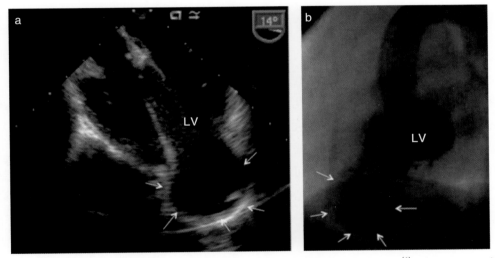

图 52.4　一例 4 岁免疫缺陷女童的左心室室壁瘤（图片引自 Jamshidi, et al, 2009[6]，经 Elsevier 公司许可）。a. 超声心动图显示由左心室心尖部向外膨出形成室壁瘤（箭头所示）。b. 血管造影排除冠状动脉病变，显示室壁瘤（箭头所示）。检查发现存在一个小的附壁血栓，患儿需接受室壁瘤切除手术。LV：左心室

检查方法

经胸超声心动图是首选的检查方法。对所有病例，特别是发现心尖部 CVD 的病例，需要检查有无相关的心脏或心外畸形。

如果超声心动图不能充分显示室壁瘤和憩室的形态和范围，心脏 MRI（cMRI）可以提供更多的信息。cMRI 可以确定畸形区域组织的特征和运动情况，并可以鉴别 CVD 的肌性组织和CVA 的纤维组织，这对外科干预方案的制订至关重要。

对于所有疑似室壁瘤或憩室的患儿都应进行心电图检查和动态心电监测，以评价有无心律失常。

治疗方法

室壁瘤和憩室的治疗方式取决于患儿的临

床表现和合并的心脏畸形。

在心尖部 CVD 病例中，如果憩室占据心室容积比例不大，可在手术矫治合并的心脏畸形时一并成功切除。如果 CVD 不合并其他心脏畸形，是否需要外科干预目前仍存在争论。尽管无症状 CVD 患者可能存在血栓形成，心律失常，甚至心脏破裂的风险[4]，但是总体来看，未进行外科干预者预后良好，甚至病变有完全回缩的可能[1]。

相反，CVA 的预后远远差于 CVD，据报道其 10 年死亡率高达 80%[1]。对于那些室壁瘤较大、累及左心室或者右心室壁范围较大者存在心力衰竭和死亡的危险。室壁瘤破裂和血栓形成并继发脑卒中也曾有报道[1]。因此，无症状室壁瘤患者实施外科手术切除的必要性远高于 CVD 患者。

心房憩室和房壁瘤

心房憩室和房壁瘤极其罕见，新生儿期不常见。右心房病变包括先天性右心房增大、冠状静脉窦憩室和右心房憩室[5]。左侧病变常起源于左心耳，不过左心房的各个部位都可能发生。通常是在常规胸部放射检查时发现左心房或者右心房增大，然后做出以上诊断。室上性心动过速及其相关的症状是本病最常见的临床表现，有时患者也会出现房室瓣反流和心房血栓。

右心房病变引起心律失常时，具有手术切除的指征[5]。无症状的左房房壁瘤或憩室也具有手术切除的指征，因为存在形成血栓造成严重脑卒中的可能。

参考文献

[1] Marijon E, Ou P, Fermont L, et al. Diagnosis and outcome in congenital ventricular diverticulum and aneurysm. J Thorac Cardiovasc Surg, 2006, 131: 433–437.

[2] Nam K, Kwon J, Son G, et al. Prenatally diagnosed left ventricular diverticulum with thoracoabdominal wall defect: a case and review of literature. J Perinatol, 2010, 30 (11): 760–762.

[3] Hornberger L, Dalvi B, Benacerraf B. Prenatal sonographic detection of cardiac aneurysms and diverticula. J Ultrasound Med, 1994, 13 (1): 967–970.

[4] Hamaoka K, Onaka M, Tanaka T, et al. Congenital ventricular aneurysm and diverticula in children. Pediatr Cardiol, 1987, 8 (3): 169–175.

[5] Binder T, Rosenhek R, Frank H, et al. Congenital malformations of the right atrium and the coronary sinus. Chest, 2000, 117(6): 1740–1748.

[6] Jamshidi R, Hornberger LK, Karl TR. Left ventricular aneurysm in a child with severe combined immunodeficiency syndrome. Ann Thorac Surg, 2009, 88 (5): 1678–1680.

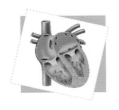

第53章
心脏肿瘤

Nadine Choueiter, Rebecca S. Beroukhim

儿童心脏肿瘤非常罕见，大多数新生儿心脏肿瘤组织学检查为良性。心脏肿瘤是从心内成肌细胞衍化而来，类型包括肌肉组织（横纹肌瘤）、异位组织（畸胎瘤）、纤维组织（纤维瘤）和血管组织（血管瘤）（表53.1）[1]。

心脏横纹肌瘤

心脏横纹肌瘤是一种错构瘤（心脏横纹肌过度增殖所致）。横纹肌瘤边界清楚，形状规则，色白或灰，有弹性呈结节状，好发于心室和室间隔内（图53.1）。组织病理学显示，瘤体内由充满糖原的胞浆（常呈大的空泡）、肿胀的心肌细胞及延长放射至细胞周边的细胞丝组成（类似于"蜘蛛细胞"）[2]。肿瘤与结节性硬化症有关，后者是一种常染色体显性疾病，可伴发心脏、大脑、肾脏、眼睛、肺和皮肤的非恶性肿瘤。在胎儿或新生儿超声心动图检查中发现的多发性心室肿瘤，几乎都是孤立的特殊病症，可除外其他的相关病变[3]。横纹肌瘤是胎儿和新生儿最常见的原发性心脏肿瘤[1,4-5]，在宫内表现为单个或多个心肌内肿块。当肿瘤增大导致流出道严重梗阻或广泛心肌受累时，新生儿可出现低心输出综合征和心力衰竭，也可能合并其他病变如左心发育不良综合征（图53.2）。胎儿死亡原因多数可能是胎儿水肿和（或）心律失常[6-7]，而不是肿瘤本身引起的。最常见的心律失常是室性心动过速[4]。横纹肌瘤通常在出生第一年内逐步退化消失，且心律失常发生率较低。

超声心动图能显示心室（图53.1）内有多个回声均匀、边界清楚的结节，发生在心房的肿瘤极少（图53.1b）。它们多位于心肌内，是形状不规则但位置较固定的占位（图53.1）。心脏磁共振成像有助于诊断心脏肿瘤的组织特

表53.1 胎儿和新生儿心脏肿瘤的发生率

心脏肿瘤	胎儿和新生儿的例数
全部肿瘤	224[a]（100%）
横纹肌瘤	120（53.8%）
畸胎瘤	40（17.8%）
纤维瘤	28（12.4%）
肿瘤性心肌病	15（6.6%）
血管瘤	13（5.8%）
黏液瘤	6（2.7%）
恶性肿瘤	2（0.9%）

引自 Isaacs，2005[1]，经 Springer 许可转载。a 文献共涉及 224 例胎儿和新生儿心脏肿瘤病例

Nadine Choueiter[1], Rebecca S. Beroukhim[2]

1. Albert Einstein College of Medicine; Children's Hospital at Montefiore, Bronx, NY, USA

2. Massachusetts General Hospital, Boston, MA, USA

新生儿心脏病学：视图解析

征并与其他肿瘤相鉴别，尤其是对诊断孤立性横纹肌瘤很有价值[8]。大多数心脏横纹肌瘤可逐渐自然退化，所以只有出现严重的流出道梗阻或明显的心律失常才需要手术切除。心律失常也可以用药物进行有效治疗，随着症状的减轻，定期进行超声心动图随访即可。

心包内畸胎瘤

心包内畸胎瘤是由原始生殖细胞引起的一种罕见的原发性心脏肿瘤。大体病理学显示其是一个大的囊性肿块，囊内有多个充满液体的分隔腔[9]。它是发生率排第二位的新生儿肿瘤[1,9-12]。心内畸胎瘤可能会延迟到妊娠20~40周才能被明确诊断，因为只有肿瘤生长迅速并长大后才可能被发现[13]，通常其表现为心内大包块，引发心包积液[14]。新生儿临床症状包括呼吸窘迫、发绀和充血性心力衰竭[13]。

超声心动图、CT、磁共振成像时，畸胎瘤都显示为孤立的、非均质和多囊的心内包块，几乎都伴有心包积液（图53.3）。包块常位于主动脉和上腔静脉之间的右侧心包腔内，有时会压迫上腔静脉、右心房和（或）右室。产前管理指南中要求排查胎儿有无水肿，水肿提示预后不良。如有胎心水肿，建议进行心包穿刺、心包羊膜腔分流术或尽早分娩[14]。出生后尽快切除畸胎瘤可以缓解临床症状，降低恶性肿瘤转移的风险。

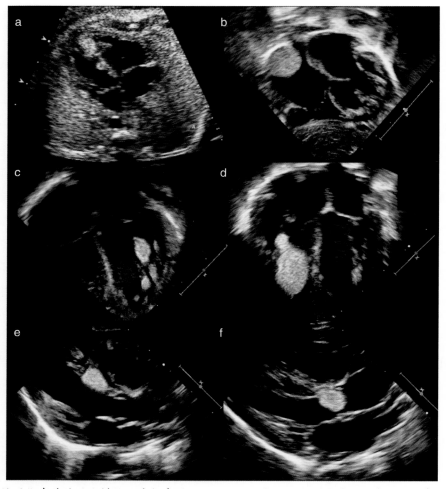

图 53.1 与结节性硬化有关的胎儿横纹肌瘤超声图。a.胎儿心脏室间隔、右室壁可见多发、回声均匀的肿瘤。b.右心房横纹肌瘤。c.左心室多发肿瘤。d.右心室可见一大的肿瘤，间隔和左心室多发小肿瘤。e.肿瘤位于室间隔心肌内。f.肿瘤突入左室流出道导致血流受阻

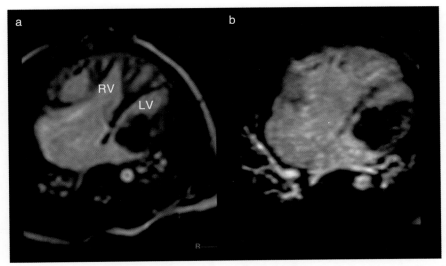

图 53.2　胎儿心脏磁共振成像，可见一单发的横纹肌瘤，引起左室流入梗阻最终导致左心发育不良综合征。a. 序列磁共振成像时肿瘤与心肌的信号强度相等。b. 磁共振造影成像显示肿瘤为低灌注显像。RV：右心室；LV：左心室

纤维瘤

　　心脏纤维瘤是由胶原和弹性组织构成的大的结缔组织肿瘤，有时肿瘤中心区域有钙化和坏死（图 53.4）[15-16]。大体病理学显示纤维瘤为一单发、白色、无包膜的肿瘤，通常起源于室间隔或心室游离壁。巨大的肿瘤会挤占心脏心腔空间，导致流入或流出道梗阻或房室瓣受损。此病没有基因或家族遗传倾向，但与心外畸形（如 Gorlin 综合征）有关[1]。它是第三位的常见新生儿肿瘤（表 53.1）[1]，多见于新生儿期，偶发于宫内[17]。临床症状包括充血性心力衰竭、低心排、发绀（肿瘤位于右心室）和心律失常[18]，其中室性心动过速是最常见的心律失常（67%），并呈现相应的临床表现[4]。

　　这类患儿 X 线检查时通常只能看到心影增大，超声心动图则可显示室间隔或心室游离壁有一个大的、孤立的、回声均匀的心肌内占位（图 53.5），心房偶见。心肌延迟增强磁共振成像中可见瘤体有明确的增强，在 X 线或 CT 上可看到中央钙化（图 53.6）。无心律失常和无症状的婴儿无须干预。治疗方法包括使用抗心律失常和心力衰竭的药物，和（或）手术切除[5]。在大多数室性心动过速患儿中，外科手术摘除肿瘤或干预可消除心律失常[4]。在婴儿期，纤维瘤可能会随年龄长大[5]，最终随着幼儿身体整体的生长而变小。未手术的患儿心律失常可能会持续存在，但影响变得微乎其微[4]。

心脏血管瘤

　　血管瘤是由血管内皮细胞增殖引起的。心脏与其他部位的血管瘤在组织学上表现相同[19]。血管瘤大多数为良性，可根据其生化和组织学特征（框表 53.1）分为先天性或婴儿性的血管瘤[20-21]。

　　新生儿可出现心包积液和心包填塞、呼吸窘迫、充血性心力衰竭、心律失常、心源性猝死、无症状杂音或心室颤动[19-20]等临床表现。

　　超声心动图通常能显示右心房肿块，肿块内可有多个形状不规则的囊性成分，有时还有血管贯通其中，心脏其他部位也能看到[20]。血管瘤内部超声回声信号不均匀，且大小和位置不典型（图 53.7）[8]，可能会与畸胎瘤混淆。心脏磁共振成像可以区分非血管性肿瘤与心脏血管瘤，因为它们在首次通过灌注成像时具有很强的信号（图 53.8）[8]。大多数新生儿都有症状，手术切除通常会有良好的结局[20]。由于

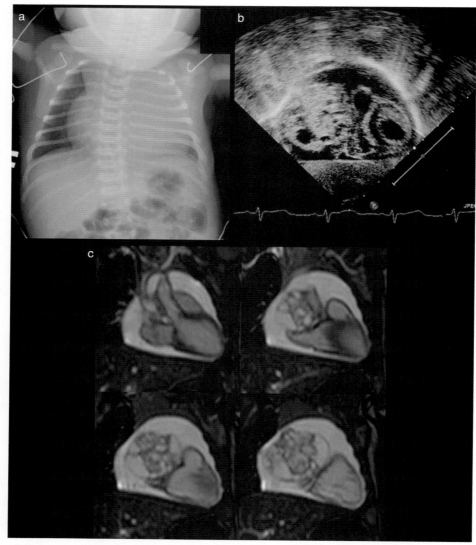

图 53.3 a. X 线检查可见心包内畸胎瘤所致心影增大。b. 超声心动图可见心包内一巨大的囊性包块挤压右心房伴心包积液；c. 心脏磁共振图像

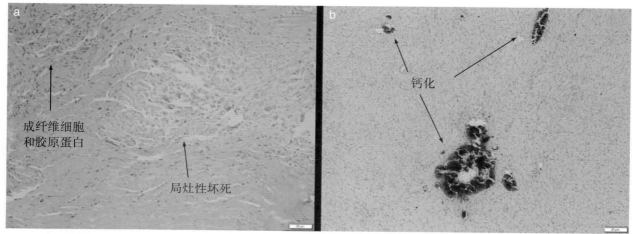

图 53.4 纤维瘤的病理切片，可见增殖的良性梭形细胞，其间有成纤维细胞交织着束状胶原蛋白，以及局灶性坏死（a）和肿瘤中心的钙化区域（b）

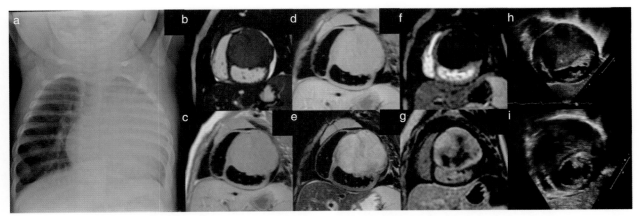

图 53.5 左室前壁的巨大纤维瘤。a. 胸片显示为心腔扩大。b. 心脏磁共振序列成像显示纤维瘤为等强度的信号。c. T1W 磁共振成像。d. T1 加权脂肪抑制磁共振成像。e. T2 加权成像，纤维瘤呈现非均质高信号。f. 首次灌注成像时出现低灌注信号。g. 心肌延迟增强成像时纤维瘤区呈现高强度信号中心出现黑池。h. 收缩期。i. 舒张期超声图显示肿瘤回声均匀。在 e、f 和 g 图都很容易看到肿瘤周围有一薄层正常心肌组织

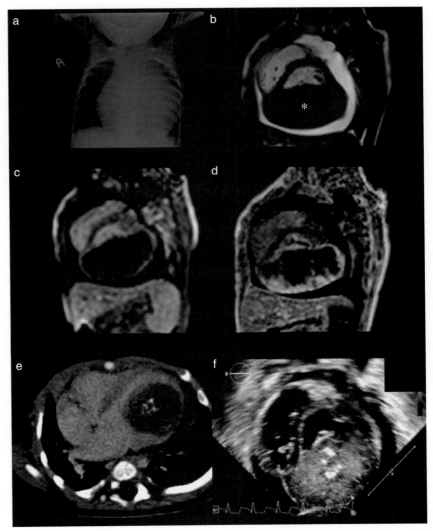

图 53.6 位于左心室前壁的巨大纤维瘤，其中央有钙化。a. 胸片显示明显的心室肥大。b. 心脏磁共振序列成像显示呈等强度信号。c. 首次灌注成像时出现低灌注信号。d. 心肌延迟增强成像可见周边增强中央出现黑池。e. 造影增强 CT 成像，纤维瘤呈现低灌注及中央钙化。f. 超声心动图显示瘤内中央有钙化呈高回声信号

框表 53.1　心脏血管瘤的分类

良性血管瘤	
先天性血管瘤（GLUT1-）	婴儿性血管瘤（GLUT1+）
·快速消退型先天性血管瘤（RICH）	肌肉内血管瘤
	其他类型（多种形状等）
·非消退型先天性血管瘤（NICH）	

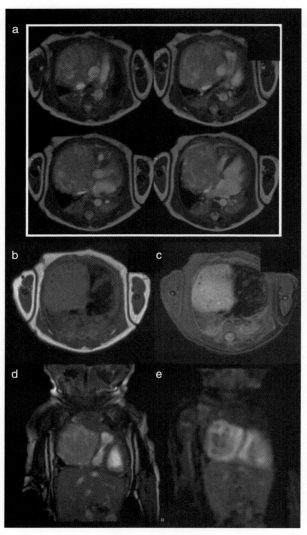

图 53.7　右房大血管瘤 CMR 图像，可见血管瘤几乎填满整个右胸腔，压迫右心和上腔静脉。a. 磁共振序列成像显示其为不均匀的表现。b. T1 加权成像其呈现为等强度。c. T2 加权成像及脂肪抑制后，其呈现为继发于血管特性的高信号表现。d. 冠状面磁共振序列成像显示肿瘤压迫右心室。e. 其呈现灌注增强而中央有低信号，与肿瘤内有囊性组织并丰富血管分布的特性一致

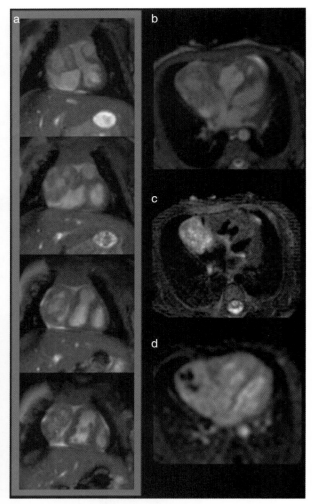

图 53.8　右房血管瘤 CMR 图像显示血管瘤轻度挤压右心。a~b. CMR 图像中的血管或囊腔的非均质表现。c. T2 加权图像，其中的血流成分增加导致图像呈现高信号。d. 第一次灌注成像，除了中央区为低信号区以外，图像增强显著，可能与囊性组织有关

文献报道中所用术语不准确或多变，以及缺乏精确的组织学诊断（可以预测肿瘤是否可自然消退），远期预后尚无满意的结论。肿瘤的良恶性程度决定是否需要进行活检或手术切除。关于无症状患儿的治疗，尚无明确的处理指导方针。

参考文献

[1] Isaacs H Jr. Fetal and neonatal cardiac tumors. Pediatr Cardiol, 2004, 25 (3): 252–273.

[2] Fletcher CDM. Diagnostic Histopathology of Tumors.

Edinburgh: Churchill Livingstone, 1995.

[3] Tworetzky W, Mcelhinney DB, Margossian R, et al. Association between cardiac tumors and tuberous sclerosis in the fetus and neonate. Am J Cardiol, 2003, 92 (4): 487–489.

[4] Miyake CY, Del Nido PJ, Alexander ME, et al. Cardiac tumors and associated arrhythmias in pediatric patients, with observations on surgical therapy for ventricular tachycardia. J Am Coll Cardiol, 2011, 58(18): 1903–1909.

[5] Yinon Y, Chitayat D, Blaser S, et al.Fetal cardiac tumors: a single-center experience of 40 cases. Prenat Diagn, 2010, 30 (10): 941–949.

[6] Sharma J, Inglis S, Cavalieri R. Fetal demise secondary to massive rhabdomyoma in the early second trimester of pregnancy. Pediatr Cardiol, 2011, 32 (2): 243–244.

[7] Geva T, Santini F, Pear W, et al. Cardiac rhabdomyoma: rare cause of fetal death. Chest, 1991, 99 (1): 139–142.

[8] Beroukhim RS, Prakash A, Valsangiacomo Buechel ER, et al. Characterization of cardiac tumors in children by cardiovascular magnetic resonance imaging a multi-center experience. J Am Coll Cardiol, 2011, 58 (10): 1044–1054.

[9] Gonzalez M, Krueger T, Schaefer SC, et al. Asympto-matic intrapericardial mature teratoma. Ann Thorac Surg, 2010, 89 (6): e46–47.

[10] Iacona GM, Barber MA, Medina M, et al. Intraperi-cardial teratoma in a low birth weight preterm infant: a successful multidisciplinary approach. Interact Cardi-ovasc Thorac Surg, 2011, 12 (2): 287–289.

[11] Kalavrouziotis G, Konstantopoulou G, Stefanaki K, et al. Intrapericardial teratoma in a premature neonate: predelivery diagnosis and successful surgical removal. Hellenic J Cardiol, 2010, 51 (3): 278–280.

[12] Laforgia N, Calderoni G, Di Mauro A, et al. A case of neonatal intrapericardial teratoma. Clinical and patholo-gical findings. Acta Paediatr, 2011, 100 (8): e90–92.

[13] Soor GS, Chakrabarti MO, Luk A, et al. Prenatal intra-pericardial teratomas: diagnosis and management. Cardiovasc Pathol, 2010, 19 (1): e1–4.

[14] Tomek V, Vlk R, Tlaskal T, et al.Successful pericardio-amniotic shunting for fetal intrapericardial teratoma. Pediatr Cardiol, 2010,31 (8): 1236–1238.

[15] Becker AE. Primary heart tumors in the pediatric age group: a review of salient pathologic features relevant for clinicians. Pediatr Cardiol, 2000, 21(4): 317–323.

[16] Nwachukwu H, Li A, Nair V, et al. Cardiac fibroma in adults. Cardiovasc Pathol, 2010, 20 (4): 146–152.

[17] Gutberlet M, Abdul-Khaliq H, Stiller B, et al. Giant fibroma in the left ventricle of an infant: imaging findings in magnetic resonance imaging, echocardio-graphy and angiography. Eur Radiol, 2002, 12(Suppl 3): S143–148.

[18] Kiaffas MG, Danias PG, Kaklamanis L, et al. Fatal cardiac arrest due to an unusual fibroma of the pulmo-nary valve. Pediatr Cardiol, 2009, 30 (4): 536–539.

[19] McAllister HA, Fenoglio JJ. Tumors of the Cardiovas-cular System. Washington: Armed Forces Institute of Pathology, 1978: 141.

[20] Mackie AS, Kozakewich HP, Geva T, et al. Vascular tumors of the heart in infants and children: case series and review of the literature. Pediatr Cardiol, 2005, 26 (4): 344–39.

[21] Hassanein AH, Mulliken JB, Fishman SJ, et al. Evalua-tion of terminology for vascular anomalies in current literature. Plast Reconstr Surg, 2011, 127 (1): 347–351.

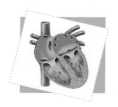

第 54 章
动静脉畸形

Allison K. Cabalka

动静脉畸形（AVM）是一种胚胎时期的血管发育异常，造成动、静脉之间直接连通，其间无毛细血管网相隔的一种先天性血管畸形。AVM 的临床症状和体征表现多样，与病变的部位和大小直接相关。子宫内的胎盘循环是血液循环中阻力最小的，从而限制了进入 AVM 的血流，因此胎儿症状不明显。然而，当胎儿出生后，血液循环不再由血管阻力指数较低的胎盘循环提供，通过 AVM 异常交通血管的血流量将会迅速明显增加[1]。AVM 的好发部位是颅脑和肝脏，也可发生于其他部位。新生儿 AVM 合并明显瘘管分流时主要表现为两种临床症状，即心力衰竭（较常见）或发绀（较少见）。

颅内动静脉畸形

脑动静脉畸形可以单发，也可以作为全身性畸形综合征的一部分，如遗传性出血性毛细血管扩张症。约 5% AVM 在新生儿时期已出现充血性心力衰竭症状[1-2]，其中 Galen 静脉动脉瘤样畸形（VGAM）是新生儿时期最常见的颅内 AVM 类型，约占儿童颅内血管畸形的 40%[2-3]。其他较少见的 AVM 类型分别为软脑膜或硬脑膜静脉窦畸形、硬脑膜动静脉畸形。VGAM 通常在脉络膜裂处发生多处动静脉瘘，最后汇入扩张的静脉。

胎儿时期的颅内 AVM 主要表现为胎儿非免疫性水肿、脑积水和颅内出血。新生儿期颅内 AVM 往往伴有临床症状，表现为高容量性心力衰竭的症状和体征，这是由于新生儿出生后体循环血管阻力迅速升高，从而使通过颅内 AVM 的血流量明显增加[1]。患儿也可有头颅增大和神经症状（如癫痫），但这些症状一般见于年长儿。

新生儿充血性心力衰竭的临床表现为心动过速、气促、洪脉、心尖搏动增强，心脏听诊可闻及奔马律及收缩期杂音，部分患儿可闻及颅内杂音[1-2]。AVM 的分流量直接取决于病灶内交通血管的粗细、数量以及体循环阻力。如果远端梗阻没有出口（如静脉端的病变），新生儿可迅速发展成高血容量充血性心力衰竭。

脑部超声检查有助于诊断颅内 AVM（图 54.1），磁共振成像和血管造影可以进一步确诊 AVM 并评估颅内改变，有助于介入治疗术式和时机的选择[1]。颅内 AVM 患儿的胸部 X 线图像表现为心影增大（图 54.2a）。超声心动图显示新生儿各心腔扩大，头、颈部血管扩张，主动脉弓及上腔静脉回流至右心房的血流信号明显增多（图 54.3a~c）。当颅内 AVM 病灶较大且分流较多时，胸主动脉内可探及逆向血流信

Allison K. Cabalka
Division of Pediatric Cardiology, Mayo Clinic, Rochester, MN, USA

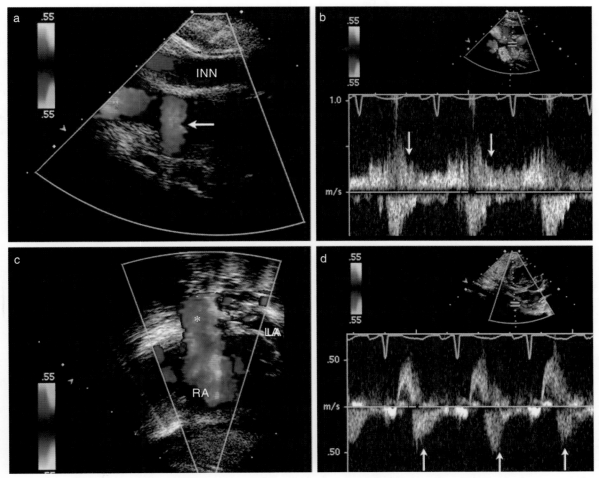

图 54.1 粗大 Galen 静脉动脉瘤样畸形（VGAM）合并高血容量心力衰竭新生儿的超声心动图特征性表现。a. 胸骨上窝切面探及近端降主动脉内彩色血流信号朝向探头，提示近端降主动脉逆行血流（箭头）。位于主动脉弓上方的无名静脉扩张。b. 胸骨上窝切面获得的主动脉弓脉冲多普勒频谱，显示整个舒张期的血流信号朝向探头方向，提示大量血流进入脑部血管（箭头）。c. 剑突下冠状切面显示汇入右心房处的上腔静脉明显扩张（＊），房间隔凸向左心房。d. 腹主动脉多普勒频谱显示舒张期反向血流（箭头所示），与 VGAM 的近端血流方向一致。INN：无名静脉；RA：右心房；LA：左心房

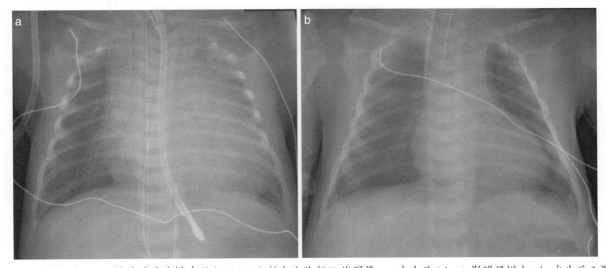

图 54.2 粗大的 Galen 静脉动脉瘤样畸形（VGAM）新生儿胸部 X 线图像。a. 出生后 1d，心影明显增大。b. 出生后 3 周，进行三次栓塞治疗后，VGAM 完全被封堵，心影明显缩小（介入治疗过程中放置气管插管）

号（图 54.3d）[3-4]。患儿的心内解剖结构大多正常，但一般会合并新生儿期常见的肺动脉高压和持续动脉导管未闭。颅内 AVM 患儿如在胎儿时期出现持续肺动脉高压，可以预测 AVM 病灶较大，出生后需要及早进行介入治疗。因此，当新生儿出现不明原因充血性心力衰竭及上述超声表现时，应高度怀疑颅内 AVM 可能，建议行头部影像学检查。颅内 AVM 患儿也可能同时合并其他先天性心脏畸形，包括静脉窦型房间隔缺损、主动脉缩窄、部分型肺静脉异位引流、室间隔缺损和房室通道等[4]。

AVM 患儿的治疗需要由新生儿学、心脏病学、小儿麻醉学、神经病学及介入神经放射学等多学科协作进行。VGAM 合并心力衰竭的新生儿如果没有及时治疗，预后极差。如果患儿已经出现脑实质异常，则只能采取保守治疗和安慰措施。AVM 的治疗目标是减少畸形血管团，降低血流量。当患儿不能脱离呼吸机或强心药治疗时，需要早期进行介入治疗以尽可能减少 AVM 交通血管数量。血管内治疗是治疗 AVM 的首选方法，同时给予一系列辅助治疗[1,3]。AVM 手术前需要积极控制充血性心力衰竭，术中患儿通常需要呼吸支持和使用缩血管药物。AVM 的治疗效果完全取决于正常脑组织及脑功能的保留程度。成功栓塞 AVM 的主要供血动脉后，通过 AVM 的血流量会显著减少，心脏功能会逐渐恢复正常（图 54.2b）。

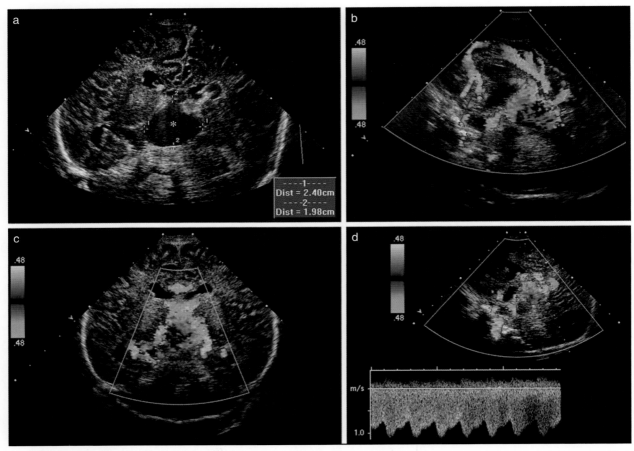

图 54.3　粗大的 Galen 静脉动脉瘤样畸形（VGAM）新生儿的颅脑超声表现。a. 冠状切面可见低回声的扩张血管结构（* 所指为前脑静脉）。b、c. 矢状切面与冠状切面的彩色多普勒显示多条正中旁血管的血流信号增多。d. 扩张血管内多普勒频谱呈连续血流信号，与 VGAM 表现一致

颅外动静脉畸形

肝动静脉畸形

与颅内 AVM 类似，肝 AVM 也可以引起不同程度的充血性心力衰竭。肝 AVM 新生儿的早期临床症状可能没有颅内 AVM 明显，但会随着时间逐渐加重，主要取决于体循环阻力及肝内病灶的交通血管粗细。肝 AVM 患儿出现症状的平均年龄约为出生后 2 个月，主要表现为典型的充血性心力衰竭（详见颅内 AVM 章节）。另外，婴儿可以合并有肝大、消耗性凝血障碍、门静脉高压或贫血等。肝 AVM 超声心动图同样表现为心脏扩大，但颅内 AVM 时上腔静脉回流血信号增多，而肝 AVM 时则肝静脉或下腔静脉回流至右心房的血流信号明显增多（图 54.4），AVM 分流量较大时胸主动脉内可探及连续性前

向血流信号。肝脏超声检查可探及肝 AVM 的特征性多普勒血流频谱。但是，仍需要行多层螺旋 CT 进一步明确 AVM 供血动脉的性质和灌注区域。

20 世纪 70 年代末，肝 AVM 的主要治疗手段为外科手术。现今，临床首选肝 AVM 介入栓塞治疗。如果采用药物治疗能够控制充血性心力衰竭症状，肝 AVM 病灶可自行消失或者范围明显缩小从而减轻心力衰竭症状。

其他系统的动静脉畸形

AVM 可以出现在身体其他部位，如锁骨下动脉与静脉之间、乳内动脉与肝循环之间的异常交通，但这种情况非常罕见，病变产生的持续性动静脉分流可迅速导致新生儿出现充血性心力衰竭，新生儿临床症状和体征与颅内 AVM

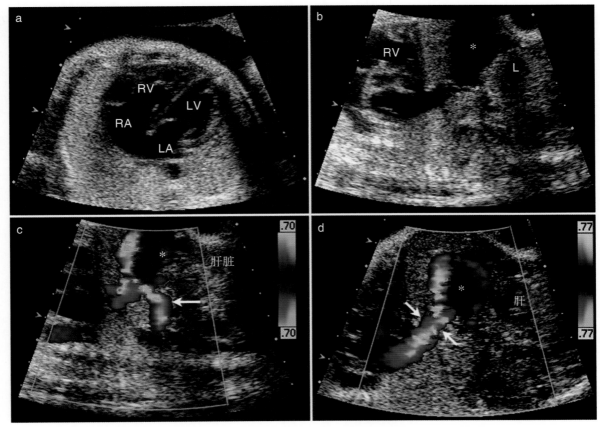

图 54.4　肝 AVM 的胎儿超声心动图表现。a. 四腔心切面显示中度心脏增大。b. 矢状切面显示肝 AVM 病灶，肝内可见大范围异常回声（＊）。c. 彩色多普勒显示动脉血流信号进入肝 AVM 病灶（＊）。d. 肝静脉血流回流至右心房的血流信号增多（箭头）。LA：左心房；LV：左心室；RA：右心房；RV：右心室

或肝内 AVM 相类似。体格检查时可在病变区域直接闻及杂音，如在锁骨下动脉处听到动静脉瘘产生的血管杂音。

超声心动图结果显示心脏结构的变化与 VGAM 超声结果相似，而应用频谱多普勒或彩色多普勒可以明确动静脉瘘的部位和严重程度。全身性的动静脉畸形可以考虑血管介入术封堵病灶的交通血管，但在某些情况下，如交通血管较大而供血动脉管径过细时，应当考虑进行外科结扎[5]。

肺动静脉畸形

肺 AVM 非常罕见，可以引起新生儿明显发绀，常见于右肺动脉与肺静脉或左心房的直接交通[6-7]。肺 AVM 在新生儿的临床表现不同于年长儿甚至成人，只在交通血管较大的情况

下才出现典型症状。由于肺 AVM 时，低氧含量的肺动脉血不经毛细血管网直接流入肺静脉从而进入体循环，因此患儿发绀的程度与肺动静脉交通血管直径及数量成正比。胎儿超声心动图偶尔能发现肺 AVM 病灶，表现为：肺动脉明显扩张，肺静脉内血流信号明显增强（图 54.5），预示着该患儿出生后很快出现临床症状。大多数情况下，肺 AVM 在出生后才能被发现，此时患儿已出现青紫，在肺病变区域听诊可闻及连续性杂音。

经胸超声心动图显示患儿心内结构正常，受累的肺动脉扩张以及左心扩大。AVM 病灶处行彩色多普勒检查可探及湍流信号，脉冲多普勒可探及连续性低速血流频谱。临床上，对于出现发紫和明显症状的新生儿应考虑行心导管检查，发现肺 AVM 病灶时，如果解剖条件合适，

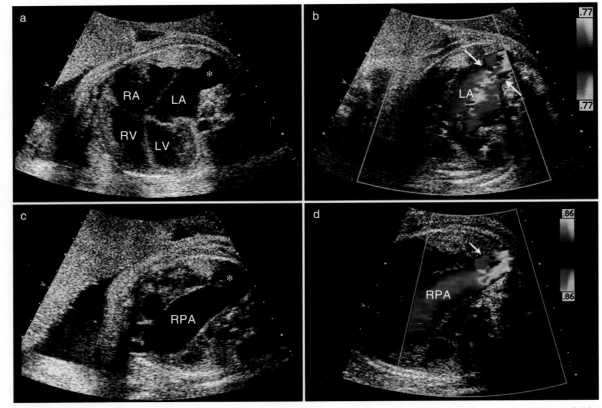

图 54.5 粗大右肺动脉 – 肺静脉瘘的胎儿超声心动图表现。a. 四腔心切面显示心脏明显扩大，右肺静脉瘤样扩张（*）。b. 彩色多普勒可见交通血管的血流信号直接汇入左心房。c. 右肺动脉扩张，通过粗大交通血管（*）与肺静脉相通。d. 彩色多普勒可见 RPA 血流信号通过粗大交通血管流向右肺静脉。LA：左心房；LV：左心室；RA：右心房；RV：右心室；RPA：右肺动脉

可对主要的供血动脉进行介入栓塞[6-7]。对于病灶范围广的肺 AVM，如果不及时处理，将有发绀、心内膜炎、卒中、出血等并发症的风险，从而加重充血性心力衰竭。

结 论

新生儿出现不明原因的高血容量充血性心力衰竭症状或明显发绀，而心内解剖结构显示正常时，应该仔细评估是否患有 AVM。此时应使用影像学方法仔细扫查 AVM 的可能发生部位，包括颅脑、肝脏、肺部或外周血管。目前血管内栓塞治疗是 AVM（特别是病灶范围较大的 AVM）最常用治疗方式，通过封堵主要的供血动脉和交通血管以达到控制症状及保护正常血管、脑部功能的目的。复杂、症状特别重的 AVM 新生儿的治疗需要通过多学科协作进行。

参考文献

[1] Recinos P, Rahmathulla G, Pearl M, et al. Vein of Galen malformations: epidemiology, clinical presentations, management. Neurosurg Clin N Am, 2012, 1: 165–177.

[2] Karadeniz L, Coban A, Sencer S, et al. Vein of Galen aneurysmal malformation: prenatal diagnosis and early endovascular management. J Chinese Med Assoc, 2011, 74 (3): 134–137.

[3] Berenstein A, Fifi J, Niimi Y, et al. Vein of Galen malformations in neonates: new management paradigms for improving outcomes. Neurosurgery, 2012, 5: 1207–1213.

[4] Musewe N, Smallhorn J, Burrows P, et al. Echocardiographic and Doppler evaluation of the aortic arch and brachiocephalic vessels in cerebral and systemic arteriovenous fistulas. J Am Coll Cardiol, 1988, 6: 1529–1535.

[5] Balakrishnan P, Guleserian K, Schuster J, et al. Congenital arteriovenous malformation between the subclavian artery and superior vena cava presenting in neonatal heart failure. Pediatr Cardiol, 2011, 8: 1204–1206.

[6] Celebi A, Yücel I, Dedeoğlu R, et al. Echocardiographic diagnosis and transcatheter occlusion of pulmonary arteriovenous fistula in cyanotic newborn. Congenit Heart Dis, 2013, 8 (6): E188–191.

[7] Slack M, Jedeikin R, Jones J. Transcatheter coil closure of a right pulmonary artery to left atrial fistula in an ill neonate. Catheter Cardiovasc Interv, 2000, 3: 330–333.

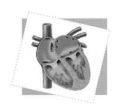

第 55 章
心包缺损

Donald J. Hagler

先天性心包缺损是指心包从小的局部缺如到完全缺如的一类先天异常[1]。

根据 Van Praagh 等[2]的报道，Columbus 于 1559 年首次报道该病。此病比较罕见，往往难以诊断，一般通过尸检才能发现。心包缺损可表现为胸心包或膈心包的形成缺陷[3]，以左侧心包缺如最为常见[1]。Ellis 等对心包缺损进行了分类[4]，迄今为止最常见的缺损类型是左侧缺损，占所有病例的 56%；而右侧缺损、膈侧缺损和完全缺如均罕见。大约 1/3 的心包完全缺如患者合并有相关的肺部病变，如支气管囊肿或肺隔离症；或有先天性心脏病，如法洛四联症。

临床表现

如果心包缺损与其他先天性畸形如膈疝或先天性心脏病并存，则以相关畸形的临床表现为主。大多数单纯心包缺损患者均无症状。患者有些会出现一些非特异性症状，包括左胸部不适、反复肺部感染、心悸，偶有头晕和晕厥。部分左侧心包缺损可能形成心室疝，引起心室嵌顿、绞窄，最终导致死亡（图 55.1）；也可发生左心耳疝和嵌顿。右侧心包缺损可引起右侧肺组织疝入心包，导致上腔静脉梗阻。膈侧心包缺损时，其相应的膈肌亦有缺损，大网膜可疝入心包腔内，引起胸痛，在影像学上可表现为心影扩大。

诊　断

心包缺损患者的临床体征不明显。左侧心

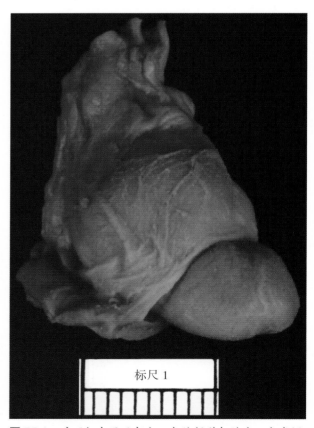

图 55.1 病理标本显示部分心包缺损引起的左心尖嵌顿

Donald J. Hagler
Division of Cardiovascular Surgery, Mayo Clinic, Rochester, MN, USA

界可闻及强弱不等的收缩期杂音，可能与心脏异常机械活动引起的血液涡流有关。心尖搏动亢进并向左侧移位。

胸部 X 线检查通常是提供诊断依据的第一线索（图 55.2）[5]。完全左侧心包缺损表现为：心脏向左侧移位，主动脉结、肺动脉段、左心室处显著凸出。在主动脉和肺动脉之间或左侧膈肌和心脏下部之间可见疝入的小部分透光肺组织。左侧气胸可导致心包积气。部分左侧心包缺损可导致左心耳疝，表现为肺动脉段和（或）

心耳的凸出。目前胸部 CT 或 MRI 在显示心包缺损上更具优势（图 55.3~55.5）。

治 疗

完全心包缺如通常无症状，不需要治疗，只有部分心包缺损（左侧、右侧或膈侧）需要手术治疗。部分心包缺损的手术治疗有两种方法：一是扩大缺损，避免嵌顿风险；二是闭合缺损，使用纵隔胸膜进行修复。通常首选后者。对于膈侧心包缺损，则需要将腹部内容物还纳入腹腔后再进行膈肌缺损的修复。

心脏异位

心脏异位是心包缺损的一种形式，其特征为心脏部分或完全异位至胸腔外。对异位这一术语的严格诠释是移位或错位，包括右位心。然而，心脏异位的经典定义是心脏先天性胸腔外移位。Kanagasuntheram 和 Verzin[6] 将心脏异位分为 5 种类型：颈型、颈胸型、胸型、胸腹型和腹型。Van Praagh 等 [2] 将心脏异位分为 4 种类型：颈型、胸型、胸腹型和腹型。实际临床上明确的心脏异位类型仅有两种：胸型和胸腹型。据报道，法洛四联症与胸腹型的心脏异位有关。

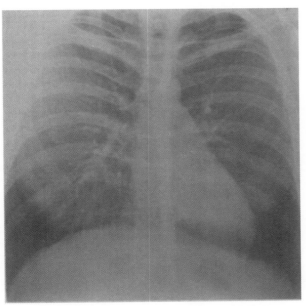

图 55.2 胸部 X 线显示心脏向左移位，左心界变平（资料来源：Van Son，et al，1993[5]，经 Elsevier 许可转载）

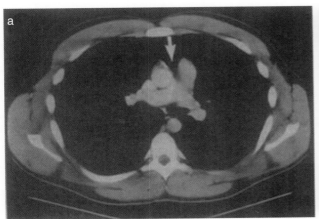
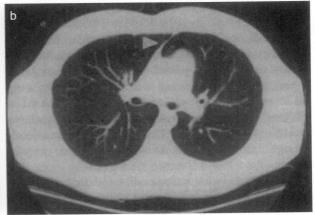

图 55.3 胸部 CT。a.在肺动脉平面显示介于主肺动脉和升主动脉之间的肺组织（箭头），强烈提示心包缺损。b.同一平面的肺部显示胸膜－心包韧带（箭头）凸出，在心包缺损时更明显（资料来源：Van Son，et al，1993[5]，经 Elsevier 许可转载）

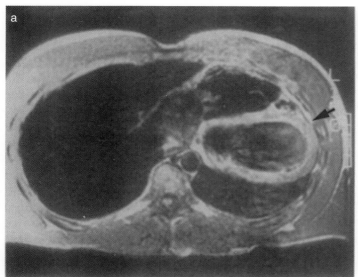
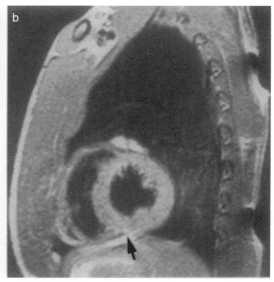

图 55.4　胸部 MRI。a. 通过心室中部水平的轴向扫描显示心轴明显向左偏离，心包条纹突然终止（箭头）。b. 矢状面短轴投影，心脏向左偏离，心包条纹突然终止（箭头）（资料来源：Van Son, et al, 1993[5]，经 Elsevier 许可转载）

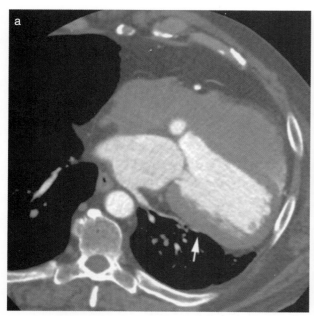
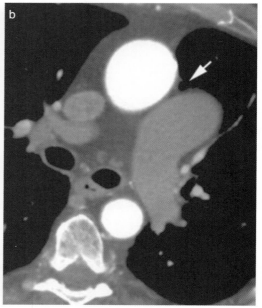

图 55.5　胸部的 CT。a. 扫描显示心脏明显偏离左胸腔，继发于心包缺损的左心室凹陷（箭头）。b. 肺动脉水平的短轴图像显示肺动脉和主动脉之间典型的空腔肺组织疝入（箭头）

　　颈型心脏异位极其罕见，患者通常胸骨完整，心脏仍保留在胚胎期颈部的位置。Leca 等[7-8]对包括部分胸骨缺损的 18 例患者（8.5%）进行了综述，但并未纳入心脏部分位于颈部区域且胸骨上端有缺损的颈胸型心脏异位（似乎是一种特殊类型的完全型心脏异位）患者（图 55.6）。颈型心脏异位患者的心脏完全位于胸腔外，壁层心包完全缺如，心尖指向头部，但无脐疝或腹部膨隆。胎儿期病理检查和早期超声心动图可以评估和鉴别各种心脏异位的变异，并能鉴别完全型和部分型异位。

　　胸型心脏异位是一种典型的异位，其特征为胸骨裂（允许心脏突出胸腔外）、壁层心包完全缺如、心尖指向头侧、上腹部脐疝或腹直

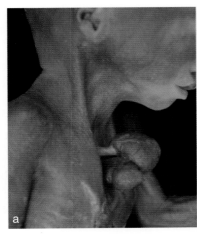
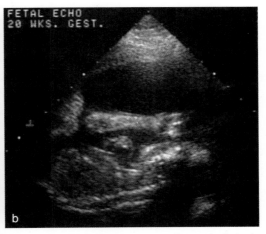

图 55.6　a. 妊娠 20 周胎儿的颈胸型心脏异位。具有胸骨上段裂、心尖指向头侧、壁层心包完全缺如，合并右室双出口和左心室发育不全、心外畸形包括双侧唇裂和腭裂、染色体分析正常特征（图片由 William D. Edwards 提供）。b. 胎儿超声心动图显示 a 图中该例胎儿异常

肌分离、小胸腔。在 Leca 等的综述 [7] 中描述了胸型心脏异位约 80 例（占 37%），其中小胸腔被认为是重要的发病因素，并且对于该畸形的手术矫正成功与否具有显著意义。该类型异位往往合并先天性心脏病，最常见的是法洛四联症，此外还包括心室发育不良、大动脉转位（TGA）和右室双出口。

胸腹型异位代表了心脏异位的部分形式，其特征为：胸骨下段裂，膈肌前中部新月形缺损，膈肌壁层心包膜缺损导致心包 - 腹膜交通，类似脐疝的腹部前侧壁缺损，腹直肌分离导致心脏的心室部分通过膈肌缺损进入上腹部，以及先天性心内畸形（图 55.7）。

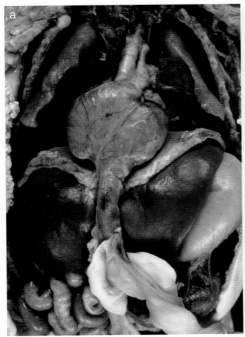
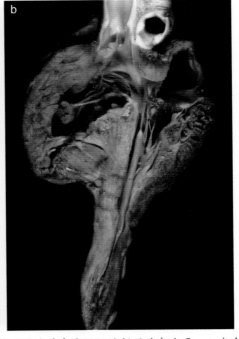

图 55.7　a. 左心室心尖憩室（打开胸腹腔，正位视角），憩室通过前中线膈肌缺损至脐部水平，心尖向下（中位心，并且有两个不同的心尖），心包缺损沿着心包囊膈面（向下）。b. 去除心脏前半部分后的内部结构，可见大的室间隔缺损和起源于右心室的主动脉，细长的左心尖憩室向脐部延伸，明显延长的二尖瓣后内侧乳头肌下拉进入憩室

治 疗

Saxena[9]首次报道成功修复胸型心脏异位。虽然修复这类缺损的手术总体效果欠佳，但大多数医生仍提倡立即手术矫治先天性心脏病和前胸壁缺损，主张以某种形式的假体重建胸壁并用皮肤覆盖心脏。Dobel 等[10]建议分期治疗该疾病，通过分离心包后方与肋骨边缘的连接，以扩大心包后位空间。

Scott[11]报道了 Brock 于 1950 年首次成功修复胸腹型心脏异位，包括修复膈肌缺损和上腹疝。

参考文献

[1] Southworth H, Stevenson CS. Congenital defects of the pericardium. Arch Intern Med, 1938, 61: 223–240.

[2] Van Praagh R, Weinberg PM, Smith SD, et al. Malpositions of the heart//FA Adams, GC Emmanouilides, TA. Riemenschneider Heart Disease in Infants, Children, and Adolescents, 4th edn. Baltimore:Williams & Wilkins, 1989: 530.

[3] Cantrell JR, Haller JA, Ravitch MM. A syndrome of congenital defects involving the abdominal wall, sternum, diaphragm, pericardium, and heart. Surg Gynecol Obstet, 1958, 107: 602.

[4] Ellis K, Leeds NE, Himmelstein A. Congenital deficiencies in the parietal pericardium: a review with two new cases including successful diagnosis by plain roentgenography. Am J Roentgenol Radium Ther Nucl Med, 1959, 182: 125.

[5] Van Son JAM, Danielson GK, Schaff HV, et al. Congenital partial and complete absence of the pericar-dium. Mayo Clin Proc, 1993, 68: 743–747.

[6] Kanagasuntheram R, Verzin JA. Ectopia cordis in man. Thorax, 1962, 17: 159–167.

[7] Leca F, Thibert M, Khoury W, et al. Extrathoracic heart (ectopia cordis): report of two cases and review of the literature. Int J Cardiol, 1989, 22: 221–228.

[8] Toyama WM. Combined congenital defects of the anterior abdominal wall, sternum, diaphragm, pericardium, and heart: a case report and review of the syndrome. Pediatrics, 1972, 50: 778.

[9] Saxena NC. Ectopia cordis child surviving: prosthesis fails. Pediatr News, 1976, 10: 3.

[10] Dobel ARC, Williams HB, Long RW. Staged repair of ectopia cordis. J Pediatr Surg, 1982, 17: 353.

[11] Scott GW. Ectopia cordis: report of a case successfully treated by operation. Guy's Hosp Rep, 1955, 104: 55.

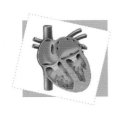

第 56 章

影响心脏的其他胸部异常：膈疝、膈膨出、先天性肺囊性腺瘤样畸形

Mark Wylam

膈 疝

先天性膈疝（CDH）指腹部内容物通过横膈上存在的孔洞疝入胸腔（图 56.1）。左侧及后外侧膈疝最常见。据估计，CDH 的发病率为 1/2000~5000[1]。2% 的病例是家族性的，使用高分辨率分子细胞遗传学检测方法，发现 30% 的患者有单基因或染色体异常[2]。大约 1/3 合并心血管畸形[3]，少数患者有骨骼、神经、泌尿生殖、胃肠道系统畸形或其他缺陷。多达 13% 的 CDH 患者在婴儿期未得到诊断。CDH 的严重程度主要取决于肺发育不全或肺动脉高压的程度以及肺外相关畸形。

膈的胚胎发育

膈肌（DIAm）是哺乳类动物进行呼吸机械运动的主要肌肉，还参与一些非呼吸运动行为，如咳嗽、排便、呕吐、排尿、分娩、打喷嚏、发声和举重。

DIAm 的胚胎起源已被阐明，采用横膈和纵隔分子标记如转录因子 Mrg1 标记[4]，证明 DIAm 与胸膜 - 腹膜反折有共同的起源[5]。胸膜 -

腹膜褶皱形成分隔，将体腔分隔为胸腔（上，包含发育中的心脏和心包）和腹腔（下，包含未来腹腔）两部分。胚胎轴的生长导致尾侧移位至胸膜腹膜褶，它的前缘最终附着在胸中部水平，而它的背缘附着在胸部最低水平[6]。定

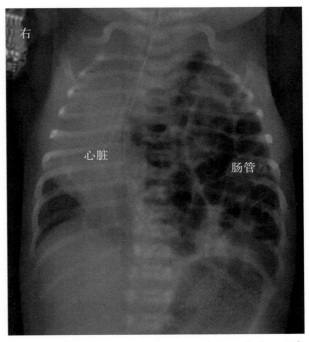

右

心脏　　　　肠管

图 56.1　左侧先天性膈疝婴儿的正前位 X 线片。注意胎儿腹内肠管疝入左侧胸腔，心脏疝入右侧胸腔

Mark Wylam

Division of Pediatric pulmonology and Critical Care Medicine, Department of pediatric and Adolescent Medicine Mayo Clinic Rochester, MN, USA

向肌内分化前体细胞在胸膜-腹膜皱褶内迁移，最终分化形成 DIAm 的肌管和肌纤维。与定向肌内分化前体细胞迁移一致，膈神经与膈肌运动轴相连，并开始在胸腹膜成肌细胞内分支，延伸到膈肌的背肋、胸肋和脚区[7]。与胸壁相比，膈的肌肉组织有着明确的起源。在小鼠模型中，由 c-met 编码的受体蛋白对膈肌细胞的分层和迁移至关重要，但其缺失会影响正常的胸壁肌化[8]。

超声波能检测到人类妊娠 10 周左右胎儿开始的呼吸运动。当这些呼吸运动改变胎儿胸腔内压力时，它们会影响气管内的液体流动。气管内液体流动的减少可引起胎儿严重的肺发育不良。严重的肺发育不良胎儿，其气管内置换液明显减少。因此，应用产前多普勒超声评估气管液体流动可能是判断 CDH 预后的一个有价值的预测指标[9]。最终，在胎儿发育后期（胎儿呼吸运动），膈肌会有节律地活跃起来，为出生时呼吸做好准备。

出生后膈的解剖和生理

膈是一个穹隆状结构，包含一个被腔静脉贯穿的中央肌腱（腱膜），周围环绕着一圈放射状排列的横纹肌，即膈肌。膈肌分为脚膈肌（内侧脚和外侧脚）和肋膈肌。脚膈肌的肌腱与脊柱相连。脚膈肌上有食管和气管孔。除了病理情况外，膈肌完全分隔胸腔和腹腔。一般来说，它在体腔内是斜向的，背侧缘比腹侧肌延伸得更远。出生后，膈肌是最活跃的骨骼肌之一，负荷率（活动时间/放松时间）为 30%~40%，而四肢肌肉负荷率为 2%~15%[10]。

先天性膈疝的类型

背外侧的 Bochdalek 疝（占所有 CDH 的 95%）是由于胸膜-腹膜管仍然开放，腹部内容物疝入胸腔而形成的。最常见的是左侧背外侧疝（80%），但偶有双侧疝。疝内容物包括脂肪、大网膜或脾脏、小肠或大肠。膈肌发育不全可能是 Bochdalek 疝谱系的严重结果。Bochdalek 疝偶尔也会发生于成人，68% 发生在右侧。非背外侧的 Morgagni 疝（占膈疝的 2%）发生在前面（主要在右侧），原因是前胸腹膜未能与胸骨和肋软骨融合。大多数伴有疝囊，通常无症状。与腹壁中线、低位胸骨和心包缺陷相关的前部疝不常见。

CDH 的病因学

研究发现少数 CDH 患者有遗传缺陷[11]。母体维生素 A 摄入量不足、类维生素 A 信号通路及类维生素 A 依赖的膈基因缺陷与 CDH 的发生有关。CDH 表型与母体维生素 A 摄入量不足、类维生素 A 信号通路的遗传缺陷以及原始横膈膜中类维生素 A 相关基因的表达有关[12-14]。Klaassens 等报道，人类 CDH 与染色体特定区域的缺失或重复有关，这些区域包含与维生素 A 通路相关的基因[11,15]。一项病例对照研究表明，低于推荐的膳食维生素 A 摄入与 CDH 的风险增加显著相关。

CDH 与先天性心脏病

先天性心脏病是 CDH 最常见的合并畸形（10%~35%）。虽然孤立的 CDH 在男性中更为常见，但合并心脏缺陷的 CDH 并没有性别差异。总之，房间隔缺损（34%）和室间隔缺损（23%）是 CDH 合并的最常见先天性心脏病类型。根据美国费城儿童医院对 174 例 CDH 患者的回顾性分析，心脏疾病的发生率为 17.8%，其中左心系统梗阻（主动脉缩窄、主动脉弓发育不良、左心发育不良综合征）占 32%[16]。在这一组中，29% 的患者合并心外畸形或染色体异常。相比之下，单纯 CDH 组仅有 11.1% 合并有其他异常。合并先天性心脏病对 CDH 的影响是多种多样的，且具有显著性。合并先天性心脏病患者的死亡风险是无先天性心脏病患者的 2.9 倍[16]，过高的死亡率源自严重的肺发育不全。

在一项包括 2636 例 CDH 患者的大样本研究中[17]，有血流动力学异常的心脏缺陷患者（$n=280$，占 11%）与无心脏缺陷的患者相比，存活率更低，分别为 41% 和 70%。此研究报道的心脏病变包括室间隔缺损（118 例）、主动脉梗阻（42 例）、单心室（39 例）和法洛四联症（31 例）。

近期的一项 CDH 研究发现，与 2000—2005 年相比，2006—2010 年 CDH 患者的存活率没有明显提高[18]。此外，预测低存活率的因素有出生体重 < 2.5kg，并发心外畸形、单心室，未经西地那非治疗，未行 CDH 修复和心脏缺陷修复术。大动脉转位（0）和单心室（16%）的婴儿存活率最低。体外膜肺氧合（ECMO）支持的 CDH 合并先天性心脏病患者，存活期较上述有较好的短期预后。体外生命支持机构的数据显示，在 3343 例 CDH 患者中，9.5% 合并先天性心脏病，总体存活率为 47%[19]。

CDH 新生儿的病理生理

CDH 婴儿存在许多问题。由于所有阶段的发育都受到影响，因此受累肺存在固有的异常。胎儿和 CDH 患儿肺组织中的肺泡数量减少（肺动脉发育不全），Ⅱ 型肺细胞分化异常（表面活性物质缺乏），每单位肺体积内肺动脉数量减少（肺血管阻力升高）[18]。妊娠期肺内动脉过度肌化，动脉外膜和中膜增厚；过度肌化延续到血管外。这些肺血管对血管活性物质和低氧肺动脉血管收缩（可变肺动脉高压）反应异常[18]。综上所述，这些问题导致低氧血症、高碳酸血症和右心排血量受限及休克。不出意外，这些基本的病理变化使得卵圆孔和动脉导管维持着胎儿循环持续的右向左分流。

CDH 的诊断

妊娠中期对孕妇的常规超声检查提高了 CDH 的产前检出率。最近欧洲的一项研究报告，CDH 的产前检出率为 59%，平均孕周 24.2 周[20]。典型表现是胸腔内存在胃或肠襻、纵隔移位远离患侧。必须对患儿进行专业的产前超声心动图检查，如果胃不位于胸腔内，则极易漏诊，同时右侧 CDH 较难诊断。利用三维超声或 MRI 预估肺容积可以预测肺发育不全的程度，而肺发育不全是判断胎儿结局的重要因素[20]。胎儿肺容积比（FLV）是预测肺容积和死亡率的最佳指标，FLV 为 30% 时预测死亡率的特异性为 100%。

CDH 的产前和产后处理

近期重症新生儿治疗方面的新进展包括应用 ECMO、一氧化氮吸入、高频通气和膈疝的延迟手术修复等，降低了没有肝疝且肺脏发育良好、肺头比大于 1.4 足月胎儿的死亡率，在三级治疗中心预期存活率接近 80%[21]。然而，由于肺发育不全是一个根本性问题，产前宫内手术已用于改善胎儿肺发育。孕期子宫开放性手术直接修复膈疝因病死率高已被废弃，取而代之的是胎儿微创外科手术，通过约 5mm 的子宫切口，用胎儿支气管镜放置硅胶气囊封闭气管，让来源于肺部的羊水维持肺的体积和生长，以减轻腹部内容物对肺的压迫。行剖宫产分娩并行产时子宫外治疗术（EXIT），在分娩前放气取出气管内气囊，并使用外源性表面活性物质[22]。但最近的一项随机对照试验显示，对于没有肝疝的胎儿，产前的气管封堵手术与标准的产后治疗相比，没有提高存活率[23]。然而，有严重肝疝的胎儿可能受益于这种宫内干预手术。

尽管有关 CDH 动物模型的实验研究已经表明：皮质类固醇可加速表面活性物质的合成和释放，以及改善肺的形态和顺应性，但对 CDH 患儿产前使用皮质类固醇是否有益仍未得到证实。迄今为止，小样本量的 CDH 研究报道在出生前使用类固醇治疗具有良好的效果，但改善肺功能的潜在好处可能不会超过治疗对其他重要器官发育的影响[24]。

最初的分娩后治疗从保护肺常规通气开始[25]，维持动脉二氧化碳分压在45~60mmHg（允许的高碳酸血症范围内）、导管前氧饱和度为90%或更高。如果没有达到通气和氧合的目标，则采用高频通气、一氧化氮吸入和ECMO。允许的高碳酸血症已经取代了进行性过度换气以降低肺动脉血管阻力（PVR）。常采用表面活性剂治疗，但治疗对存活率、是否需要使用ECMO治疗或婴儿期无其他严重异常的慢性肺疾病发生率并没有明显的益处[26]。

通常只有在CDH婴儿的呼吸状态稳定后才进行手术修复[21]。婴儿从出生到手术修复后24h一直处于镇静状态。尽管大多数选择开腹手术，但先天性CDH的手术方式仍有差异。微创介入修补术备受欢迎，包括腹腔镜和更常见的胸腔镜。33%的患儿需要使用ECMO，52%需要补片修补[27]。为保证手术效果及患儿状态稳定，通常会在出生后第6~7天进行手术修复。

婴幼儿期出现的先天性心脏病症状，即所谓的延迟症状，可能是由于急性呼吸窘迫发作或胃肠道症状所致[28]，也可发生感染或肠内容物嵌顿在胸腔。临床表现出现越晚，预期肺容积的代偿性增长越少。

CDH 的结局和预后

总体的CDH患儿存活率为83%，总复发率为2.9%，如果需要补片修补，复发率甚至更高。几项横向研究显示，CDH修复后的婴儿[29]、儿童[30]和成人[31]存在周围气道梗阻。与健康人群相比，CDH患者的气道反应性持续增加，但这种反应性随年龄[32]的增长而降低。先天性心脏病患者发生哮喘较多见。肺总容积正常，残气量增大则表明空气滞留。虽然正常肺总体积（TLC）提示不存在肺发育不良，但它不能区分正常肺和过度膨胀的发育不良肺。右心室（RV）/肺总体积（TLC）明显升高，一氧化碳

弥散能力（DL_CO）明显下降，提示患者的肺结构持续异常，弥散能力下降。这种异常结构导致肺泡增大[33]，肺血管床减少。从通气灌注数据[34]可以看出，CDH人群在0.1~13岁时大部分的肺生长来自已存在的肺泡的扩张，而不是由肺泡数量的增加引起的。尽管存在微小的肺功能异常，但大多数CDH儿童和青少年的运动能力与健康对照组没有差异，这表明大多数患者没有明显的生理障碍[35]。

膈膨升与膈肌麻痹

膈膨升

膈可以在胸腔内位置异常升高而不形成疝。先天性膈膨升是膈肌收缩部分发育不全或不太常见的膈神经缺失所致。获得性膈膨升通常是由出生时的外伤、先天性心脏病手术中发生的膈神经损伤（膈肌麻痹）所导致。膈肌的某些部分最终由纤维弹性组织替代。

膈膨升和获得性膈肌麻痹的流行病学

先天性膈膨升的发生率仍不确定，但有报道称正常出生的人群中4%有轻微的膈膨升，0.1%有较完整的膈膨升[36]。男性比女性多，右侧膨升更常见且症状不明显。虽然先天性膈膨升可以孤立发生，但也可伴发其他发育缺陷如腭裂、先天性心脏病、内脏反位或隐睾[37]。单侧或双侧膈肌功能丧失是儿科心脏手术后恢复延迟和并发症的常见原因。用低温保护液会损伤膈神经。对于接受完全型肺静脉异位引流修复术的患者，在切除胸腺或分离垂直静脉时，可能会损伤左侧膈神经。再次手术中，分离上腔静脉或肺周围组织过程中可能发生膈神经损伤。在缩窄性心包炎心包切除术中，可能发生切断单侧或双侧膈神经的意外损伤。

外科手术后膈神经麻痹发生率为0.28%~5.6%[38]；在双向Glenn或Fontan术、体－肺分流术，尤其是经典或改良Blalock-Taussig（BT）

分流术（11.1%）、室间隔缺损闭合术、法洛四联症手术（31.5%）、动脉调转术（11.1%）中发生率更高。

膈膨升的发病机制

先天性膈膨升的肌性异常可分为局限性或弥漫性[39]。前者仅为膈的局部病变，后者出现弥漫性膈膜薄而透明，附着在正常肌肉周围。65%的患儿局部病变位于右侧偏前[40]。弥漫性异常往往是单侧的，左侧更常见。在获得性膈膜膨升中，中心腱正常，横膈肌肉发育正常但萎缩；膈神经通常较细小，两侧同时受累。

临床特征

大多数成年患者无症状，尤其是存在局部膈膨升时[41]。在年龄较大的儿童中，单侧膈肌麻痹或完全性膨升可导致用力肺活量（FVC）减少25%，通常患者耐受性较好[42]。在婴儿中，中度或重度的横膈抬高压迫同侧肺，同时因胃的抬高和倾斜而使压迫加重，并因进食而恶化。新生儿患侧先天性肺发育不全可加重呼吸窘迫程度，如果有纵隔移位，对侧也可发生肺发育不全。继发性单侧麻痹可能导致新生儿呼吸衰竭，胸壁相对柔顺是不利因素之一。此外，肺基底部不张会引发支气管肺炎。虽然呼吸体征表现更为常见，但胃肠道问题，如喂食不耐受、胃反流和呕吐往往更明显。

诊　断

有呼吸窘迫的婴儿应考虑膈膨升或膈肌麻痹，有时偶然在胸片上发现，需要进一步的胸透或超声检查确诊。在呼吸期间膈通常移动很小或移动不正常。

治　疗

先天性膈膨升不太可能迅速改善，创伤性膈肌麻痹的恢复难以预知。心脏手术导致的损伤可能自行恢复，但需要6~12个月，有16%

的患者不能恢复[43-44]。先天性膈膨升的治疗取决于呼吸窘迫的严重程度。轻微的呼吸窘迫可以用吸氧等辅助支持方法；中度呼吸窘迫需要鼻饲以提供足够的营养；更严重的呼吸窘迫可能需要机械通气或行外科膈肌折叠术[45]。通过手术折叠膈肌后减少膈的表面积，并将其重新定位在胸腔较低的位置，减少肺不张和改善功能性残气量（FRC）；还能最大限度地减少异常运动，改善呼吸时肋间肌和腹肌产生的通气。一些人建议持续气道正压（CPAP）（8~10cmH$_2$O）通气，可减少膈肌反常运动并改善功能性残气量，并用以鉴别哪些患者适宜实施折叠术[46]。

在较大的婴儿中，胸腔镜手术是一种创伤性较小的方法，可以避免对通气产生不利影响的肋间肌切口。有报道表明，该方法可用于体重低至2.2kg的新生儿[47]，并建议早期手术干预，以改善肺部发育，降低肺炎、支气管扩张的发生率。膈肌折叠术的远期疗效有限。膈神经损伤导致的获得性膈膨升恢复的可能性在数周到数月内仍然存在。

先天性肺囊性腺瘤样畸形（先天性肺气道畸形）

先天性肺囊性腺瘤样畸形（CCAM）或先天性肺气道畸形（CPAM）包括一系列的囊性异常，这些异常的原因是胚肺发育过程中的异常使肺泡生长受抑制，从而使细支气管末端发育不良[48]。目前诊断CCAM常用产前超声技术（图56.2，箭头所示为CPAM/CCAM的边界），有趣的是产前超声显示CCAM常发生退化，提示CCAM的病程在出生后可能不再进展[49]。胸片正常并不意味着CCAM完全消退，此时需使用CT进行评估。

CCAM分类是按照胚胎发生中异常的解剖位点来分型：0型为支气管；1型为支气管和细支气管；2型为细支气管；3型为细支气管/

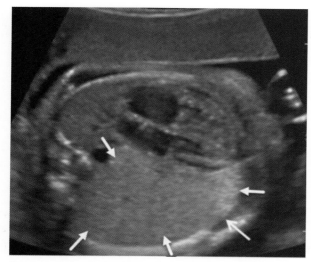

图 56.2 胎儿胸部短轴超声显示左肺存在一个巨大先天性囊性腺瘤样畸形 / 先天性肺气道畸形（CCAM/CPAM）。箭头所示为 CCAM/CPAM 的边界。肺异常使心脏向右偏

肺泡管；4 型为周围型。此种分类方法可能有助于理解罕见的支气管肺泡癌与 1 型 CCAM 切除后复发鉴别。4 型 CCAM 显示与 1 级胸膜肺母细胞瘤（Wilms 肿瘤的一种肺部形式）有组织学重叠，仅从组织学上可能无法区分[50]。CCAM 如何处理目前仍存在争议，但实践表明，无症状的 CCAM 患者不进行手术治疗，长期随访未发现明显的不良影响。确实可以发生退化，同时应防范其持续发展及罕见的恶变潜能[51]。然而，如果 CCAM 大到压迫正常的肺或纵隔结构，则会引起呼吸道症状。许多医疗中心都能对出现心血管并发症胎儿巨大的 CPAM 进行治疗。这些治疗措施包括类固醇治疗、经导管治疗、手术切除和产时子宫外手术。

出生后对患儿的体格检查常发现纵隔移位伴呼吸困难、呼吸急促和发绀。紧急肺叶切除术是有效的。在生命后期出现的 CCAM 通常较小，患者多表现为阻塞性肺炎。

参考文献

[1] Torfs CP, Curry CJ, Bateson TF, et al. A population based study of congenital diaphragmatic hernia. Teratology,
1992, 4: 555–565.

[2] Veenma DC, de Klein A, Tibboel D. Developmental and genetic aspects of congenital diaphragmatic hernia. Pediatr Pulmonol, 2012, 47: 534–545.

[3] Lin AE, Pober BR, Adatia I. Congenital diaphragmatic hernia and associated cardiovascular malformations: type, frequency, and impact on management. Am J Med Genet C Semin Med Genet, 2007, 145C: 201–216.

[4] Dunwoodie SL, Rodriguez TA, Beddington RS. Msg1 and Mrg1, founding members of a gene family, show distinct patterns of gene expression during mouse embryogenesis. Mech Dev, 1998, 72: 27–40.

[5] Clugston RD, Greer JJ. Diaphragm development and congenital diaphragmatic hernia. Semin Pediatr Surg, 2007, 16: 94–100.

[6] Kluth D, Keijzer R, Hertl M, et al. Embryology of congenital diaphragmatic hernia. Semin Pediatr Surg, 1996, 5: 224–233.

[7] Babiuk RP, Zhang W, Clugston R, et al. Embryological origins and development of the rat diaphragm. J Comp Neurol, 2003, 455: 477–487.

[8] Birchmeier C, Brohmann H. Genes that control the development of migrating muscle precursor cells. Curr Opin Cell Biol, 2000, 12: 725–730.

[9] Kalache KD, Chaoui R, Hartung J, et al. Doppler assessment of tracheal fluid flow during fetal breathing movements in cases of congenital diaphragmatic hernia. Ultrasound Obstet Gynecol, 1998, 12: 27–32.

[10] Hussain SN, Roussos C, Magder S. Effects of tension, duty cycle, and arterial pressure on diaphragmatic blood flow in dogs. J Appl Physiol, 1989, 66: 968–976.

[11] Holder AM, Klaassens M, Tibboel D, et al. Genetic factors in congenital diaphragmatic hernia. Am J Hum Genet, 2007, 80: 825–845.

[12] Andersen DH. Effect of diet during pregnancy upon the incidence of congenital hereditary diaphragmatic hernia in the rat; failure to produce cystic fibrosis of the pancreas by maternal vitamin A deficiency. Am J Pathol, 1949, 25: 163–185.

[13] Mendelsohn C, Lohnes D, Decimo D, et al. Function of the retinoic acid receptors (RARs) during development (Ⅱ): multiple abnormalities at various stages of organogenesis in RAR double mutants. Development (Cambridge, England), 1994, 120: 2749–2771.

[14] Clugston RD, Zhang W, Greer JJ. Gene expression in the developing diaphragm: significance for congenital diaphragmatic hernia. Am J Physiol Lung Cell Molec Physiol, 2008, 294: L665–675.

[15] Klaassens M, van Dooren M, Eussen HJ, et al. Conge-

nital diaphragmatic hernia and chromosome 15q26: determination of a candidate region by use of fluorescent in situ hybridization and array-based comparative genomic hybridization. Am J Hum Genet, 2005, 76: 877–882.

[16] Cohen MS, Rychik J, Bush DM, et al. Influence of congenital heart disease on survival in children with congenital diaphragmatic hernia. J Pediatr, 2002, 141: 25–30.

[17] Graziano JN, Congenital Diaphragmatic Hernia Study Group. Cardiac anomalies in patients with congenital diaphragmatic hernia and their prognosis: a report from the Congenital Diaphragmatic Hernia Study Group. J Pediatr Surg, 2005, 40: 1045–1049; discussion: 1049–1050.

[18] Menon SC, Tani LY, Weng HY, et al. Clinical characteristics and outcomes of patients with cardiac defects and congenital diaphragmatic hernia. J Pediatr, 2013, 162: 114–119 e2.

[19] Dyamenahalli U, Morris M, Rycus P, et al. Short-term outcome of neonates with congenital heart disease and diaphragmatic hernia treated with extracorporeal membrane oxygenation. Ann Thorac Surg, 2013, 95: 1373–1376.

[20] Garne E, Haeusler M, Barisic I, et al. Congenital diaphragmatic hernia: evaluation of prenatal diagnosis in 20 European regions. Ultrasound Obstet Gynecol, 2002, 19: 329–333.

[21] Kesieme EB, Kesieme CN. Congenital diaphragmatic hernia: review of current concept in surgical management. ISRN Surg, 2011, 2011: 974041.

[22] Bouchard S, Johnson MP, Flake AW, et al. The EXIT procedure: experience and outcome in 31 cases. J Pediatr Surg, 2002, 37: 418–426.

[23] Harrison MR, Keller RL, Hawgood SB, et al. A randomized trial of fetal endoscopic tracheal occlusion for severe fetal congenital diaphragmatic hernia. N Engl J Med, 2003, 349: 1916–1924.

[24] Lally KP, Bagolan P, Hosie S, et al. Corticosteroids for fetuses with congenital diaphragmatic hernia: can we show benefit? J Pediatr Surg, 2006, 41: 668–674; discussion 674.

[25] Vitali SH, Arnold JH. Bench-to-bedside review: ventilator strategies to reduce lung injury–lessons from pediatric and neonatal intensive care. Crit Care, 2005, 9: 177–183.

[26] Van Meurs K. Is surfactant therapy beneficial in the treatment of the term newborn infant with congenital diaphragmatic hernia? J Pediatr, 2004, 145: 312–316.

[27] Bryner BS, West BT, et al. Congenital Diaphragmatic Hernia Study Group. Congenital diaphragmatic hernia requiring extracorporeal membrane oxygenation: does timing of repair matter? J Pediatr Surg, 2009, 44: 1165–1171; discussion: 1171–1172.

[28] Kitano Y, Lally KP, Lally PA. Late-presenting congenital diaphragmatic hernia. J Pediatr Surg, 2005, 40: 1839–1843.

[29] Koumbourlis AC, Wung JT, Stolar CJ. Lung function in infants after repair of congenital diaphragmatic hernia. J Pediatr Surg, 2006, 41: 1716–1721.

[30] Peetsold MG, Heij HA, Nagelkerke AF, et al. Pulmonary function impairment after trachea-esophageal fistula: a minor role for gastroesophageal reflux disease. Pediatr Pulmonol, 2011, 46: 348–355.

[31] Peetsold MG, Vonk-Noordegraaf A, Heij HH, et al. Pulmonary function and exercise testing in adult survivors of congenital diaphragmatic hernia. Pediatr Pulmonol, 2007, 42: 325–331.

[32] Nakayama DK, Mutich R, Motoyama EK. Pulmonary dysfunction in surgical conditions of the newborn infant. Crit Care Med, 1991, 19: 926–933.

[33] hurlbeck WM, Kida K, Langston C, et al. Postnatal lung growth after repair of diaphragmatic hernia. Thorax, 1979, 34: 338–343.

[34] Hayward MJ, Kharasch V, Sheils C, et al. Predicting inadequate long-term lung development in children with congenital diaphragmatic hernia: an analysis of longitudinal changes in ventilation and perfusion. J Pediatr Surg, 2007, 42: 112–116.

[35] Peetsold MG, Heij HA, Nagelkerke AF, et al. Pulmonary function and exercise capacity in survivors of congenital diaphragmatic hernia. Eur Respir J, 2009, 34: 1140–1147.

[36] Chin EF, Lynn RB. Surgery of eventration of the diaphragm. J Thorac Surg, 1956, 32: 6–14.

[37] Smith CD, Sade RM, Crawford FA, et al. Diaphragmatic paralysis and eventration in infants. J Thorac Cardiovasc Surg, 1986, 91: 490–497.

[38] Talwar S, Agarwala S, Mittal CM, et al. Diaphragmatic palsy after cardiac surgical procedures in patients with congenital heart.Ann Pediatr Cardiol, 2010, 3: 50–57.

[39] Visouli AN, Mpakas A, Zarogoulidis P, et al. Video assisted thoracoscopic plication of the left hemidiaphragm in symptomatic eventration in adulthood. J Thorac Dis, 2012, 4: 6–16.

[40] Wayne ER, Campbell JB, Burrington JD, et al. Eventration of the diaphragm. J Pediatr Surg, 1974, 9: 643–651.

[41] Laxdal OE, Mc DH, Mellin GW. Congenital eventration of the diaphragm. N Engl J Med, 1954, 250: 401–408.

[42] Robotham JL. A physiological approach to hemidiaphragm paralysis. Crit Care Med, 1979, 7: 563–566.

[43] Iverson LI, Mittal A, Dugan DJ, et al. Injuries to the phrenic nerve resulting in diaphragmatic paralysis with special reference to stretch trauma. Am J Surg, 1976, 132: 263–269.

[44] Watanabe T, Trusler GA, Williams WG, et al. Phrenic nerve paralysis after pediatric cardiac surgery: retrospective study of 125 cases. J Thorac Cardiovasc Surg, 1987, 94: 383–388.

[45] Groth SS, Andrade RS. Diaphragm plication for eventration or paralysis: a review of the literature. Ann Thorac Surg, 2010, 89: S2146–2150.

[46] de Vries TS, Koens BL, Vos A. Surgical treatment of diaphragmatic eventration caused by phrenic nerve injury in the newborn. J Pediatr Surg, 1998, 33: 602–605.

[47] Slater BJ, Meehan JJ. Robotic repair of congenital diaphragmatic anomalies. J Laparoendosc Adv Surg Tech A, 2009, 19 (Suppl 1): 123–127.

[48] Cangiarella J, Greco MA, Askin F, et al. Congenital cystic adenomatoid malformation of the lung:insights into the pathogenesis utilizing quantitative analysis of vascular marker CD34 (QBEND-10) and cell proliferation marker MIB-1. Mod Pathol, 1995, 8: 913–918.

[49] van Leeuwen K, Teitelbaum DH, Hirschl RB, et al. Prenatal diagnosis of congenital cystic adenomatoid malformation and its postnatal presentation, surgical indications, and natural history. J Pediatr Surg, 1999, 34: 794–798; discussion: 798–799.

[50] MacSweeney F, Papagiannopoulos K, Goldstraw P, et al. An assessment of the expanded classification of congenital cystic adenomatoid malformations and their relationship to malignant transformation. Am J Surg Pathol, 2003, 27: 1139–1146.

[51] Aziz D, Langer JC, Tuuha SE, et al. Perinatally diagnosed asymptomatic congenital cystic adenomatoid malformation: to resect or not? J Pediatr Surg, 2004, 39: 329–334; discussion: 334.

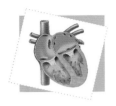

第 57 章
新生儿持续性肺动脉高压

Amish Jain, Mark K. Friedberg

新生儿持续性肺动脉高压（PPHN）是一种新生儿期特发的循环系统疾病。由于出生后胎儿期增高的肺血管阻力（PVR）未下降，导致肺血流量（PBF）和肺氧合能力显著下降，从而导致新生儿严重的临床不良后果（图 57.1）。PPHN 可能与多种疾病有关（图 57.2）。分娩窒息、胎粪吸入综合征和脓毒症仍占急症病例的大多数[1]。虽然产科监护的进步已经降低了这些围生期疾病的发生率，但 PPHN 仍然是三级医疗单位新生儿常见的问题[2-3]。

循环病理生理

PPHN 是由于右心室持续性高的后负荷引起 PBF 减少、低氧血症、酸中毒和通气 – 血流失衡的一系列机制不完全明确的病理性循环疾病（图 57.3）。根据疾病的严重程度，临床表现可能因右心室功能障碍和（或）右心室扩张而变得复杂，室间隔的反向运动引起左心室功能降低[4]。如果未得到矫正，临床表现将演变发展为严重的组织低灌注和休克。

诊断性检查

PPHN 通常有潜在病因。仔细评估患者的临床情况，包括详细的病史询问和全面的临床检查，可以提供重要的病因学线索（图 57.4）。通常采用阶梯式检查方法。虽然大多数是常规检查，但其他特殊检查需要根据情况适当考虑（表 57.1）。超声心动图是 PPHN 诊断、进展监测和疗效评估的首选方法（图 57.5）[5-6]。特别是当标准治疗无效或需要体外膜肺氧合（ECMO）时，超声检查可以排查能引起 PPHN 的可疑先天性心脏畸形。许多心脏畸形，如完全型肺静脉异常连接，大动脉转位和 Ebstein 畸形可在出生后出现缺氧性呼吸衰竭（HRF），延迟就诊会使患儿预后恶化[7-8]。PPHN 是一个多因素合并症，因此需要有经验的超声医生进行全面的超声心动图检查（图 57.6）。

治 疗

新生儿出现 HRF 时，及时稳定的试验性肺血管扩张治疗对于新生儿标准复苏是必要的（图 57.7）。多数具有明显 PPHN 的婴儿需要有创

Amish Jain[1,3], Mark K. Friedberg[2,3]

1. Division of Neonatology, Department of Pediatrics, Mount Sinai Hospital, Toronto, Canada

2. Division of Pediatric Cardiology, The Labatt Family Heart Center, Hospital for Sick Children, Toronto, Canada

3. Department of Pediatrics, University of Toronto, Toronto, Canada

通气。可以先接受无创通气做短期试验，但应密切监测临床指标，确保及时升级为有创通气。通气策略的目标应该是建立足够的肺泡氧合和促进二氧化碳排出，同时避免肺过度扩张。与PPHN管理相关的重要概念总结于图 57.8[9–11]。

吸入性一氧化氮（iNO）是唯一被批准用于治疗 PPHN 的肺血管扩张剂。虽然它减少了患儿对 ECMO 的需求，但病死率和远期发病率并没有改变[3,12]。治疗的高成本和无效率（40%~50%）促使研究人员不断探索治疗的细胞途径（图 57.9）。尽管已有其他药物使用成功的一些报道，但尚无一项大型临床试验能够证实[13–16]。

结　论

PPHN 是新生儿期严重而复杂的循环系统疾患。临床医生必须熟悉疾病生理和特殊概念，以避免常见的错误。及时鉴别危重先天性心脏病，并在早期进行有效治疗，方能取得最佳预后。

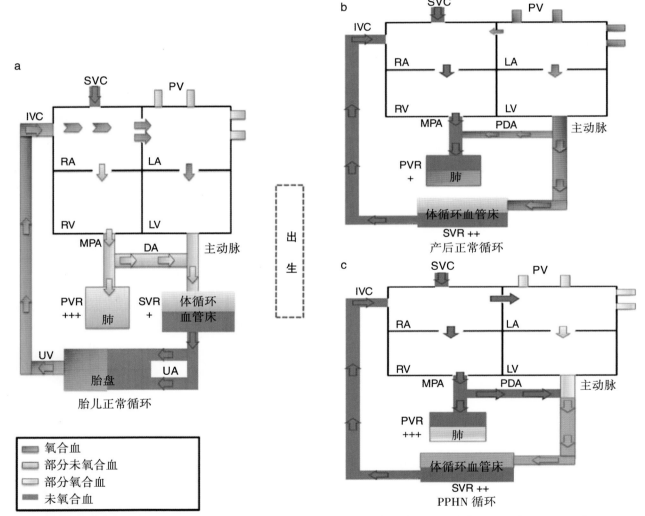

图 57.1　a. 在正常的胎儿期循环中，高肺血管阻力可将氧合胎盘血在心房水平和导管水平从肺循环分流到体循环。b. 产后肺血管阻力即刻显著降低，全身血管阻力相对缓慢增加。胎儿期的分流可能在出生后持续数天，但几乎没有血流动力学意义。c. PPHN 婴儿出生后，肺血管阻力呈持续升高状态，肺循环的未氧合血分流至体循环，肺功能明显降低。DA：动脉导管；IVC/SVC：下腔静脉 / 上腔静脉；MPA：主肺动脉；PDA：动脉导管未闭；PV：肺静脉；PVR/SVR：肺血管阻力 / 全身血管阻力；RA/LA：右心房 / 左心房；RV/LV：右心室 / 左心室；UV/UA：脐静脉 / 脐动脉

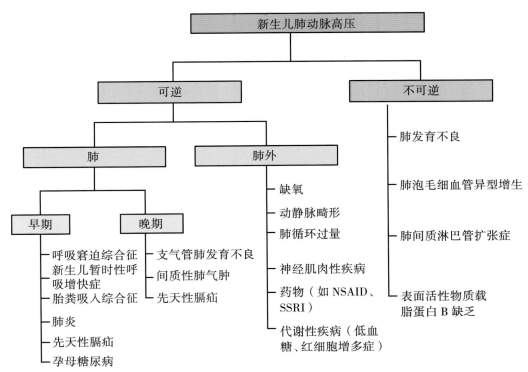

图 57.2　新生儿期肺动脉高压及与肺动脉高压有关的肺和肺外病变。NSAID：非甾体抗炎药；SSRI：选择性 5- 羟色胺再摄取抑制剂（资料来源：Jain 和 McNamara，2013[1]。经 Bentham 科学出版社许可转载）

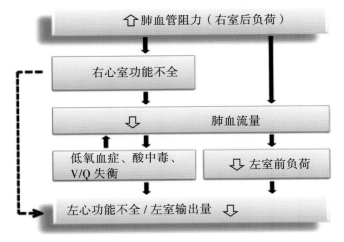

图 57.3　与 PPHN 相关的病理生理学和血流动力学改变。V/Q：通气 / 血流比（资料来源：Jain 和 McNamara，2013[1]。经 Bentham 科学出版社许可转载）

病史
家族史 ·新生儿早期死亡 ·血缘 妊娠期 ·母体疾病：糖尿病、抑郁症 ·药物暴露：SSRI，NSAID，其他处方药或违禁药 ·孕妇血清筛查：21 三体综合征 ·产前超声检查：结构性异常（CDH，CHD，AVM）；羊水过少（肺发育不全）；胚胎发育（IUGR-红细胞增多症，低血糖） 围生期事件 ·感染风险：PROM，GBS 定植，绒毛膜羊膜炎（母体发热，子宫压痛，WBC 增高） ·CTG 提示胎儿窘迫征象 ·分娩方式（CS） ·羊水感染（胎粪吸入，李斯特菌属脓毒症）

症状
·呼吸窘迫：鼾症，气喘，三凹征 ·口腔分泌物过多（TTN，TEF） ·嗜睡 ·喂养困难 ·严重低氧血症引起中心性发绀

体征
·肌张力下降，异型 ·不稳定：呼吸窘迫，低氧血症持续加重 ·舟状腹（CDH） ·胎粪污染脐带（MAS） ·听诊：捻发音，呼吸音减弱（相关肺实质性病变） ·心音向右侧传导（CHD） ·排除 CHD 的阴性体征 ·脉搏血氧饱和度降低 ·差异性发绀（提示动脉导管水平右向左分流） ·肝大（右心压力超负荷） ·循环衰竭征象：CRT 延长，外周脉搏减弱、低血压

图 57.4 临床病史和检查的系统性评估可能指向潜在的病因。阳性家族史可能提示遗传病（如表面活性蛋白缺乏综合征、肺泡毛细血管发育不良）。呼吸窘迫是 PPHN 的一个标志性特征，而有些低氧血症新生儿无呼吸窘迫症状，需要考虑其他病因（如青紫型先天性心脏病、心肌病）。AVM：动静脉畸形；CDH：先天性膈疝；CHD：先天性心脏病；CRT：毛细管充盈时间；CS：剖宫产术；CTG：胎心监测；GBS：B 型链球菌；IUGR：宫内发育迟缓；MAS：胎粪吸入综合征；NSAID：非甾体抗炎药；PROM：胎膜早破；SSRI：选择性5-羟色胺再摄取抑制剂；TEF：气管－食管瘘；TTN：新生儿暂时性呼吸增快症；WBC：白细胞计数

表 57.1　新生儿疑似持续性肺动脉高压（PPHN）的检查项目和目的

检查		目的
血液 – 常规检查	血培养、C 反应蛋白 血细胞计数、血型 血糖、电解质	脓毒症筛查 排除贫血、低血糖、电解质紊乱
	血清乳酸 动脉血气	评估全身灌注 排除酸中毒、高碳酸血症
血液 – 特殊检查	动脉血气及血氧含量	筛查发绀性心脏病
	肝肾功能 凝血检查（INR、PT、APTT） 血氨	评估终末期器官功能（如脓毒症、窒息） 排除凝血疾病 筛查代谢性疾病
	基因检测 核型分析 特殊变异筛查	出现变异特征 怀疑家族病因（表面活性蛋白缺乏症、ACD）
影像 – 常规检查	胸部 X 线检查 （患者体内带鼻胃管或口胃管）	气管插管位置 排除气胸 肺实质性疾病（如 RDS、MAS） 肺结构性缺陷（如 CDH、食管闭锁） 心影异常（如 TAPVD "雪人" 征、TGA 纵隔狭窄伴有卵形心、Ebstein 畸形全心扩大） RVH——靴形心伴有横膈上抬
	腹部 X 线检查	确认脐动静脉置管位置
	超声心动图	确诊疾病和监测进展 排除 CHD
影像 – 特殊检查	经颅超声	AVM（大脑静脉畸形） 脑损伤证据
	胸部 CT	肺淋巴管扩张
病理检查	肺活检	ACD、表面活性蛋白缺乏症

ACD：肺泡毛细血管发育不良；APTT：活化部分凝血活酶时间；AVM：动静脉畸形；CDH：先天性膈疝；CHD：先天性心脏病；CT：计算机断层扫描；INR：国际标准化比值；MAS：胎粪吸入综合征；PT：凝血酶原时间；RDS：呼吸窘迫综合征；RVH：右心室肥厚；TAPVD：完全性肺静脉系统引流；TGA：大动脉转位

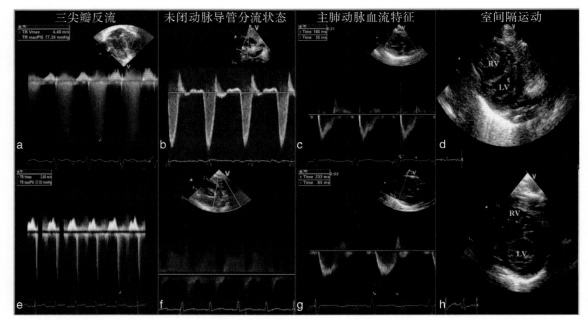

图 57.5 PPHN 婴儿吸入一氧化氮前（a~d）和治疗成功后（e~h）的超声心动图。a、e. 三尖瓣关闭不全（TR）时被量化的三尖瓣收缩期峰值流速，可据此计算压力阶差（TRmaxPG）。收缩期峰值肺动脉压 =TRmaxPG+ 估测的右房压。b、f. 为动脉导管未闭的多普勒图像。图 b 中，基线以下的多普勒血流信号（远离探头），是收缩期从肺动脉到主动脉的分流，提示收缩期肺循环压力超过体循环压力。c、g. 肺动脉的多普勒图。肺动脉加速时间（PAAT，图中的时间 1）和右心室射血时间（RVET，图中的时间 2），可以间接估测肺血管阻力（PVR）。PVR 高与PAAT 短和高 RVET：PAAT 比值相关。d、h. 是对室间隔收缩期形态的定性评估。图 d 中的"平坦"室间隔提示右心室压至少为体循环压的 1/2。经过治疗后，可见室间隔左侧曲率增大（右偏）（h），表明 RV 压力降低。RV：右心室；LV：左心室

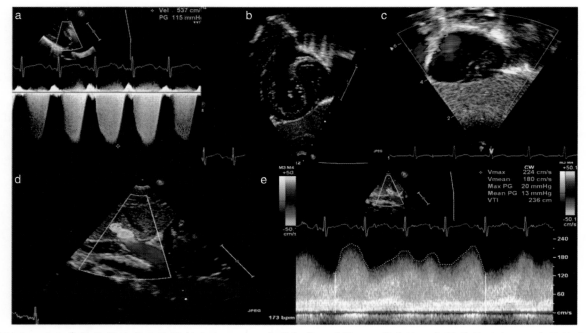

图 57.6 对血管扩张剂治疗无效的新生儿 PPHN 典型超声心动图。a. 严重的三尖瓣关闭不全。b. 室间隔平坦。c. 房水平右向左分流，进一步扫描成像可显示全肺静脉汇入垂直静脉进入门脉循环。d. 多普勒探查显示静脉血流梗阻。e. 梗阻型完全性肺静脉异位引流可以表现为 PPHN，必须排除以确保正确的治疗

婴儿出生时发生 HRF 的建议及管理方法	
复苏术	
气道 – 评估通畅 · 婴儿是否窒息？ · 清理口腔阻塞物（分泌物、胎粪） 呼吸 · 是否有呼吸窘迫的体征（轻度、中度或重度）？ · 测量动脉导管前指脉氧含量（测量右手） · 提供氧疗维持 SpO_2 于正常范围（>95%） · 确定—SpO_2 对氧疗是否敏感？ 　　　　—必要的 FiO_2 以维持 SpO_2 在正常范围 · 呼吸支持评估 – 无创（CPAP） 　　　　　　　　– 有创（CMV/HFV） · 首先充分复张肺部（CXR 和正常 $PaCO_2$） · 持续高 FiO_2—测量动脉导管后指脉氧饱和度（在足部测量） · 确定—导管前和导管后 SpO_2 是否存在差异？婴儿是否不稳定？ 　　　　—计算氧合指数 $[OI = (FiO_2 \times MAP)/PaO_2]$ 　　　　—是否需要进行表面活性剂治疗（RDS、肺炎、MAS）？ 循环 · 评估循环不良征象（CRT> 3s、外周脉弱、心动过速、动脉乳酸 > 2） · 根据需要给予液体复苏（生理盐水补充容量） · 如果体液复苏后仍然存在循环不良征象，则评估是否需要使用强心药物	询问病史，进行快速体格检查寻找病因 患儿出现严重低氧血症，以及呼吸窘迫，强烈提示发绀性先天性心脏病 · CXR 检查 · 建立静脉通道 · 血液检查 · 抗生素治疗
血管扩张治疗	
· 尽管采取了上述措施且 OI ≥ 15，HRF 仍然存在 · 确保 $PaCO_2$ 在可接受的范围内（45~55mmHg）并纠正酸中毒（动脉 pH <7.25，尽管 $PaCO_2$ 正常 · 关键临床症状强烈提示先天性心脏病 · 吸入性一氧化氮是首选的一线药物	急诊超声心动图确诊或排除先天性心脏病
考虑 ECMO 治疗	
· 复苏后 OI > 40 · 临床疑似严重先天性心脏病 · 血管扩张治疗后患儿仍反应迟钝，并持续高 OI 并不断恶化	

图 57.7　缺氧性呼吸衰竭（HRF）婴儿的管理方法。虽然复苏时恢复足够的通气并纠正循环紊乱，但 HRF 持续存在时，通常需要进行血管扩张治疗。所有持续性 HRF 的婴儿都需要进行超声心动图检查，对 iNO 无效或考虑使用 ECMO 的婴儿是必需的。当新生儿氧合指数在 15~40 时，iNO 治疗能减少 ECMO 的使用。因此，如果 OI 持续 >40，"iNO 试验"无效，ECMO 则不应延迟进行。CMV：常规机械通气；CPAP：持续正压通气；CRT：毛细管再充盈时间；CXR：胸部 X 线片；ECMO：体外膜肺氧合；FiO_2：吸入氧浓度；HFV：高频通气；MAP：平均气道压力；MAS：胎粪吸入综合征；OI：氧合指数；$PaCO_2$/PaO_2：二氧化碳分压 / 氧分压；RDS：呼吸窘迫综合征；SpO_2：血脉氧饱和度

高氧试验

为什么？
· 筛查发绀性先天性心脏病

如何进行？
· 患者吸入空气（或最低 FiO_2）时进行血气分析测量患者的 PaO_2 → 吸入纯氧（100% O_2）10min → 重复 ABG 测量 PaO_2

高氧试验后 PaO_2 结果：
· 100 mmHg——HRF 可能为循环因素（PBF 降低和（或）异常动静脉血混合）
· 100~150mmHg——结果介于两者之间
· >150mmHg——HRF 可能为非循环因素

必须：
· 用密封良好的面罩或气管导管（如果已经行气管插管）进行吸氧，须提供浓度为 100% 的纯氧
· 测量导管前血气，可提示是否存在通过 PDA 的右向左分流，否则可能会出现假阳性。

禁忌：
· 使用鼻导管或"漏气"面罩吸入 100% 的纯氧
· 使用脉搏血氧仪或经皮 O_2 监测进行高氧试验

重点考虑因素：
· 可能无法区分发绀性 CHD 和严重的 PPHN，因为两者皆可出现阳性结果

阳性结果是新生儿紧急事件。也是儿科心脏病专家进行快速讨论的依据

PPHN 管理的关键概念

高频通气（HFV）

时机？
· 当 PPHN 时，继发于实质性肺病和（或）当 CMV 无效时，使用 HFV 可能有效

优点：
· 增强肺泡功能，以便更好地携氧和（或）增进 iNO

缺点：
· 导致肺部膨胀引起 PVR↑和全身或肺静脉回流的风险

实用方法：
· "最高反应性的 MAP"：以 1cm H_2O 为单位升高 MAP，直至临床表现无进一步的改善
· "最低要求的 MAP"：一旦 HRF 改善，以 1cmH_2O 为单位降低 MAP，直至临床表现发生进一步恶化
· 使用能将 $PaCO_2$ 保持在理想范围的幅度

动脉导管前 / 后血氧饱和度监测

为什么？
· 监测通过动脉导管有意义的右向左分流

阳性结果？
· 导管前 SpO_2（在右上肢测量）> 导管后 SpO_2（在下肢测量）5%~10%

重要注意事项
· 左上肢的动脉血供来源应可为导管前或后
· 阴性结果不能排除 PPHN（高达 30% 病例无 PDA）
· 左侧梗阻性 CHD（例如 HLHS，主动脉缩窄）可出现假阳性，降 PVR 治疗可能导致病情恶化

CHD 有意义的临床体征

· 病史
· 呼吸窘迫征象
· 心血管临床表现——杂音，下肢脉搏减弱，CXR 提示异常心影、异常心电图
· 虽长期存在严重的低氧血症，但无全身性低血压
· 血管扩张剂治疗无效或者恶化

临床征象并非具有高灵敏度和特异性超声心动图仍是确诊和排查 PPHN 婴儿 CHD 的唯一方法

图 57.8 PPHN 婴儿管理的重要概念。ABG：动脉血气；CHD：先天性心脏病；CMV：常规机械通气模式；ETT：气管导管；FiO_2：吸入氧浓度；HLHS：左心发育不良综合征；HRF：缺氧性呼吸衰竭；iNO：吸入性一氧化氮；MAP：平均气道压力；PaO_2/$PaCO_2$：氧分压 / 二氧化碳分压；PBF：肺血流量；PDA：动脉导管未闭；PPHN：新生儿持续性肺动脉高压；PVR：肺血管阻力；SpO_2：脉搏血氧饱和度

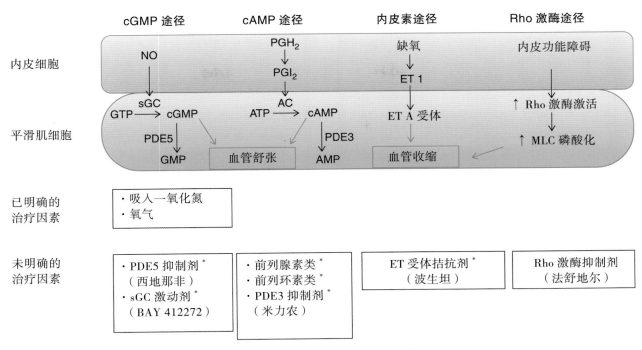

* 已有报道在 PPHN 新生儿中成功的临床应用，但没有大规模人群有效性和安全性的临床研究

图 57.9　有关介导肺血管和各种治疗药物的重要细胞通路。氧气和 iNO 是婴儿 PPHN 唯一已建立的干预措施，应作为一线治疗方案。图中展示了处于不同研究阶段的作用因子。AC：腺苷酸环化酶；ATP：三磷酸腺苷；cAMP：环磷酸腺苷；cGMP：环状鸟嘌呤单磷酸酯；ET：内皮素；GTP：脒基三磷酸；MLC：肌球蛋白轻链；NO：一氧化氮；PDE3：磷酸酯酶 3 型；PDE5：磷酸二酯酶 5 型；PGH₂：前列腺素；PGI₂：前列环素；sGC：可溶性鸟苷酸环化酶

参考文献

[1] Jain A, McNamara PJ. Persistent pulmonary hypertension of the newborn: physiology, hemodynamic assessment and novel therapies. Curr Pediatr Rev, 2013, 9: 55–66.

[2] Walsh-Sukys MC, Tyson JE, Wright LL, et al. Persistent pulmonary hypertension of the newborn in the era before nitric oxide: practice variation and outcomes. Pediatrics, 2000, 105: 14–20.

[3] Lipkin PH, Davidson D, Spivak L, et al. Neurodevelopmental and medical outcomes of persistent pulmonary hypertension in term newborns treated with nitric oxide. J Pediatr, 2002, 140: 306–310.

[4] Hoffman D, Sisto D, Frater RW, et al. Left-to-right ventricular interaction with a noncontracting right ventricle. J Thorac Cardiovasc Surg, 1994, 107: 1496–1502.

[5] Henry GW. Noninvasive assessment of cardiac function and pulmonary hypertension in persistent pulmonary hypertension of the newborn. Clin Perinatol, 1984, 11: 745–755.

[6] Ochikubo C G, Waffarn F, Turbow R, et al. Echocardiographic evidence of improved hemodynamics during inhaled nitric oxide therapy for persistent pulmonary hypertension of the newborn. Pediatr Cardiol, 1997, 18: 282–287.

[7] Long WA. Structural cardiovascular abnormalities presenting as persistent pulmonary hypertension of the newborn. Clin Perinatol, 1984, 11: 601–626.

[8] Brown KL, Miles F, Sullivan ID, et al. Outcomes in neonates with congenital heart disease referred for respiratory extracorporeal membrane oxygenation. Acta Paediatr, 2005, 94: 1280–1284.

[9] Kinsella JP, Troug WE, Walsh WF, et al. Randomized, multicenter trial of inhaled nitric oxide and high-frequency oscillatory ventilation in severe, persistent pulmonary hypertension of the newborn. J Pediatr, 1997, 131: 55–62.

[10] Meier-stauss P, Bucher HU, Hürlimann R, et al. Pulse oximetry used for documenting oxygen saturation and right-to-left shunting immediately after birth. Eur J Pediatr, 1990, 149: 851–855.

[11] Jones RW, Baumer JH, Joseph MC, et al. Arterial oxygen tension and response to oxygen breathing in differential diagnosis of congenital heart disease in

infancy. Arch Dis Child, 1976, 51: 667–673.

[12] Finer NN, Barrington KJ. Nitric oxide for respiratory failure in infants born at or near term. Cochrane Database Syst Rev, 2006, 4: CD000399.

[13] Shah PS, Ohlsson A. Sildenafil for pulmonary hypertension in neonates. Cochrane Database Syst Rev, 2007, 3: CD005494.

[14] McNamara PJ, Laique F, Muang-In S, et al. Milrinone improves oxygenation in neonates with severe persistent pulmonary hypertension of the newborn. J Crit Care, 2006, 21: 217–223.

[15] Nakwan N, Choksuchat D, Saksawad R, et al. Successful treatment of persistent pulmonary hypertension of the newborn with bosentan. Acta Paediatr, 2009, 98: 1683–1685.

[16] Evgenov OV, Kohane DS, Bloch KD, et al. Inhaled agonist of soluble guanylate cyclase induce selective pulmonary vasodilation. Am J Respir Crit Care Med, 2007, 176: 1138–1145.

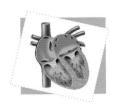

第 58 章

胎儿水肿

James C. Huhta

胎儿水肿是指胎儿的异常液体积聚，至少包含以下两种情况：

· 水肿（皮下积液 >5mm）

· 腹水（腹腔积液）

· 胸水（胸腔积液，即肺组织周围填充的液体）

· 心包积液（心包腔内的液体，即覆盖于心脏周围的液体）。

此外，胎儿水肿常与羊水过多、胎盘增厚（> 6cm）有关。

临床表现

胎儿水肿通常在超声评估其他疾病时被诊断，如羊水过多、大孕龄儿、胎儿心动过速、胎动减少、血清学筛查异常或产前出血。

病　因

Czernik 等[1] 研究了医学进展对水肿婴儿的诊断和预后影响，他们回顾了 16 年内（1993—2009 年）所有被诊断为水肿的活产儿的图表（n=70）。将数据与两个已发表的病例系列进行比较（Gainesville，Florida，1983—1992 年，n=62[2]；Glasgow，England，1990—2004 年，

n=30[3]），结果显示仅 2 例为免疫性水肿；不明原因的水肿（30%）、淋巴性水肿（24%）、心源性水肿（17%）、血源性水肿（6%）、染色体异常（6%）与已发表的病例系列无显著差异，总死亡率也无显著差异（分别为 57%、55% 或 67%）；小孕龄儿（< 34 周）、5min Apgar 评分低（< 4）、心力衰竭与病死率独立相关。他们得出的结论是，胎儿水肿的诊断谱和死亡率在过去 25 年间 [1] 变化不大。大约 1/2000 的新生儿患有水肿，分为免疫性或非免疫性。

（1）免疫性水肿（占病例数 10% 以下），是指母体抗胎儿红细胞抗体穿过胎盘和胎儿红细胞包膜，之后在胎儿脾脏中被破坏（溶血）。由此引起的严重贫血可导致高输出量充血性心力衰竭，脾脏和肝脏红细胞生成增加导致肝循环阻塞（门静脉高压）。抗 D、抗 E 和针对其他 Rh 抗原的大多数抗体，可导致胎儿或新生儿溶血病，还包括很少见的抗体如抗 K（Kell）、抗 Fya（Duffy）和抗 Jka（Kidd）。

（2）非免疫性水肿（占病例数的 80%~90%；框表 58.1）是指由免疫以外的原因引起的水肿。一般来说，胎儿非免疫性水肿（NIHF）是由于组织液（体内细胞之间的液体）无法返回静脉系统而引起的。这可能是由于心力衰

James C. Huhta
Pediatric Cardiology Associates, St. Petersburg, FL, USA; Institute of Clinical Medicine, University of Tromso, Norway

框表 58.1　非免疫性胎儿水肿相关的疾病

（1）心脏
- ·胎儿心律失常（室上性心动过速、心房扑动、房室传导阻滞）
- ·与心肌功能不良（扩张型心肌病）相关的心脏异常
- ·先天性心脏病，有明显的瓣膜反流（二尖瓣呈"吊床样"改变、房室管缺损、Ebstein 畸形、卵圆孔早闭和动脉导管急性狭窄/闭合）
- ·心内肿瘤（横纹肌瘤、畸胎瘤）

（2）染色体/遗传的综合征：13 三体综合征、18 三体综合征和 21 三体综合征、XO（Turner 综合征）、Noonan 综合征、多发性翼状胬肉综合征、Pena-Shokeir 综合征、关节挛缩症

（3）胎儿贫血：α–地中海贫血、细小病毒、胎儿出血、G6PD 缺乏症

（4）感染：细小病毒、巨细胞病毒、梅毒、柯萨奇病毒、风疹、弓形虫病、疱疹、水痘、腺病毒、肠病毒、流感、李斯特菌

（5）胸部异常：先天性囊性腺瘤样畸形（CCAM）、乳糜胸、膈疝、纵隔肿瘤、骨发育不良。胸部肿胀病变的机制可能是胸导管或大血管阻塞

（6）双胎：双胎输血综合征。供体胎儿严重贫血或受体胎儿高输出量心力衰竭

（7）肿瘤：骶尾部畸胎瘤，血管瘤（肝脏、Klippel-Trenaunay 综合征），肾上腺神经母细胞瘤，胎盘肿瘤（绒毛膜血管瘤）和其他外周动静脉瘘

（8）其他：囊性水瘤、遗传性代谢紊乱（溶酶体贮积病）、母体甲状腺疾病、先天性肾病综合征

竭（如贫血、骶尾部畸胎瘤、肾上腺神经母细胞瘤导致的高输出量心力衰竭），静脉回流受阻（代谢紊乱），淋巴回流受阻（胸廓畸形），毛细血管通透性增加（如合并感染）或胶体渗透压降低（先天性肾病）。

有些情况涉及多种机制，如细小病毒可引起心肌炎、心肌病，骨髓抑制可引起贫血。Randenberg[4] 将 NIHF 描述为一种或多种非免疫性因素导致胎儿细胞间质中积聚了过多液体的情况。大量的母体、胎盘和胎儿疾病过程与 NIHF 有关。了解 NIHF 的各种病因以及疾病过程如何影响液体动态平衡，对于给 NIHF 患者制订诊疗计划和家属咨询非常重要[4]。

评　估

获得母体病史（包括家系病史）。

免疫性水肿的评估

获得母体间接 Coombs 试验以筛选血型不

合的相关抗体。

非免疫性水肿评价

（1）应用超声多普勒频谱测量胎儿大脑中动脉（MCA）收缩期峰值速度（PSV）来评估胎儿贫血，测量结果可提示贫血或可疑贫血。

（2）母体血细胞计数和血红蛋白电泳（结合血红蛋白 DNA 分析），Kleihauer-Betke 染色，葡萄糖 -6- 磷酸脱氢酶缺乏症筛查。

（3）如母体 TORCH 效价，快速血浆反应素（RPR），李斯特菌，细小病毒 B19，柯萨奇病毒，腺病毒和水痘 IgG、IgM。

（4）如怀疑胎儿心律失常，可考虑应用超声心动图监测胎儿心率 12~24h，心血管轮廓评分可能有助于确定胎儿是否有心源性水肿。

（5）羊膜腔穿刺术检测胎儿核型，聚合酶链反应（PCR）用于感染，或经皮脐血取样检查胎儿感染及肝功能，并根据需要选择代谢检测。

（6）存在遗传性代谢紊乱或复发性 NIHF

家族史的情况时，应检测以下内容：

·储存障碍：如戈谢病、神经节苷脂病、唾液酸贮积症、β-葡萄糖醛酸酶缺乏症和黏多糖贮积病。

·父母和（或）胎儿或新生儿血液或尿液中的酶分析和携带者测试。

·胎儿组织学检查。

·母体甲状腺抗体。

对非免疫性水肿的胎儿，必须首先确定水肿是否为心源性、炎性或代谢性。多数水肿是由胎儿全身感染引起的。新的标志物用于确定病原体，如细小病毒或腺病毒。与这些感染相关的肝炎会损害胎儿的蛋白质生成能力，从而降低胎儿的胶体渗透压。在鉴别诊断时必须考虑免疫性水肿，但贫血的其他原因也可能引起水肿，如血红蛋白病。感染可引起溶血性贫血，可通过胎儿输血治疗。

贫血可引起水肿，有报道111例有血红蛋白Bart病合并或不合并水肿的胎儿心室短轴缩短率无明显变化[5]，而21例患有先天性心脏病的水肿患儿，左室和右室短轴缩短率显著降低（分别低于平均z值5个标准差和8个标准差；P<0.001）。有些学者认为，先心病和贫血继发水肿的胎儿具有不同的短轴缩短率。心脏缺陷随着心脏失代偿而进展。贫血胎儿可能由于心脏代偿机制耗尽而发生失代偿，引起的高血容量导致心力衰竭。胎儿心肌病——孤立性左室致密化不全（LVNC）——是一种严重的先天性心肌病，在新生儿期可表现为胎儿水肿[6]。

治 疗

根据充血性心力衰竭的病因可将胎儿心血管疾病的治疗分为以下5组：

·外周阻力异常导致血流重新分配和生长受限。

·贫血或动静脉瘘引起的高输出量。

·原发性或继发性瓣膜反流。

·心肌功能不全引起的心力衰竭。

·心动过速或心动过缓。

干预的目的在于提高有效心排血量，同时延长妊娠期，并预防早产和产前窒息。

地高辛治疗可引起心室短轴缩短率降低的证据存在争议，地高辛可以降低儿茶酚胺对充血性心力衰竭的反应，如果胎儿心脏舒张功能障碍，可能会降低充盈压力；如果后负荷很高，可能由于肌力增加而导致耗氧量增加，而不是心肌的灌注得到改善。特布他林有望成为一种影响肌肉收缩力的药物[7]，但需要研究其对胎儿心肌可能存在的负面影响。目前，我们使用地高辛治疗由心律失常和高输出状态引起的胎儿心力衰竭，如动静脉瘘和贫血。在无心畸胎双胎中，正常胎儿支撑两个循环，地高辛的使用似乎能改善心功能，并有效延长正常胎儿妊娠期。无心畸胎双胎可行激光治疗阻断双胎间的交通或结扎脐带以改善心力衰竭（表58.1）。

表58.1 不同病因胎儿水肿的治疗

病因	治疗
胎儿贫血	胎儿取血样后，再行宫内输血
胎儿心律失常	药物治疗：地高辛、索他洛尔、普萘洛尔、氟卡尼、胺碘酮等
先天性胸廓畸形	胸腔穿刺术或胸腔羊膜腔分流术治疗胸腔积液
双胎输血综合征	胎儿镜下激光消融交通血管
胎儿动静脉瘘或持续性右位静脉导管	地高辛0.25mg口服，每天两次

母体并发症

在胎儿水肿保守治疗期间，母体可能出现水肿、高血压和蛋白尿，这种情况称为镜像综合征，也称为假性毒血症或Ballantyne综合征，症状可持续至分娩后。

预 后

2007 年，一项国家级大数据回顾性调查显示，162 所新生儿重症监护室共出院 253 651 人，598 例患儿被确诊为胎儿水肿，最常见的相关诊断有先天性心脏病（13.7%）、心律失常（10.4%）、双胎输血综合征（9%）、其他先天性畸形（8.7%）、染色体异常（7.5%）、先天性病毒感染（6.7%）、先天性贫血（5%）和先天性乳糜胸（3.2%）。598 例患儿中，115 例转院或转至其他科室，215 例在出院前死亡，267 例出院，其中先天性异常的患儿病死率最高（57.7%），先天性乳糜胸最低（5.9%）。logistic 回归分析显示，死亡的独立相关因素包括小孕龄、5min Apgar 评分低、在生后第 1 天需要高水平的生命支持（高流量吸氧和频繁高频通气治疗）[8]。

Huang 等[9] 研究了 28 例发生水肿的活产新生儿，其中 21 例有胸腔积液，22 例有腹水。28 例水肿患儿中 7 例有心血管疾病，6 例有血液系统疾病，6 例有淋巴系统畸形，6 例为特发性来源。总存活率为 50%，淋巴系统畸形最多（83%）。单变量分析死亡危险因素为早期诊断和早产、低 Apgar 评分、在产房需要复苏、低血清白蛋白水平和严重酸中毒。使用多因素 logistic 回归分析显示，最显著的死亡相关因素是出生时更小胎龄和低水平血清白蛋白。作者认为胎儿水肿仍然是一个病死率高的复杂疾病。淋巴系统畸形导致的水肿结局比较好。小于 34 周的早产儿和血清白蛋白低于 20g/L 是预后不良的两种因素[9]。

引起水肿的多种机制可以共存，这可能是不能立即发现水肿的主要原因，但更重要的是判断预后，可以通过对胎儿心力衰竭的半定量测量来获取。

围生期心脏病专家对胎儿水肿的评估

对于围生期心脏病专家评估水肿的挑战可以归纳为以下几个问题：是否为心源性水肿？是否为先天性心脏病导致的胎儿心力衰竭？是否逐渐加重？是否存在胎儿心肌功能障碍[10-12]？

出生后，患儿的预后取决于这些问题和许多其他问题的答案。远期结局取决于损伤是否可逆，以及是否存在缺血和（或）脑损伤。在排除胎儿感染后，有几种可能导致胎儿心力衰竭的原因。胎儿水肿围生期死亡最有效的预测因子是脐静脉搏动征[13]，因为围生期死亡的最常见原因是胎儿心脏输出功能受损——胎儿充血性心力衰竭。以下是该问题检测的方法，以确定哪些胎儿应该转诊至胎儿（救护）中心。最初的数据由胎儿超声心动图采集获得：

（1）心脏大小与胸腔大小的比例（C：T）：心胸面积比（正常值 0.25~0.35）或 C：T 周长比（正常值 <0.5）。

（2）静脉多普勒：下腔静脉（或肝静脉；心房反向增加）和脐静脉（搏动）。

（3）四组瓣膜的多普勒：应仔细评估所有瓣膜的血流动力学情况。如果发现异常，可能存在心源性因素或相关的生理问题，应进行更细致的检测排除相关的严重心血管疾病。

由于非侵入性技术的迅速发展，尤其是超声波，为心血管系统提供了简便且丰富的有关胎儿状态的信息。例如，通过非聚焦超声监测胎儿心率可以发现异常心率变化，这种异常变化可能与心肌缺血有关。采集胎儿生理学信息有助于检测胎儿健康的变化[14]。由于心脏问题而提前分娩的决定必须考虑产前和产后的风险。对于胎儿，大多数关于心血管变化和其他器官功能的论点尚不明确。因此，任何评估都需要一个由围生科医生、心脏病专家和新生儿医生组成的综合小组进行评估。

胎儿充血性心力衰竭的定义与出生后的相似：组织灌注不足。心排血量不足会导致机体一系列的复杂反射和调整，以改善前向血流或直接流向重要器官。这种状态是由于组织血流灌注不足，为维持胎儿存活，由机体触发的某种救生机制所致。

这些反射之一是周围血管异常灌注导致组织中的儿茶酚胺分泌增加。分泌的激素触发强烈反射，包括增加心肌前负荷的水、钠潴留，肾上腺皮质激素过量使得更多能量参与新陈代谢。胎儿能够分泌细胞激活因子、内皮素、肌钙蛋白 T[15]、肿瘤坏死因子和脑钠素。妊娠期全身血管床的发育变化尚不清楚，但在怀孕的某个时期，胎儿发生应激反应时，全身阻力血管会收缩。影响胎儿循环代偿的机制目前尚在研究中。

诊断为充血性心力衰竭的胎儿必须给予与出生后相似的处理。典型的临床四联症包括心脏增大、心动过速、呼吸急促和肝大，上述症状同样也见于新生儿和儿童。胎儿的这种临床状态至少有五类特征可以在超声检查时被检出。在 10 分的评分系统中以下各类分别计 2 分，用以定量评价心血管系统：水肿、脐静脉多普勒频谱、心脏大小、心肌功能异常和动脉多普勒频谱。在胎儿水肿的临床症状出现之前，心血管整体评分可能会出现异常。

在专科诊疗机构中，医生可能更关注的是预后，而这些信息仅是总体情况的一部分，主管医生必须将全部信息整合到患者的诊断和治疗计划中。

心血管整体评分给出了胎儿心脏状况的半定量评分，并使用与胎儿不良结局相关的已知超声标记物。如果评分为 10 分，则此曲线正常，而心脏异常会导致正常积分下降，例如，仅有腹水未合并其他异常，水肿（仅腹水无皮肤水肿）扣 1 分，其他类别不扣分，计 9 分。

咨　询

患儿的长期预后取决于心力衰竭的原因和严重程度。若不能确定 NIHF 的病因，围生期患儿病死率约为 50%。如果在 24 周内诊断为胸腔积液或存在结构性畸形，通常预后都比较差。肺发育不全是新生儿胸腔积液的常见死亡原因。与结构性心脏病相关的水肿病死率几乎为 100%。如果在妊娠早期（24 周之内）发现胎儿水肿，并且没有可治疗的原因，可以考虑终止妊娠。复发并不常见，除非与血型不相容（同种免疫）或遗传性疾病有关。心血管整体评分低于 7 分与病死率相关。

产　前

随访取决于胎儿的胎龄和母亲对干预处理的意愿。如果治疗成功或水肿自行消退，可每隔 1~2 周对胎儿进行超声复查和产前检查。接受免疫性水肿治疗的孕妇通常在妊娠 37 周或胎儿肺成熟时分娩。咨询新生儿医生有助于决定何时适合进行早产，以确定可能的产后治疗。

应经常评估母亲是否有镜像综合征的症状。

分　娩

胎儿应在有新生儿医生和其他相关专家的三级医疗中心分娩。没有证据表明剖宫产对结局有显著影响。应在分娩时采集脐带血。所有死亡新生儿都应进行尸检评估。一项研究表明，全面的产前评估和尸检相结合的方法更能有效确定 NIHF 的病因。

水肿的心血管整体评分

胎儿水肿早期，表现为腹水、胸腔积液、心包积液（图 58.1~58.2）或同时出现。在水肿晚期，很容易观察到整个头颅和腹壁皮肤普遍水肿。在心血管整体评分中，早期水肿扣 1 分，皮肤水肿扣 2 分。

脐静脉及静脉导管多普勒

进行胎儿静脉血流速度检查及其相关研究具有一定的临床意义[11]。一些研究证实，胎儿

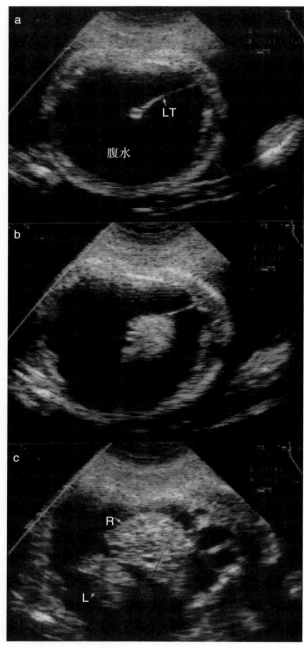

图 58.1　a~c. 水肿胎儿体内的腹水，显示肝圆韧带、肝右叶和肝左叶。R：肝右叶；L：肝左叶；LT：肝圆韧带

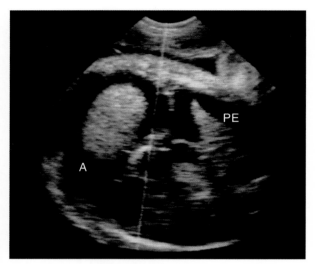

图 58.2　水肿胎儿的胸腔积液和腹水。PE：胸腔积液；A：腹水

下腔静脉的正常血流具有搏动性，呈三相波。第一前向波随心房舒张开始增高，心室收缩时达到峰值，在心室收缩末期下降至最低点。第二前向波出现在舒张早期，舒张末期伴心房收缩时通常出现反向血流。正常妊娠中，收缩期第一波的峰值速度大于舒张早期的值。收缩舒张比率不会随胎龄的增加而改变，但随着心房

收缩，反向血流明显减少。

对胎羊模型的研究表明，正常妊娠中反向血流百分比的降低与舒张末期右心房和右心室之间的压力阶差有关[16-17]。这似乎与心室顺应性和舒张末期压力有关，因此中心静脉压会随之变化。记录静脉血流速度可以提供有关胎儿心脏泵功能的重要信息。对人类的研究表明，中心静脉血流速度可准确反映心脏血流动力学是否异常[15,18-19]。在充血性心力衰竭的胎儿中，心房收缩时血流反向速度加快所形成的异常搏动已被报道，可能是心脏衰竭心室舒张末期压力升高的标志。在一些胎儿病理状况中下腔静脉（IVC）血流速度异常，包括贫血、非免疫性水肿和心律失常，以及严重生长迟缓的胎儿，其特征是脐动脉无舒张末期血流。酸中毒的胎儿表现为静脉多普勒血流频谱异常，包括接近右心房的 IVC 房性反向血流速度超过正常[20]和静脉导管搏动增强，已证实在宫内生长迟缓和水肿的胎儿中存在这些异常。静脉导管中 A：S 比率（心房反向峰值 / 心室收缩期充盈波峰值）的增加似乎是量化生长发育迟缓胎儿中心静脉压增加最有效的标志。正常情况下，房性反向血流面积与整个前向血流面积之比应小于 7%。

门静脉和脐静脉循环发生静脉搏动与心脏

受损程度的增高有关。Tulzer 等[18] 研究了与水肿预后相关的心脏因素，并指出脐静脉搏动在预后预测中可能代表许多心脏变量，包括心室短轴缩短率、射血速度和 IVC 房性反向百分比。随着心力衰竭的加重，静脉多普勒血流频谱出现异常，依次为：

- IVC 房性反向增加。
- 静脉导管房性反向。
- 门静脉房性搏动。
- 脐静脉房性搏动。

为了连续评估静脉系统，在每次检查中，都会在 IVC、静脉导管、腹部脐静脉和脐带静脉内进行脉冲多普勒取样。静脉多普勒血流频谱异常的终末期表现为脐静脉房性搏动。发现舒张期传导阻滞可预测围产儿病死率。门静脉出现搏动是异常的，这一发现可早于脐静脉搏动。随着时间的推移，房性反向血流发生在静脉导管，然后是门静脉和脐静脉，提示心力衰竭的进展。心血管整体评分对异常静脉多普勒血流频谱的扣分如下：静脉导管房性反向扣 1分；脐静脉房性搏动扣 2 分。每个类别最多扣2 分。

心脏扩大

心腔扩大是心力衰竭的普遍表现，在胎儿中亦如此。发病机制尚不清楚，很可能是神经体液反射被触发，以致保留细胞外容积，从而导致舒张末期容积增加。在某种程度上，心室的增大提示舒张末期压力增加。然而，与出生后不同，持续性心动过速伴有儿茶酚胺过量的症状不常见。有可能是由于胎盘功能正常时胎儿 - 母亲交换机制改变了体液因子的水平。右心房（RA）扩大最常见，是心力衰竭的征兆，导致心力衰竭的许多原因有关。RA 是血流返回心脏的最终场所，在卵圆孔阻塞、容量过大、三尖瓣反流和后负荷增加的情况下表现为 RA增大。RA 增大可能是右心室（RV）舒张末期

压力增加的结果，也可能是由后负荷增加或冠状动脉功能不全引起的。由于后负荷的性质以及在室壁应力增加情况下对氧气的需求增加，RV 可能更容易受到做功增加的影响。一般认为，在心室做功不增加的情况下增加心房壁应力不会导致胎儿出现临床问题。随着负荷的变化，心室重构的过程尚不清楚。心脏失代偿的早期标志是 RV 的形状和大小的变化，可能诱发室上性心律失常。

心脏体积小伴有受压、胎儿水肿和囊性腺瘤样畸形，这类胎儿预后差[21]。当心脏面积小于胸部面积 20% 时，胎儿预后会受到影响。在囊性腺瘤样畸形的胎儿中，C：T 值小（<0.2）提示预后不良[21]。在子宫内，心脏面积可以很容易地与胸腔面积进行比较，在胸部发育正常的情况下，1/4< 心胸比值 <1/3。心脏大小的计算如下：

（1）C：T 面积比 = 心脏面积 / 胸部面积（正常 0.2~0.35）。

（2）C：T 周长比 = 心脏周长 / 胸围（正常<0.5）。

心脏大小的心血管整体评分如下：

正常心脏：C/T 面积比大于 0.20 而小于0.35：

- 轻度心脏扩大：面积比 >0.35，扣除 1 分；
- 严重心脏扩大：面积比 >0.50，扣除 2 分；
- 小心脏比率 <0.2；扣除 2 分。

最多扣除 2 分。

心肌功能异常

通过测量心室壁的整体缩短（和增厚）程度以及房室瓣和半月瓣的功能，可间接评估心脏功能。右心室和左心室的直径在收缩期比舒张期缩短 28% 以上。M 型超声心动图观测心脏大小随心动周期的变化。取心室直径在舒张期（DD）和收缩期（SD）之间的差值并除以舒张期大小，则可计算心室的短轴缩短率（FS）：

短轴缩短率（FS）=（DD–SD）/DD（正常 > 0.28）。

短轴缩短率异常提示心肌功能减弱或胎儿心室负荷增加。无论何种情况，舒张期大小的增加通常与短轴缩短率的减少有关，应密切监测。

正常胎儿的房室瓣和半月瓣是有功能的，如果检测到反流，通常是心血管生理学改变的标志。Respondek 等[22]指出有 7% 的胎儿超声心动图显示有轻微（全收缩期）或明显的三尖瓣反流。大多数患儿如早产儿都有吲哚美辛治疗引起的动脉导管收缩，但 93% 的患儿使用最先进的设备并仔细观察仍未发现反流。出生后三尖瓣反流很常见，因此可以推测胎儿 RV 能很好地适应体循环压力负荷。因瓣膜功能正常，只有在心室壁应力增加的心血管生理紊乱中才会出现三尖瓣反流。若追踪到持续至少 70ms 的非全收缩期三尖瓣反流是不正常的。这可能仅是某个问题的一种表现，但对预后影响不大。全收缩期三尖瓣反流是异常的，需要进一步研究[22]。当彩色多普勒检测到反流时，必须用脉冲多普勒对其进行确认和分级。三尖瓣先天性疾病可能发生胎儿水肿和死亡[23]。

通常三尖瓣、二尖瓣、主动脉瓣或肺动脉瓣反流通常是更严重的充血性心力衰竭的体征，也是心肌受损的标志，可发生在酸中毒和严重心力衰竭濒临死亡的胎儿中。三尖瓣反流可能是心力衰竭的可逆征象，因为反流可以成功纠正胎儿宫内贫血或心动过速。二尖瓣反流是胎儿充血性心力衰竭的一个体征，通常意味着左室壁应力明显增加。

严重心力衰竭时，半月瓣支持受损，可能发生肺动脉或主动脉瓣反流。房室瓣反流速度的频谱形态对计算胎儿心室压差 dP/dt 具有预测价值。对于全收缩期三尖瓣反流，可以用一个房室压差到另一个房室压差的时间间隔来计算压力随时间的变化或 dP/dt。低于 800mmHg/s 是异常的，低于 400mmHg/s 提示胎儿预后差[24]。

测量需要应用连续波多普勒技术，峰值速度可能为 2.5~4.5m/s。笔者发现，在胎儿三尖瓣反流中测量 dP/dt 最有价值的范围是 0.5~2.5m/s，即 RV–RA 压力梯度为 1~25mmHg 或 24mmHg 的差值。在整个妊娠期胎儿的心室处于相同的系统压力，因此可使用多普勒技术来估计胎儿的血压。舒张时心室的充盈模式是心脏舒张功能的指标。正常时心房收缩期间的心房充盈比值在妊娠 14~40 周内保持不变[25]。心室单相充盈是舒张功能受损和胎儿心力衰竭的标志。

在没有先天性心室流出道梗阻的情况下，心室壁增厚（心肌肥大）导致的多种临床症状是明确的。通过测量左心室舒张末期室壁厚度并与同年龄组正常值进行比较来评估是否肥厚。胎儿左心室后壁厚度 >4mm 均视为异常。胎儿严重高血压一般是双胎中较大的胎儿，称为双胎输血综合征[26]，其中胎儿病死率常高于 70%。治疗可采用激光消融交通血管来预防较大胎儿水肿，从而提高存活率[7]。

无论病因如何，胎儿心室增厚都会限制出生前后的心脏储备，因此心脏在短期内快速扩大，但缓解需要数周或数月的时间。它是心血管系统危险性的一个重要标志。舒张功能异常可以预测，通常应用脉冲多普勒检测心室充盈模式，并与正常标准进行比较来判断（舒张功能是否异常）。经验性的做法是，正常时心室充盈的 A 波总是大于心室的 E 波。当严重舒张功能障碍和心脏受损严重时，则呈现单相心室充盈。

胎儿心脏输出的动脉血流再分布

多普勒超声心动图测量的脐动脉和其他外周血管床的血流速度可作为相对血管阻力的间接指标。脐动脉（UA）和降主动脉（DAo）搏动指数增加及大脑中动脉（MCA）搏动指数降低的结果是血流再分布的迹象。重要的是，要认识到脉冲多普勒的异常是循环的一部分并受其余循环变化的影响。例如，当胎儿有明显的主动脉瓣反流，DAo 中的舒张期逆向血流和 UA 中增加的搏动指数是继发于此变化的，而不仅是反映心脏外周阻力。胎儿血管阻力升高的最常见原因是继发于血管病变的胎盘功能障碍，导致不对称性生长发育迟缓。这种复杂的病理生理机制尚不清楚，但有证据表明胎盘功能障碍会导致低氧血症，并进一步损害胎儿的营养摄入，严重时甚至妨碍生长发育。一旦正常的生长模式受到干扰（通常是不对称的，即大脑会继续生长发育，而身体则不会），胎儿会有因低氧或缺血性损伤而造成器官损伤的风险。脐动脉表现出这一问题，即舒张期血流消失或反向。通过脑血管的反射性扩张，流向大脑（保护大脑）的流量再分配。这表现为 MCA 中的搏动指数（PI）降低，则舒张期血流量相对增加（PI 低于平均值）[27-28]。与血压升高的健康胎儿相比，低氧血症胎儿的外周血管收缩，但大动脉可能不收缩。这种生理状态表现为血管阻力增加，最终血管顺应性和心排血量降低。有些病例会出现右心室扩大。胎儿脑保护是心排血量重新分布的一个机制，对明显的低氧血症和胎盘功能障碍很敏感。然而，有证据表明，脐动脉或主动脉峡部舒张期血流反向可能是导致异常结局的重要危险因素。作为胎儿心力衰竭的一个标志，由心排血量减少引起的血管收缩和脑血管扩张的代偿性标志可包括在心血管整体评分中：脐动脉舒张末期血流消失 + 脑保护（MCA 舒张期血流速度增加），扣 1 分；脐动脉舒张末期血流反向，扣 2 分。

心血管整体评分

通过对 5 个类别中的每项分配 2 分，并利用系统研究中的得分提供一种采用多变量进行统一生理评估的方法，计算出心血管整体评分。这种多因素评分可以将心血管（CV）功能的直接和间接标志物的评估结合起来。

Falkensammer 等[11]对水肿中的 CV 整体评分进行了初步验证。7 例水肿胎儿中 3 例患有先天性心脏病，其 CV 整体评分与心功能指数（Tei 指数）有关。在对照组中评估 RV 和 LV Tei 指数，并没有随胎龄而变化。Hofstaetter 等[29]测量 59 例水肿胎儿的 CV 整体评分，死亡比例为 21/59。出生前或出生后死亡者的中位数得分为 5 分，而存活者的中位数得分为 7 分。

结　论

围生期心脏病专家必须将胎儿心脏检查结果纳入胎儿水肿的临床治疗中。围生期心脏病小组可使用 CV 整体评分来评估异常的危急程度和预后。使用 CV 整体评分进行连续研究是获得该值的必要条件，可用于制定统一的治疗策略。

参考文献

[1] Czernik C, Proquitte H, Metze B, et al. Hydrops fetalis: has there been a change in diagnostic spectrum and mortality? J Maternal Fetal Neonatal Med, 2011, 24: 258–263.

[2] Wafelman LS, Pollock BH, Kreutzer J, et al. Nonimmune hydrops fetalis: fetal and neonatal outcome during 1983–1992. Biol Neonate, 1999, 75: 73–81.

[3] Simpson JH, McDevitt H, Young D, et al. Severity of non-immune hydrops fetalis at birth continues to predict survival despite advances in perinatal care. Fetal Diagn Ther, 2006, 21: 380–382.

[4] Randenberg AL. Nonimmune hydrops fetalis part I: etiology and pathophysiology. Neonatal Netw, 2010, 29: 281–295.

[5] Tongsong T, Wanapirak C, Piyamongkol W, et al. Fetal ventricular shortening fraction in hydrops fetalis. Obstetr Gynecol, 2011, 117: 84–91.

[6] Richards A, Mao CY, Dobson NR. Left ventricular noncompaction: a rare cause of hydrops fetalis. Pediatr Cardiol, 2009, 30: 985–988.

[7] Quintero RA, Comas C, Bornick PW, et al. Selective versus non-selective laser photocoagulation of placental vessels in twin-to-twin transfusion syndrome. Ultra-

sound Obstet Gynecol, 2000, 16: 230.

[8] Abrams ME, Meredith KS, Kinnard P, et al. Hydrops fetalis: a retrospective review of cases reported to a large national database and identification of risk factors associated with death. Pediatrics, 2007, 120: 84–89.

[9] Huang HR, Tsay PK, Chiang MC, et al. Prognostic factors and clinical features in liveborn neonates with hydrops fetalis. Am J Perinatol, 2007, 24: 33–38.

[10] Chaoui R, Bollmann R, Goldner B, et al. Fetal cardio-megaly: echocardiographic findings and outcome in 19 cases. Fetal Diagn Ther, 1994, 9: 92–104.

[11] Falkensammer CB, Paul J, Huhta JC. Fetal congestive heart failure: correlation of Tei index and cardiovascular score. J Perinat Med, 2001, 29: 390–398.

[12] Huhta JC. What is perinatal cardiology? (editorial). Ultrasound Obstet Gynecol, 1995, 5: 145–147.

[13] Gudmundsson S, Huhta JC, Wood DC, et al. Venous Doppler ultrasonography in the fetus with non-immune hydrops. Am J Obstet Gynecol, 1991, 164: 33–37.

[14] Manning FA, Harman CR, Morrison I, et al. Fetal assessment based on fetal biophysical profile scoring. Am J Obstet Gynecol, 1990, 162: 703–709.

[15] Rizzo G, Arduini D, Romanini C. Inferior vena cava flow velocity waveforms in appropriate- and small-for-gestationalage fetuses. Am J Obstet Gynecol, 1992, 166: 1271–1280.

[16] Reed KL, Appleton CP, Anderson CF, et al. Doppler of vena cava flows in human fetuses. Circulation, 1990, 81: 498–505.

[17] Reuss ML, Rudolph AM, Dae MW. Phasic blood flow patterns in the superior and inferior venae cavae and umbilical vein of fetal sheep. Am J Obstet Gynecol, 1983, 145: 70–78.

[18] Tulzer G, Gudmundsson S, Wood DC, et al. Doppler in non-immune hydrops fetalis. Ultrasound Obstet Gynecol, 1994, 4: 279–283.

[19] Huhta JC. Guidelines for the evaluation of heart failure in the fetus with or without hydrops. Pediatr Cardiol, 2004, 25: 274–286. DOI: 10.1007/s00246-003-0591-3.

[20] Hecher K, Snijders R, Campbell S, et al. Fetal venous, intracardiac, and arterial blood flow measurements in intrauterine growth retardation: relationship with fetal blood gases. Am J Obstet Gynecol, 1995, 173: 10–15.

[21] Mahle WT, Rychik J, Tian ZY, et al. Echocardiographic evaluation of the fetus with congenital cystic adeno-matoid malformation. Ultrasound Obstet Gynecol, 2000, 16: 620–624.

[22] Respondek M, Kammermeier M, Ludomirsky A, et al. The prevalence and clinical significance of fetal tricuspid valve regurgitation with normal heart anatomy. Am J Obstet Gynecol, 1994, 171: 1265–1270.

[23] Hornberger LK, Sahn DJ, Kleinman CS, et al. Tricuspid valve disease with significant tricuspid insuffciency in the fetus: diagnosis and outcome. J Am Coll Cardiol, 1991, 17: 167–173.

[24] Tulzer G, Gudmundsson S, Rotondo KM, et al. Doppler in the evaluation and prognosis of fetuses with tricuspid regurgitation. J Matern Fetal Invest, 1991, 1: 15–18.

[25] Tulzer G, Khowsathit P, Gudmundsson S. Diastolic function of the fetal heart during second and third trimester: a prospective longitudinal Doppler-echocar-diographic study. Eur J Pediatr, 1994, 153: 151–154.

[26] Hecher K, Ville Y, Nicolaides KH. Fetal arterial Doppler studies in twin–twin transfusion syndrome. J Ultra-sound Med, 1995, 14: 101–108.

[27] Rasanen J, Debbs RH, Huhta JC. Echocardiography in intrauterine growth restriction. Clin Obstet Gynecol, 1997, 40: 796–803.

[28] Rizzo G, Arduini D. Fetal cardiac function in intrau-terine growth retardation. Am J Obstet Gynecol, 1991, 165: 876–882.

[29] Hofstaetter C, Hansmann M, Eik-Nes SH, et al. A card-iovascular profile score in the surveillance of fetal hydrops. J Matern Fetal Neonatal Med, 2006, 19(7): 407–413.

新生儿心律失常

Rhythm Disturbances in the Newborn

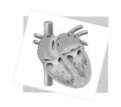

第 59 章

影响新生儿传导系统的结构性、代谢性及遗传学异常

Supaluck Kanjanauthai, Ira Shetty

心脏传导系统（CCS）由特殊的细胞和传导网络组成，包括窦房结（SA）、结间束（窦房结与房室结之间的连接）、Bachmann 束（房内传导束）、房室结（AVN）和希氏束 – 浦肯野纤维系统。CCS 从功能上可大致分为产生电冲动的结节和传导电冲动的浦肯野系统。传导系统病变包括产生电冲动异常或传导电冲动的异常，或两者兼有[1]。这些 CCS 异常在胎儿期可检测到。

正常情况下，窦房结位于上腔静脉与右心房上外侧交界处。房室结位于 Koch 三角。Koch 三角边界为冠状窦口、三尖瓣前隔瓣交界和 Todaro 腱，后者是连接下腔静脉瓣与后中央纤维体的腱状结构。新生儿心脏的结构异常不仅会影响心脏的血流，还会影响传导系统的位置，从而影响电冲动的产生和传导（图59.1~59.4）。心内肿瘤根据其所处位置及与CCS 的距离，也会引起一系列的心脏电传导异常，肿瘤切除后影响甚至还会存在，包括顽固性心律失常。

在外科手术或心脏介入手术之前，对心耳排列的认识非常重要。在内脏反位时，所有结构的位置都是反向的。并列心耳时，窦房结

处于右心房更靠前的位置。右心房异构（合并无脾症）通常具有"双侧" SA 和（或）两个AVN。一个 AVN 更靠前，另一个 AVN 更靠后，导致两个不同的 QRS 形态。两个 AVN 可通过Mönckeburg 带连接[2]，可能发生折返性心律失常。左心房异构（多脾症）有窦房结缺失或异位窦房结的危险，常表现为窦房结功能障碍或异位心房节律。

房室结和希氏束的位置取决于右心室和左心室的位置和相互关系，以及右房室（AV）瓣环发育不全的程度。由于右心室发育不全，如三尖瓣闭锁、左室双入口或三尖瓣跨越，AV 传导系统常位于希氏束所在的室间隔下段的交界处，以及房室结形成的房室交界处。三尖瓣闭锁患儿，房室结位于右心房盲端的下方，残余传导系统进入肌部室间隔的嵴部，并前移到室间隔缺损边缘。在房室间隔缺损和先天性矫正型大动脉转位这两种非常特殊的畸形中，房室结的解剖学位置位于正常的 Koch 三角之外[3]。三尖瓣跨越和房室间隔缺损的房室传导系统位于希氏束所在的室间隔下端的交界处，或是房室结所在的房室交界处。然而，房室间隔缺损的房室结位于 Koch 三角区外，中心纤维体缺失，

Supaluck Kanjanauthai, Ira Shetty

Department of Pediatric Cardiology, Advocate Children's Hospital, Oak Lawn, IL, USA

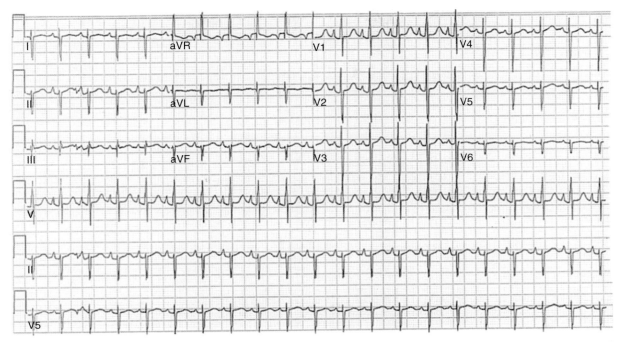

图 59.1　完全型房室间隔缺损（CAVCD）窦房结位于正常位置，房室结位于正常位置前或后，中央纤维体缺失，一个长的非穿透支延伸到室间隔缺损的下缘。图中所示为相应的心电图。图示为一唐氏综合征合并 CAVCD 新生儿的心电图，显示窦性心律与电轴左偏、额面向量逆时针转位、右心房肥大和 PR 间期延长

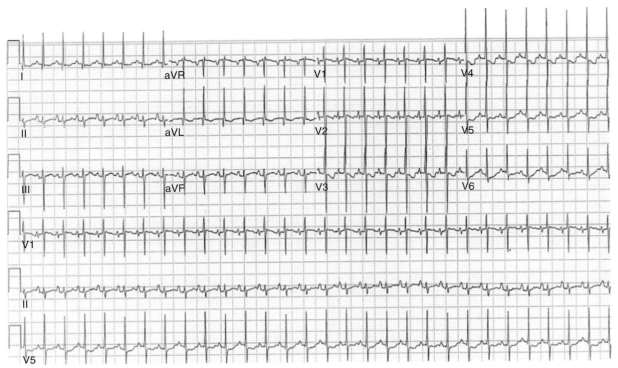

图 59.2　三尖瓣闭锁的窦房结位于正常位置，房室结位于右心房盲端下方，其余的传导系统进入肌部室间隔的顶部，前移至室间隔缺损的边缘。三尖瓣闭锁伴大血管连接正常者，心电图表现为窦性心律、心轴左偏、右心房肥大和左心室肥大

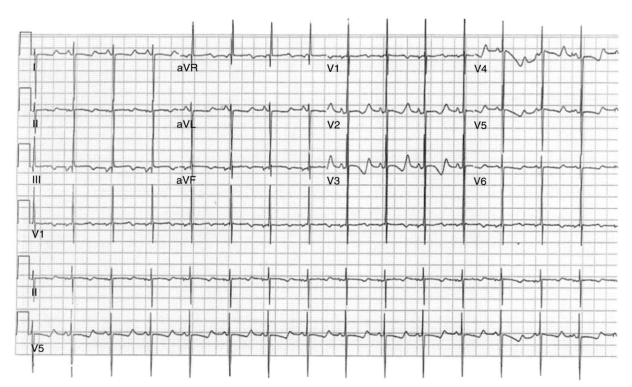

图 59.3 左心房异构（多脾症）伴下腔静脉离断与奇静脉连接，双侧形态学左心房，右侧优势非均衡型 CAVCD。窦房结位置异常或缺失，房室结及传导系统其余部分视心内病变而异。图示心电图为左心房异构、心室肥厚的新生儿，右心房节律低（Ⅲ 与 aVF 导联 P 波倒置），心率为同年龄下限，QT 间隔延长，复极异常

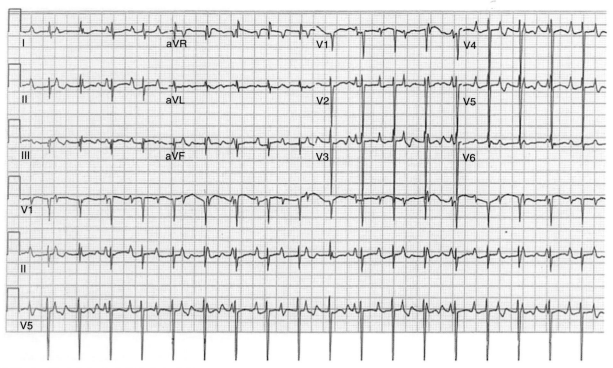

图 59.4 矫正型大动脉转位房室连接不一致和心室动脉连接不一致同时存在。窦房结位于正常位置，而房室结向前和向外侧移位，发出一个细长而脆弱的希氏束，穿过肺动脉瓣前缘（心脏阻滞风险高）；如合并室间隔缺损，则在缺损上缘。图示心电图为一新生儿，显示完全性房室传导阻滞（心房率 145/min，心室率 115/min），电轴左偏和 Q 波间隔缺失（心前外侧导联、Ⅰ 导联和 aVL 导联）

沿希氏束延伸至肌部室间隔的下缘。在矫正型大动脉转位时，房室结位于长希氏束的房间隔的前部，希氏束沿着右室流出道直接向前，通过室间隔缺损的边缘。5% 的矫正型大动脉转位患儿出生时即表现出完全性房室传导阻滞，部分患者在 20 岁前心脏传导功能会逐渐下降，20% 在成年前因完全性房室传导阻滞需要安装起搏器[4]。

代谢紊乱（表 59.1），如电解质失衡（图 59.5）、酸中毒和甲状腺功能障碍也会影响心脏正常的新生儿的传导系统[5]。完全性传导阻滞（CHB）既可见于畸形心脏，亦可见于正常心脏。正常心脏的 CHB 通常与母亲红斑狼疮有关，其自身抗体可经胎盘传递给胎儿（图 59.6）。95% 以上的患者中，母亲自身抗体有抗 Ro 抗体，也称为干燥综合征抗体（SSA），抗 La（SSB）抗体和抗核糖体蛋白（RNP）抗体。受影响的新生儿可能合并心室功能障碍、窦房结疾病、交界性心律，或表现为新生儿全身性红斑狼疮（即面部、头皮和上躯干的皮肤病

表 59.1　代谢紊乱与心脏传导异常

代谢紊乱	心脏传导效应	ECG 表现
低钾血症	房性期前收缩、室上性心动过速、交界性心律、Ⅰ度房室传导阻滞、室性期前收缩、双向室性心动过速或心室颤动（室颤）	P 波振幅增大 QRS 波增宽 PR 和 QT 间期延长 T 波低平或倒置 ST 轻微压低 U 波增高突出 表现并不总与低血钾程度相关
高钾血症（mmol/L）	房室传导加速（5.5~6） 房室传导减速（≥ 7~7.5） 人工起搏器心脏失夺获（6~7.5） 可逆性束支传导阻滞（6.5~7.5） 折返性异位性搏动（7.5~8.5） 心搏骤停或室颤（>8）	帐篷样 T 波，QT 缩短（≥ 5.5） QRS 波增宽（≥ 6.5） P 波平而宽（7~7.5） P 波消失，QRS 正弦波模式（≥ 8~9）
低钙血症	只有严重的高钙或低钙血症可以引起心脏异常节律，窦房传导阻滞或房室阻滞	P 波无影响 QT 间期延长 QTc 的影响较小
ST 部分延长		P 波无影响 高钙血症 ST 部分缩短 QT 间期缩短 QTc 的影响较小
低镁血症	常与其他电解质异常相关（如低钾血症）	
高镁血症	急性增高可导致心搏骤停	
甲状腺功能减退	窦性心动过缓	P、QRS 和 T 波低电压
甲状腺功能亢进	窦性心动过速，房颤或房扑，罕见的异常房室阻滞，束支传导阻滞	QRS 和 P 波振幅增大（假性左室肥大和肺性 P 波）
体温过低	窦性心动过缓，交界性心律，房扑和房颤 极低体温（<28℃）可导致心室期前收缩和室颤	PR、QRS、QT 和 Osborn 波间期延长（J 点在与 QRS 复合波方向相同呈驼峰状切迹）
体温过高	窦性心动过速	ST 压低和 T 波低平
酸中毒	心律失常可能继发于钾或钙的相关异常	T 波增高
碱中毒		T 波低平或倒置

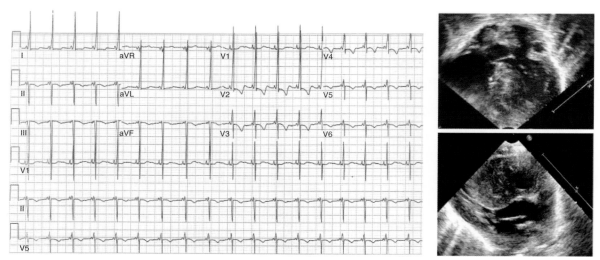

图 59.5　低钙血症时，心脏动作电位（右上图）平台期（2 期）延长，导致 ST 部分（右下图）延长。低钙血症新生儿心电图显示正常窦性心律，ST 段延长，低钙血症钙纠正后恢复正常

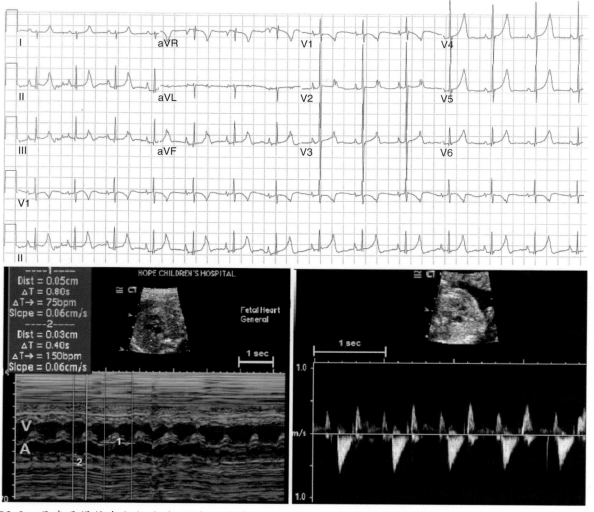

图 59.6　母亲干燥综合征抗体（SSA）阳性患儿心电图，示 2 : 1 房室传导阻滞（心房率 150/min，心室率 75/min）。注意与图 59.7 在 QT 间期上的差异，图 59.7 将其与伪 2 : 1 房室传导阻滞和长 QT 综合征区分开来。孕妇因胎儿心动过缓而提前分娩。胎儿 M 形超声心动图（左图下部）取样线经过心房心室，证实呈 2 : 1 房室传导阻滞；脉冲多普勒（右图下部）取样点位于左心室流出道

变，类似于盘状红斑狼疮的病变）[6]。约 25% 的 CHB 婴儿合并先天性心脏结构异常，如房间隔缺损（ASD）、室间隔缺损、矫正型大动脉转位或肺静脉异位引流。

由遗传因素引起的心脏传导疾病包括离子通道、细胞蛋白质、转录因子或代谢调节因子的异常（表 59.2）。可能表现为长 QT 综合征（图 59.7~59.9）、儿茶酚胺敏感性多形性室性心动

表 59.2 遗传性与免疫性疾病

免疫性和遗传性异常（基因突变）	心脏传导紊乱	其他异常
长 QT 综合征（*KCNQ1*、*KCNQ2*、*SCN5A* 最常见）	胎儿心动过缓，窦房结功能障碍，房室传导阻滞，室性心动过速或室颤，尖端扭转性室速	正常心脏，SIDS
儿茶酚胺敏感性多形性室性心动过速（*RYR*2、*CASQ*2）	室性早搏，双向性室性心动过速，室颤	正常心脏，SIDS
Holt-Oram 综合征（*TBX5*）	窦性心动过缓，房室传导阻滞，束支传导阻滞	骨骼异常，ASD，VSD
糖原贮积症，又称 Pompe 病（*PRKAG2*）	房室传导阻滞和 W-P-W 综合征	心室肥大
母体 SSA，SSB 抗体	先天性房室传导阻滞（1%~5%）罕有窦房结功能障碍	ASD，VSD，25% 的患者有大动脉转位和肺静脉异位引流，心室功能不全，新生儿全身性红斑狼疮，包括皮疹
肉碱缺乏（*SLC22A5*）	心动过缓性心搏骤停，DCM 导致 T 波改变	骨骼肌无力，阵发性无力，阵发性低血糖，脑病
肥厚性心肌病（β 肌球蛋白重链异常最常见）	室性期前收缩，室性心动过速，室颤，心搏骤停	死产
致心律失常型右室发育不良（血小板亲和蛋白 -2，桥粒芯蛋白 -2，桥粒胶蛋白 -2，桥粒斑蛋白，斑珠蛋白）	室性心动过速Epsilon 波	婴儿期少见右心室扩大动脉瘤和（或）功能不全

ASD：房间隔缺损；DCM：扩张型心肌病；SIDS：婴儿猝死综合征；VSD：室间隔缺损

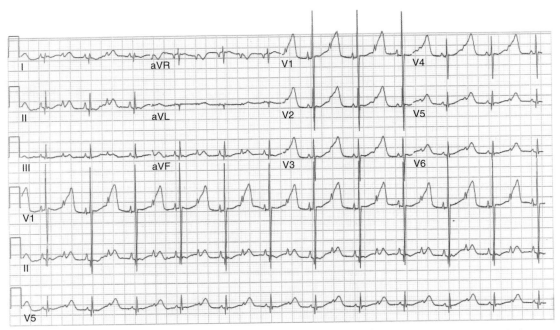

图 59.7　先天性长 QT 综合征新生儿为 2∶1 房室传导阻滞。窦房结率正常（心房率 150/min，心室率 70/min），但房室结阻滞发生在心室心肌水平，原因是复极时间异常延长，测得校正 QT 间期为 611ms

过速、肉碱缺乏、家族性肥厚性心肌病、Holt-Oram 综合征（骨骼异常、ASD 伴 I 度房室传导阻滞）或 *PRKAG*2 突变（Pompe 病），所有这些都可能在新生儿中发生。还有一些其他与传导相关的遗传性疾病，如 Brugada 综合征、心律失常性右心室发育不良（均伴有危及生命的心律失常）、LAMP2（Danon 心肌病伴有肥厚性心肌病和预激；图 59.10）和 *NKX*2.5 基因突变（ASD 和迟发性 CHB）[7]。

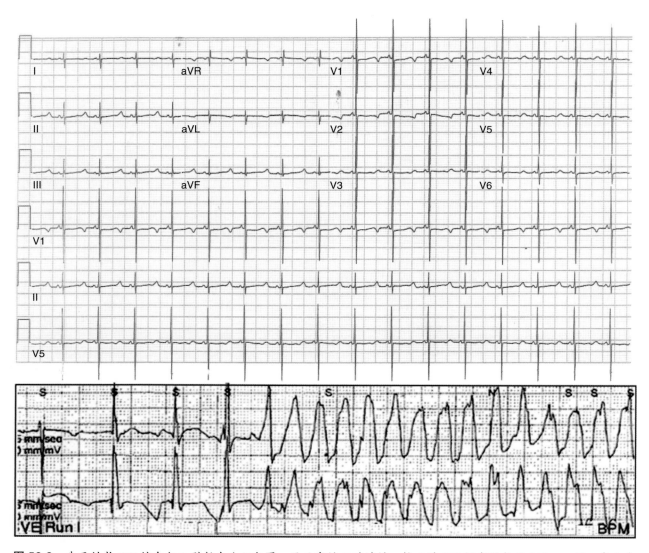

图 59.8　先天性长 QT 综合征 2 型新生儿心电图，显示窦性心动过缓，校正的 QT 间期延长至 540ms。同一患儿出现阵发性多形性室性心动过速，如下图 12 导联心电图所示。患者接受心外植入式心脏复律除颤器（ICD）和抗心律失常药物治疗

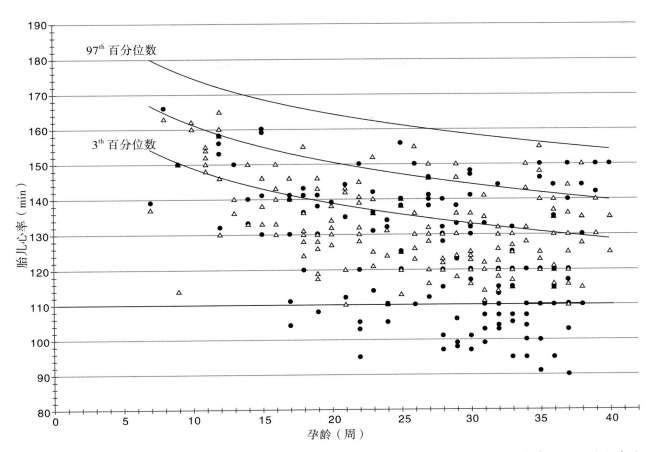

图 59.9　经基因确诊的长 QT（LQT）综合征胎儿队列中胎儿心率与胎龄的关系。三角形代表有 LQT 综合征家族史的 LQT 胎儿，黑色圆圈代表有心律异常的 LQT 胎儿。线条代表正常胎儿心率的百分位数。大部分 LQT 胎儿心率低于 97% 的正常胎儿心率

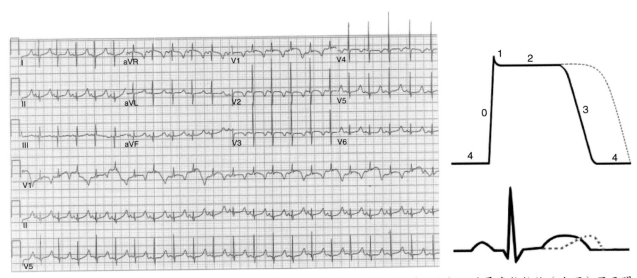

图 59.10　无已知代谢性疾病的肥厚型心肌病新生儿的心电图。心尖四腔（右上）及胸骨旁长轴位（右下）显示明显非对称性室间隔肥厚合并收缩期左室腔几近闭锁。此患者相应的心电图显示，窦性心动过缓（患者服用 β 受体阻滞剂）伴左室肥厚（电压标准）和心室预激（W-P-W 综合征），在电生理研究中证实这是由异常房室旁路连接引起的

参考文献

[1] Park DS, Fishman GI. The cardiac conduction system. Circulation, 2011, 123: 904–915.

[2] Mönckeberg JG. Zur entwicklungsgeschichte des atrioventrikularsystems. Verh Deutsch Path Ges, 1913, 16: 228–249.

[3] Anderson RH, Ho SY. The disposition of the conduction tissues in congenitally malformed hearts with reference to their embryological development. J Perinat Med, 1991, 19: 201–206.

[4] Huhta JC, Maloney JD, Ritter DG, et al. Complete atrioventricular block in patients with atrioventricular discordance. Circulation, 1983, 67: 1374–1377.

[5] Madias JE. 20 miscellaneous electrocardiographic topics//PW Macfarlane, A van Oosterom, O Pahlm, et al. Comprehensive Electrocardiology. London: Springer-Verlag, 2010: 863–883.

[6] Gilbert-Barness E, Barness LA. Pathogenesis of cardiac conduction disorders in children genetic and histopathologic aspects. Am J Med Genet A, 2006, 140 (19): 1993–2006.

[7] Park DS, Fishman GI. The cardiac conduction system. Circulation, 2011, 123: 904–915.

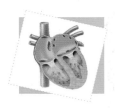

第 60 章
快速型心律失常

Barbara J. Deal

心律失常在婴儿中的发病率约为 24/10 万，其中大约有 23% 同时合并心脏器质性病变 [1]。室上性心动过速（SVT）是新生儿心动过速最常见的类型，约占 84%，男女比例为 2：1。几乎半数的新生儿 SVT 发生在出生后 1d[2]，平均心率为 270~280/min。心动过速多在出生 3 周后的常规体检中被偶然发现。新生儿 SVT 中，30%~48% 可出现充血性心力衰竭，一般表现为胃肠道症状 [2-3]。如不存在器质性心脏病，SVT 药物治疗效果良好。相比之下，持续性室性心律失常在新生儿中非常少见，特别是离子通道障碍引发的室性心律失常，可能危及生命。

室上性心动过速

SVT 的典型心电图为窄 QRS 波形心动过速（包括房性心动过速），高达 15% 同时合并束支传导阻滞。婴儿 SVT 的发病率约为 1/250~1/200，7%~46% 合并有结构性心脏病 [2,4-5]，三级心脏病中心报告的发病率更高，常见的病变类型为大动脉转位、三尖瓣下移畸形或肥厚型心肌病 [4]。了解不同类型的 SVT 发病机制对于 SVT 的治疗和预后非常重要，心动过速发作时和窦性心律恢复后进行心电图（ECG）检查可以有助于疾病诊断。

新生儿 SVT 中约 3/4 为房室折返性心动过速，存在附加旁路 [6]。心电图检查为窦性节律时出现 δ 波（QRS 预激波），提示为显性预激旁路，即预激综合征（W-P-W 综合征）（表60.1）。新生儿 SVT 的初次心电图检查中约有 22%~53% 可出现窦性节律 δ 波 [2,4-5,7-8]，但多数患儿短期内再次行 ECG 检查时发现窦性节律 δ 波消失，显性旁路变成隐匿性旁路。SVT 最常见类型为顺向型房室折返性心动过速（ORT），即激动从心房下传，经房室结缓慢传导，下传到心室，然后通过旁路（走向一般沿着左侧房室环）逆行传回心房（图 60.1a）。相反，当激动从心房通过旁路前传到心室，再经房室结逆传回心房，则为逆向型房室折返性心动过速（ART），这种情况比较少见，不超过心动过速的 10%。SVT 大多数为窄 QRS 波形心动过速，QRS 波群后可见倒置 P 波（逆行），一般在 Ⅱ、Ⅲ 或 V1 导联上类似于偏转的 T 波，平均 R-P′ 间期为 100ms。在 SVT 发作时如存在心率相关性束支阻滞，QRS 波可呈宽大畸形。ORT 的折返环路需要正常的房室结功能来维持，因此阻滞房室结可以终止 SVT 发作。较少见的 ART 为宽 QRS 波形心动过速，可见 QRS 预激波，通过旁路快速传导至心室可诱发心室纤颤。由于地高辛可以加快旁路的传导速度，因此在窦性

Barbara J. Deal

Ann and Robert H. Lurie Children's Hospital of Chicago; Northwestern University Feinberg School of Medicine, Chicago, IL, USA

表 60.1　不同类型心动过速的心电图表现

心电图	描述	心律失常类型
	短 PR 间期 QRS 波的起始部分模糊	δ 波，显性心室预激
	窄 QRS 波 QRS：P 为 1：1，间期 >70ms P 波位于倒置的 T 波中	顺向型房室折返性心动过速 （ORT）
	宽 QRS 波型心动过速 房室传导关系比例 1：1 QRS 初始部有预激波	逆向型房室折返性心动过速 （ART）
	窄 QRS 波型心动过速 长 R–P'间期 下壁导联（Ⅱ、Ⅲ、aVF）出现 P 波倒置	永久交界性反复性心动过速 （PJRT）
	窄 QRS 波型心动过速 P 波消失 V1 导联出现 Rsr 波	房室结折返性心动过速 （AVNRT）
	下壁导联见锯齿状扑动波 房室传导比例不恒定	心房扑动
	至少有 3 种及以上不同形态的 P 波 部分 P 波受阻，部分 P 波传导异常	多源性房性心动过速
	宽 QRS 波 原窦性心律基础上约快 20/min	快速型室性心律（AVR）
	宽 QRS 波形心动过速 P 波与 QRS 波无固定关系 心率 >180/min	室性心动过速（VT）

心律有明显心室预激表现（δ波）的患儿中禁用。

永久交界性反复性心动过速（PJRT）是ORT的一种特殊类型，其特征包括旁路呈慢传导隐匿性旁路，通常位于后间隔。PJRT的心率一般较慢，为180~260/min，多呈持续性发作。心电图的典型表现为长QRS-P间期，PR间期相对正常，在下壁导联Ⅱ、Ⅲ、aVF上P波倒置，容易与低位房性心动过速混淆。可通过阻滞房室结终止PJRT发作，但往往容易复发。由于PJRT附加旁路隐匿，容易发展成充血性心力衰竭。这种难治性心动过速通常需要多种药物联合治疗，一般在普萘洛尔基础上加用索他洛尔、氟卡尼或胺碘酮等[4-5,9-10]。

新生儿SVT的第二常见类型为心房扑动，折返回路局限在心房组织内（原发性房性心动过速），房室结传导对维持心动过速并不重要（图60.1b）。心房率通常约300/min，房室传导比例不固定，可为1:1或2:1，亦可不规则。假设心房扑动的心房率为300/min且房室传导比例为1:1，迷走神经刺激或静脉注射腺苷可以把房室传导比例降为2:1，产生150/min的心室律，但可能会与SVT终止发作相混淆。如果不能及时识别心房扑动，持续发作的心动过速将会引起充血性心力衰竭。腺苷可以明显抑制房室传导，从而使心房扑动波在心电图上清晰显示。典型的心房扑动波在下壁导联（Ⅱ、Ⅲ、aVF）呈负向锯齿状波（表60.1）。

新生儿原发性房性心动过速的其他类型还有多源性房性心动过速（MAT，又称紊乱性房性心动过速），以及具有孤立异位起搏点的自律性房性心动过速（AAT）。仔细分析心动过速发作期间的P波形态可以区分异常P波与正常窦性P波，前者通常在Ⅰ、Ⅱ、Ⅲ、aVF导联直立。当房性心动过速持续性发作，及时的介入治疗可以降低心力衰竭的发生风险。由于快速旁路只局限在心房组织，腺苷或迷走神经刺激通常不能终止原发性房性心动过速的发作。

房室结折返性心动过速（AVNRT）在新生儿中非常少见，1岁以内的发病率为5%~12%[4,6]。顾名思义，AVNRT是发生在房室结内的折返，激动同时向心房和心室传导，导致QRS-P间期<70ms（图60.1c）。体表心电图显示为窄QRS型心动过速，一般无明显逆行P波，P波重叠于QRS波群基底部，表现为V1导联出现假r波（rsr），或在Ⅱ、Ⅲ导联QRS波基底部波形增宽。刺激迷走神经或静脉注射腺苷合并使用地高辛或普萘洛尔可以迅速终止心动过速。尽管缺乏评估年长儿心动过速复发风险的相关报道，但1个月以上婴儿很少出现复发性心动过速。

评估与治疗

半数以上的新生儿SVT能在胎儿期或出生后2d内检出，表现为心率>250/min，可出现水肿征象，一般在产前即可发现。超过半数的SVT患儿会出现心力衰竭症状，出生后2~4周的新生儿比出生后1d的多见。SVT的临床症状缺乏特异性，通常为出生后1周出现气促、拒食、胃肠道症状、嗜睡，严重的可因发生休克而被送进急诊科。而在复苏过程中作为病因的心动过速往往容易被忽略。因此，治疗前心动过速发作期间进行12导联心电图检查对临床有指导意义，不仅可以鉴别心动过速的类型，还可预测治疗效果、评估心动过速的再发风险，然而，这个步骤却常常被忽视。

涉及房室结传导的SVT发作（新生儿SVT的大多数类型）可以通过阻断房室结传导来迅速终止，如冷敷面部、插入静脉管或静脉输注腺苷。腺苷可引起支气管痉挛，产生的疼痛会刺激体内肾上腺素释放，从而诱发已停止发作的心动过速在短暂时间内再次发作，这种情况不能认为是腺苷治疗无效。对充血性心力衰竭婴儿行迷走神经刺激治疗心动过速的效果欠佳[3]。如果刺激迷走神经抑制房室传导后不能终止心动过速发作，需考虑旁路可能起源于心房，此时在心电图上明显可见心房电活动波未传导至心室。诊断性的腺苷注射也可以帮助鉴别。预防 SVT 复发的初始治疗药物一般是普萘洛尔或地高辛，后者禁用于并发预激综合征的患儿，应用以上任意一种药物进行治疗后，出生后 6 个月内患儿 SVT 复发率约为 30%[8]。对于 SVT 反复发作或难治性 SVT，首选药物有索他洛尔、胺碘酮或氟卡尼等[5,9-10]。

心房扑动一般可在发作 24h 内自发终止，对口服或静脉注射地高辛、经食管心房调搏及同步直流电复律等治疗有效。合并心力衰竭或器质性心脏病时，心房扑动转复后需使用普鲁卡因、索他洛尔、胺碘酮等药物维持窦性心律，防止复发。新生儿期过后心房扑动很少再发。

对于出生后 2~4 周内因充血性心力衰竭入院的 SVT 新生儿，治疗手段非常复杂，需要迅速转移到配备有心脏重症监护及电生理学专家的治疗中心进行治疗。常规的心力衰竭治疗方法，如静脉插管、液体复苏会直接加重心功能不全，导致严重低血压。正性肌力药物会引起心律失常复发，而静脉注射抗心律失常药物如

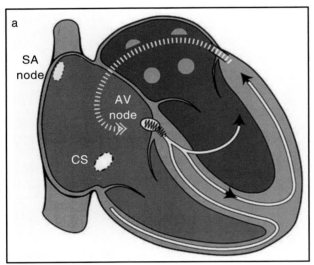
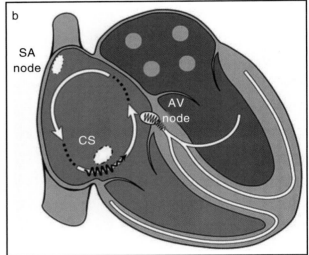
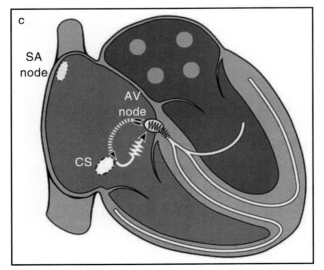

图 60.1　a. 顺向型房室折返性心动过速示意图：激动从心房下传，经房室结下传到心室，然后通过旁路沿着房室环逆行传回心房。b. 原发性房性心动过速示意图：心动过速回路局限于心房组织，激动从房间隔上部传导至心房下侧壁，心室律可不规则。c. 房室结折返性心动过速示意图：折返回路发生在房室结组织内，激动同时向心房和心室传导。经 Elsevier 许可引自 Mavroudis, et al. 2008[20]. SA node：窦房结；AV node：房室结；CS：冠状静脉窦

胺碘酮等，在心力衰竭的情况下会起到明显的负性肌力作用。根据指南建议的胺碘酮治疗剂量可加重血流动力学障碍，需要立刻使用体外膜肺氧合做进一步血流动力支持[11]。注射短效艾司洛尔或普鲁卡因[12]（有需要时进行经食管心房调搏）或间断注入腺苷治疗可以有效终止心力衰竭患儿的 SVT 发作，经食管心房调搏尤其适用于治疗重症新生儿的 SVT 反复发作。

室性快速型心律失常

快速型室性心律（AVR）不常见于新生儿，在原窦性心律基础上加快 15% 时可出现 QRS 波增宽并左束支传导阻滞[13]。AVR 经常与窦性节律交替出现。AVR 发作期间患儿一般无明显症状，血流动力学稳定，很少需要进行抗心律失常治疗，偶尔会出现药物治疗难以终止 AVR 发作的情况。AVR 患儿一般预后较好，常在出生后数年内自行消失。

室性心动过速在新生儿人群中极其罕见，一旦发现则需要仔细寻找原发病或诱因。心电图表现为 QRS 波增宽，心室率增快，一般 >180/min。诱发室性心动过速发作的相关原因有心肌炎、心脏横纹肌瘤、先天性心脏病、离子通道疾病、药物或留置管刺激等。室性心律失常患儿如果无任何症状，心脏结构及功能正常，窦性心律状态下心电图结果正常（不存在心动过缓、传导延迟、QT 延长等情况），通常预后良好，1 岁内心律失常可自行消失[14-15]，这些低风险患儿的治疗决策取决于室性心律失常的发作频率和心率快慢。

尽管室性心律失常引起临床症状的新生患儿非常罕见，但一旦出现症状则死亡风险较高，需要积极进行治疗和评估。患儿如果没有合并器质性心脏病、心肌炎或心肌病，窦性心律时行心电图检查以及详细询问家族史有助于查找病因。窦性心律期间的心电图检查如发现有心动过缓、传导延迟、房室传导阻滞或 QT 延长

等情况，强烈提示为离子通道病，包括钠通道紊乱（SCN5A）和 Brugada 综合征，死亡风险极高[16-17]。多达 10% 的婴儿猝死是由遗传性的长 QT 综合征基因变异所致[18]，这些患儿可能有心源性猝死、癫痫发作或流产等家族史，进一步行基因检测有助于室性心动过速的病因诊断。

评估与治疗

查找引发新生儿室性心律失常的原发病或诱因的主要手段有超声心动图检查、窦性心律期间的心电图检查、24h 动态心电图监测、电解质分析、拔除心脏内留置管以及详细询问家族史。对于无症状的室性心律失常患儿（超声心动图及心电图结果正常，无原发病或诱因及家族病史）一般无须治疗，只有在室性心律失常的发生频率过高引起心功能不全加重的情况下，才需要进行治疗，选用 β 受体阻滞剂治疗出生后 1 个月患儿的疗效较好。

对于血流动力学不稳定的室性心动过速新生儿，室性心动过速反复或持续发作，治疗具有挑战性。首选直流电复律，然后静滴抗心律失常药物维持窦性心律。对于心动过缓 – 间歇依赖性长 QT 综合征（Ⅰ 型）合并房室传导阻滞的患儿，输注异丙肾上腺素的治疗效果良好。静滴艾司洛尔、利多卡因、普鲁卡因或胺碘酮等是最常用的治疗方法。值得注意的是，对于心脏结构正常、血流动力学不稳定的室性心动过速患儿，他们在 10 岁以前有较高的心脏停搏风险[19]，可能需要在婴儿期植入除颤器。

参考文献

[1] Turner C J, Wren C. The epidemiology of arrhythmia in infants: a population-based study. J Paediatr Child Health, 2013, 4: 278–281.
[2] Gilljam T, Jaeggi E, Gow RM.Neonatal supraventricular tachycardia: outcomes over a 27-year period at a single institution. Acta Paediatr, 2008, 97 (8): 1035–1039.

[3] Deal BJ, Keane JF, Gillette PC, et al. Wolff–Parkinson–White syndrome and supraventricular tachycardia during infancy: management and follow-up. J Am Coll Cardiol, 1985, 5 (1): 130–135.

[4] Weindling SN, Saul JP, Walsh EP. Efficacy and risks of medical therapy for supraventricular tachycardia in neonates and infants. Am Heart J, 1996, 131 (1): 66–72.

[5] Knudson JD, Cannon BC, Kim JJ, et al. High-dose sotalol is safe and effective in neonates and infants with refractory supraventricular tachyarrhythmias. Pediatr Cardiol, 2011, 32 (7): 896–903.

[6] Ko JK, Deal BJ, Strasburger JF, et al. Supraventricular tachycardia mechanisms and their age distribution in pediatric patients. Am J Cardiol, 1992, 69 (12): 1028–1032.

[7] Drago F, Silvetti MS, De Santis A, et al. Paroxysmal reciprocating supraventricular tachycardia in infants: electrophysiologically guided medical treatment and long-term evolution of the reentry circuit. Europace, 2008, 10 (5): 629–635.

[8] Sanatani S, Hamilton RM, Gross GJ. Predictors of refractory tachycardia ininfants with supraventricular tachycardia. Pediatr Cardiol, 2002, 23 (5): 508–512.

[9] Price JF, Kertesz NJ, Snyder CS, et al. Flecainide andsotalol: a new combination therapy for refractory supraventricular tachycardia in children <1 year of age. J Am Coll Cardiol, 2002, 39 (3): 517–520.

[10] Tavera MC, Bassareo PP, Neroni P, et al. Supraventricular tachycardia in neonates: antiarrhythmic drug choice dilemma. J Matern Fetal Neonatal Med, 2010, 23 (Suppl 3): 30–33.

[11] Salerno JC, Seslar SP, Chun TU, et al. Predictors of ECMO support in infants with tachycardia-induced cardiomyopathy. Pediatr Cardiol, 2011, 32 (6): 754–758.

[12] Chang PM, Silka MJ, Moromisato DY, et al. Amiodarone versus procainamide for the acute treatment of recurrent supraventricular tachycardia in pediatric patients. Circ Arrhythm Electrophysiol, 2010, 3 (2): 134–140.

[13] Freire G, Dubrow I. Accelerated idioventricular rhythm in newborns: a worrisome but benign entity with or without congenital heart disease. Pediatr Cardiol, 2008, 29 (2): 457–462.

[14] De Rosa G, Butera G, Chessa M, et al. Outcome of newborns with asymptomatic monomorphic ventricular arrhythmia. Arch Dis Child Fetal Neonatal Ed, 2006, 91 (6): F419–422.

[15] Levin MD, Stephens P, Tanel RE, et al. Ventricular tachycardia in infants with structurally normal heart: a benign disorder. Cardiol Young, 2010, 20 (6): 641–647.

[16] Wang DW, Crotti L, Shimizu W, et al. Malignant perinatal variant of long-QT syndrome caused by a profoundly dysfunctional cardiac sodium channel. Circ Arrhythm Electrophysiol, 2008, 1 (5): 370–378.

[17] Kanter RJ, Pfeiffer R, Hu D, et al. Brugada-like syndrome in infancy presenting with rapid ventricular tachycardia and intraventricular conduction delay. Circulation, 2012, 125 (1): 14–22.

[18] Arnestad M, Crotti L, Rognum TO, et al. Prevalence of long-QT syndrome gene variants in sudden infant death syndrome. Circulation, 2007, 115 (3): 361–367.

[19] Spazzolini C, Mullally J, Moss AJ, et al. Clinical implications for patients with long QT syndrome who experience a cardiac event during infancy. J Am Coll Cardiol, 2009, 54 (9): 832–837.

[20] Mavroudis C, Deal BJ, Backer CL, et al. Arrhythmia surgery in patients with and without congenital heart disease. Ann Thorac Surg, 2008, 86: 857–868.

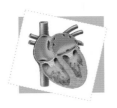

第 61 章
缓慢型心律失常

Gregory Webster, Barbara J. Deal

个别疾病在出生几个月的婴儿中表现为致死性心率缓慢，因此临床对新生儿心动过缓不能掉以轻心。心动过缓很少由于心源性因素引起，大多能通过病史、体格检查、12 导联心电图（ECG）检查发现，偶尔需要进一步行 24h 动态心电图或超声心动图来协助。本章首次列举了引起新生儿心动过缓的主要心脏原发疾病，并介绍排除心脏因素后需要重点考虑的引起心动过缓的心外因素。

经 12 导联心电图检测的新生儿正常心率范围根据出生天数进行划分。从出生第 1 周到 3 个月，正常最低心率从 90 /min 增加到 121/min[1-2]。新生儿的这种心率变化规律对于诊断生理性心动过缓非常重要，详见图 61.1。但是，以上心率是在静息状态下行心电图检查获得的，因而当婴儿在检查过程中出现哭闹时，可能需要多次尝试才能获得静息心电图结果。

评价婴儿心动过缓的严重程度，不能仅根据静息心电图，最好连续监测在不同生理状态下的心率并且记录至少 24h 以上。获得这些信息需要住院远程监测或 24h 动态心电图监测（Holter）。24h 动态心电图监测能够评估平均心率和最低心率。足月儿的 24h 平均心率正常为睡眠时 95/min、清醒时 113/min，睡眠时最低心率 <60/min 和清醒时 <80/min 提示心率异常[3-4]。

无论心率是通过 24h 监测还是心电图得到，心率缓慢只是一种临床表现。心动过缓的预后取决于病因类型。本章的目的是阐述引起新生儿心动过缓的最重要病因。首先是介绍会危及生命的心脏基础病，包括完全性心脏传导阻滞、遗传性疾病以及先天性心脏病。新生儿专科医生遇到的心动过缓通常主要由心外因素引起，只有少数是心脏疾病所致。心外因素的具体内容将在下面章节详细介绍，并同时介绍相关的诊断与治疗方法。表 61.1 根据发生频率详细列出了新生儿心动过缓的病因。

房室传导异常的诊断

要对房室传导异常进行识别并分类。根据心房和心室之间的激动传导关系，分为一度、二度和三度房室传导阻滞。三度房室传导阻滞，亦称完全性房室传导阻滞，所有来自心房的激动（P 波）都不能下传至心室，心房率通常正常，心室率缓慢，心房和心室各自独立活动，房室之间完全脱节，心室律多规则。心电图显示房室分离即可明确诊断。然而，特定情况下，当新生儿心电图显示心室率显著减慢时，要注意努力寻找隐藏的 P 波，通常埋藏在 QRS

Gregory Webster, Barbara J. Deal
Ann and Robert H. Lurie Children's Hospital of Chicago; Northwestern University Feinberg School of Medicine, Chicago, IL, USA

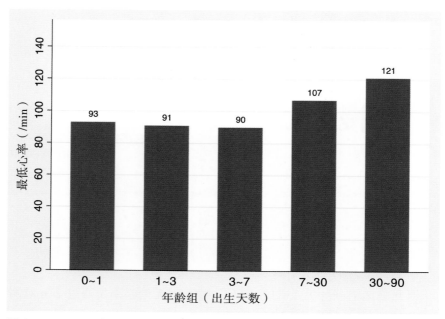

图 61.1　不同天数婴儿的最低心率。经 Springer 公司许可，引自 Davignon，et al，1979 [1]

表 61.1　根据出现频率列出的新生儿心动过缓病因

频率	机制	病因
常见	窦性心动过缓	早产儿呼吸暂停和心动过缓
		胃食管反流
		肺部疾病
		神经损伤 / 头部低温治疗
	非窦性心动过缓	未下传的房性期前收缩
少见	窦性心动过缓	代谢性原因 a
		新生儿药物治疗
		先天性心脏病
		长 QT 综合征
罕见	窦性心动过缓	孕期用药
		机械性 / 医源性
	非窦性心动过缓	先天性心脏传导阻滞
		外科手术后心脏传导阻滞
		白喉
		肿瘤

一些病因可能同时引起窦性与非窦性心动过缓。病因分类基于病因出现频率。a. 引起心动过缓最常见的代谢性疾病参见正文

波群或 T 波中。当心房率是心室率的倍数时，隐藏的 P 波特别难发现。P 波对于鉴别完全性房室传导阻滞和窦性心动过缓非常重要，如果没有发现多余的 P 波，完全性房室传导阻滞可能被误诊为窦性心动过缓，并且如下文所述，两者的治疗方式差异很大。

二度房室传导阻滞是电激动自心房传至心室过程中有部分传导中断。心房律规则，心率与正常同年龄段的心率一致。尽管房室结能够把心房的激动传导至心室，但传导时间逐渐延长，即 PR 间期逐渐延长，最终一个 P 波受阻不能下传心室。下传的 PR 间期不固定导致心室律不规则，呈特征性的"分组搏动"。发展到仅少数（但不是全部）正常窦性搏动能够下传到心室时，称为高度房室传导阻滞，其房室结传导障碍比二度房室传导阻滞更严重，易发展成完全性房室传导阻滞。二度房室传导阻滞可以进一步分为莫氏（Mobitz）I 型和莫氏 II 型，但在婴儿中无明显临床意义。所有的二度房室传导阻滞都应该被临床识别，并行进一步检查。

一度房室传导阻滞是由于心房或房室结传

导延迟所致。出生第一天新生儿的 PR 间期可能延长至 160ms，1 周后 PR 间期的正常上限下降至 140ms，并一直维持在 140~150ms，直至婴儿 3 个月大时 PR 间期开始逐渐增加[1]。

房室传导异常的病因

三度或完全性房室传导阻滞（CAVB）在所有引起新生儿心动过缓的病因中死亡率最高（表 61.2）。CAVB 在婴儿中少见，约为活产婴儿的 1/20 000[5]，早期死亡率为 14%~34%，如果包括胎儿宫内死亡，CAVB 的死亡率更高[5-6]。CAVB 最常发生于母体自身免疫性疾病（通常心脏结构正常）或复杂的先天性心脏病。

发现高度房室传导阻滞或完全性房室传导阻滞且无器质性心脏病的新生儿，应对其母亲进行自身免疫检查。母体的 SSA/Ro 和 SSB/La 抗体可通过胎盘进入胎儿血液循环触发胎儿心肌炎症反应，导致房室结或以下传导细胞凋亡，从而导致 CAVB[7]。房室传导阻滞在出生后 1 个月内迅速发展，最初表现为一度房室传导阻滞或间歇性／持续性二度房室传导阻滞，直到孩子长大后才发展成完全性房室传导阻滞。抗体介导的 CAVB 发病机制尚不完全清楚。即使给予合适的起搏治疗，仍约有 10% 的抗体介导的先天性 CAVB 新生儿最终发展成心肌病[8-9]。对于曾育有母体抗体介导的 CAVB 新生儿的母亲，其下一胎儿发生心脏传导阻滞的概率为 15%[10]。母体自身免疫性疾病通常处于亚临床状态，缺乏临床症状，应在产后早期进行抗体检测。除此之外，临床上也发现了特发性先天性 CAVB，发病原因与已知的母体抗体无相关性。

在三级心脏护理中心进行的一系列随访中发现，超过 90% 的 CAVB 患儿（无论是在婴儿期或儿童期）最终要进行起搏器治疗[11]。由于室性逸搏频率随着年龄的增长而缓慢下降，很少有先天性 CAVB 患儿能够坚持到青春期还不需要安装起搏器。

继发于心脏结构缺陷的传导系统发育异常也可以导致新生儿房室传导阻滞。诊断性超声心动图适用于所有二度或三度房室传导阻滞，以排除器质性心脏病和心肌功能障碍。心脏传导阻滞可以继发于多种先天性心脏病，尤其常见于矫正型大动脉转位（SLL 型），其存在房室连接不一致、内脏异位综合征并左房异构[12]。

心脏外科手术后造成的心肌和传导系统损伤也是引发新生儿房室传导阻滞和心动过缓的另一重要原因，由于继发于心脏手术后，所以一般在手术室或重症监护室即可发现并做出明确的病因诊断。心脏的传导系统功能可以自行修复，但一般需要至少 10d，因此通常需要安装心脏临时起搏器。心脏手术后造成的房室传导阻滞患儿中，约 57% 需要植入永久性心脏起搏器[13]。

医源性房室传导阻滞在新生儿期很少见，常见为心导管检查后引起房室传导阻滞或置入中心静脉插管后引起心动过缓。现今临床上已采用柔软的中心静脉导管，且导管位置一般放置在右心房 - 上腔静脉交界处上方，因此中心静脉导管压迫窦房结的现象已不常见。

引起完全性房室传导阻滞的病因（包括抗体介导的疾病和器质性心脏病）也同样可以导致二度房室传导阻滞，但后者多由药物毒性、电解质紊乱、机械原因或其他短暂操作等引起。值得注意的是，房室传导异常引起的二度房室传导阻滞须与未下传的房性期前收缩相鉴别，后者产生的心房激动由于过早地传到房室结，因此传导被阻断，而房室结本身的功能是正常的（表 61.2）。有关房性期前收缩的病因及治疗介绍详见第 62 章。

心动过缓的遗传因素

长 QT 综合征是一种异质性离子通道病，目前已确立了 13 个基因通过突变的方式影响钾或钠细胞电流[14]。长 QT 综合征在人群中的发

表 61.2　各种类型的房室传导异常

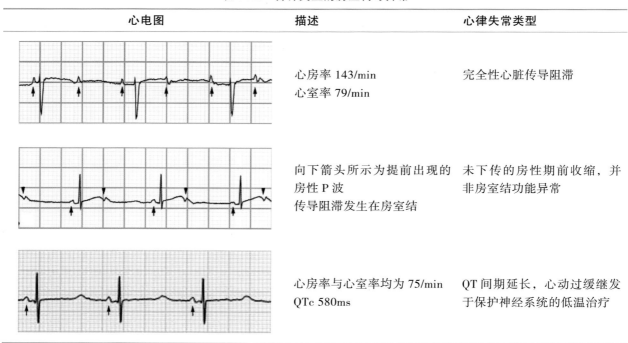

心电图	描述	心律失常类型
	心房率 143/min 心室率 79/min	完全性心脏传导阻滞
	向下箭头所示为提前出现的房性 P 波 传导阻滞发生在房室结	未下传的房性期前收缩，并非房室结功能异常
	心房率与心室率均为 75/min QTc 580ms	QT 间期延长，心动过缓继发于保护神经系统的低温治疗

　　AV：房室；QTc：校正的 QT 间期（详见正文介绍的 Bazett 心率校正公式）。向上箭头表示窦性心律的 P 波位置，向下箭头表示房性期前收缩

病率约 1/2500~1/2000，是婴儿猝死综合征的一个重要病因[15]。长 QT 综合征临床上表现为心动过缓[16-17]，但心率仅比正常的平均值略有下降。然而，胎儿或新生儿心动过缓可作为长 QT 综合征的早期征象[18]。因此，即使是轻度的新生儿心动过缓也需要进行 12 导联体表心电图检查，如果漏诊先天性长 QT 综合征，后果可能很严重。

　　长 QT 综合征的特征表现是校正心率后的 QT 间期（QTc）异常延长。心电图 QT 间期测量是在窦性心律下，测量 QRS 波起点至 T 波终点（T 波降支与等电位线的交点）的时间间期。正常男性 QTc<450ms、女性 QTc<460ms。在新生儿出生第 1 周内，QT 间期可轻度延长，最长可达 480~490ms，但 99% 以上的婴儿于出生 2 周后 QT 间期应回到正常范围，即低于 450ms[19]。QT 间期的测量通常在心电图 Ⅱ 导联和 V5 导联上进行，方法简单，任何级别的执业医生都能快速掌握，并不一定需要心脏专科医生[20]。用 Bazett 公式对 QT 间期进行心率校正，

QTc 为 QT 间期值除以 RR 间期的开平方根，即 $QTc=QT/\sqrt{RR}$，单位均为毫秒（ms）。目前临床使用的心电图算法可能高估 QTc 的时间间隔，因此可能需要对自动生成的心电图结果进行校正。2 周以上婴儿的 QTc>470ms 则高度提示异常，患儿携带致病基因的阳性率高达 43%[19]。

　　在特殊病例中，由于 QT 间期显著延长，使得下一个正常窦性 P 波正逢前一个窦性心搏的绝对不应期，导致下一个窦性心律无法下传，从而引发了 2:1 房室传导，即 2 个窦性 P 波，只有 1 个窦性 P 波可以下传至心室。出现 2:1 房室传导是 QT 间期显著延长的标志。

　　关于心动过缓的整体治疗内容将在本章后面介绍，由于长 QT 综合征的治疗具有特异性，因而在这里重点介绍。一旦长 QT 综合征诊断成立，即使是在新生儿期，也要启动 β 肾上腺素受体拮抗剂治疗。药物治疗期间如果致死性心律失常仍反复发作，需要考虑植入心脏辅助装置进行治疗。心外膜植入式心律转复除颤器（ICD）已可以应用于新生儿。另外，在长 QT

综合征中可以见到心动过缓引起的室性心律失常，因而有时可以考虑植入体积较小的起搏器（无除颤功能）作为替代。心脏起搏器可以消除长时间的心脏停顿，但有引起快速型心律失常的潜在风险[21-22]。选择起搏器治疗心动过缓需要仔细权衡其优缺点。起搏器并不具备 ICD 在快速性心律失常发作时发放高压电除颤的功能，但与心外膜 ICD 植入术相比却具有硬件要求少、副作用小的优点，因而在治疗新生儿心律失常的装置选择问题上应向专家进行咨询。永久性起搏器的并发症在新生儿中较为常见，从而限制了临床使用。

已发现几种罕见的遗传性疾病能够影响心脏传导系统，包括 NKX2.5、HCN4 和 Kearns-Sayre 综合征。这些罕见疾病引起的传导障碍在新生儿期通常表现并不明显。心脏转录因子 NKX2.5 与先天性心脏病和遗传性传导系统疾病相关[23]。超极化激活的环核苷酸门控通道（HCN）参与心脏起搏功能的调节。HCN4 亚型突变见于家族性窦性心动过缓，属于常染色体显性遗传[24-25]。Kearnss-Sayre 综合征是一种罕见的线粒体 DNA 缺失相关疾病，可导致心动过缓、房室传导阻滞和心律失常[26]。这几种遗传性疾病非常罕见，仅有的报道描述亦不完整，甚至，至今尚无关于这些疾病引起新生儿心动过缓的文献报道。有年轻猝死或癫痫家族史的房室传导阻滞或心动过缓，在彻底排除其他致病因素后，应考虑可能是遗传因素引起。

心动过缓的心外因素

一旦排除引起心动过缓的心源性因素，需要注意寻找引起心动过缓的心外原因，后者其实是临床上新生儿心动过缓的最常见病因。在早产儿中，由于自主调节的不成熟和迷走神经张力过高可导致心动过缓[27]。偶发的呼吸暂停、缺氧和随后引起的心动过缓是早产儿的典型症状，早产儿胎龄达到 37 周后症状一般消失，可

短期使用甲基黄嘌呤预防偶发呼吸暂停和心动过缓[28]。其他缺氧原因，包括支气管肺发育不良、肺炎、肺出血和气胸，可引起急性或偶发的心动过缓。颅内压升高或保护神经系统的低温治疗也可引起明显的心动过缓和 QT 间期延长（表 61.2）。

此外，还要仔细审查新生儿和产妇使用的药物是否有引起心动过缓的潜在作用。治疗新生儿快速性心律失常，如抗室上性心动过速（SVT）的药物，常常影响到窦房结功能、房室传导和旁路传导。因此，这些药物的主要副作用是引起心动过缓，尤其是地高辛在新生儿期的使用，有时需要调整药物方案治疗新生儿SVT。吗啡可以增加副交感神经张力，从而引起窦性心动过缓，但很少影响房室结传导。母体使用的药物可以通过胎盘进入胎儿循环，甚至出生后药物仍停留在新生儿循环中，从而降低新生儿的窦房结及房室结传导功能，作用时间取决于药物的半衰期。接受药物治疗的母亲也可通过哺乳将药物传给婴儿，因此在母乳喂养期间，应评估母体用药的安全性。一般情况下，乳母应该停止使用对婴儿有影响的药物，或减少剂量，或使用其他替代药物，遇到情况特殊的，可改用配方奶喂养婴儿。

新生儿甲状腺功能减退症也可以导致心动过缓，但对心率影响甚微，只在病情严重的情况下才出现。大规模筛查研究发现甲状腺功能减退的婴儿心率与对照组相比差异无统计学意义[29-30]。严重的低血糖和高钾血症可引起心动过缓[31]。窦房结传导阻滞、白喉和心脏肿瘤可引起心动过缓，但在新生儿期非常少见[32-33]。

诊 断

询问病史和体格检查是诊断新生儿心动过缓的关键，特别注意询问产妇的病史（包括产前和围生期用药）。对于母乳喂养的婴儿，还需要询问乳母当时的用药情况以及是否吸食毒

品等。家族史方面,询问是否有家族性心动过缓、年轻亲属猝死、房室传导阻滞、相关装置植入、母体自身免疫性疾病（尤其是系统性红斑狼疮或干燥综合征）等情况。同时应对患儿完成彻底的体格检查。心脏检查、肺部检查和详细的畸形评估有助于寻找心动过缓的病因。

12 导联 ECG 是首选的检查手段,在标准设置下运行,注意使用 150Hz 以上的高频滤波。虽然这是大多数机器上的标准设置,但有时成人心电图仪会把高频滤波设置为 100Hz,这可能会导致新生儿间隔时间测量错误。住院患者远程监测或 24h 连续监测有助于获得平均心率和最低心率,诊断并定量异位节律的发生频率,以及评估房室传导异常的发作频率。

虽然有创的心脏电生理检查可以获得窦房结恢复时间和固有心率等参数,然而在日常临床工作中,很少用于评价新生儿心动过缓[34]。

治 疗

对于心外病因导致的心动过缓,治疗基础疾病会有助于改善心率。对于心源性心动过缓,治疗效果取决于原发心脏疾病的类型和发病时的严重程度。

对于心动过缓导致的心搏骤停,应根据复苏指南进行管理[35-36],必要时注射异丙肾上腺素或其他交感神经类药物。其他维持新生儿心率的治疗手段详见表 61.3。治疗心动过缓的首选方式是药物治疗,必要时可进行紧急心脏起搏。经皮心脏起搏能够迅速起搏心室,其所需的电极片必须选用婴儿型号,否则两张大电极片贴在婴儿小小的胸部会因为发生重叠而引发短路。经皮起搏引起的起搏伪迹和骨骼肌收缩使得验证心室肌夺获比较困难。同时需要观察起搏功能,密切监测动脉反应、远端灌注和全身灌注情况。窦性心动过缓时如果房室传导功能完好,经食管心房起搏治疗是有效的。

心外膜起搏或经静脉起搏可作为临时起搏治疗方案。在婴儿中经静脉操作是一项技术挑战,有可能造成心脏穿孔,在 X 线透视下进行有助于确定导丝的正确位置。

永久性起搏器治疗新生儿心动过缓的指南 2008 年发表后,2012 年进行了更新。起搏器治疗的适应证分为 I 类（推荐使用）、II 类（可以被考虑）和 III 类（不推荐）。新生儿植入起搏器的 I 类指征为 CAVB 同时合并宽 QRS 波逸搏心律、复杂异位搏动、心功能不全或心室率 <55/min,或合并先心病且心室率 <70/min。后来指南[37]补充了 10kg 以下儿童也可选用永久性经静脉起搏器的内容。然而,在新生儿中放

表 61.3　有症状的新生儿心动过缓各种治疗方法的优缺点

治疗方式	优点	缺点
静脉注射异丙肾上腺素	快速启动;增加窦房结速率;改善房室结传导功能	需要建立静脉通路,可能引起外周血管扩张和舒张压降低
经皮起搏	快速启动	必须仔细注意心室夺获的证据
经食管心房调搏	操作简便可行	仅在窦房结功能不全时有效;无心室夺获;长时间经食管起搏治疗可造成食管损伤
临时性经静脉心内膜起搏	临时性心室起搏维持心率非常有效	新生儿通常需要在 X 线透视下进行,以降低操作风险
永久性经静脉心内膜起搏	针对性治疗	技术上具有挑战性;注意导线可引起新生儿静脉系统的长期后遗症
临时性心外膜起搏	剑突下切口小,起搏稳定	存在感染可能,或需要更复杂的手术
永久性心外膜起搏	针对性治疗,首选双腔起搏	胸骨切口,术野较小

置脉冲发生器的技术要求很高，起搏导线有引起静脉血栓等远期并发症的风险，也会影响更换起搏装置的再植入，因此限制了起搏器在新生儿中的应用[38-39]。婴儿选用心外膜双腔起搏器的并发症发生率低，起搏器使用寿命较长[40]。当婴儿具有植入永久性起搏器指征时，临床通常选用心外膜起搏。具有器质性心脏病的婴儿早期死亡率高，一岁以内高达40%，因此需要植入永久性起搏器[36]。

结　论

　　一般生理性窦性心动过缓在新生儿出生1周内出现，2周后最低心率增加趋于正常。心率异常减慢可以是窦房结功能或房室传导异常所致。心外因素是引起窦性心动过缓的最常见原因，包括自主调节的不成熟、呼吸暂停和早产儿心动过缓，或继发于药物或其他疾病。新生儿心动过缓也可能是长QT综合征的早期表现。对于存在非生理性房室传导阻滞的婴儿，需要进行全面的心脏评估和对母体进行自身免疫抗体检测。合并器质性心脏病和完全性房室传导阻滞的患儿，早期死亡率极高。

参考文献

[1] Davignon A, Rautaharju P, Boisselle E, et al. Normal ECG standards for infants and children. Pediatr Cardiol, 1979, 1: 123–152.

[2] Schwartz PJ, Garson A Jr, Paul T, et al. Guidelines for the interpretation of the neonatal electrocardiogram: a task force of the European Society of Cardiology. Eur Heart J, 2002, 23 (17): 1329–1344.

[3] Richards JM, Alexander JR, Shinebourne EA, et al. Sequential 22-hour profiles of breathing patterns and heart rate in 110 full-term infants during their first 6 months of life. Pediatrics, 1984, 74 (5): 763–777.

[4] Montague TJ, Taylor PG, Stockton R, et al. The spectrum of cardiac rate and rhythm in normal newborns. Pediatr Cardiol, 1982, 2 (1): 33–38.

[5] Buyon JP, Hiebert R, Copel J, et al. Autoimmune-asso- ciated congenital heart block:demographics, mortality, morbidity and recurrence rates obtained from a national neonatal lupus registry. J Am Coll Cardiol, 1998, 31 (7): 1658–1666.

[6] Groves AM, Allan LD, Rosenthal E. Outcome of isolated congenital complete heart block diagnosed in utero. Heart, 1996, 75 (2): 190–194.

[7] Hutter D, Silverman ED, Jaeggi ET. The benefits of transplacental treatment of isolated congenital complete heart block associated with maternal anti-Ro/SSA antibodies: a review. Scand J Immunol, 2010, 72 (3): 235–241.

[8] Moak JP, Barron KS, Hougen TJ, et al.Congenital heart block: development of late-onset cardiomyopathy, a previously underappreciated sequela. J Am Coll Cardiol, 2001, 37 (1): 238–42.

[9] Udink ten Cate FE, Breur JM, Cohen MI, et al. Dilated cardiomyopathy in isolated congenital complete atrioven- tricular block: early and long-term risk in children. J Am Coll Cardiol, 2001, 37 (4): 1129–1134.

[10] Waltuck J, Buyon JP. Autoantibody-associated congeni- tal heart block: outcome in mothers and children. Ann Intern Med, 1994, 120 (7): 544–551.

[11] Jaeggi ET, Hamilton RM, Silverman ED, et al. Outcome of children with fetal, neonatal or childhood diagnosis of isolated congenital atrioventricular block: a single institution's experience of 30 years. J Am Coll Cardiol, 2002, 39 (1): 130–137.

[12] Schmidt KG, Ulmer HE, Silverman NH, et al. Perinatal outcome of fetal complete atrioventricular block: a multicenter experience.J Am Coll Cardiol, 1991, 17 (6): 1360–1366.

[13] Weindling SN, Saul JP, Gamble WJ, et al. Duration of complete atrioventricular block after congenital heart disease surgery. Am J Cardiol, 1998, 82 (4): 525–527.

[14] Webster G, Berul CI. An update on channelopathies: from mechanisms to management. Circulation, 2013, 127 (1): 126–140.

[15] Schwartz PJ, Stramba-Badiale M, Segantini A, et al. Prolongation of the QT interval and the sudden infant death syndrome. N Engl J Med, 1998, 338 (24): 1709– 1714.

[16] Vincent GM. The heart rate of Romano–Ward syndrome patients. Am Heart J, 1986, 112 (1): 61–64.

[17] Mitchell JL, Cuneo BF, Etheridge SP, et al. Fetal heart rate predictors of long QT syndrome. Circulation, 2012, 126 (23): 2688–2695.

[18] Horigome H, Nagashima M, Sumitomo N, et al. Clinical characteristics and genetic background of congenital

long-QT syndrome diagnosed in fetal, neonatal, and infantile life: a nationwide questionnaire survey in Japan. Circ Arrhythm Electrophysiol, 2010, 3 (1): 10–17.

[19] Schwartz PJ, Stramba-Badiale M, Crotti L, et al. Prevalence of the congenital long-QT syndrome. Circulation, 2009, 120 (18): 1761–1767.

[20] Postema PG, De Jong JS, Van der Bilt IA, et al. Accurate electrocardiographic assessment of the QT interval: teach the tangent. Heart Rhythm, 2008, 5(7): 1015–1018.

[21] Moss AJ, Liu JE, Gottlieb S, et al. Effcacy of permanent pacing in the management of high-risk patients with long QT syndrome. Circulation, 1991, 84 (4): 1524–1529.

[22] Eldar M, Griffn JC, Abbott JA, et al. Permanent cardiac pacing in patients with the long QT syndrome. J Am Coll Cardiol, 1987, 10 (3): 600–607.

[23] Konig K, Will JC, Berger F, et al. Familial congenital heart disease, progressive atrioventricular block and the cardiac homeobox transcription factor gene NKX2.5: identification of a novel mutation. Clin Res Cardiol, 2006, 95 (9): 499–503.

[24] Mehta AV, Chidambaram B, Garrett A. Familial symptomatic sinus bradycardia: autosomal dominant inheritance. Pediatr Cardiol, 1995, 16 (5): 231–234.

[25] Laish-Farkash A, Glikson M, Brass D, et al. A novel mutation in the HCN4 gene causes symptomatic sinus bradycardia in Moroccan Jews. J Cardiovasc Electrophysiol, 2010, 21 (12): 1365–1372.

[26] Lee KT, Lai WT, Lu YH, et al. Atrioventricular block in Kearns–Sayre syndrome: a case report. Kaohsiung J Med Sci, 2001, 17 (6): 336–339.

[27] Scagliotti D, Deal BJ. Arrhythmias in the tiny, premature infant. Clin Perinatol, 1986, 13 (2): 339–350.

[28] Henderson-Smart DJ, De Paoli AG. Methylxanthine treatment for apnoea in preterm infants. Cochrane Database Syst Rev, 2010, 12: CD000140.

[29] Yasuda T, Ohnishi H, Wataki K, et al. Outcome of a baby born from a mother with acquired juvenile hypothyroidism having undetectable thyroid hormone concentrations. J Clin Endocrinol Metab, 1999, 84(8): 2630–2632.

[30] Asami T, Suzuki H, Yazaki S, et al. Effects of thyroid hormone deficiency on electrocardiogram findings of congenitally hypothyroid neonates. Thyroid, 2001, 11 (8): 765–768.

[31] Lista G, Bastrenta P, Castoldi F, et al. Severe bradycardia in an extremely low birth weight preterm infant with hyperkalaemia. Resuscitation, 2011, 82 (5): 640–641.

[32] Nadas AS, Ellison RC. Cardiac tumors in infancy. Am J Cardiol, 1968, 21 (3): 363–366.

[33] Stockins BA, Lanas FT, Saavedra JG, et al. Prognosis in patients with diphtheric myocarditis and bradyarrhythmias: assessment of results of ventricular pacing. Br Heart J, 1994, 72 (2): 190–191.

[34] Miller MS, Shannon KM, Wetzel GT. Neonatal bradycardia. Prog Pediatr Cardiol, 2000, 11 (1): 19–24.

[35] Kattwinkel J, Perlman JM, Aziz K, et al. Part 15: neonatal resuscitation: 2010 American Heart Association Guidelines for Cardiopulmonary Resuscitation and Emergency Cardiovascular Care. Circulation, 2010, 122 (18 Suppl 3): S909–919.

[36] Kleinman ME, Chameides L, Schexnayder SM, et al. Part 14: pediatric advanced life support: 2010 American Heart Association Guidelines for Cardiopulmonary Resuscitation and Emergency Cardiovascular Care. Circulation, 2010, 122 (18 Suppl 3): S876–908.

[37] Epstein AE, DiMarco JP, Ellenbogen KA, et al. 2012 ACCF/AHA/HRS focused update incorporated into the ACCF/AHA/HRS 2008 guidelines for device-based therapy of cardiac rhythm abnormalities: a report of the American College of Cardiology Foundation/American Heart Association Task Force on Practice Guidelines and the Heart Rhythm Society. Circulation, 2013, 127 (3): e283–352.

[38] Kammeraad JA, Rosenthal E, Bostock J, et al. Endocardial pacemaker implantation in infants weighing < or=10 kilograms. Pacing Clin Electrophysiol, 2004, 27 (11): 1466–1474.

[39] Robledo-Nolasco R, Ortiz-Avalos M, Rodriguez-Diez G, et al. Transvenous pacing in children weighing less than 10 kilograms. Pacing Clin Electrophysiol, 2009, 32 (Suppl 1): S177–181.

[40] Kelle AM, Backer CL, Tsao S, et al. Dual-chamber epicardial pacing in neonates with congenital heart block. J Thorac Cardiovasc Surg, 2007, 134(5): 1188–1192.

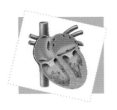

第62章
房性和室性异位心律

Sabrina Tsao and Barbara J. Deal

在较早期的研究中，新生儿房性或室性期前收缩在心电图（ECG）检查中阳性率低于1%，在24h动态心电监测中约为11%，而且主要是以室上性为主[1-4]。近30年随着胎儿和新生儿心电监测技术的发展，围生期心律失常的检出率不断增长，但仍缺乏自然病程和治疗策略方面的大数据。室上性期前收缩的主要风险包括收缩期阻滞导致的心动过缓、频发房性异位心律引发的室上性心动过速（SVT）和心力衰竭。对不太常见的室性期前收缩，目标则是确定有可能危及生命的心脏疾患并给予适当的治疗。

房性期前收缩

Southall用12导联ECG对2030例出生6~9d的新生儿进行了检查，房性期前收缩（PAC）检出率为0.4%，SVT检出率为0.09%[1-2]。该研究小组还报道了用Holter检测134例出生10d内的新生儿，发现其中14%出现过期外收缩，考虑源于室上性。但是，只有2.9%的婴儿24h PAC超过50个[3]。在另一项包含63例新生儿研究中，只有半数婴儿24h至少出现过1次PAC，也仅1.5%的婴儿24h PAC超过50个[5]。因此，11%~50%的婴儿存在罕见孤立性PAC，而少于2%的婴儿24h PAC超过50个。

在正常婴儿的Holter监测中没有发现更复杂的房性异位心律如二联律、三联律或非持续性房性心动过速。对于曾经出现过复杂或频发PAC被标记的胎儿，据统计分析其发生SVT的概率大约为0.5%[6]。复杂或频发PAC（>50个PAC/24h）系非正常表现，因具有较高的转为持续性心律失常的风险。笔者对这些婴儿在出生后第1个月内进行了连续监测。监测的频率因房性异位心律和其他诱发性危险因素的多少而定。

PAC的病因还只是推测，可能与心房肌内神经嵴细胞残留[7]或自主神经系统不成熟有关。新生儿的神经系统在出生后第一周内迅速成熟，与通常观察到的期前收缩在出生后第一个月逐渐消失相符合。房性异位心律也可能是机械性的，由房间隔膨胀瘤大幅度摆动、心房黏液瘤或存在中心静脉导管等引起。极少数情况下，PAC是心房电活动异常的早期表现，经过数年逐步进展为频发心悸、房性心动过速、心房纤颤或窦房结功能不全。

临床表现

根据定义，PAC的冲动不是从窦房结正常发起的，因此会出现与正常窦性P波形态稍有

Sabrina Tsao and Barbara J. Deal

Ann & Robert H. Lurie Children's Hospital of Chicago; Northwestern University Feinberg School of Medicine, Chicago, IL, USA

差异的 P 波。期前 P 波有可能会传导至心室，其 PR 间期稍有延长。多数存在 PAC 的婴儿并无任何症状，通常是胎儿期筛查或常规监测时发现其心律失常的。PAC 所致的症状发生在出现频发性 PAC 而没有向下传导，导致心动过缓；或向下传导后心排血量减少，导致血压过低。

单发性 PAC 又分为传导 PAC，阻滞 PAC 或差异性传导 PAC（QRS 波增宽、束支传导阻滞）。因此临床上 PAC 有以下三种不同的表现（图 62.1）：

（1）PAC 传导所致的心律失常：期前 P 波、P 波形态与正常窦性 P 波形态不同；随后是与正常 QRS 相似的窄 QRS 波群。期前波群的 PR 间期可能延长。这些房性期前收缩可能与前面的窦性收缩成对出现，呈房性二联律。

（2）差异性传导的 PAC：期前收缩的 P 波发生稍早，传导至心室时在房室结下或束支因传导阻滞而延迟（Ashman 现象；图 62.2）。由于传导"差异性"形成期前收缩宽大的 QRS 波很容易被误认为是室性期前收缩（PVC）。为了把差异性传导所形成的 PAC 和 PVC 区分开来，要找到使前一个 T 波变形的期前 P 波。

（3）因 PAC 传导受阻所致的心动过缓：P 波发生很早，紧跟着窦性心搏，就能落入前面的 T 波，而不下传至心室。此期前 P 波在心电图上可能显示不清。传导受阻的 PAC 常常会被误诊为窦性心动过缓，两者的鉴别非常重要，因为产前"心动过缓"可能会被理解为胎儿窘迫而导致不必要的提前分娩（图 62.3）。

评　估

通常评估各种心律失常的内容包括血流动力学稳定性及心律失常的致病因素等。孕妇的用药史，包括咖啡因、支气管扩张剂或可卡因都会引起房性期前收缩[8]。使用大剂量的心脏拟交感神经药物或静脉置管深达心房是新生儿重症监护室最常见的引起期前收缩的原因。

12 导联 ECG 用于确定期前 P 波和排除心室肥厚或 QTc 延长及其所提示的潜在的心脏疾病。对于静脉置管婴儿，用胸部 X 线检查判断导管的位置，必要时在其引导下将导管回撤。

对于频发期前收缩，通常应用超声心动图检查以排除心房病变、先天性心脏病，评估心脏收缩功能，判断有无心包积液及其量的多少。对于频发 PAC，用 24h Holter 监测以评估心率、

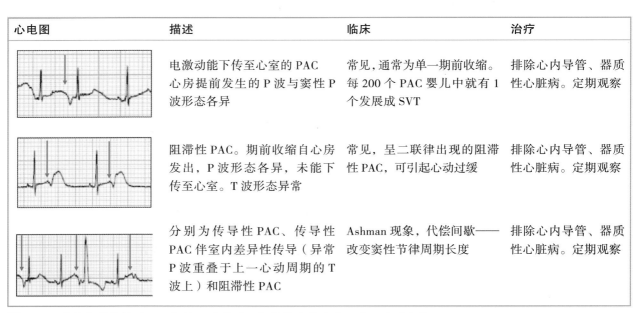

心电图	描述	临床	治疗
	电激动能下传至心室的 PAC 心房提前发生的 P 波与窦性 P 波形态各异	常见，通常为单一期前收缩。每 200 个 PAC 婴儿中就有 1 个发展成 SVT	排除心内导管、器质性心脏病。定期观察
	阻滞性 PAC。期前收缩自心房发出，P 波形态各异，未能下传至心室。T 波形态异常	常见，呈二联律出现的阻滞性 PAC，可引起心动过缓	排除心内导管、器质性心脏病。定期观察
	分别为传导性 PAC、传导性 PAC 伴室内差异性传导（异常 P 波重叠于上一心动周期的 T 波上）和阻滞性 PAC	Ashman 现象，代偿间歇——改变窦性节律周期长度	排除心内导管、器质性心脏病。定期观察

图 62.1　房性期前收缩（PAC）的不同类型。红色箭头所示为不同 P 波形态的 PAC

PAC 伴室内差异传导

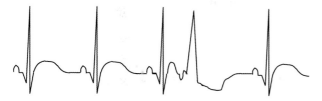

图 62.2 房性期前收缩伴室内差异传导（Aberrant PAC），称为 Ashman 现象

复杂的异位和 SVT 的多少。计算 PAC 占心搏的百分比是决定是否需要药物治疗和确定随访频次的重要依据。

治　疗

未能诊断的传导受阻 PAC 常被误诊为胎儿窘迫和胎儿心动过缓。出生时由频发传导受阻 PAC 所导致的症状性心动过缓婴儿常需要短暂的治疗以加快心率。此种情况下施予交感神经药物，不但能够改善传导，还可升高血压。亦可考虑应用地高辛来减少房性异位起搏，但尚无强有力的证据支持这一方法。也许要把导管从心房内撤出，另外要尽量把引起异位起搏兴奋性药物的剂量控制到最低，如治疗早产儿呼吸暂停的咖啡因等。

进行心脏监测的频率依据是否出现复杂的或成串的房性异位起搏，以及 24h PAC 所占的百分比。笔者所在中心采用了一种随访的方法（图 62.4）。大多数 24h PAC 超过 50~100 次的婴儿都经过 2~4 周的监测，之后是否继续监测与异位起搏是否改善有关。出生后的前 6~12 周是发生 SVT 的高危期，这一时期必须高度警觉。患有频发房性异位起搏（大于 1%~2%）婴儿的父母应该学会如何数心率和判断由心动过速引发的症状和体征，如喂养困难、呼吸频率加快或昏睡等，并提醒他们在婴儿症状明显加重时应请求紧急临床帮助。

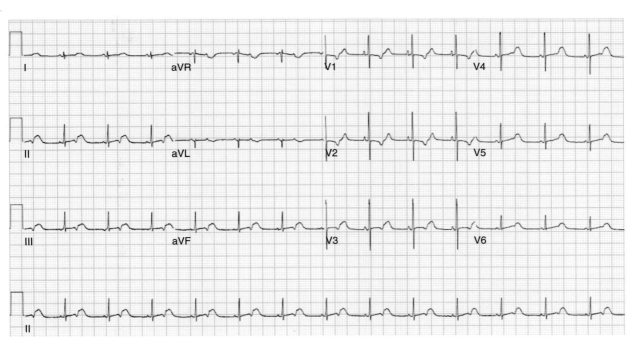

图 62.3 因胎儿心动过缓早产的婴儿（胎龄 28 周）心电图表现。激动未能下传至心室的房性期前收缩（PAC 传导受阻）的异常 P 波与窦性 P 波形成二联律。房性期前收缩的 P 波重叠于前面心动周期的 T 波上，在 Ⅱ、Ⅲ、aVF 导联中显示尤为清晰

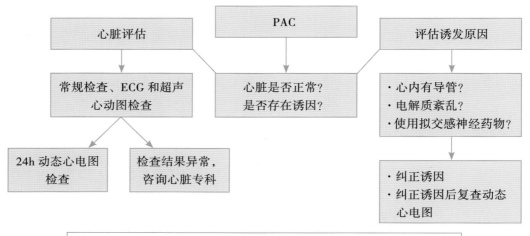

图 62.4　房性期前收缩（PAC）管理流程

室性期前收缩

Southall 报道在出生后第一周 ECG 检查新生儿室性期前收缩（PVC）的发生率约 0.5%[3]。新生儿 PVC 的 Holter 监测资料有限，期前收缩通常都归类为"期外收缩"，而不区分是室上性的还是室性起源。一项有 63 名新生儿的研究中，18% 在 24h 至少有一个 PVC，但所有的婴儿中没有一个婴儿 24h 的 PVC 达到或超过 50 个[5]。新生儿出现过多的单发 PVC 或室性二联律都被认为是异常的，需要进一步检查。

室性异位节律的病因与心脏或全身疾病有关，或与心肌中残留易兴奋的组织或不成熟的神经系统有关，正如引起 PAC 机制中所推测的那样。心源性病因包括心脏疾病如横纹肌瘤、心肌炎、心肌病和先天性长 QT 间期综合征。近年关于多形态 PVC 的研究[9]报道，浦肯野纤维相关多灶性异位期前收缩是由于钠通道 SCN5A 的功能发生突变所致。这种突变导致浦肯野系统呈高的易兴奋性，引起多形性 PVC，在婴儿期可以表现出来。

临床表现

独立性 PVC 的新生儿通常没有症状，只是在检查或在医院监测时发现有心律不规则。独立性 PVC 表现为 ECG 或自动监测发现的期前（通常是）宽大的 QRS 波群。需要注意，新生儿 PVC 的 QRS 时长可以比年长儿童的稍短。存在浦肯野系统相关多形性 PVC 的患儿表现为窦性或交界性心律，或房性心律不齐，伴有多形性 PVC。存在全身性疾病或潜在的心脏疾病的患儿在监护仪显示存在 PVC 时，也会表现为低心排血量。

评　估

初步评估各种心律失常内容包括血流动力学稳定性评价、心律失常致病因素确定等。母亲的病史，包括合并其他疾病、绒毛膜羊膜炎、母亲红斑狼疮可能会引发感染性或者免疫介导的心肌炎。有不明原因的猝死、先天性耳聋、淹溺或癫痫等家族史的，提示先天性长 QT 综合征可能。频发 PVC 且有症状的患儿需接受电解质化验检查，以评估钾、钙和镁水平，这些有可能引发心律失常。

可以用 12 导联 ECG（图 62.5~62.7）鉴别 PVC 和差异性传导的 PAC，评估 QT 间期、T 波形态及心室肥厚。

与评价存在 PAC 的婴儿相似，静脉置管的患儿需要做胸部 X 线检查以确定导管的位置是否在心室，并指导导管回撤。

对于频发 PVC 的婴儿建议做超声心动图检查。以了解心脏解剖结构、心室大小和收缩功能，检查有无心肌纤维瘤或心包积液。

对于频发 PVC 的婴儿，进行 24h Holter 监测以记录心率变化，了解室性异位节律的形态（形态一致说明是单一室性病灶，形态多样提示

心肌功能异常或者心脏离子通道疾病）和室性心动过速（VT，自动监测时不太容易观察到）。

治　疗

孤立性 PVC 需要寻找、排除发病诱因，一般不需要特殊治疗。在发生休克和心肌炎时，对于 PVC 原发病的治疗反应良好，除了维持正常的电解质水平，极少需要应用抗心律失常药物。由于在出生后前几天，QT 间期轻度延长，因此需要连续多次 ECG 检查，多数病例在 2~4d 内 QTc 缩短到 460ms 以下。窦性心动过缓合并 QT 间期延长会提高疑诊长 QT 综合征的可能性[10]；这些婴儿需要频繁的随访以监测出

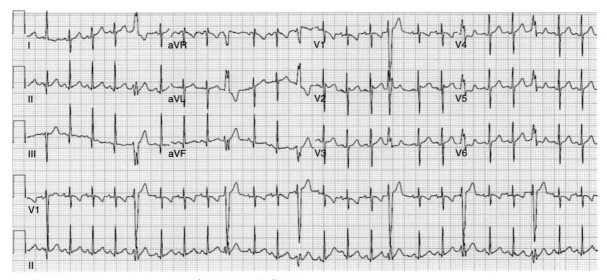

图 62.5　12 导联心电图显示同形单发的室性期前收缩

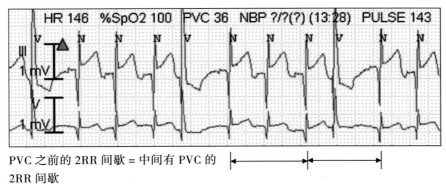

图 62.6　心电图显示室性期前收缩。HR：心率；%SPO₂：血氧饱和度；PVC：室性期前收缩；NBP：无创血压监测；PULSE：脉搏

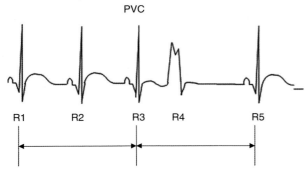

PVC

R1　R2　R3　R4　R5

图 62.7　室性期前收缩（PVC）

生后 1 个月内的 QT 间期。QT 间期显著延长或持续异常，就可以确定为长 QT 综合征。回顾检查亲属的 ECG 和仔细研究家族史能够帮助做出明确诊断。

特定的预案有助于提高儿科电生理学医生的咨询能力。出生后 4~5d，QT 间期 >490ms 是不正常的，可以开始应用 β 受体阻滞剂。复杂室性异位节律，包括多形性 PVC、二联律、三联律或非持续性 VT 都很罕见，需要住院监护数天，同时检查基础病因。对于怀疑患有多灶性浦肯野期前收缩的患儿，需要详细了解其家族史，还可能需要做家族筛查。对于这种罕见情况，可用哌氟酰胺控制房性心律失常，可能也会减少（降低）VT 的数量或风险。

假设心脏的结构是正常的，ECG 也正常，也没有其他并发症，笔者所在中心采用的方案，是基于早期 Holter 监测发现 PVC 的发生频率和复杂性（图 62.8）。如果单纯性 PVC 占总心率的比例 <2%，应在 1~2 周内在门诊再进行一次 24h Holter 监测；如果 PVC 持续存在，建议在心脏病科随访。对于 PVC 比例 >2% 或者存在复杂的异位节律，需要转到心脏重症监护室或建议由心脏病科专家认真治疗。假如该婴儿持续健康无症状，出生后 1 个月内在心脏病科门诊间隔较短的时间随访观察。

Holter 监测 PVC 比例小于总心率的 25% 不太可能合并心室功能不全。但是频发 PVC，通常 Holter 监测大于总心率的 35% 且持续一段时间，就预示存在左心室扩大和功能不全[11]。如果 24h PVC 比例大于总心率的 35%，建议定期行超声心动图监测，以监测心室大小和功能。

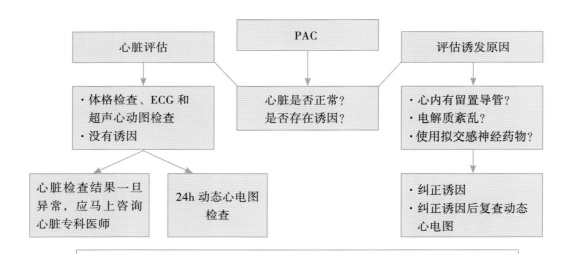

图 62.8　室性期前收缩（PVC）管理流程

对于存在左心室扩大和功能不全的患儿，或许会应用抗心律失常药物以减少异位节律，以逆转左心室扩大和（或）功能衰竭。

对于无离子通道病、结构性或功能性心脏病的新生儿，单纯性 PVC 会自然逐渐好转。期前收缩的复杂性和数量及心脏功能决定了随访的频次。但是期前收缩完全消除可能需要数年的时间。这些婴儿中非常少的一小部分会发展为更显著或者持续性的心律失常而需要抗心律失常药物或介入性治疗。

参考文献

[1] Southall DP, Richards J, Mitchell P, et al. Study of cardiac rhythm in healthy newborn infants. Br Heart J, 1980, 43: 14–20.

[2] Southall DP, Vuillamy DG, Davies MJ, et al. A new look at the neonatal electrocardiogram. BMJ, 1976, 2: 615–618.

[3] Southall DP, Orrell MJ, Talbot JF, et al. Study of cardiac arrhythmias and other forms of conduction abnormality in newborn infants. BMJ, 1977, 2: 597–599.

[4] Southall DP, Johnson AM, Shinebourne EA, et al. Frequency and outcome of disorders of cardiac rhythm and conduction in a population of new born in fants. Pediatrics, 1981, 68 (1): 58–66.

[5] Strasburger JF, Cheulkar B, Wichman HJ. Perinatal arrhythmias: diagnosis and management. Clin Perinatol, 2007, 34 (4): 627–644.

[6] Hildreth V, Anderson RH, Henderson DJ. Autonomic innervation of the developing heart: origins and function. Clin Anat, 2009, 22: 36–46.

[7] Frassica JJ, Orav EJ, Walsh EP, et al. Arrhythmias in children prenatally exposed to cocaine. Arch Pediatr Adolesc Med, 1994, 148: 1163–1169.

[8] Laurent G, Saal S, Amarouch MY, et al. Multifocal ectopic Purkinje-related premature contractions: a new SCN5A-related cardiac channelopathy. J Am Coll Cardiol, 2012, 60 (2): 144–156.

[9] Mitchell JL, Cuneo BF, Etheridge SP, et al. Fetal heart rate predictors of long QT syndrome. Circulation, 2012, 126: 2688–2695.

[10] De Rosa G, Butera G, Chessa M, et al. Outcome of newborns with asymptomatic monomorphic ventricular arrhythmia. Arch Dis Child Fetal Neonatal Ed, 2006, 91: F419–422.

[11] Kakavand B, Ballard HO, Diessa TG. Frequent ventricular premature beats in children with a structurally normal heart: a cause for reversible left ventricular dysfunction? Pediatr Cardiol, 2010, 31: 986–990.

SECTION **6**

第 6 部分

新生儿心脏特殊问题

Special Issues in the Newborn

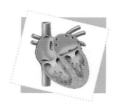

第63章
房间隔球囊造口术

Neil D. Patel, Damien Kenny

Rashkind 于 1966 年引入了房间隔球囊造口术（BAS），作为非手术替代方法的 Blalock-Hanlon 技术，对未达到最佳手术矫治年龄的大动脉转位（TGA）患儿进行姑息治疗[1]。最近发布的适应证指南[2]提示，BAS 已成为需要心房水平非限制性分流才能存活的先天性心脏病患儿的姑息性治疗手段。TGA 患儿因为是两个独立的并行循环路径，因此需要体静脉与肺静脉的血液混合。此外，右心梗阻性畸形（如三尖瓣闭锁）需要有非限制性心房水平分流为右心系统减压并增加体循环心排血量。同样，左心梗阻性畸形（如二尖瓣狭窄和其他形式的左心发育不良综合征）可能需要房间隔球囊造口术进行左心房减压以增加心排血量。完全型肺静脉异位引流需要心房水平的交通，使肺静脉及体静脉血进入体循环。接受体外膜肺氧合治疗者，如果左心房压高可能需要左心房减压，当房间隔较厚无法实施球囊造口术时，应行房间隔切开或支架植入术[2]。

过去，新生儿 BAS 必须在导管室进行，现在绝大多数 BAS 可在床旁超声心动图引导下完成。选择大小合适的鞘管（通常 6F）通过脐静脉或股静脉入路。目前有多种导管可用于 BAS，最常用的是 Fogarty™ 球囊造口扩张导管（Edwards Lifesciences，Irvine，CA）和 Z–5™ 球囊造口导管（NuMED Inc.，Hopkinton，NY）。NuMED 导管有一个端孔，导丝能够通过导管，可以在左心房注射造影剂定位[2]。NuMED 球囊有两种型号：一种用于左心房扩大或正常的足月新生儿（球囊容积 1.2mL）；一种用于早产儿或左心房容积较小者（球囊容积 1mL）。

球囊进入左心房，通过超声心动图和（或）X 线定位后，用适量生理盐水（加造影剂）充盈球囊。迅速抽拉导管，使左心房内球囊通过房间隔到达右心房 – 下腔静脉交汇处；然后抽空球囊，重复操作直至扩张球囊通过房间隔时无任何阻力（图 63.1~63.2）[2]。

BAS 存在一些潜在并发症，如球囊破裂、球囊无法排空、球囊位置异常导致心脏穿孔或二尖瓣损伤、肺静脉或下腔静脉内膜撕脱[2]等。另外，偶有球囊与导管脱杆的报道。TGA 行 BAS 后，潜在的脑损伤风险增加尚有争议。McQuillen 等最初报道了 BAS 后脑损伤发生率显著增加[3]。然而，也有报道指出脑损伤可能与 PO_2 水平较低、手术时间较长有关，而与 BAS 无关[4]。一项荟萃分析研究发现 BAS 与脑损伤无关[5]。尚无明确证据阻止 TGA 患儿进行 BAS。

Neil D. Patel[1], Damien Kenny[2]

1. Children's Hospital of Los Angeles, Los Angeles, CA, USA
2. Our Lady's Children's Hospital, Crumlin, Dublin, Ireland

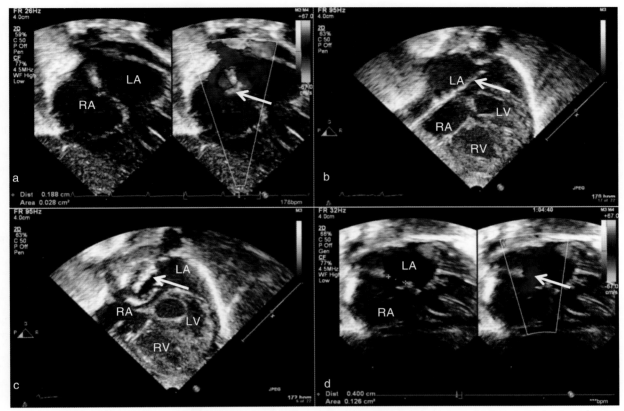

图 63.1　体重 1kg 的完全型大动脉转位早产儿在超声心动图引导下行房间隔球囊造口术（BAS）。a. 心房水平限制性分流（箭头）。b. NuMED Z–5™球囊造口导管穿过房间隔，0.014 英寸 Sparta 导丝顶部（箭头）进入左心房。c. 球囊（充盈至 0.5mL）在左心房内（箭头）。d. BAS 后，非限制性分流通过房间隔（箭头）。LA：左心房；LV：左心室；RA：右心房；RV：右心室

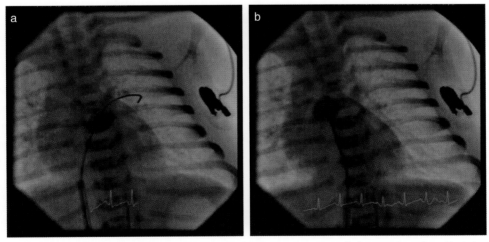

图 63.2　完全型大动脉转位足月男婴在 X 线透视引导下行 BAS。a. 充盈球囊位于左心房，导丝尖端位于左上肺静脉。b. 导丝退出，充盈球囊置于左心房顶部，远离二尖瓣，直接回拉过房间隔。c. 显示球囊被用力拉向房间隔。d. 球囊穿过房间隔时变形（箭头）。e. 球囊已穿过房间隔，位于右心房 – 下腔静脉交汇处

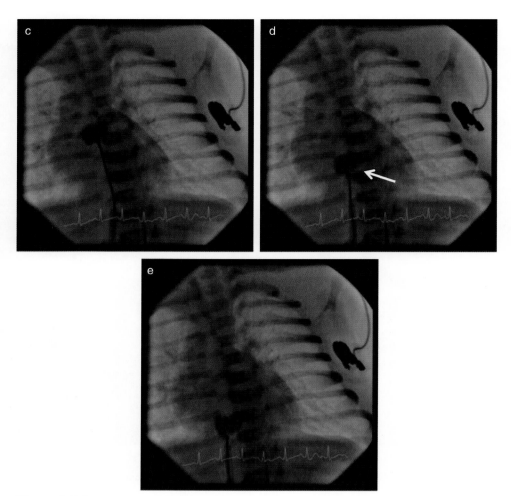

图 63.2（续）

参考文献

[1] Rashkind WJ, Miller WW. Creation of an atrial septal defect without thoracotomy: a palliative approach to complete transposition of the great arteries. JAMA, 1966, 196: 991–992.

[2] Feltes TF, Bacha E, Beekman RH, et al. Indications for cardiac catheterization and intervention in pediatric cardiac disease: a scientific statement from the American Heart Association. Circulation, 2011, 123: 2607–2652.

[3] McQuillen PS, Hamrick SE, Perez MJ, et al. Balloon atrial septostomy is associated with preoperative stroke in neonates with transposition of the great arteries. Circulation, 2006, 113: 280–285.

[4] Petit CJ, Rome JJ, Wernovsky G, et al. Preoperative brain injury in transposition of the great arteries is associated with oxygenation and time to surgery, not balloon atrial septostomy. Circulation, 2009, 119: 709–716.

[5] Polito A, Ricci Z, Fragasso T, et al. Balloon atrial septostomy and preoperative brain injury in neonates with transposition of the great arteries: a systematic review and a meta-analysis. Cardiol Young, 2012, 22: 1–7.

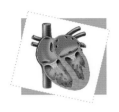

第 64 章
新生儿介入治疗

Salwa Gendi, Qi-Ling Cao, Ziyad M. Hijazi

新生儿心导管介入治疗是心血管手术的替代手段，更是外科高风险手术患儿的首选。

因为无创影像技术的显著进步，诊断性心导管检查仅适用于一些特殊病例：评估肺血管阻力及其可逆性；室间隔完整型肺动脉闭锁的冠状动脉造影；确定是否存在右心室依赖型冠状动脉循环；法洛四联症合并肺动脉闭锁患儿手术治疗前，明确多发侧支循环的解剖定位。

本章仅一般性回顾目前新生儿介入治疗技术发展现状。

（1）开放心房间交通：房间隔造口术和房间隔支架植入术。

（2）心脏瓣膜球囊扩张术：肺动脉瓣、主动脉瓣、二尖瓣和三尖瓣。

（3）球囊血管成形术和（或）支架植入术：原发性主动脉缩窄及再缩窄，肺动脉血管成形术，体静脉和肺静脉球囊血管成形术，动脉导管未闭（PDA）支架植入术。

（4）经导管血管栓堵：PDA，体 – 肺动脉侧支血管，冠状动脉瘘，肺动 – 静脉畸形，静脉 – 静脉瘘。

（5）关闭异常通道：房间隔缺损（ASD），室间隔缺损（VSD）。

开放心房间交通

房间隔造口术

当右心房和左心房存在限制性分流时，需要进行房间隔造口术。目前开放心房间通路的手段只有少数几种：房间隔球囊造口术、房间隔切开术、房间隔球囊扩张术，以及先使用射频打孔或房间隔穿刺术创建通路，再使用上述技术之一扩大通路。房间隔支架植入术效果更持久[1]。

房间隔造口术可在心导管室或床旁超声心动图引导下实施。当球囊到达左心房相应位置后将其充盈，用力牵拉导管使球囊通过房间隔到达右心房和下腔静脉交汇处（图 64.1~64.2）。潜在并发症：一过性、永久性甚至致死性心律失常；未能开放足够的心房间通路；球囊碎片栓塞；房室瓣、体静脉或肺静脉撕裂。

房间隔切开术和球囊扩张术

房间隔完整或较厚的新生儿，房间隔切开术优于球囊造口术。然而，目前大多数医疗中心仍采用球囊（常规球囊或切割球囊）来扩大心房间通路，因为它可有效控制通路大小（图

Salwa Gendi[1], Qi-Ling Cao[2], Ziyad M. Hijazi[2]
1. University of Mississippi Medical Center, Jackson, MS, USA
2. Sidra Medical and Research Center, Doha, Qatar

64.3）。

房间隔支架术

房间隔支架术适用于那些房间隔较厚、容易回缩导致通路变小的病例。此外，若需要长期开放心房间通路，房间隔支架效果确切（图64.4）。

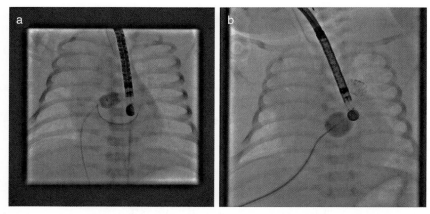

图 64.1　a. X 线前后位显示 Rashkind 球囊通过脐静脉导管进入左心房后充盈。b. Rashkind 球囊经皮肝穿刺进入左心房后充盈

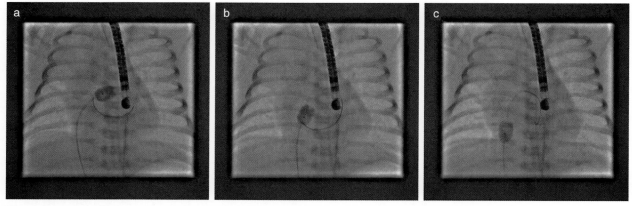

图 64.2　a. X 线前后位显示 Rashkind 球囊通过房间隔进入左心房并充盈。b. Rashkind 球囊通过房间隔进入右心房。c. Rashkind 球囊向远处牵拉到达下腔静脉 – 右心房交汇处

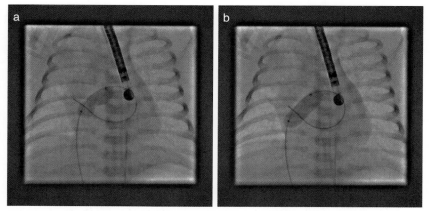

图 64.3　a. X 线前后位静态球囊扩张图，显示扩张后球囊导管通过下腔静脉，跨越左右心房间的卵圆孔（PFO）。扩张的球囊腰部即 PFO。b. 同样前后位静态球囊扩张影像显示球囊完全扩张，PFO 处 "腰部" 消失

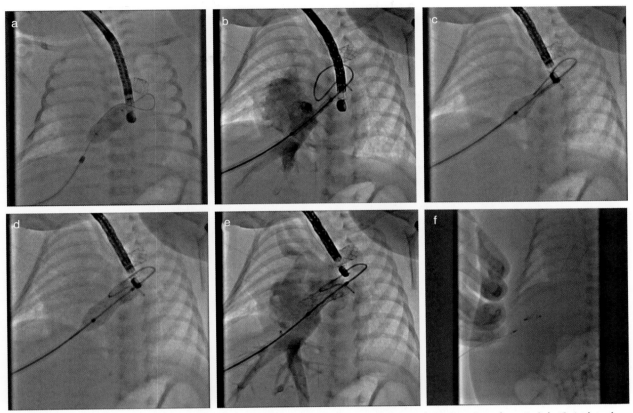

图 64.4 a. X 线前后位显示经皮肝穿刺入路的房间隔支架植入。导管经肝脏穿刺进入右心房，通过卵圆孔进入左心房。充盈球囊测量缺损大小。b. 将一枚支架穿过未充盈球囊放置于房间隔上。c. 球囊充盈将支架释放横跨于房间隔上。d. 支架随球囊充盈逐渐扩张。e. 随着球囊逐渐充盈，支架充分扩张将卵圆孔撑开，腰部消失。f. 植入一枚血管栓堵器防止肝脏出血

心脏瓣膜导管球囊扩张术

肺动脉瓣成形术

　　球囊瓣膜成形术仍然是治疗所有年龄段肺动脉瓣狭窄的首选（图 64.5）。单纯肺动脉瓣狭窄占所有先天性心脏病的 8%~10%[1]。重度肺动脉瓣狭窄若新生儿期不干预则可能致夭折（图 64.6）。肺动脉瓣成形术适应证包括：有症状、无症状但肺动脉跨瓣收缩压差 > 40mmHg，右心室肥厚伴功能障碍以及需要行姑息性手术的复杂发绀型先天性心脏病，包括一些罕见的法洛四联症[2]。长期随访发现手术主要并发症是晚期肺动脉瓣反流。为了降低术后肺动脉瓣反流风险，最好选用瓣环比小于推荐值的球囊（以前推荐的比值是 120%~140%）。在选择性肺动脉瓣闭锁病例中已采用多种技术在肺动脉瓣上打孔，如使用带坚硬顶端的导丝、激光以及最常用的射频。常见并发症有右室流出道穿孔导致心包积液和填塞。显然右室依赖性冠状动脉循环的肺动脉闭锁是这一手术的禁忌证[1,3]。

主动脉瓣成形术

　　主动脉瓣球囊成形术已成为一种安全、有效的治疗主动脉瓣狭窄（AS）方法，主要适用于新生儿孤立性重度 AS，即导管依赖性先天性 AS[1,4]；此外也适用于合并左心室功能低下、充血性心力衰竭或休克，或峰值压差 >50mmHg 的孤立性瓣膜性 AS[1,4]。血管造影测定主动脉瓣环直径后，初始球囊选择应是造影所测主动脉瓣环直径的 85%~90%。治疗的最佳效果是未增加主动脉瓣反流，且压差至少降低 50%，或残余压差小于 35mmHg 且没有反流（图 64.7）。

手术并发症包括梗阻未完全解除、出现中度或重度主动脉瓣关闭不全、股动脉损伤、血栓栓塞性卒中、二尖瓣损伤或心肌穿孔[1]。

二尖瓣球囊成形术

先天性二尖瓣狭窄包含广泛的解剖异常，其中典型解剖异常有瓣叶增厚、腱索缩短及腱索间隙减小（二尖瓣拱廊），二尖瓣瓣上环，双孔二尖瓣，降落伞样二尖瓣和合并左心发育不良综合征（HLHS）的二尖瓣发育不良。球囊瓣膜成形术很少适用于二尖瓣狭窄。扩张后瓣叶和附着腱索撕裂、乳头肌断裂是最常见的反流原因[1]。

血管球囊成形术和（或）支架植入术

先天性主动脉缩窄和再缩窄

主动脉缩窄占所有先天性心脏病的 6%~8%。缩窄最多发的部位在主动脉弓降部，紧邻左锁骨下动脉远端。当动脉导管关闭后，新生儿可出现低心排和休克症状。上、下肢动脉有压差，股动脉搏动弱提示主动脉缩窄。

近年来，血管球囊成形术因其创伤小，已经替代金标准的外科手术成为治疗婴幼儿孤立性主动脉缩窄不合并弓发育不良、外科

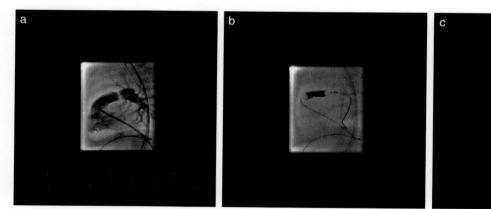
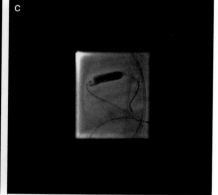

图 64.5　a. X 线侧位片：在右心室流出道注射造影剂显示肺动脉瓣狭窄，瓣叶增厚、瓣尖呈穹顶状。b. 同一患儿，在狭窄肺动脉瓣水平部分充盈球囊。在瓣尖水平可见球囊"腰部"。c. 球囊完全充盈，"腰部"消失，肺动脉瓣处梗阻解除

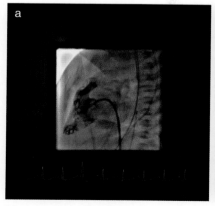
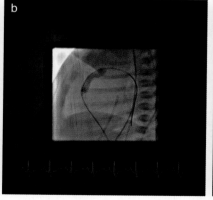
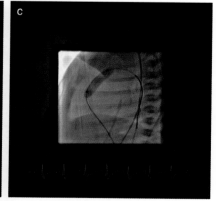

图 64.6　a. X 线侧位片：一名新生儿右心室流出道造影显示重度肺动脉瓣狭窄。仅见少量造影剂通过增厚的肺动脉瓣。b. 同一患儿，球囊在肺动脉瓣狭窄处部分充盈，狭窄处呈现"腰部"。c. 同一患儿，球囊完全充盈，可见球囊轮廓，"腰部"消失

术后或扩张术后再缩窄等疾病的首选方法（图 64.8）。手术并发症主要是再狭窄和极少见但很严重的主动脉瘤形成。对于先天性主动脉缩窄和再缩窄，支架植入后可以将主动脉扩张至成人大小，已成为一种更好的治疗选择[1,3]。

肺动脉狭窄

外周动脉狭窄总发生率为 2%~3%，可以是一个单纯病变，也可合并其他缺陷或是综合征的一部分。严重肺动脉狭窄在下述情况中易于诊断：压差大于 20~30mmHg；由于远端肺动脉梗阻或者两肺之间血流比分布异常（35%/65%

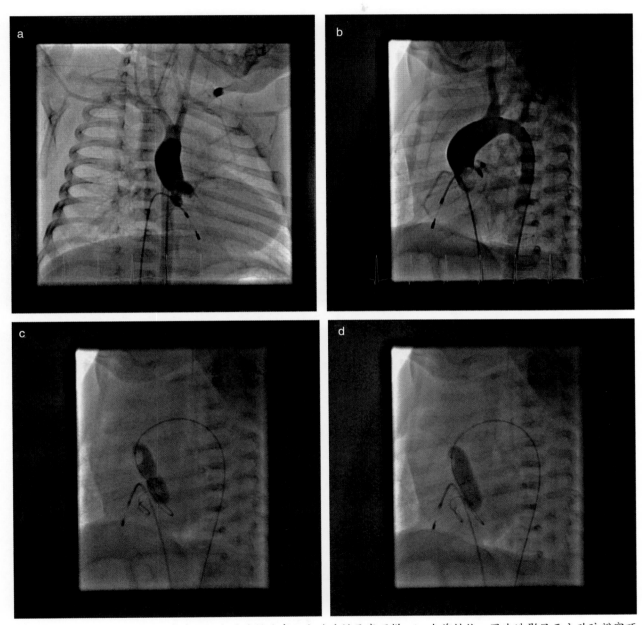

图 64.7　a. 新生儿前后位 X 线片显示主动脉瓣狭窄，主动脉瓣呈穹顶样。b. 左前斜位：同次造影显示主动脉瓣穹顶样改变。c. 左前斜位：主动脉造影显示通过主动脉瓣膜狭窄处部分充盈的球囊，其"腰部"在主动脉瓣口水平。d. 同一主动脉瓣狭窄患儿显示球囊完全充盈，"腰部"消失表明瓣膜成形术成功。e. 同步左心室导管压力描记曲线证实较球囊扩张前峰值压差下降 50mmHg。f. 球囊扩张后导管压力描记曲线显示主动脉瓣跨瓣压差明显下降至 10mmHg。
Aorta：主动脉；LV：左心室

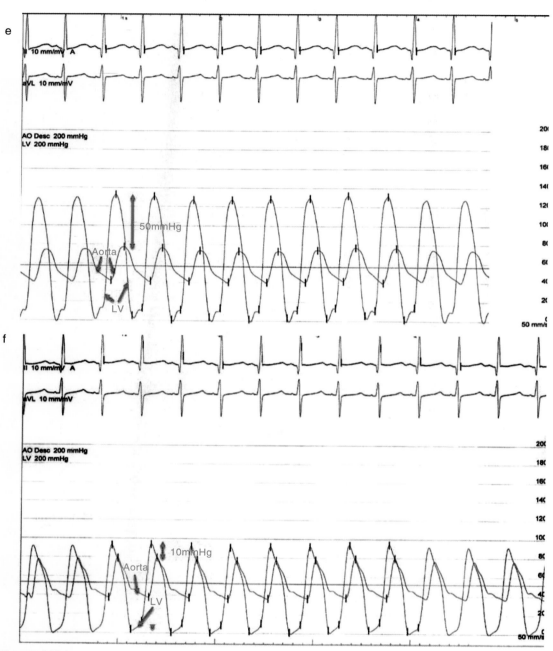

图 64.7（续）

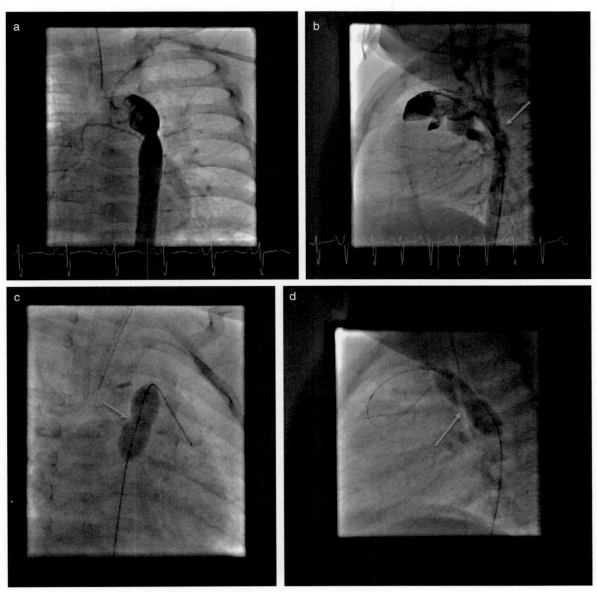

图 64.8 a. X 线前后位主动脉造影显示主动脉峡部缩窄（红色箭头）。b. 同一患儿侧位造影显示主动脉峡部缩窄（红色箭头）。c. X 线右前斜位主动脉造影显示充盈球囊在缩窄处有"腰部"（红色箭头）。d. 同一患儿前后位主动脉造影显示充盈球囊在缩窄处有"腰部"（红色箭头）

或更差），导致右室压或肺动脉近端压力超过体循环压力的 1/2~2/3[1-2]。

肺动脉狭窄的治疗取决于狭窄部位。经皮肺血管成形术适用于手术无法处理的远端病变。方法包括血管球囊成形术、血管切割球囊成形术和血管内支架植入术（图 64.9）[2]，主要风险是血管穿孔。

体静脉及肺静脉球囊成形术

体静脉狭窄可能是先天性缺陷，也可能继发于外科手术，也可能由静脉内置管或外部压迫导致。由于是低压系统，没有明显压差。体

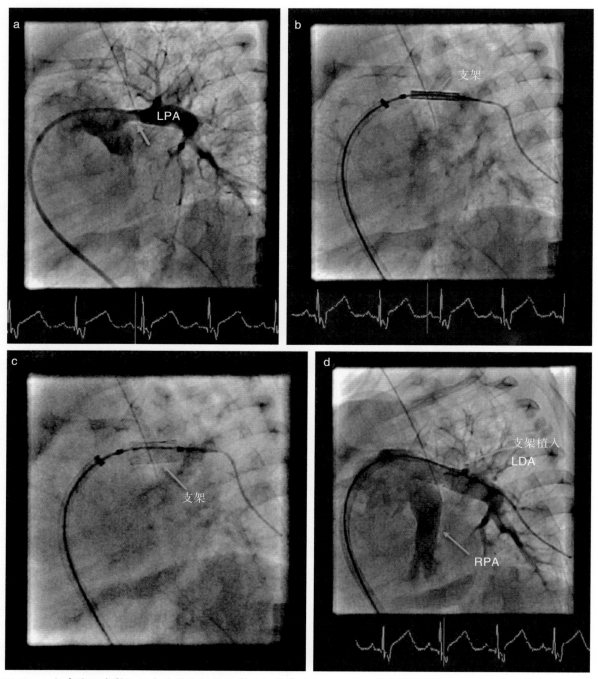

图 64.9 a. 右前斜位造影显示左肺动脉近端狭窄（红色箭头）。b. 同一患儿右前斜位显示通过球囊将支架置于左肺动脉狭窄处。c. 同一患儿支架扩张。d. 同一患儿右前斜位造影显示支架植入后左肺动脉狭窄消失。LPA：左肺动脉；RPA：右肺动脉

静脉狭窄外科治疗困难且无价值。球囊扩张不论是否植入支架均证实有效，且并发症和死亡率很低。

肺静脉狭窄可能是先天性病变，也可能继发于矫治手术或肺移植术。治疗方法包括手术、血管球囊成形术、球囊切割术，或在较大婴儿中植入支架作为终极手段。血管成形术和支架植入术再狭窄发生率高，尤其是先天性肺静脉狭窄。潜在并发症包括血管夹层、支架移位和血栓栓塞。再狭窄发生率高可能导致治疗近乎无效[3]。

PDA 支架植入术

PDA 支架植入术适用于动脉导管依赖性患儿，也是新生儿先天性心脏病治疗的重要里程碑之一。B-T 分流术仍是最常见的术式，虽然在新生儿期它可能导致较多并发症和较高死亡率。动脉导管形态及其与主动脉、肺动脉关系影响了 PDA 支架植入术的实施。冠状动脉柔性

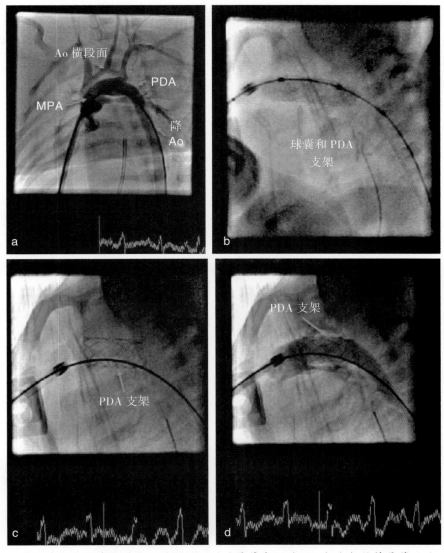

图 64.10 a. 左心发育不良综合征杂交手术，计划植入动脉导管未闭（PDA）支架维持导管开放。前后位大血管造影显示：主动脉弓发育不良和粗大动脉导管未闭。b. 通过球囊将支架植入动脉导管。该图显示被球囊扩张的支架。c. 侧位片显示动脉导管未闭支架完全扩张。d. 血管造影证实支架在动脉导管中位置合适。Ao：主动脉；PDA：动脉导管未闭；MPA：主肺动脉

预装支架可替代动脉导管支架植入。支架应覆盖动脉导管全长以防止再狭窄，必要时可重叠植入两个支架。新生儿期，3~4mm 支架通常可提供充足、舒缓的血流，不会导致肺过度充血[1]。新生儿左心发育不良综合征一期姑息手术需要较大支架，通常体重 3~4kg 足月新生儿需要直径 8mm 的支架。再次强调，支架必须覆盖动脉导管全长，否则可能发生再狭窄。在我们中心，常使用直径 8mm，长度 18~20mm 的球囊扩张支架（图 64.10）。

经导管血管栓堵术

PDA 栓堵术

当新生儿循环负荷过重出现症状时需要封堵 PDA。自早期试验性封堵 PDA 成功后，多种装置及新技术已经应用于经导管 PDA 栓堵。当 PDA 直径 <3 mm 时，常规选用弹簧圈进行栓堵。粗大的导管，也有很多装置可用以封堵。潜在的危险包括装置意外栓塞肺动脉或体动脉、装置阻塞主动脉或肺动脉血流（特别是小婴儿）、

短暂左心室收缩功能障碍、溶血及 PDA 再通（图 64.11）。

体 – 肺动脉侧支血管

体 – 肺动脉侧支血管可以伴发于多种先天性心脏病，包括肺动脉闭锁、室间隔缺损、法洛四联症和弯刀综合征。侧支可以是动脉或静脉，左向右分流或右向左分流。因为外科技术很难进行干预，可以通过弹簧圈或封堵装置进行栓堵。体 – 肺动脉侧支栓堵的风险是栓堵装置意外栓塞重要体循环动脉。为降低栓塞风险，选择与侧支血管相匹配的栓堵装置很重要（图 64.12）。

心内异常通路封堵术（房间隔缺损、室间隔缺损）

很多新型封堵器能够通过导管封堵房间隔缺损和肌部室间隔缺损，但能够用于新生儿的还很少。

新生儿期很少关闭房间隔缺损。那些患有

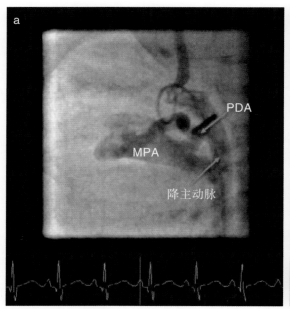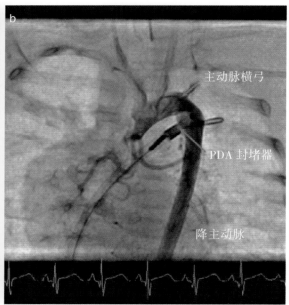

图 64.11　a. 侧位造影显示外科术后残余的中、大型 PDA。主动脉注射造影剂后显示左向右残余分流，PDA、MPA 和 LPA 显影。b. 同一患儿封堵器到位并释放。残余左向右分流消失，仅主动脉显影。PDA：动脉导管未闭；MPA：主肺动脉

重度主动脉瓣狭窄或重度主动脉缩窄的新生儿在矫治原发畸形后才需要关闭房间隔缺损。假如部分新生儿由于左向右分流导致持续充血性心力衰竭，我们倾向于关闭这些缺损。图64.13描述了一例新生儿肌部大室间隔缺损采用杂交

技术关闭继发房间隔缺损。

肌部室间隔缺损较大和充血性心力衰竭新生儿可以采用杂交技术[5]关闭缺损（图64.14），该技术安全、有效。

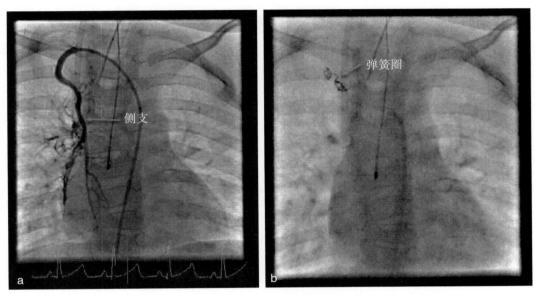

图64.12 a.前后位片显示体－肺动脉侧支。b.弹簧圈在侧支血管内固定并释放

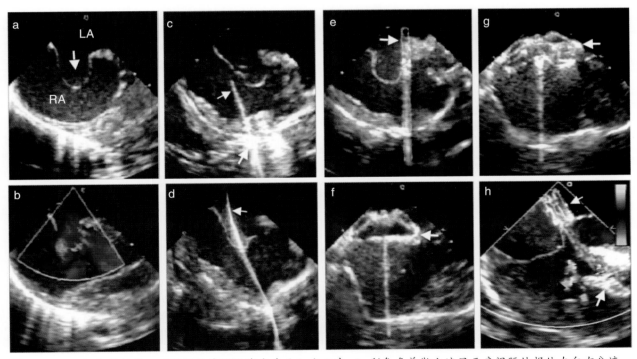

图64.13 a.经食管超声心动图显示房间隔膨出瘤凸入右心房。b.彩色多普勒血流显示房间隔缺损处左向右分流。c.心房导丝经右心房壁进入右心房。d.导丝经房间隔进入左心房。e.输送鞘经右心房壁、右心房、房间隔缺损进入左心房。f.释放左侧伞盘。g.房间隔左、右伞盘均释放。h.封堵装置释放并固定于房间隔上，无残余分流。RA：右心房；LA：左心房

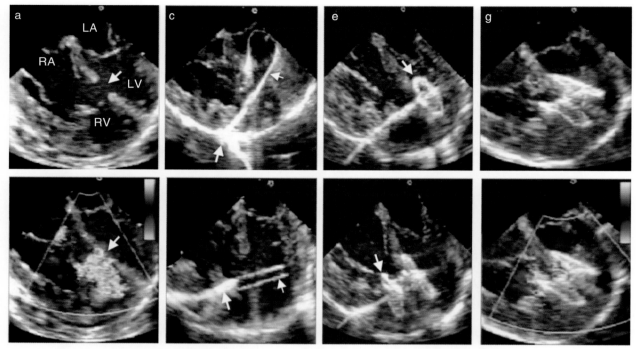

图 64.14 a. 经食管超声心动图四腔切面显示大、中型肌部室间隔缺损（白箭头）。b. 彩色多普勒显示通过室间隔缺损左向右分流。c. 心室导丝经右心室前壁通过室间隔缺损进入左心室。d. 输送鞘经右心室前壁通过室间隔缺损进入左心室。e. 释放左心室伞盘。f. 释放右心室伞盘。g. 释放室间隔封堵器。h. 彩色多普勒未见残余分流。LA：左心房；LV：左心室；RA：右心房；RV：右心室

参考文献

[1] Feltes TF, Bacha E, Beekman RH, et al. Indications for cardiac catheterization and intervention in Pediatric Cardiac Disease: a scientific statement from the American Heart association. Circulation, 2011, 123: 2606–2652.

[2] Hijazi ZM, Awad SM. Pediatric cardiac interventions. JACC Cardiovasc Interv, 2008, 1: 603–611.

[3] Qureshi SA, Redington AN, Wren C, et al. Recommendations of the British Pediatric cardiac association for therapeutic cardiac catheterization in congenital heart disease. Cardiol Young, 2000, 10 (6):649–667.

[4] Cowley CG, Dietrich M, Mosca RS, et al. Balloon valvuloplasty versus transventricular dilatation for neonatal critical aortic stenosis. Am J Cardiol, 2001, 87: 1125–1127.

[5] Michel-Behnke I, Ewert P, Koch A, et al. Investigators of the Working Group Interventional Cardiology of the German Association of Pediatric Cardiology. Device closure of ventricular septal defects by hybrid procedures: a multicenter retrospective study. Catheter Cardiovasc Interv, 2011, 77 (2): 242–251.

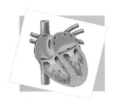

第 65 章
杂交手术

Ralf J. Holzer

杂交手术指心脏内科介入医生和心胸外科手术医生同台合作进行的手术。杂交手术可在多种情况下实施，常作为标准外科治疗或介入治疗的补充。本章介绍新生儿期需要实施的杂交手术，包括左心发育不良综合征 I 期姑息手术、经心室肌部室间隔缺损（VSD）封堵术及主动脉或肺动脉杂交球囊瓣膜成形术。

左心发育不良综合征杂交姑息手术

背 景

左心发育不良综合征（HLHS）传统外科姑息手术总体效果较差。最新一项随机、多中心单心室研究表明，未接受心脏移植的 Sano 姑息手术和 Norwood 姑息手术后 12 个月存活率分别为 74% 和 64%[1]。杂交手术的主要理念是利用低风险的杂交操作替代早期高风险的手术治疗，从而保证新生儿生长发育，随后在生后第一年内可承受更为复杂的外科干预。这种杂交姑息手术要点是在新生儿期同时进行双侧肺动脉环缩、动脉导管未闭（PDA）支架植入并建立一个非限制性心房交通[2-3]。新生儿期过后，大约 5 个月时，接受复合外科姑息手术，包括双向

Glenn 术，拆除肺动脉束带，去除动脉导管支架，主动脉弓重建及 Damus-Kay-Stansel 连接。随后，2 岁时完成 Fontan 手术。

I 期杂交姑息手术

虽然杂交姑息手术增加了左心发育不良综合征治疗的术式选择，但并非所有患儿都适用这种方法。在逆行血流的主动脉弓上植入支架有可能会限制脑部和冠状动脉血供。特别是主动脉闭锁患儿，因为他们的这些重要器官没有任何其他血供来源。由于逆向主动脉弓梗阻（RAAO）是杂交手术禁忌证，因此排除任何已存在的 RAAO 至关重要（图 65.1）。

杂交手术可以在专用杂交手术室、杂交导管室进行，或者使用便携式 C 型臂在传统手术室进行。手术首先由心胸外科医生进行双侧肺动脉环缩（图 65.2）。虽然理论上可以经皮途径放置 PDA 支架，但肺动脉环缩时植入 PDA 支架可以避免使用加硬导丝和长鞘，这些器械经常会导致患儿血流动力学不稳定。在成功放置双侧肺动脉束带后，通过主肺动脉（MPA）路径植入 PDA 支架（图 65.3~65.4）。除非 PDA 狭窄或导管非常短时选择适当尺寸的自膨胀支架，正常体型新生儿大部分选用直径 8mm 支架。

Ralf J. Holzer[1,2]

1. Division of Pediatric Cardiology, New York-Presbyterian/Weill Cornell Medical Center
2. The Komansky Children's Hospital, New York, NY, USA

建立非限制性心房交通

建立非限制性心房水平通道在 HLHS 杂交姑息手术中不可或缺。时机把握至关重要。出生时大部分 HLHS 新生儿左心房一般非常小，随着出生后容量负荷增加，1~2 周后左心房容积增大。过早进行杂交姑息手术，在操作时不得不使用较小球囊，会增加建立非限制性、永久性心房交通的难度。相反，当临床上出现明显限制性分流症状时，进行房间隔介入治疗可能会产生其他问题。房间隔厚度在生后的最初几周内增加，在 1 周龄时很容易进行房间隔造口术，而数周后房间隔增厚，介入治疗会变得困难且不易成功。预测新生儿是否有心房水平限制性分流比较困难，因此在杂交姑息手术后 1~2 周患儿恢复满意可以出院时，再进行房间隔介入治疗是有益的。

患儿手术后第一个 24~48h 是最关键时期，通常手术能很好耐受，但不要忽略手术后的生理变化。因为杂交姑息手术后早期肺动脉束带仍然非常"宽松"，而且各种原因的心房水平限制突然减少都会导致肺血管床血流突然增加，系统循环心排血量减少。当机体进行调整适应这些生理变化时，肾脏和肠道发生不良反应的风险最高，如坏死性小肠结肠炎。因此，患儿必须在重症监护环境中仔细观察、监测，并逐渐开始喂养。虽然增加肺动脉环缩程度可以缓解这些问题，但当患儿达到进行 II 期姑息手术

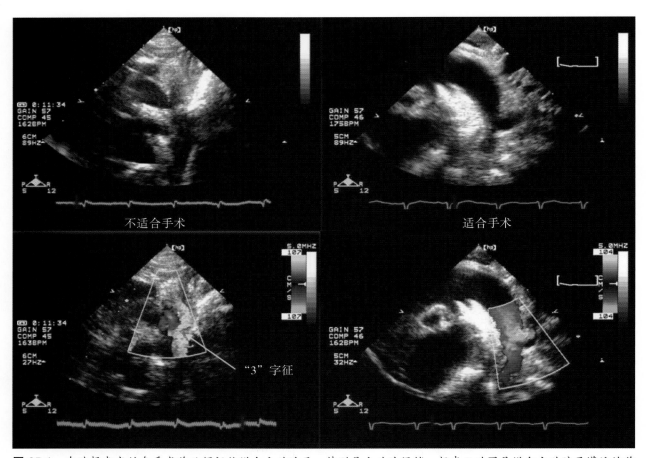

图 65.1　在选择杂交姑息手术前必须评估逆向主动脉弓，特别是主动脉闭锁。超声心动图是逆向主动脉弓灌注的首选诊断技术，胸骨上窝切面可提供最佳图像。逆向主动脉弓梗阻患者逆向主动脉弓灌注通常在动脉导管汇入处（3字征）"收紧"，逆向主动脉弓灌注局部血流加速，如左侧图像所示（不适用于杂交姑息手术）。右侧图像中，逆向主动脉弓灌注开口较宽，没有牵拉，血流轻微加速（适用于杂交姑息手术）。如果超声心动图不能明确呈现逆向主动脉弓灌注，则应考虑其他诊断方法，如CT扫描

的理想年龄（约 5 月龄）之前，又会导致肺动脉束带过紧。

从技术角度来看，在 Ⅱ 期姑息手术前，通常只需要心导管检查同时进行杂交 Ⅰ 期姑息手术的血流动力学和血管造影评估（图 65.5）。房间隔介入治疗通常在血流动力学和血管造影评估结束后进行。大多数患儿使用 2mL 定容房间隔造口导管，球囊完全充盈后直径 13.5mm。有时需要单独或联合其他技术，如静态房间隔成形术、用或不用房间隔射频穿孔术（图 65.6）、房间隔支架植入术[4]。对非常小的新生儿，1mL、外径为 9.5mm 的造口球囊可能更合适。

间歇期

间歇期需要经导管治疗的主要问题是 RAAO 和动脉导管支架狭窄。Ⅰ 期杂交姑息手术后仔细监测能够较早识别出任何潜在的、严重影响右心室功能的问题，可以减少患儿再次进入导管室治疗的概率。

Egan 等[5] 报道在 Ⅰ 期姑息手术后，有多达 29% 的患儿发生逆向主动脉弓梗阻。特别是主动脉瓣闭锁患儿，其脑部和冠状动脉血流只能依赖逆向通过主动脉弓的血流。即使三尖瓣反流轻度增加或右心室功能轻微下降也应在导管室中进行评估。应用多普勒评估逆向主动脉弓

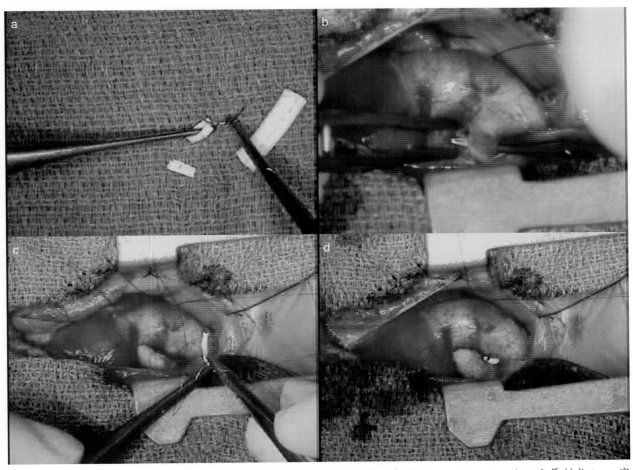

图 65.2　Ⅰ 期杂交姑息手术通过正中胸骨切开进行双侧肺动脉环缩。使用 3.5mm Gore-Tex 人工血管制成 1mm 宽的肺动脉束带。首先放置肺动脉束带很重要，因为动脉导管支架会影响束带放置。左肺动脉束带通常放置在左肺动脉起始处，而右肺动脉束带置于主动脉和上腔静脉之间。a. Gore-Tex 人工血管制成 1mm 宽束带。b. 直角钳绕过左肺动脉。c. 束带围绕左肺动脉。d. 左肺动脉环缩完成。放置肺动脉束带通常可导致血氧饱和度小幅下降和体循环血压升高 10mmHg 左右

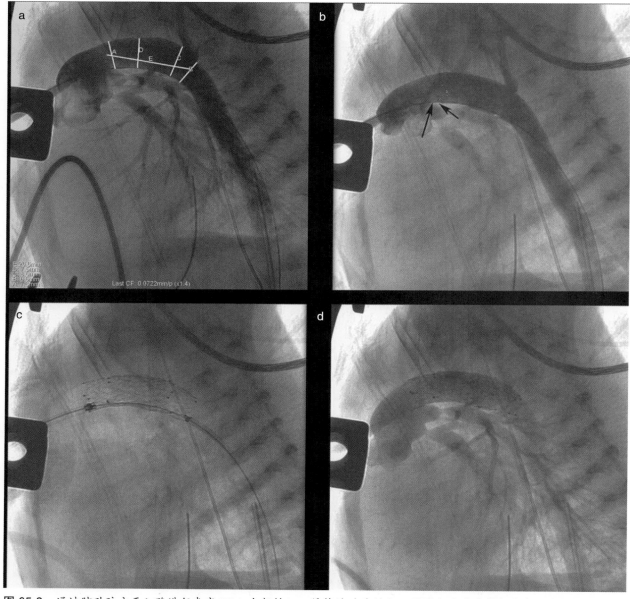

图65.3 通过肺动脉主干入路进行杂交 PDA 支架植入。紧挨肺动脉瓣上，预置主肺动脉荷包缝线，放置 6F 短鞘。离尖端 2mm 处缝合丝线向后牵拉，可以避免无意中鞘管或扩张器进入 MPA。外科医生在相应位置固定短鞘指向患儿头－足方向，将略硬的 0.018 英寸导丝（V18，Boston Scientific，Natick，MA）在透视监测下通过 PDA 进入降主动脉，然后在标准侧位投影下进行血管造影：a. 通过 6F 鞘侧孔，推注造影剂。选择适当大小支架，跨越导丝到达PDA 远端的主动脉，通常与 RAA 重叠。食管温度探头在支架植入中是一个重要标记。支架从合适远端定位处开始放置（释放），支架放置中可稍微向后退，谨记一旦支架部分释放，它就不能、也不应该向前移动。b. 随后血管造影确认支架位置。b~c. 如果支架太短没有覆盖 PDA 全长，可以用相同技术放置第二个支架，最好避免"双重覆盖"RAA 的起始部。d. 最后血管造影确认支架位置是否合适

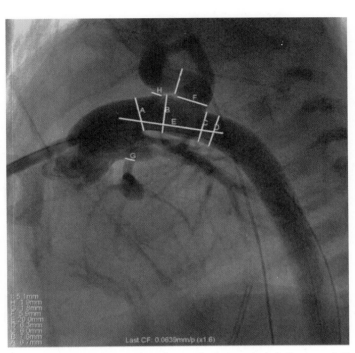

图65.4 需要测量的主要数据：PDA最大直径和最小直径，主动脉、肺动脉端PDA直径，降主动脉直径，PDA长度。此外，需要评估RAA直径和方向、PA束带位置

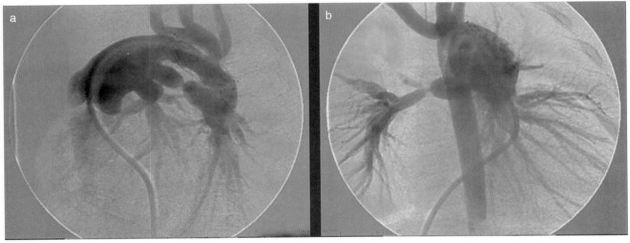

图65.5 出院前，接受Ⅰ期杂交姑息手术的患儿在导管室进行诊断性评估并建立非限制性心房间通路。手术基本操作是前向股静脉入路、有创动脉压监测。标准Judkins右冠状动脉导管连接压力导线测量心房间隔两侧、双侧肺动脉分支、PDA束带及逆向主动脉弓灌注的压力。有些患儿的压力导线通过有创动脉监测套管更容易进入逆向主动脉弓。血管造影应在MPA和PDA支架近端侧（通常手动注射）进行，使肺动脉束带、PDA支架及（逆向）主动脉弓显影

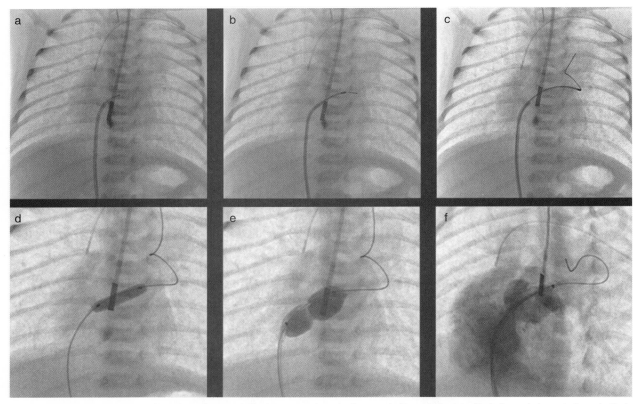

图 65.6　一些新生儿不适合行直接房间隔球囊造口。这是一个房间隔完整、需要进行静脉减压的左心发育不良综合征新生儿。房间隔射频打孔最好在经食管超声心动图（TEE）引导下进行。小婴儿可以在食管中使用心腔内超声心动图探头显示房间隔。a. 使用 5F Judkins 右冠状动脉导管进行射频打孔，一般用 5~7.5W 的射频能量持续作用 2s 时间。b. 当射频能量作用于房间隔并成功穿透房间隔后，通过导线置入同轴导管。c. 再将 0.014 英寸的冠状动脉导丝送入左心房。d. 首先使用较小的（4mm 或更小）切割球囊导管。e. 然后使用较大的 8~12mm 球囊进行静态房间隔成形术。f. 通过压力记录、超声心动图及左房造影确认效果。对于房间隔非常厚且限制性房间隔分流的患儿可能需要放置支架，最好在 TEE 引导下使用预安装支架（通常直径约 6mm）

血流压差虽然是一个有益的辅助检查，但不足以替代经导管评估。

RAAO 很少能够用单纯血管球囊成形术来解决。当然，支架植入也有缺点，支架内狭窄多发生于手术后前 4~8 周内。因此，在生后前 3 个月过早放置支架可导致 RAAO 复发，此时患儿尚不够成熟，不能进行综合 II 期姑息手术。所以，应与手术团队一起决定是否放置支架，并做好 RAAO 的应对措施（图 65.7）。

与逆向入路植入 RAAO 支架相反，通常采用前向入路通过 PDA 植入附加支架治疗支架内狭窄、残留或复发梗阻（图 65.8）。治疗 PDA 支架内狭窄合并 RAAO 特别具有挑战性，尤其当 PDA 支架内狭窄累及 RAAO 开口邻近血管时

（图 65.9）。PDA 支架植入常会限制已经狭窄的主动脉弓处逆向血流通过，可能导致灾难性的血流动力学恶化（心搏骤停）。但是，首先处理 RAAO 会妨碍后续 PDA 附加支架的放置。一般来说，如果存在两处梗阻，通常更重要的是治疗 RAAO，促使患儿心室功能恢复，然后进行早期手术干预，包括提前的 II 期手术，或转为经典 Norwood 姑息手术或其他手术方式。

经心室封堵室间隔缺损

大多数小至中等大小的肌部 VSD，在新生儿期不需要任何干预。随时间推移，缺损会逐渐变小，通常不需要任何手术或经导管治疗。

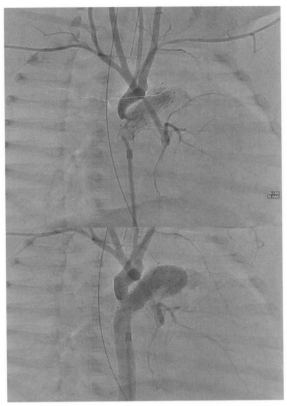

图 65.7 通过逆向入路实施逆向主动脉弓支架经常使用外径相对较细的 4F 长鞘。也可以选择短鞘，使用时必须小心穿过动脉导管支架。预判并准备肾上腺素以应对突发的血流动力学恶化非常重要。逆向主动脉弓梗阻存在时，甚至在逆向主动脉弓起始处手动注射也会诱发心脏停搏，而这在逆向主动脉弓支架植入前无法解决。通常，使用 4~4.5mm 预置冠状动脉支架撑开逆向主动脉弓。上图（右前斜位投影）显示逆向主动脉弓严重狭窄，在逆向主动脉弓开口处手动注射后心脏停搏。随后在心肺复苏下，利用原位动脉导管支架为标记，释放支架。支架植入后（下图），自主心跳立即恢复

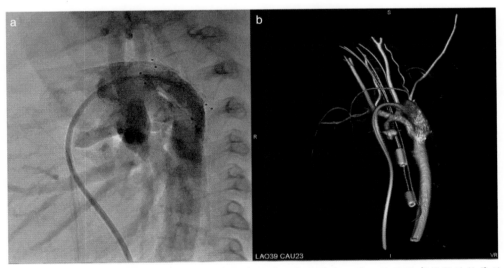

图 65.8 治疗动脉导管狭窄（支架狭窄或复发、残余狭窄）时，采取前向入路，使用没有长鞘的软导丝，理想的较柔软导丝可以防止撑开三尖瓣和肺动脉瓣。逆向放置另一导管进行血管造影监测。选择的支架长度尽可能不与逆向主动脉弓重叠，可以避免逆向主动脉弓开口处的双层支架。a. 动脉导管支架远端残余狭窄，标准侧位投影上未能显示。b. 快速食管起搏下进行螺旋血管造影的 3D 重建显示，原动脉导管支架未到达逆向主动脉弓开口，导致部分动脉导管未被撑开。c. 根据左前斜位和足位 2D 图像进行的 3D 重建，证实狭窄区域。d. 放置附加动脉导管支架后的结果

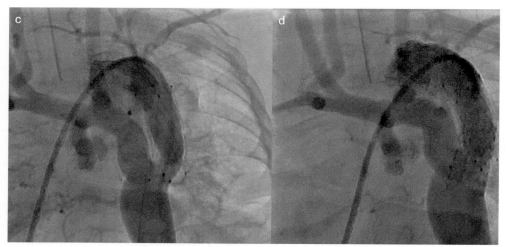

图 65.8（续）

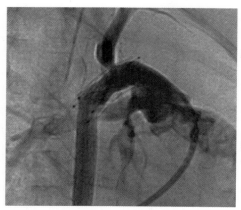

图 65.9　3 月龄婴儿 RAAO 合并 PDA 支架内狭窄

然而，偶尔会有大的肌部 VSD 会随着肺血管阻力下降，出现心力衰竭的体征和症状。这种情况下，才有封堵关闭缺损的指征。

外科手术需要体外循环。关闭这些缺损具有挑战性，因为缺损常隐藏在右心室肌小梁中，残余分流发生率较高，手术风险大。尽管可以经皮封堵 VSD，但缺点是新生儿和婴儿需要建立一个动–静脉轨道，以及相对患儿体型较大而选择较硬的输送系统。研究表明，体重低于 10kg 的婴儿进行经导管封堵肌部 VSD 时，不良事件发生率显著增高，手术成功率低，残余分流发生率高[6]。

经心室封堵 VSD 是一种非体外循环的杂交技术，即利用 Ampatzer 肌部 VSD 封堵装置[7]。胸骨正中切开或小的剑突下切口，使用短鞘在右心室游离壁荷包缝线内进入并通过 VSD，放置封堵器（图 65.10）。

如果导管不能从右心室侧轻易通过 VSD，则需要放置股动脉鞘，在便携式 C 型臂透视下将导管送入左心室。左心室血管造影可以很好地显示 VSD 位置并指引左心导管通过 VSD。导丝送入 PA 后，经心室入路捕获导丝，从而创建动–心室轨道，这样就很容易使短鞘穿过 VSD 进入左心室。

主动脉或肺动脉杂交球囊瓣膜成形术

大多数新生儿，主动脉球囊瓣膜成形术可以安全地使用 3F 或 4F 动脉鞘经皮入路实施。然而，早产儿体重轻，这些鞘管型号相对股动脉太粗。这种情况下，必须切开颈动脉，置入止血鞘管，然后常规步骤完成手术。在颈部使用颈动脉切口入路更容易通过主动脉瓣。手术后，外科修复切开部位。

肺动脉瓣球囊成形术很少需要杂交手术，因为即便是早产新生儿，其静脉也可以充分扩张，满足经皮入路需要。除了那些体重非常低且右室功能显著低下的患儿，对导丝通过肺动脉瓣的操作手法耐受性很差外，杂交手术可以作为一种耐受性更好的选择（图 65.11）[8]。

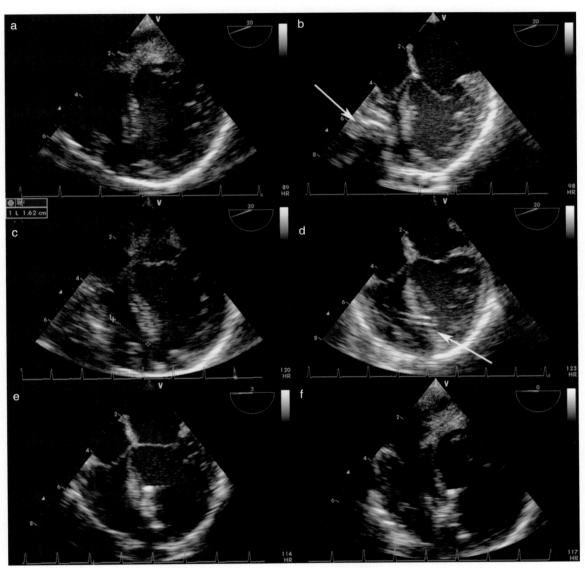

图 65.10　5 周大婴儿经心室封堵肌部室间隔缺损（VSD）。a. 暴露右心室游离缘后显示 VSD。b. 经食管超声心动图（TEE）引导下手指轻压确定到达 VSD 的理想位点。c. 在 VSD 和游离缘之间应有足够距离可以垂直于 VSD 释放封堵器。应测量右心室游离缘和 VSD 之间的距离，避免鞘管通过 VSD 过度进入左室。d. 选定穿刺点后，预置荷包缝线，18G 针头在荷包缝线内进入并对准 VSD。在 TEE 引导下，0.35 成角超滑导丝直接通过 VSD，然后 7F 短鞘跟随导丝穿过 VSD，不要过度进入左心室腔。e. 选择的封堵器型号通常比 VSD 大 2mm。TEE 监测下，很容易看到封堵器穿过鞘管并释放。左室盘应该紧挨缺损左室面释放，注意不能将封堵器顶向左室游离缘，或者牵连二尖瓣瓣器。f. 然后释放右室盘，超声心动图确认封堵器位置正确，不影响主动脉瓣后释放封堵器

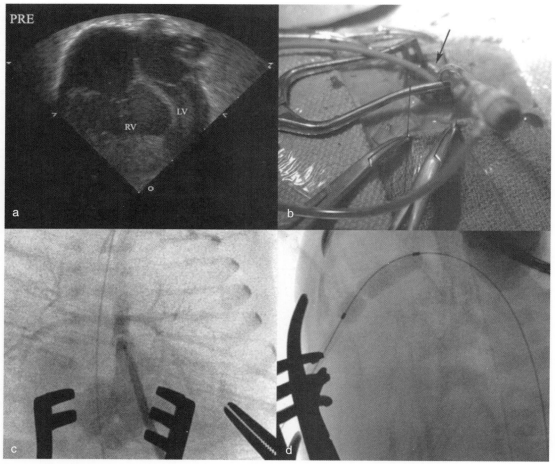

图 65.11 a. 仅 24 周胎龄早产出生的 4 周龄（700g）婴儿，肺动脉瓣狭窄、右心室功能差，右心室扩大。b. 因为患儿体重轻和右心室功能较差，选择肺动脉杂交球囊瓣膜成形术。剑突下切口，右心室游离壁预置一个与肺动脉瓣足够远的荷包缝线，允许球囊经鞘管由心室通过肺动脉瓣。c. 通过短鞘侧孔手动注射以确定瓣环直径。d. 导丝很容易通过瓣膜进入肺动脉分支，然后进行球囊瓣膜成形术

参考文献

[1] Ohye RG, Sleeper LA, Mahony L, et al. Comparison of shunt types in the Norwood procedure for single-ventricle lesions. N Engl J Med, 2010, 362 (21): 1980–1992.

[2] Galantowicz M, Cheatham JP. Lessons learned from the development of a new hybrid strategy for the management of hypoplastic left heart syndrome. Pediatr Cardiol, 2005, 26 (2): 190–199.

[3] Akintuerk H, Michel-Behnke I, Valeske K, et al. Stenting of the arterial duct and banding of the pulmonary arteries: basis for combined Norwood stage I and II repair in hypoplastic left heart. Circulation, 2002, 105(9): 1099–1103.

[4] Holzer RJ, Wood A, Chisolm JL, et al. Atrial septal interventions in patients with hypoplastic left heart syndrome. Catheter Cardiovasc Interv, 2008, 72 (5): 696–704.

[5] Egan MJ, Hill SL, Boettner BL, et al. Predictors of retro-grade aortic arch obstruction after hybrid palliation of hypoplastic left heart syndrome. Pediatr Cardiol, 2011, 32 (1): 67–75.

[6] Holzer R, Balzer D, Cao QL, et al.Amplatzer muscular ventricular septal defect I: device closure of muscular ventricular septal defects using the Amplatzer muscular ventricular septal defect occluder: immediate and mid-term results of a US registry. J Am Coll Cardiol, 2004, 43 (7): 1257–1263.

[7] Bacha E A, Cao Q L, Galantowicz M E, et al. Multicenter experience with perventricular device closure of muscular ventricular septal defects. Pediatr Cardiol, 2005, 26 (2): 169–175.

[8] Holzer RJ, Sisk M, Phillips A. Hybrid balloon pulmonary valvuloplasty in a 700-g infant: thinking outside the box. Catheter Cardiovasc Interv, 2008, 72 (1): 93–96.

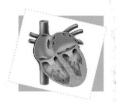

第 66 章
新生儿心脏外科手术

Harold M. Burkhart

随着先天性心脏病手术数量逐年增加，患者死亡率则逐渐降低，根据心胸外科医师协会数据，2012 年共行先天性心脏病手术 34 995 例，手术死亡率仅为 3.2%，20%（6883 例）的患者为新生儿，手术死亡率 4%。在美国，新生儿先天性心脏病的手术比例仍在逐年增加。

在新生儿期诊断的先天性心脏病中，动脉导管未闭约占 14.2%，左心发育不良综合征 12%，主动脉缩窄 6.9%，大动脉转位 6.5%，主动脉弓发育不良 2.3%，永存动脉干 2.1%，完全肺静脉异位引流 1.7%，主动脉弓中断 1.4%。最常见的新生儿心脏外科手术术式是 Norwood 手术（11.4%）、Switch 手术（7.1%）、改良 Blalock-Taussig 分流术（6.5%）、主动脉缩窄成形术（4.0%）、主动脉弓发育不良矫治术（3.3%）、永存动脉干矫治术（1.8%）、动脉导管结扎术（1.4%）。本章重点强调新生儿心脏外科手术的原则。各种具体新生儿心脏病变则会在相应章节详细介绍其手术处理方法。

左心发育不良综合征

几乎所有的左心发育不良综合征（图 66.1）均可行外科手术干预。早产（胎龄小于 35 周）、低出生体重（小于 1000g）、伴发严重的心外畸形，以及严重的三尖瓣和肺动脉反流是相对手术禁忌证。

绝大多数左心发育不良综合征患儿通常在出生后第 1 周行 Norwood 手术。笔者选择出生 24~48h 后行手术干预，以等待胎儿循环的过渡。在等待外科手术期间必须积极复苏，应用前列腺素 E_1（PGE-1）维持动脉导管开放，这对于远端肢体的灌注具有十分重要的意义。绝大多数患儿有足够大小的卵圆孔，因此在手术前需要行房间隔球囊扩张的较少。体循环灌注不足伴发肾脏或肝脏功能不全者应该在术前进行处理，以减少手术死亡率。小剂量多巴胺 [3~5μg/（kg·min）] 或多巴酚丁胺是首选的正性肌力药物。由于肾上腺素会增加体循环血管阻力，通常应避免使用。术前可能需要行气管插管，以调控肺血管阻力维持低氧浓度（17%~21%）和相对高碳酸血症（$PaCO_2$：45%~50%）。有完整房间隔或有证据表明动脉导管早闭导致体循环灌注不足的新生儿，需要即刻行外科手术。

术式：改良 Sano 分流 Norwood 术

胸骨正中切口，移除胸腺，确认左心发育不良综合征解剖结构。升主动脉明显细小（直径 2~3mm），并被粗大的主肺动脉推向

Harold M. Burkhart

Division of Cardiovascular and Thoracic Surgery, University Health Sciences Center, Oklahoma City, OK, USA

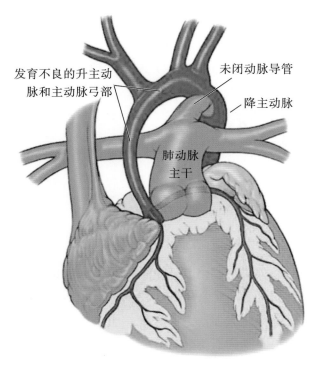

图66.1 典型的左心发育不良综合征包含左心室、主动脉根部、升主动脉和弓部发育不良。粗大的未闭动脉导管延续为降主动脉

右侧，降主动脉是经粗大动脉导管供血的主肺动脉的延续。外科手术通常分三期，第一期为Norwood术式（图66.2~66.4）。

第一期（Norwood手术）的目标是：

· 经肺动脉瓣建立单一功能右心室通畅无梗阻的体循环血流（以未闭动脉导管为界，重建主动脉弓及升主动脉）。

· 应用无瓣管道建立右心室肺循环血流（Sano分流）。

· 完成心房水平肺静脉混合（房间隔切除术）。

游离主动脉弓部血管（无名动脉、左颈总动脉、左锁骨下动脉）并套阻断带，笔者采取深低温，经无名动脉顺行脑灌注保护下，行主动脉弓重建，用3.5mm的Gore-Tex管缝合于无名动脉处，用动脉插管，经右心耳行静脉插管，建立体外循环并控制肺动脉流量。

患儿降温至18℃。完全游离主动脉弓部血管、缩窄的主动脉，以及降主动脉。游离降主

动脉时小心操作避免损伤喉返神经。充分降温后，游离出动脉导管，在肺动脉瓣上水平离断主肺动脉，大多数患儿采用6mm的Gore-Tex管行Sano分流术（右心室至主肺动脉远端），远端吻合在此时进行。

当体温已经达到18℃时，控制主动脉弓部血管并减少体外循环流量，以保证经无名动脉顺行灌注脑动脉的流量 [10mL/（kg·min）]，完全切除动脉导管及主动脉缩窄段，剖开整个主动脉弓部延伸至升主动脉的窦管交界水平。心脏停搏液直接灌注到发育不良的主动脉根部诱导心脏停搏。

将主动脉弓部远端与降主动脉胸段在后方缝合，用一个鳍状的肺动脉同种异体补片重建发育不全的主动脉弓和升主动脉，直至窦管交界与参与重建的主肺动脉根部相结合。接下来行房间隔切除术，此时恢复全流量体外循环并且开始复温。在复温过程中，行近端的Sano分流管与右心室吻合，然后婴儿逐渐脱离体外转流。

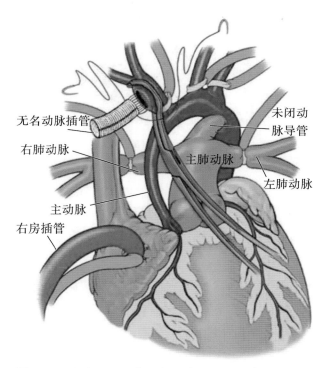

图66.2 体外循环插管方式，采用人工血管连接至无名动脉作为动脉插管，静脉引流采用右心房插管。注意在体外转流开始之前，用约束带阻断左、右分支肺动脉以防止灌注肺，并改善全身灌注

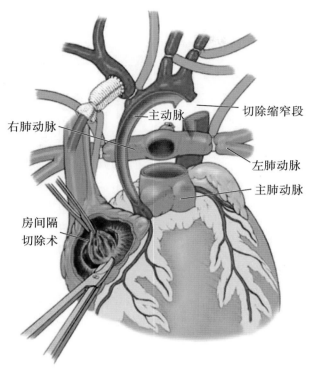

图 66.3 用阻断带套扎主动脉弓部血管分支，扩大切开升主动脉和弓部血管。结扎 PDA，切除缩窄段。在顺行脑灌注和心脏切开引流下行房间隔切除术

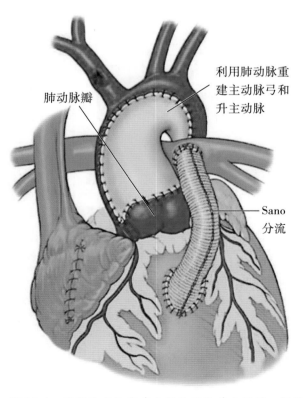

图 66.4 利用肺动脉重建主动脉弓和升主动脉，提供体循环血流，Sano 分流提供肺血流

大动脉转位

大动脉转位（TGA）是圆锥动脉干畸形的一种。心房与心室连接正常，而心室与大动脉连接异常。大动脉转位（图 66.5）是平行血液循环，体循环血流未经氧合，而肺循环为氧合血流。经由房间隔缺损的混合血液循环是患儿存活的必要条件。大动脉转位没有合并任何心内分流者，应行房间隔球囊切开术和应用前列腺素维持动脉导管开放，这对于患儿术前的稳定具有非常重要的作用。

外科矫治

大动脉转位诊断本身就是手术指征。具有完整室间隔的 TGA 通常在出生后第 1 周内进行手术（图 66.6~66.8），合并巨大 VSD 的患儿若有必要可等待更长时间行择期手术。大动脉调转术（ASO）被认为是 TGA 患儿的解剖修复，因为左心室在矫正术后是作为维持体循环的心

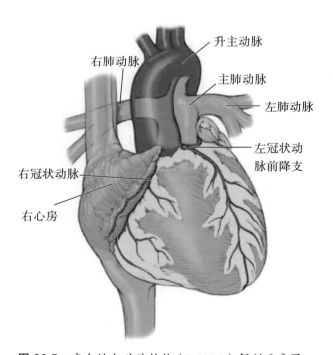

图 66.5 完全性大动脉转位（D-TGA）解剖示意图。房室连接一致，心室大动脉连接不一致。主动脉位于肺动脉的右前方。主动脉根部冠状动脉及其窦对应于肺动脉窦

室。早期的心房调转术（Senning 和 Mustard）重新规划了体循环和肺循环静脉血流的走行，该术式被认为是生理性矫治，因为术后没有改变右心室继续作为体循环心室运行的状态。行大动脉调转术可以避免心房调转术后远期出现右心室衰竭的问题。

大动脉调转术的基本原则是：将大动脉转换到相应的形态学心室，并重建心室流出道到相应的远端血管。此外，冠状动脉被移植到由左心室发出的大血管上，肺动脉换位于主动脉前方（LeCompte 操作）。

手术步骤

胸骨正中切开后，获取心包备用。游离主肺动脉及其左右肺动脉分支到肺门处，以便行 LeCompte 操作。建立体外循环（CPB），结扎并切断动脉导管。

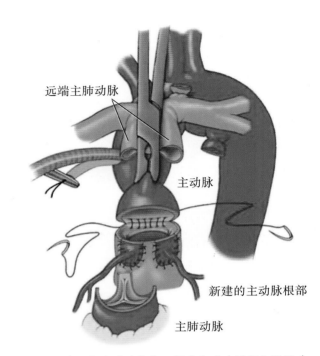

图 66.7　建立新主动脉根部，新建主动脉根部与远端升主动脉部分吻合完毕，也可见前置肺动脉的 LeCompte 操作

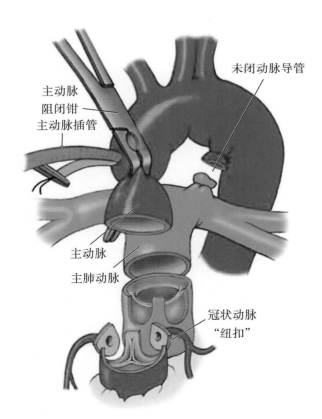

图 66.6　完全切断升主动脉和主肺动脉，获取主动脉冠状动脉"纽扣"。图为新主动脉根部行冠状动脉移植的部位

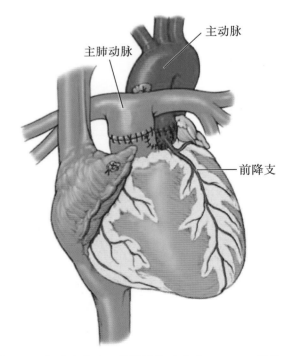

图 66.8　新建流出道，移植冠状动脉及 LeCompt 操作，完成大动脉调转

中度低温时，顺行灌注冷血心脏停搏液至心脏停搏。经右心房切口修复所有相关的心内分流。将主动脉和肺动脉切下，行 LeCompte 操作。左右冠状动脉开口连同主动脉壁一起切下，并进行充分的游离以防止扭曲或牵拉，将冠状动脉开口连同部分自体主动脉壁作为一个大的"纽扣"，可以避免后期冠状动脉开口狭窄。

冠状动脉"纽扣"被移植到近端主肺动脉（新主动脉根）的相应窦。右冠状动脉通常比左冠状动脉在新主动脉根部的位置更高。然后将升主动脉远端与新主动脉根部吻合。

采用大的自体裤状心包片重建新的肺动脉根。然后将远端主肺动脉与重建的新肺动脉根部吻合。在左心排气后，开放主动脉阻闭钳，并逐渐停止体外循环。

体－肺动脉分流术

肺血流减少的新生儿有时需要行体循环动脉到肺动脉分流术（图 66.9）。目前，这类分流术是作为青紫型新生儿（如法洛四联症、肺动脉闭锁或单心室）完全矫治或复合手术（Norwood）之前的姑息性手术。最常用的分流术是改良 Blalock-Taussig 分流术（mBTS）。该分流术是用小号聚四氟乙烯（PTFE）人工血管构建从无名动脉或锁骨下动脉再到肺动脉（PA）的连接。手术可以通过侧开胸或胸骨正中切口进行。胸骨正中切口的优点包括：

· 不平稳婴儿，可以在整个手术过程中实施双肺通气。

· 分流更靠近肺动脉分支主干，以避免肺动脉分支狭窄。

· 可以同时进行其他心脏手术如动脉导管未闭结扎、PA 成形术或房间隔切除术。

· 如果需要，CPB 的建立很容易。

· 避免侧开胸引起的肌肉骨骼畸形。

· 在后期完全修复时避免产生新的切口和瘢痕。

手术步骤

胸骨正中切开后，暴露无名动脉及分叉，并确认有正常的弓部血管解剖结构。切开心包，确认右肺动脉。应用肝素后，在右锁骨下动脉和无名动脉交界处放置一个侧闭钳。

人工血管的内径大小取决于患儿的体重。通常，体重 2.5~3.5kg 的婴儿采用内径 3.5mm 人工血管，体重 4~5kg 的婴儿采用 4mm 人工血管。切开无名动脉，采用细的不可吸收单丝线缝合 PTFE 人工血管。游离并利用血管钳部分阻闭右肺动脉，并将人工血管吻合至动脉的上部。脉搏血氧饱和度增加（75%~85%），舒张压降低，证实人工血管通畅。无须使用鱼精蛋白中和肝素，获得良好的止血效果后，放置纵隔引流管关胸。

如病情允许，可将呼吸机 FiO_2 降低至接近 21% 的大气水平，因为高氧可以导致肺血管舒张，从而导致肺水肿和心排血量减少。如果出血可能性较小，可以考虑注射肝素抗凝。术后 1d 开始加用抗血小板药物。

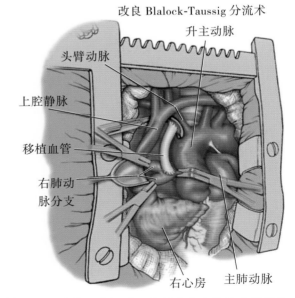

图 66.9　胸骨正中切开，显露无名动脉及右肺动脉。选择改良 Blalock-Taussig 分流术将移植血管缝合到无名动脉的下侧和右肺动脉上侧

新生儿主动脉缩窄修复术

新生儿严重主动脉缩窄常伴有休克症状。修复术前关键治疗是用 PGE-1 维持动脉导管通畅，调节肺动脉和全身血管阻力。

扩大端 – 端切除吻合术

虽然有多种手术方式，但对于合并主动脉缩窄的新生儿，缩窄段切除及端 – 端吻合术是首选的治疗方式（图 66.10~66.13）。对于有严重主动脉缩窄的新生儿，可用 PGE-1 维持导管开放直至手术修复。所有酸碱失衡都应积极纠正。在手术室，为了减少截瘫的发生率，可以给婴儿降温（34℃ ~35℃），并避免低血压。

如有可能，可放置右侧桡动脉和股动脉测压管。股动脉测压将提供主动脉阻闭时的远端主动脉压，并有助于监测整个缩窄修复过程的压力阶差变化。患儿右侧卧位左侧向上，左臂上举固定在头部平面。左后外侧胸部小切口，保留前锯肌。皮肤切口位于肩胛骨尖端下方，向脊柱延伸。从第四肋间隙开胸进入胸腔，左肺回缩。降主动脉前方切开纵隔胸膜，即可发现 PDA 和邻近的节段性主动脉缩窄。

在游离 PDA 的同时，识别左侧喉返神经和迷走神经，避免其损伤。将缩窄两侧的主动脉

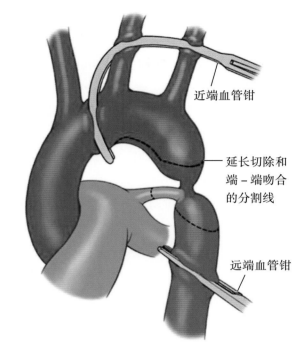

图 66.11 虚线表示拟切除缩窄段和导管的位置。近端吻合位于左颈总动脉正对面弓小弯处。这样不仅可以进行更大的吻合，而且还可以扩大主动脉弓

近端血管钳

延长切除和端 – 端吻合的分割线

远端血管钳

左颈总动脉

左锁骨下动脉

动脉导管

缩窄段

肋间动脉

图 66.10 左侧开胸后，可见孤立的主动脉缩窄和未闭的动脉导管

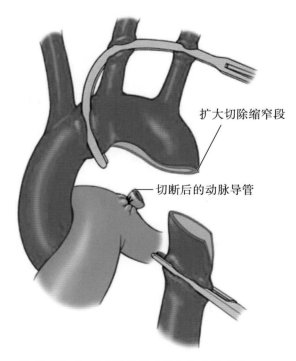

扩大切除缩窄段

切断后的动脉导管

图 66.12 切断动脉导管后扩大切除缩窄段

弓和降主动脉充分游离，以便在左侧颈总动脉对面弓的小弯侧进行吻合重建。充分的游离可保证无张力端－端吻合成功。有时，早期结扎导管有助于游离主动脉。在阻闭主动脉弓之前提前分离左锁骨下动脉和左颈总动脉。注射肝素后，结扎并切断导管，在缩窄处的上方和下方分别放置主动脉阻闭钳。

虽然接受缩窄修复的新生儿截瘫的风险很小，但采取一些预防措施仍是很有必要的。给婴儿降温并预防低血压，在阻闭主动脉的同时保持足够的主动脉远端血压，纠正酸碱失衡，避免主动脉阻闭时间过长，减少截瘫的概率。

为减少复发性缩窄，有必要完全切除缩窄段。端－端吻合术推崇使用细单桥线连续缝合，在前壁也可以选择间断缝合。在主动脉阻闭钳开放前应告知麻醉小组，以做好应对乳酸酸中毒引起的低血压准备。乳酸性酸中毒引起的低血压通常可以通过静脉输液或静脉注射碳酸氢钠治疗。

缝合纵隔胸膜，置单根胸腔引流管后关胸。

术后跨吻合口压差应小于 10mmHg。随着阻闭动脉和低温引起的下肢血管收缩的逐渐消失，这种压力阶差会逐渐改善。

完全型肺静脉异位引流

完全型肺静脉异位引流（TAPVC）的表现和临床征象取决于肺静脉梗阻的存在和房间隔缺损的大小。梗阻性 TAPVC（垂直静脉狭窄或限制性房间隔缺损）新生儿通常在出生后即刻出现严重的发绀、代谢性酸中毒和呼吸窘迫。新生儿梗阻性 TAPVC 是一种真正的外科急症。

心上型完全型肺静脉异位引流外科矫治（图 66.14~66.16）

经胸骨正中切开后，确认解剖结构。如果血流动力学允许，行 CPB 前要识别垂直静脉。常常需要直接测量基础 PA 压力。

建立 CPB 后，结扎动脉导管。垂直静脉由阻断管控制，可以敞开右侧胸膜腔以便容纳心脏，同时进行左房至肺静脉的吻合。顺行冷血灌注使心脏停止跳动，心尖旋转至右胸腔。此时可以从背面看到肺静脉汇合处和左心房。切开肺静脉汇合处与左心房。采用细的单桥线

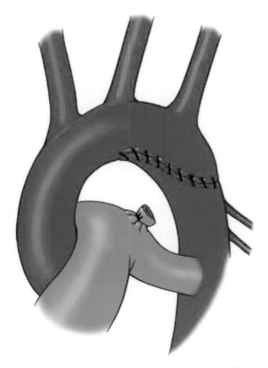

图 66.13 完成缩窄切除及端－端扩大吻合

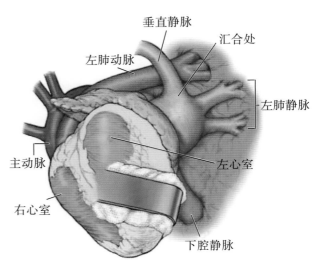

图 66.14 心上型完全型肺静脉异常引流（TAPVC）。左心室心尖被抬高，以便看到左心房后方的肺静脉汇合处

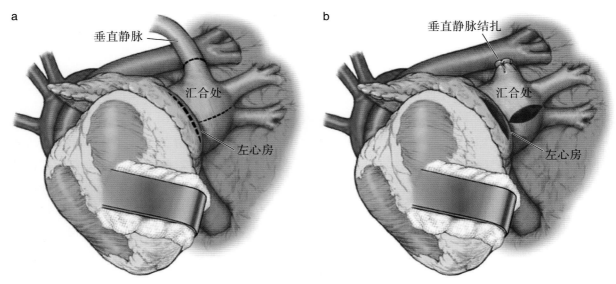

图 66.15 切开肺静脉汇合处并做相应的左心房斜切口。被结扎的垂直静脉

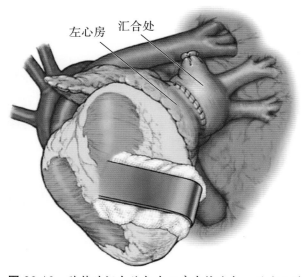

图 66.16 肺静脉汇合处与左心房直接吻合－后方入路法。离断垂直静脉，完成左心房与肺静脉汇合处吻合

进行尽可能大的无张力吻合，如果肺静脉汇合处成角或有狭窄，可以采用无内膜缝合技术（sutureless），即缝合左心房与周围心包，避免直接与肺静脉汇合处缝合。通过右心房切口关闭房间隔缺损。CPB 停机后，通常结扎垂直静脉。

CPB 停机后，经食管超声评估吻合口情况。直接测量肺动脉压力。无论肺动脉压力如何，必须吸入一氧化氮和输注米力农，因为肺动脉高压危象是 TAPVC 修复术后最常见的并发症之一。

心下型完全型肺静脉异位引流

由于肺静脉引流梗阻发生率较高，因此患有心下型完全型肺静脉异位引流的新生儿将更早出现症状而就诊。肺静脉梗阻的完全型肺静脉异位引流（图 66.17~66.19）应被视为新生儿外科急症。修复手术类似于心上型完全型肺静脉异位引流，采用胸骨正中切开、后入路完成肺静脉汇合处至左心房吻合。

主动脉弓离断

主动脉弓离断（图 66.20~66.21）新生儿在手术修复前，需药物维持稳定并纠正多器官功能障碍。PDA 对于患儿存活必不可少。下半身 2/3 的血流依赖于动脉导管灌注，因此维持动脉导管通畅是保持机体稳定的关键。PGE-1 输注是保持导管开放的主要治疗方法。机械通气是优化治疗的下一步。正压通气可以缓解 PGE-1 输注引起的呼吸抑制。下肢灌注也可以通过调

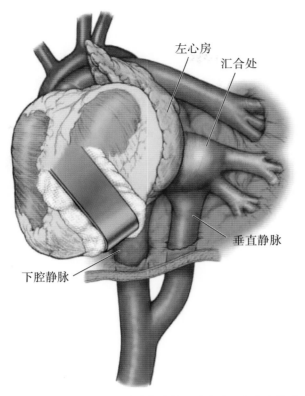

图 66.17　心下型完全型肺静脉异位引流伴下行垂直静脉

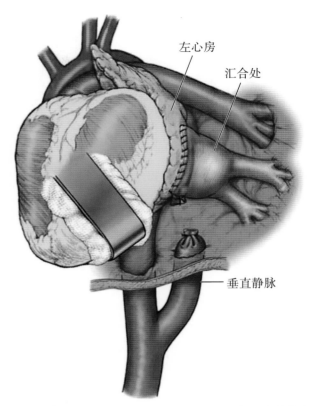

图 66.19　结扎下行垂直静脉完成心下型完全型肺静脉异位引流吻合

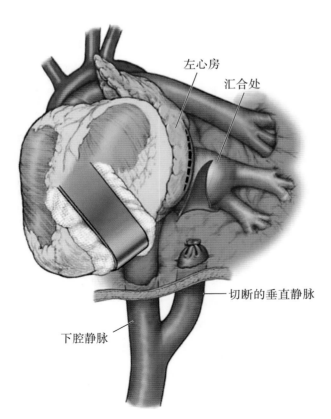

图 66.18　在膈肌水平结扎下行垂直静脉。图中显示肺静脉汇合处的垂直切口和左心房的相应切口

节肺血管阻力来改善。要避免呼吸性碱中毒和高 FiO_2。代谢性酸中毒、肾功能障碍和肝功能障碍需要积极治疗。

一旦代谢功能障碍有所改善，应积极进行亚急诊手术。所有类型的主动脉弓离断手术原理相同。外科干预通常包括主动脉弓重建和纠正所有并发的心内畸形。

胸骨正中切口是一期修复的首选方法。分离升主动脉及分支和肺动脉主干，同时避免影响血流动力学。所有主动脉和肺动脉分支都需要识别和控制。体外循环建立后对导管和降主动脉周围进行解剖分离，将动脉供血管插入与无名动脉吻合的移植血管中，应用双腔静脉插管，体外循环的降温标准是 18℃，当核心温度达到 18℃时，采用深低温停循环或低流量脑灌注。在与降主动脉交界处结扎并切断导管。仔细充分游离降主动脉，并提升至左无名动脉水平。升主动脉和降主动脉之间进行无张力吻合。

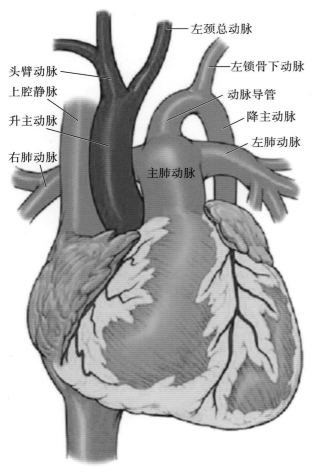

图 66.20 B 型主动脉弓离断（最常见类型），左颈总动脉与左锁骨下动脉之间主动脉弓完全分离，大的 PDA 连接降主动脉

有时，采用补片扩大吻合，然后恢复体外循环全流量，其他并发的心脏畸形（如室间隔缺损），可以在复温时主动脉阻闭情况下进行修复。

永存动脉干

一旦诊断为永存动脉干（图 66.22~66.25），应稳定婴儿状态，并为早期手术做好准备。手术时间最好是在出生后第 1 周肺阻力下降前。如果不进行手术矫正，大约 40% 的患儿将在出生后 1 个月内死亡，90% 将在婴儿期死亡。严重永存动脉干瓣膜反流和严重充血性心力衰竭患儿应在 24~48h 内手术干预。血流动力学差的患儿可能需要气管插管。为了保持较高的

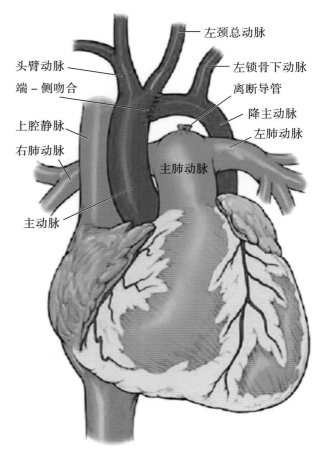

图 66.21 PDA 结扎切断，主动脉弓离断端侧直接吻合修复

肺阻力，应将 FiO_2 维持在 17%~21%，并维持相对高碳酸血症（$PaCO_2$ 45%~50%）。心率为 120~140/min，舒张压大于 25mmHg，应避免由于舒张期窃血导致冠状动脉缺血。

矫治手术通过胸骨正中切口。常规采用中低温，深低温和停循环等方法用于更为复杂的动脉干畸形，如合并主动脉弓离断等相关畸形。在建立体外循环后对肺动脉进行控制以改善冠状动脉灌注，避免因舒张期血流进入肺动脉导致围术期心肌缺血。尽可能在主动脉远侧进行阻闭，以便观察肺动脉开口。心脏停搏后，小心切开主动脉，应避开共干瓣、冠状动脉开口和肺动脉口。在 Collett 和 Edwards Ⅰ 型患儿中，动脉干起源远离左冠状动脉，可以游离肺动脉共干壁边缘，对动脉干根部的缺损直接关闭或用补片修补。

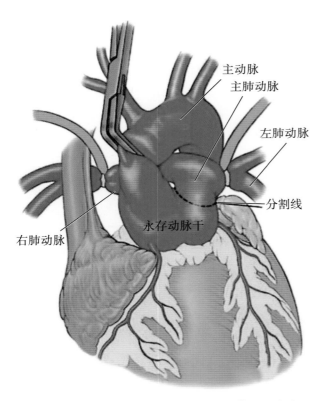

图 66.22　1 型共干，左右肺动脉置阻断带，主动脉阻断钳位置及共干支的切开位置

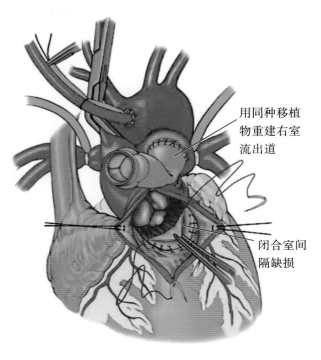

图 66.24　用补片闭合室间隔缺损（VSD）。同种移植物和肺动脉之间的吻合已完成

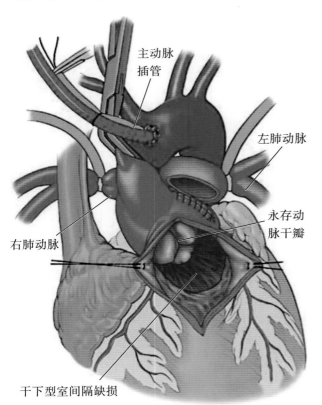

图 66.23　肺动脉干与共干分离，缺损闭合。切开右心室充分显示动脉下室间隔缺损。注意共同瓣与室间隔缺损的接近程度

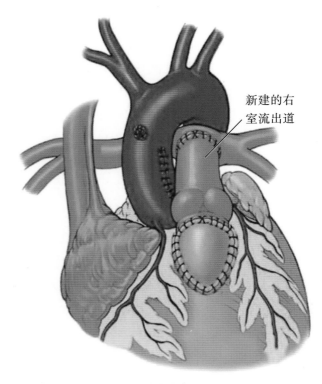

图 66.25　完成动脉干的手术修复

右心室切开应在漏斗部内，以避开冠状动脉和共瓣。动脉干下室间隔缺损可用大的牛心包补片闭合。由于干下型室间隔缺损由隔束与传导系统分开，因此发生心脏传导阻滞的危险较小。

在室间隔缺损闭合后，如有必要，对共同瓣进行评估和修复。开放主动脉阻闭钳后，用低温保存的适当大小的同种异体肺动脉移植物，重建肺动脉流出道。同种异体移植物的远端吻合是在肺动脉分叉水平进行。然后将其近侧后缘直接吻合于右侧漏斗部切口上缘。前壁采用牛心包补片以扩大同种异体移植物到右心室的连接。

动脉导管未闭

适应证

动脉导管未闭（图66.26~66.27）的存在本身并非是新生儿手术指征，因为大多数儿童会自行闭合。心力衰竭合并有明显左向右分流是PDA手术的指征。在早产儿中，PDA无论其粗细，都会因为舒张压过低导致血流动力学显著恶化。不可避免的是，在所有PDA早产儿中，由于动脉导管壁平滑肌对氧不敏感，影响动脉导管的自行闭合。早产儿的PDA经药物（如吲哚美辛）治疗后未能关闭是手术闭合指征。

手术步骤

早产儿PDA结扎术通常在新生儿重症监护室进行。然而，情况稳定的新生儿可以在心脏手术室进行手术。在机械通气和正性肌力药物支持下转移早产婴儿需要大的团队合作，特别需要注意吸入氧（FiO_2）的浓度和体温。

应使用脉搏血氧仪或无创下肢动脉监测。患儿右侧卧位左侧胸壁向上，左侧手臂支撑于头部以上，抬高肩胛骨。左后背侧切口（皮肤切口1.5~2cm）位于肩胛骨尖端下方，向脊柱

方向延伸。通过第三肋间隙进入胸腔，暴露心脏，左肺回缩。左侧肋间上静脉电凝后，分离降主动脉上方的纵隔胸膜。

确认主动脉弓、左锁骨下动脉和降主动脉

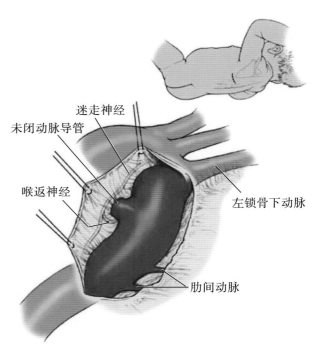

图66.26 左臂抬高的右侧卧位，显示皮肤切口位置。切开牵拉纵隔胸膜显露出PDA、迷走神经、左侧喉返神经、左侧锁骨下动脉、主动脉弓、降主动脉

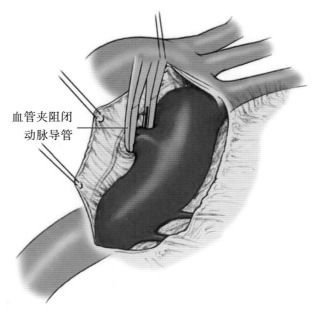

图66.27 血管夹在PDA上的应用

后，仔细结扎阻断导管。PDA 的大小通常与主动脉弓相似，在一些婴儿中甚至更粗大。应用适当的血管夹阻闭适用于所有 PDA。关闭动脉导管阻断了舒张期经导管的血液分流，将导致舒张压和平均动脉压的增高。同时，行股动脉血压监测或脉搏血氧仪检查，证实降主动脉通畅。注意不要将夹子太靠近主动脉，以免造成主动脉缩窄。置一个小号胸腔引流管，常规关胸。新生儿 PDA 夹闭的优点包括对导管有限度的阻断、对脆弱的动脉导管损伤更小。

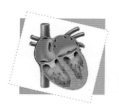

第 67 章
体外膜肺氧合与心室辅助装置

Vikas Sharma, Gregory J. Schears, Joseph A. Dearani

小儿心力衰竭是一种严重病症，该病的住院率不断上升，发病率和死亡率较高[1]。这类患儿大多有严重的先天性心脏病和渐衰性心肌疾病，通常发生在出生后的第一年[2]。心脏移植的比例在逐渐增加，特别是在婴儿中，但是由于儿童心脏捐献的供体有限，使等待期延长[3]，导致等待移植期死亡率增加[4]。

儿童机械循环支持（MCS）系统的可用性较成人受限更多，特别是婴儿和新生儿。体外膜肺氧合（ECMO）仍然是新生儿和婴儿循环支持的主要技术，但随着美国国家心肺血液研究所（NHLBI）儿童循环支持项目（PCSP）[5]的启动，儿童机械循环支持方面取得了非凡的进展，如适用于儿童、婴儿和新生儿的泵（PumpKIN 计划）[6]，以及美国食品药品监督管理局批准的 Excor 小儿心室辅助装置，如柏林心（Berlin Heart）。儿科循环支持的重要里程碑如表 67.1 所示。

循环支持的适应证

在大多数情况下，新生儿和婴儿启动 MCS 可以作为心肌恢复或移植的过渡。这些患儿中有 80% 以上为复杂先天性心脏病、心肌病或心

肌炎，其中大多数是在出生后第一年发病[7]。MCS 的适应证列在框表 67.1 中。

机械循环支持装置的类型

表 67.2 列出了儿童 MCS 的各种选项。在儿科实践中，MCS 的选择受儿童的体格和胎龄、支持类型（心脏或心肺）和预期持续时间的影响。ECMO 是一个有吸引力和常用的选择，因为它能够支持最小的新生儿和婴儿，但血栓栓

表 67.1　婴幼儿循环支持的重要进展

时间	进展
1974	首次在新生儿成功应用 ECMO
1982	ECMO 在 45 例呼吸衰竭新生儿中的应用
2004	NHLBI 儿童循环支持项目
2004	Micro Med DeBakey 植入式心室辅助装置，儿童接受的人道主义免税设备
2006	儿童 INTERMACS 注册
2007	Berlin Heart VAD 美国临床试验
2010	PumpKIN 获得支持
2011	FDA 批准 Berlin Heart 的 EXCOR

ECMO：体外膜肺氧合；FDA：美国食品药品监督管理局；INTERMACS：机械辅助循环支持机构间注册处；NHLBI：美国国家心肺血液研究所；PumpKIN：儿童、婴儿、新生儿泵；VAD：心室辅助装置

Vikas Sharma[1], Gregory J. Schears[2], Joseph A. Dearani[2]
1. University of Utah Health Care Hospital and Clinics, Salt Lake City, UT, USA
2. Mayo Clinic, Rochester, MN, USA

框表 67.1　机械循环支持适应证

心功能恢复过渡治疗
· 术前心力衰竭
· 术后心力衰竭
· 心脏手术后未能撤除体外循环
· 心肌炎、心肌病
· 心搏骤停后支持
· 呼吸衰竭
· 肺动脉高压
· 在 HLHS 分期治疗后选择性应用
移植的过渡
过渡到支持（短期到长期支持）
　体外循环
　左心发育不良综合征

塞、出血和败血性等并发症限制了其只能短期使用[8]。系统组件的配置也可能妨碍患儿有效的恢复。离心泵（如 BioMedicus CentriMag，Levitronix，Zurich，Switzerland；Capiox，Terumo，AnnArbor，MI）可作为单室或双室支持装置，也可用于构建具备氧合器的 ECMO。离心心室辅助装置（VAD）与轴流泵的区别在于，离心泵的流量除了取决于泵的转速外，还取决于泵的预负荷和后负荷，而轴流泵的输出仅取决于排量和每分钟转速。与传统 ECMO 相比，其设置时间更快，抗凝要求更低，但支持时间有限（图 67.1）。

表 67.2　婴儿机械循环支持类型

短期支持

体外膜肺氧合 · 静脉—动脉转流 · 静脉—静脉转流	通常 >1.6kg，> 孕 34 周 外周或中心静脉插管 非搏动灌注 患儿不能移动
离心泵 · Bio 泵 · Pedimag 泵	通常 >1.6kg，> 孕 34 周 中心静脉插管 类似于 ECMO 设置 抗凝要求低于 ECMO 非搏动灌注 患儿不能移动

长期支持

体外旁路 Thoratec PVAD（气动式） Thoratec HeartMate XVE LVAD[a]（电动机械式，Thoratec Laboratories，Pleasanton，CA） Toyobo（气动式，National Cardiovascular Center，Tokyo，Japan） Abiomed BVS 5000（气动式，Abiomed，Danvers，MA）[a] Abiomed AB5000（气动式，Abiomed，Danvers，MA） Berlin Heart EXCOR VAD（气动式，Berlin Heart AG，Berlin，Germany）[b] MEDOS HIA VAD（气动式，MEDOS Medizintechnik AG））	搏动血流 单心室或双心室支持 可以步行
体内的旁路 Micro Med DeBakey VAD（轴流）（MicroMed Technologies）[a] Jarvik 2000 Flowmaker（轴流）（Jarvik Heart，New York，NY） 柏林心（轴流）（Berlin Heart AG） 左室辅助装置 II LVAD（轴流，Thoratec Laboratories，Pleasanton，CA）[a]	BSA >0.7 左心室支持

BSA：身体表面积；ECMO：体外膜氧合；VAD：心室辅助装置。a. 经美国 FDA 批准，适用于儿童的心室辅助装置（BSA >0.7m²）。b. 经美国 FDA 批准，适用于新生儿的心室辅助装置（>2.4kg）

小儿 VAD 可以提供更长的支持时间作为移植的过渡，但还无法在幼儿中广泛使用。在美国，DeBakey 小儿心室辅助装置（Micro Med Technology Inc，Houston，TX；图 67.2a）专为 5 岁以上儿童（体表面积大于 $0.7m^2$）设计，EXCOR 柏林心（Berlin Heart，Berlin Germany；图 67.2b）已获美国 FDA 批准，该豁免条款适用于新生儿和体表面积小于 $0.7m^2$ 的婴儿。鉴于现有的儿童机械支持设备不足，PCSP（图 67.2c）[9] 正在开发一系列设备。

插管技术和管路设计

插管位置取决于临床情况（如心脏切开术后、心肺复苏术后或呼吸衰竭）和患儿的身高体重。对婴儿通常是通过右心房和主动脉以及无名动脉和颈内静脉插管进行静脉—动脉 ECMO（图 67.3a~b）或右颈内静脉经单腔插管静脉—静脉 ECMO（图 67.3c）。

VAD 的插管策略取决于患儿是否需要单独的左心室或双心室辅助支持（图 67.3d）。

循环支持期间的管理

ECMO 的目的是保证充分的心脏减压和良好的心输出量，以满足充分的身体灌注[10]。在使用 ECMO 期间，如果有足够的静脉引流，中心静脉压力保持较低水平。静脉回流不足最常见的原因是插管部位有问题[11]。应保持较低的左房压，左心室充分减压。左房压升高表明左心室减压不足，需要放置左室引流。平均动脉压应维持在适合儿童体重的水平，通常可通过药物来调控外周血管阻力。虽然 ECMO 提供了充分的呼吸支持，但建议采用小潮气量辅助通气，以防止肺不张，尽量减少肺损伤，并提供足够的心肌氧合。

VAD 的基本原则是保持适当的前负荷和

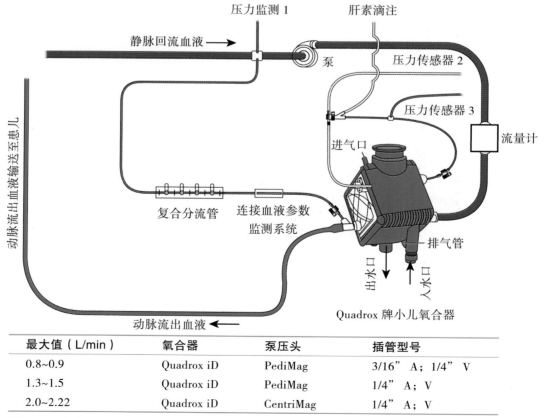

最大值（L/min）	氧合器	泵压头	插管型号
0.8~0.9	Quadrox iD	PediMag	3/16" A；1/4" V
1.3~1.5	Quadrox iD	PediMag	1/4" A；V
2.0~2.22	Quadrox iD	CentriMag	1/4" A；V

图 67.1 新生儿和婴幼儿用体外膜肺氧合器

良好的左心室减压。良好的左心室辅助装置（LVAD）效果要求右心室输出功能良好，以提供适当的前负荷。右心室衰竭、心律失常、肺动脉高压和心包填塞可影响 VAD 效能[12]。需连续应用超声心动图评估容量状态、右心功能及左心室减负状况。

抗　凝

由于出血和血栓栓塞并发症的风险高，对 MCS 患儿进行适当的抗凝治疗至关重要。不同机构的抗凝管理方案各异，出血和血栓类并发症的一般处理策略如框表 67.2 所示。减少管路血栓形成的策略是使用连接较少的简化管路和使用复合分流管。

在没有加氧合器的管路中，对 VAD 的抗凝要求没有像 ECMO 那么严格，其激活全血凝血时间（ACT）维持在 140~180s。在开始 MCS 的第 1 周后，使用柏林 EXCOR 设备的儿童需要开始服用阿司匹林和双嘧达莫及输注肝素[13]。

营养和液体 / 电解质管理

由于炎症反应和毛细血管通透性增加、血液制品使用和 MCS 溶血，需要维持血管内容量和电解质平衡。维持充足的营养是长时间成功应用的关键。这些儿童应尽快获得肠道外或肠道内营养支持。然而，应该避免过度摄入热量，因为这会导致氨基酸和蛋白质分解增加，并延长使用 ECMO 的时间[14]。

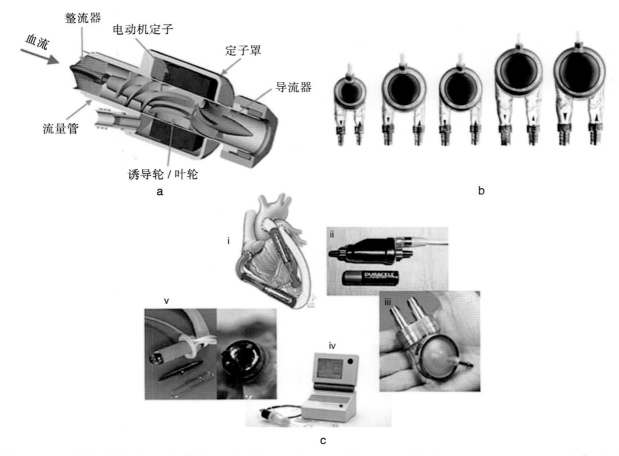

图 67.2　心室辅助装置（VAD）类型：a. 小儿型 DeBakey VAD（MicroMed Technology Inc，Houston，TX）。b. 柏林心（Berlin Heart，Berlin，Germany）。c. 根据儿科循环支持计划开发的系列装置：i. 双心室支持的心室辅助装置；ii. 小儿流量心室辅助系统；iii. 宾州州立大学婴儿 VAD；iv. Ension 设计的 pCAS 系统原型，带控制器控制台；v. 适用于婴儿的 Jarvik 2000 在羊羔动物模型中应用 5 周后轴承无血栓

并发症

MCS 的并发症大致可分为机械并发症、出血或溶血、感染和器官衰竭，如神经系统或肾脏（表 67.3）。

柏林心 EXCOR 的经验

一项前瞻性、多中心、单组队列研究[15]比较了接受植入柏林 EXCOR 婴儿 VAD 作为移植过渡与曾接受 ECMO 循环支持儿童的治疗效果，VAD 患儿的存活率明显高于 ECMO。然而，大多数受观察者发生了严重的不良事件，包括感染、卒中和出血。一项多中心前瞻性队列研究纳入了 47 个中心所有植入柏林心 EXCOR 的婴儿型 VAD，共 204 例，持续辅助时间的中位数为 40d（1~435d），存活时间达 12 个月的占 75%，其中 64% 最终获得移植，6% 恢复，5% 依靠设备存活。29% 的患儿发生神经系统功能障碍，是导致死亡的主要原因。

最近一项多中心前瞻性队列研究显示，在过去十年中，使用柏林心脏 EXCOR 的人数大幅上升。在美国，EXCOR 已经成为一种新的治疗标准，用于儿童患者的移植过渡[15]。

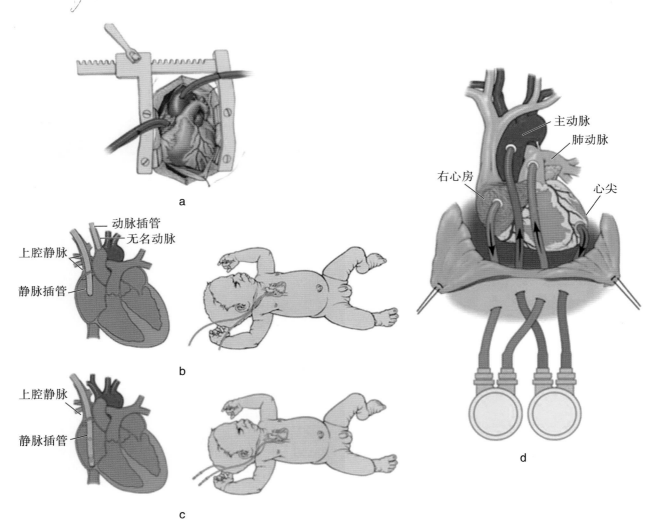

图 67.3 插管策略。a. 中心静脉—动脉体外膜肺氧合（ECMO）回路。b. 外周静脉—动脉 ECMO 回路。c. 静脉—静脉 ECMO 回路。d. 柏林心室辅助装置（VAD）

框表 67.2　减少机械循环支持出血和血栓形成的措施

在手术室

在手术室中充分止血

应先部分中和肝素，以避免循环血栓形成

使凝血正常化，区分内科和外科出血

在手术室进行实验室检查

管路设计

简化管路，尽量减少不规则表面和血栓前连接器使用

使用表面涂层管路

使用低血栓率的氧合器和泵

重症监护室

与护理团队一起，以明确的方式实现凝血管理目标

如果出血持续过多 [>2mL/（kg·h）] 应立即进行
冲洗

出血 <1~2mL/（kg·h）后再使用肝素

限制抗凝 1~2d

如果能耐受，降低输血阈值至 <90g/L

监测管路防止血栓形成

结　论

柏林心 EXCOR 小儿 VAD 已经成为 ECMO 长期支持的替代方案，尤其是作为等待移植的过渡。然而，还需要进一步努力开发下一代儿童 VAD，来提高设备的安全性和使用者的存活率。

展　望

机械循环支持领域呈现出明显的发展势头，特别是在 2004 年 PCSP 的贡献下。从那时起，正如之前所看到的，五家参与的承包商已为患有进展性严重心脏病的婴儿、新生儿和幼儿在提供安全有效的循环支持方面取得了显著的技术进展。设备的大小和流量特性以及各种体外和体内试验结果表明，很大程度上已经实现了 PCSP 的目标。通过该项目开发的科学技术，如动物模型、新的分析方法、虚拟拟合方法、新型轴承和生物相容性涂层等，有望造福于 MCS 的更广泛领域。

表 67.3　ECMO 并发症（2013 年国际体外生命支持并发症注册报告）

并发症	新生儿（%）	30d 至 1 年（%）
氧合器衰竭	7.3	8
泵管破裂	0.3	0.6
管道破裂	0.4	0.6
滚压泵故障	1.6	2.1
管路进气	3.2	9.5
管路血凝块		
氧合器	11	7.4
动静脉桥	4.2	3.4
负压缓冲囊	6.2	4.4
血滤	4.3	3.8
导管打折	6	5.5
热交换器故障	0.6	0.3
出血		
胃肠出血	0.9	1.9
插管处出血	10.9	12
溶血	11.1	9.8
弥散性血管内凝血 /耗竭性凝血障碍	3.8	3.3
神经系统方面		
临床判定的脑死亡	1.1	3.3
临床诊断的癫痫发作	7.2	8.9
脑电图确定的癫痫发作	2.7	3.1
中枢神经系统梗死	3.5	4.2
中枢神经系统出血	11.1	5.9
感染		
培养证实	7.4	11.4
白细胞 <1500	1.4	1.3
肾		
肌酐 1.5~3	4.7	2.5
肌酐 >3	1.4	3.8
透析	3.8	6.9
其他		
肺出血	2.8	17.6
心包填塞	0.5	0.6
感染（培养证实）	4.7	8.8

参考文献

[1] Rossano JW, Kim JJ, Decker JA, et al. Prevalence, morbidity, and mortality of heart failurerelated hospitalizations in children in the United States: a population-based study. J Card Fail, 2012, 18: 459–470.

[2] Andrews RE, Fenton MJ, Ridout DA, et al. New-onset heart failure due to heart muscle disease in childhood: a prospective study in the United Kingdom and Ireland. Circulation, 2008, 117: 79–84.

[3] Aurora P, Edwards LB, Kucheryavaya AY, et al. The Registry of the International Society for Heart and Lung Transplantation: thirteenth offcial pediatric lung and heart–lung transplantation report, 2010. J Heart Lung Transplant, 2010, 29: 1129–1141.

[4] Report of US organ procurement and transplantation network and scientific registry of transplant recipients, 1999–2011. Department of Health and Human Services, Rockville: Health Resources and Services Administration, 2011.

[5] Baldwin JT, Borovetz HS, Duncan BW, et al. The National Heart, Lung, and Blood Institute Pediatric Circulatory Support Program. Circulation, 2006, 113: 147–155.

[6] National Heart, Lung, and Blood Institute (NHLBI) RFP NHLBI-HV-09-14. Request for Proposals for the NHLBI Pumps for Kids, Infants, and Neonates (PumpKIN) Program, 2008.

[7] Fraser CD Jr, Jaquiss RD, Rosenthal DN, et al. Berlin Heart Study Investigators. Prospective trial of a pediatric ventricular assist device. N Engl J Med, 2012, 367: 532–541.

[8] Paden ML, Conrad SA, Rycus PT, et al. ELSO Registry Extracorporeal Life Support Organization Registry Report 2012. ASAIO J, 2013, 59: 202–210.

[9] Baldwin JT, Borovetz HS, Duncan BW, et al. The National Heart, Lung, and Blood Institute Pediatric Circulatory Support Program: a summary of the 5-year experience. Circulation, 2011, 123: 1233–1240.

[10] Subramaniam K, Boisen M, Shah PR, et al. Mechanical circulatory support for cardiogenic shock. Best Pract Res Clin Anaesthesiol, 2012, 26: 131–146.

[11] Zwischenberger JB, Cilley RE, Hirschl RB, et al. Life-threatening intrathoracic complications during treatment with extracorporeal membrane oxygenation. J Pediatr Surg, 1995, 23: 599–604.

[12] Yuki K, Sharma R, DiNardo J. Ventricular-assist device therapy in children. Best Pract Res Clin Anaesthesiol, 2012, 26: 247–264.

[13] Almond CS, Buchholz H, Massicotte P, et al. Berlin Heart Excor Pediatric ventricular assist device investigational device exemption study: study design and rationale. Am Heart J, 2011, 162: 425.e6–435.e6.

[14] Shew SB, Keshen TH, Jahoor F, Jaksic T. The determinants of protein catabolism in neonates on extracorporeal membrane oxygenation. J Pediatr Surg, 1999, 34: 1086–1090.

[15] Almond CS, Morales DL, Blackstone EH, et al. Berlin Heart EXCOR Pediatric Ventricular Assist Device for bridge to heart transplantation in US Children. Circulation, 2013, 127: 1702–1711.

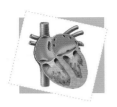

第 68 章
新生儿心脏移植

Stephen Pophal, Justin Ryan, John J. Nigro

发展史

　　心脏移植是治疗新生儿和婴儿心脏衰竭一种行之有效的方法。心脏移植技术是在实验室中发展而来的。1967 年 12 月 3 日，南非的 Christiaan Barnard 博士为一名成年人进行了世界首例人对人心脏移植（框表 68.1）。同年 12 月 6 日，在美国纽约布鲁克林的 Maimonedes 医疗中心，Adrian Kantrowitz 医生为一名出生 18d 患有致死性心脏缺陷的无脑儿进行了北美地区首例心脏移植手术。由于排斥反应的诊断和治疗的不完善，早期移植受到限制。

　　随着能准确诊断排异的心内膜心肌活检技术的发展和环孢素类免疫抑制剂的使用，心脏移植进入了新的发展阶段。1984 年，Loma Linda 医院的 Leonard Bailey 博士和他的团队将狒狒的心脏移植到婴儿 Fae 体内，登上了世界新闻头条。婴儿（图 68.1a~b）移植存活后 20d，死于免疫相关多脏器器官功能衰竭。Fae 的移植手术引起公众对婴儿心脏移植的关注，这一关注提高了捐赠者的认知度和捐赠意愿。Loma Linda 医院的第二例婴儿同种异体心脏移植手术是在 1985 年进行的（图 68.1c），患者获得了较长的存活期，心脏移植术后存活了 25 年[1]。

　　婴儿心脏移植数量在 20 世纪 80 年代末至 90 年代初迅速增长，但在 90 年代中期达到了平台期。这一平台期可能与供体数量有限和改良的单心室姑息手术的疗效有关。

心脏移植的人口统计

　　出生后第一年心脏移植一直是儿童心脏移植的主要组成部分（图 68.2）[2]。国际心肺移植协会（ISHLT）注册数据显示，尽管自 2003 年以来，儿童心脏移植总体上有所增长，但移植的婴儿数量仍然保持相对稳定，每年约有 100 名婴儿接受移植。在过去的 10 年里，促使儿童心脏移植整体数量增加的因素可能包括：机械辅助的使用增加，重新认识移植的效用，ABO 血型不匹配移植的进展，以及捐助者认知度持续增加。

流行病学

　　框表 68.2 列出了婴儿心脏移植的适应证。随着新生儿先天性心脏病治疗的进展，导致婴儿心脏移植的适应证也在逐渐改变。大多数婴儿心脏移植手术最初是针对先天性心脏病的

Stephen Pophal[1], Justin Ryan[1], John J. Nigro[2]
1. Phoenix Children's Hospital, Phoenix, AZ, USA
2. Rady Children's Hospital—San Diego, San Diego, CA, USA

框表 68.1　儿童心脏移植发展史

1950—1960 年：动物实验
1967 年：人对人移植
1967 年：儿童心脏移植
1972 年：心内膜活检
1981 年：环孢素
1985 年：Loma Linda 医院婴儿心脏移植
2000 年：柏林人工心脏
2001 年：ABO 血型不匹配心脏移植

（75%）。由于复杂性新生儿心脏手术结局的改善和替代疗法的发展，目前因患心肌病行心脏移植的婴儿数量与患先天性心脏病的婴儿数量相仿。

移植后存活率

虽然早期婴儿移植的风险高于年长者移植

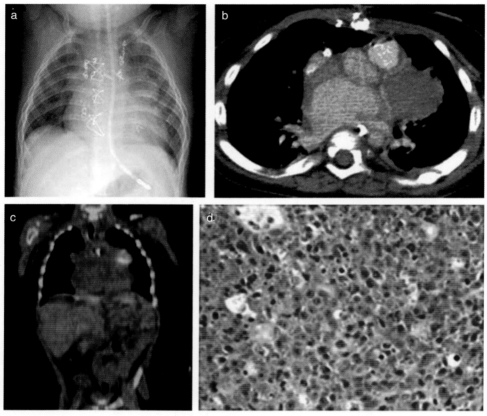

图 68.1　a. 婴儿心脏移植术后 X 线胸片显示左肺门肿块。b. 胸部 CT 扫描肿块更清晰。c. PET 扫描显示肺门肿块摄取率高。d. 组织学切片电镜下显示与 B 细胞淋巴瘤或移植后淋巴增生性疾病一致

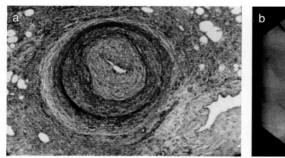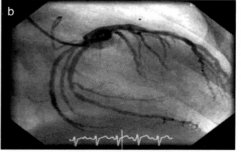

图 68.2　a. 冠状动脉横断面 HE 染色显示平滑肌增生，近端闭塞与移植后冠状动脉血管病变一致。b. 冠状动脉造影显示移植后冠状动脉呈弥漫性异常和狭窄

框表 68.2　婴儿心脏移植适应证

先天性心脏病

- 致死性先天性心脏病，不能通过药物治疗获得改善，不能手术或有极高手术风险
- 生活质量低或有较高心力衰竭风险，明显的青紫或不可逆的肺动脉高压

心肌病

- 在合理的药物治疗下，左心室功能或心功能状态进行性下降
- 无法控制的恶性室性心律失常等
- 需要持续正性肌力药物支持、机械通气或心脏机械辅助的症状性心力衰竭
- 进行性增加的不可逆的肺血管阻力，不适合内科或手术治疗，并将妨碍后续的移植手术

（可能是由于手术风险），但纵向存活率更好。婴儿移植后 20 年的存活率超过 50%。

所有心脏移植后存活 1 年以上的婴儿存活状况分析显示，超过 50% 的婴儿能够存活到 25 岁以上。Loma Linda 医院的经验表明，新生儿移植相对于婴儿具有明显的移植存活优势，移植 25 年后存活率为 59%[1]。

婴儿移植后的存活率会受原发疾病的影响，与心肌病移植后相比，先天性心脏病移植后死亡率更高。按照时间段分层，新近移植组受试者的初始阶段存活率更高。这可能与围术期医疗护理质量改善和手术病死率降低有关，这将获得更好的纵向存活率。

生活质量

大多数（>85%）婴儿心脏移植后没有活动限制，移植后功能状态良好。然而，这并不意味没有新的状况发生。

免疫抑制治疗

所有心脏移植患儿都需要免疫抑制治疗以防止排斥反应，均基于经典（成人）三联药物治疗。这些方案包括使用类固醇、抗代谢类药物（硫唑嘌呤或霉酚酸酯）和钙调神经磷酸酶抑制剂（他克莫司和环孢素），并随着新药物的引进而不断改良。越来越多的人认识到，与年龄较大的心脏移植相比，新生儿需要免疫抑制的程度可能更低[3]。抗胸腺细胞球蛋白诱导治疗后，采用类固醇、霉酚酸酯和他克莫司是一种常见的策略。在婴儿免疫抑制治疗中，仅采用单一钙调神经磷酸酶抑制剂（环孢素或他克莫司）或钙调神经磷酸酶抑制剂联合使用霉酚酸酯或硫唑嘌呤的二联治疗。

发病率

国际心肺移植协会和 Loma Linda 医院的数据显示，大约 20% 的婴儿在第一年内需要治疗急性排斥反应[1-2,4]。此外，近 20% 的婴儿心脏移植患儿发生移植后淋巴增生性疾病（PTLD）（图 68.1）。PTLD 是一种血源性恶性肿瘤（B 细胞淋巴瘤），可能与 EB 病毒感染有关，这种病毒感染使实体器官移植后患儿的发病率显著增高。此外，30%~35% 的婴儿发生移植后冠状动脉血管病变（CAV）。CAV 是一种血管病，特点是冠状动脉内膜增生和进行性阻塞，它被认为是慢性排斥的表现，与巨细胞病毒感染有关。CAV 最终限制了移植物的长期存活。与其他年龄段相比，婴幼儿 CAV 发病过程缓慢，10 年内有 65%~70% 婴儿（图 68.2）不会发生 CAV。

等待期死亡率

有报道指出婴儿心脏移植等待期死亡率高达 20%~25%，是所有实体器官等待期死亡率最高的[5]。新的进展如婴儿跨血型移植[3]，以及机械辅助支持（如柏林人工心脏）的进步，提高了捐助效率，并可降低等待期死亡率。Loma Linda 和 Great Ormond Street 儿童医院的数据表

明，通过使用更广泛捐赠者的器官，包括供体体重为受体体重 75% 的小捐赠者和供体体重为受体体重 400% 的大捐赠者，以获得更好的捐赠利用率[1,4,6-7]。Loma Linda 的数据也表明，对于婴儿移植供体，移植物缺血时间可以安全地延长到 4h 以上[6,8]，这就允许更长的转运时间，并可能扩大供体的可用性和利用率。

获 益

基于新生儿心脏移植术后良好的远期效果，有学者认为婴儿具有相对幼稚的免疫系统，使新生儿期成为心脏移植[3]的理想时段。与其他手术策略相比，这一独特的时间段提供了移植决策的最佳机会。

左心发育不良综合征与移植

最初的新生儿和婴儿心脏移植仅限于左心发育不良综合征（HLHS）。随着 Norwood 手术和多期单心室姑息手术的发展，心脏移植指征已经从最初的左心发育不良综合征转变为高选择性新生儿左心发育不良综合征或单心室姑息手术失败后的支持手段。最近的单心室重建（SVR）试验表明，作为新生儿左心发育不良综合征的原始治疗策略，Norwood 联合多期单室化姑息术后 14 个月，未移植者存活率为 65%[9]。对最初 Loma Linda 婴儿心脏移植的数据分析表明，移植后 1 年存活率为 68%，5 年存活率为 61%[4]。SVR 试验和 Loma Linda 试验并不等同，但这些数据的比较表明，左心发育不良新生儿进行 Norwood 手术存在高危因素（如严重的三尖瓣反流）时，直接进行心脏移植并非较差的策略。可能具有同等或更好的中期存活率、良好的功能和生活质量，并可能使移植物长期存活[9]。

心脏移植技术

植入技术取决于潜在的心脏状况，左心发育不良综合征多需要主动脉弓重建[10]。婴儿心脏移植通过胸骨正中切口体外循环下进行。低温可以促进心肌保护并通过降低流量（及肺静脉回流）改善术野显露，并允许深低温停循环完成主动脉弓重建。远端主动脉插管可通过无名动脉侧壁移植管道置入，如果需要重建主动脉弓，可以进行选择性脑灌注。根据 Lower 和 Shumway 的描述，一般采用双心房重建[10-11]，如果腔静脉粗大足以避免潜在狭窄的风险，则可以采用双腔静脉技术。如有必要，可利用供体主动脉移植物重建并加宽主动脉弓。

结 论

婴幼儿和新生儿心脏移植是终末期心脏病的有效治疗方法。与老年患者和其他治疗方案相比，该方法具有良好的长期存活率和生活质量。新生儿和婴儿心脏移植后的远期结果表明，新生儿具有相对幼稚的免疫系统，这可能为心脏移植提供了一个合适的时机。心脏移植受到捐助器官数量的限制和等待期死亡率的影响。远期并发症包括移植后淋巴增殖性疾病和冠状动脉血管病变。捐献者认知度提高、ABO 血型不合移植、心脏机械辅助装置的改进，以及可用供体标准的放宽均扩大了供体库，从而使心脏移植得到进一步发展。

参考文献

[1] Chinnock RE, Bailey LL. Heart Transplantation for congenital heart disease in the first year of life. Curr Cardiol Rev, 2011, 7 (2): 72–84.

[2] Dipchand AI, Kirk R, Edwards LB, et al. International Society for Heart and Lung Transplantation. The Registry of the International Society for Heart and Lung Transplantation: Sixteenth Offcial Pediatric Heart Transplan-

tation Report—2013; Focus Theme: Age. J Heart Lung Transplant, 2013, 32 (10): 979–988.

[3] West LJ. ABO-incompatible hearts for infant transplantation. Curr Opin Organ Transplant, 2011, 16 (5): 548–554.

[4] Razzouk AJ, Chinnock RE, Gundry SR, et al. Transplantation as a primary treatment for hypoplastic left heart syndrome: intermediate-term results. Ann Thorac Surg, 1996, 62 (1): 1–8.

[5] Almond CSD, Thiagarajan RRM, Piercey GE, et al. Waiting list mortality among children listed for heart transplantation in the United States. Circulation, 2009, 119 (5): 717–727.

[6] Bailey LL, Gundry SR, Razzouk AJ, et al. Bless the babies: one hundred fifteen late survivors of heart transplantation during the first year of life. The Loma Linda University Pediatric Heart Transplant Group. J Thorac Cardiovasc Surg, 1993, 105 (5): 805–814; discussion 814–815.

[7] Kanani M, Hoskote A, Carter C, et al. Increasing donor-recipient weight mismatch in pediatric orthotopic heart transplantation does not adversely affect outcome. Eur J Cardiothorac Surg, 2012, 41 (2): 427–434.

[8] Scheule AM, Zimmerman GJ, Johnston JK, et al. Duration of graft cold ischemia does not affect outcomes in pediatric heart transplant recipients. Circulation, 2002, 106 (12 Suppl 1): 163–167.

[9] Ohye RG, Sleeper LA, Mahony L, et al. Pediatric Heart Network Investigators. Comparison of shunt types in the Norwood procedure for single-ventricle lesions. N Engl J Med, 2010, 362 (21): 1980–1992.

[10] Backer CL, Idriss FS, Zales VR, et al. Cardiac transplantation for hypoplastic left heart syndrome: a modified technique. Ann Thorac Surg, 1990, 50 (6): 894–898.

[11] Lower RR, Shumway NE. Studies on orthotopic homo-transplantation of the canine heart. Surg Forum, 1960, 11: 18–19.

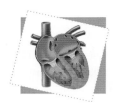

第 69 章
新生儿术后护理

Anthony F. Rossi, Enrique Oliver Aregullin

一般原则

新生儿先天性心脏病术后的护理是在稳定和维持重要器官功能的基础上，更积极主动地对患儿进行输氧管理。目前已有证据表明，以心血管健康的客观指标为基础的目标导向护理可改善患儿预后。基于循证和经验的预期性护理，旨在预防不良事件，而非事后处理不良事件。受航空安全强制检查表的启发，制定检查表可以指导临床团队完善患儿从术前到出院的整个医疗流程。临床路径是一种很好的方式，以确保患儿有个体化且良好的康复流程。目前的护理重点不仅在于预防新生儿的术后死亡率，更着重于患儿整体的健康利益，以及积极减少影响生活质量的并发症。

新生儿心脏病术后需要一个由多学科专家组成的综合团队共同努力才能取得最佳效果（框表 69.1）。术后恢复期应将患儿安排在新生儿重症监护病房、儿童重症监护病房或小儿心脏病重症监护病房，目前关于应该接受哪种类型的重症监护尚存在争议。若由合适的工作团队进行监护，必能取得最佳预后。

良好的预后始于术前对患儿的正确评估和维持其状态稳定。大多数新生儿的诊断评估均可在床旁进行，且为无创操作。偶尔需要进一步的检查来评估，如心导管造影或磁共振成像。维持重症患儿的稳定则是使重要器官（包括大脑）的灌注得到恢复和氧供得到满足。尽量让极端情况下分娩的婴儿在术前先恢复末梢循环的灌注，再行手术治疗。然而这一普遍规律也有例外，以下患儿出现严重发绀时应该立即接受手术：伴有梗阻的完全型肺静脉异位连接、合并重度限制性房间隔缺损或房间隔完整的左心发育不良综合征（HLHS）。对于其他新生儿，一旦有证据表明其末梢器官功能已完全改善，则不必推迟手术。

婴儿的术后管理从麻醉师和转运小组全面移交到重症监护小组开始。术后管理程序较为复杂，强烈建议使用婴儿的标准化预印表格来进行术后交接。团队之间的交接可以通过使用检查表进行优化（框表 69.2）。一份典型的检查表包含患儿术中涉及的所有相关数据，包括使用哪种麻醉剂、剂量如何，以及患儿的反应；对手术过程中的描述以及预期和意外事件的详细信息亦是必不可少的；体外循环记录应提供有关心肺旁路、循环停止和主动脉阻闭时间等数据。强制要求婴儿的监护、外科和护理团队的关键成员同时在场交接，并且每个成员

Anthony F. Rossi[1], Enrique Oliver Aregullin[2]
1. Nicklaus Children's Hospital, Miami, FL, USA
2. Helen DeVos Children's Hospital (Congenital Heart Center CVTS), Grand Rapids, MI, USA

都有明确的任务。标准的 ICU 术后检查表（图 69.1）和日常查房表（图 69.2）对于有效的重症监护是非常重要的。为 ICU 查房制定的日常检查清单可以防止失误并改善预后。强烈建议将这些检查清单应用到 ICU 的日常实践中。

新生儿术后护理的目标是增加氧供量、减少氧耗量或双管齐下来优化两者的关系。危重患儿能够达到正常氧供水平者，其死亡率更低，末梢器官功能更好，住院时间更短。可惜在临床上检测术后新生儿的氧供量或氧耗量行之不易，且并非常规开展。实际上，混合静脉血氧饱和度虽然可以反映这种氧合供需关系，但未能给临床医生提供任何引起原发病因的数据线索。当动脉 – 静脉（A–V）O_2 差异增加时，仍需要临床医生来判断究竟是氧供减少还是氧耗增加所致。对于某些患儿来说，即使是使用镇静剂和进行气管插管，其氧耗量也会呈病理性升高，如 Norwood 术后恢复期的婴儿。另外，术后使用多巴胺也会增加耗氧量。

即使是熟练的儿科临床医生也可能误判重症患儿的需氧量。间断或连续监测混合静脉血氧饱和度可以更准确地评估血流动力学紊乱程

框表 69.1　心脏病新生儿术后监护多学科综合团队推荐成员

- 小儿心脏内科医生
- 小儿心脏外科医生
- 小儿心脏重症监护医生
- 小儿重症监护医生
- 新生儿科医生
- 小儿神经科医生
- 遗传学医生
- 小儿重症监护 / 心脏重症监护护师
- 呼吸治疗师
- 营养师
- 职业 / 言语治疗师
- 社工
- 药剂师

度。研究表明，测量区域氧合的近红外光谱法（NIRS）是一种安全、无创的心血管评估技术。间断或持续血乳酸的监测也可以用来评估新生儿术后临床状况。血乳酸已证实是评估危重患儿预后的良好指标（图 69.3）。外周静脉血氧饱和度、NIRS 和持续乳酸监测均可作为治疗的目标指南，治疗的目标终点是特定的——通常是氧供指标。

患儿术后高热是一种常见的现象，虽然高热的病因各不相同，但其损害却是一致的。体温升高总是会增加耗氧量，术后早期是患儿最脆弱的时期，心血管系统须从手术创伤中恢复，需要适应新的生理需求，而心血管系统满足这些新增需求的能力可能极其有限。发热引起的生理紊乱可表现为外周静脉血氧饱和度的减少或血乳酸的增加。目前，缺乏支持主动低温疗法的数据。在危重新生儿中，主动低温治疗可能很难实现。据报道，当中心体温过低时患儿相当危险，会导致出血甚至心室纤颤。

患儿术后的正性肌力药物支持

低心排出量综合征（LCOS）是新生儿先天性心脏病术后常见的一种征象（图 69.4）。LCOS 导致氧输送减少，体循环阻力（SVR）增加。SVR 的增加可直接或间接导致心室功能恶化，从而加重低心排血量状态。SVR 可增加患儿体 – 肺动脉分流，导致心室负荷病理性增加。要促进心脏病术后心功能恢复，治疗的基础是降低后负荷。这一原则适用于左心室、右心室或单心室衰竭的患儿。应用米力农、硝普钠或酚苄明可降低左心室后负荷。降低右心室后负荷的目的是降低肺血管阻力，包括避免酸中毒和高碳酸血症、加强供氧、吸入一氧化氮。对于左心室衰竭的患儿，需要维持系统器官灌注压力在 40~50mmHg（器官灌注压力 =MAP–RAP 或 CVP）。建议将降低后负荷药物增至机体可耐受的最大剂量，并通过合理联合使用正

框表 69.2　迈阿密儿童医院手术室至心脏重症监护室标准化交接流程

·外科交接：外科主治医师与 ICU 主治医师及接收组（注册护士、注册技师、住院医师、高级注册护师等）	·体外循环交接：灌注师与 ICU 接收组［若患儿携带心肺支持系统（CPS）返回 ICU］
－病史	－流量管理
－先天性畸形	－容量
－手术过程	－管道型号和位置
－任何并发症和干预措施	－CPS 设置
－心肺转流时间、深低温停循环时间、主动脉阻闭时间	·主治医师 / 住院医师 / 高级注册护师 / 注册护士均能够向外科医生提问
－停机困难（即心律失常、出血、低血压等）	·在所有提出的问题被回答之后，手术室护士继续交接
－护理建议计划及临床状态预警（术后 24h）	·护士交接：手术室护士与 ICU 护士
·麻醉交接：麻醉师与 ICU 接收组	－患儿体位
－动静脉置管（型号）	－手术室内 V/S
－导管	－液路、引流管、置管
－气管导管（EET）型号和位置	－可使用的血液制品
－通气并发症	－正在输注的血液
－评估失血量	·再次回顾；确保所有问题已被外科团队解答，且接收团队已获取所有信息
－术中血液制品的量	·回到监护状态，交接完成，手术团队离开
－尿量	外科医生签名：_____
－给药量	ICU 医生签名：_____
－停机温度	
－当前温度	
－目标温度	

性肌力药物和升压药来维持血压稳定。

正性肌力扩血管药物米力农是一种磷酸二酯酶 -3 抑制剂，已证实可预防或减轻儿童先天性心脏病术后恢复期的低心排综合征。在大多数医疗中心，米力农已成为治疗先天性心脏病术后 LCOS 的一线药物。米力农的主要血流动力学效应是通过扩张动脉血管和减少体循环阻力增加心室收缩力。该药还可改善心室舒张功能，对肺血管也有温和且显著的舒张作用。米力农的临床应用有几点注意事项：第一，它的半衰期比大多数静脉注射的正性肌力药物要长。据估计，儿童的半衰期为 2~4h，在早产儿的半衰期甚至超过 10h。为了在临床可接受的时间内达到稳定的状态，需要在开始连续输液前使用负荷剂量。一般的经验法则是，首剂 10μg/

kg 相当于注入 0.1μg/（kg·min）。如果预计输入 0.5μg/（kg·min），负荷剂量应该为 50μg/kg。在迈阿密儿童医院，新生儿都大剂量使用（100~200μg/kg）并从体外循环给药。第二，米力农主要由肾脏排泄，肾功能不全的患儿应谨慎使用。第三，患儿的不良反应为血管扩张和低血压。对于米力农中毒的患儿，应停用该药，如果仍持续低血压，需输注小剂量的升压药。

肾上腺素是一种 β 肾上腺素受体激动剂，具有同时兴奋 β_1 和 β_2 受体的特性。表现为心肌收缩力和心率的增加。小剂量 [小于 100ng/（kg·min）] 药物的主要作用是血管舒张；大剂量时，药物可以通过兴奋受体对全身血管产生收缩作用。对于肺动脉阻力升高的患儿应谨慎或尽可能避免使用，因为它是一种

日期_____　　时间_____　　体重_____　　身高_____

1. 诊断_____。

2. 手术_____。

3. 过敏_____。

4. 进入 CICU 交班医生_____。

5. 通知 CICU 接班医生_____。

6. CICU 常规检查：生命体征测量_____上下肢血压（每天上午）。

7. 每小时尿量，摄入量与排出量，每日体重，禁食。

8. 适当抽吸鼻胃管（NG）或口胃管（OG）（连续或间断），用盐水/气体冲洗，必要时根据患儿情况进行。

9. 维持正常体温_____或维持直肠温度_____。

10. 胸管引流系统水封至 20cm 水柱。必要时使用乳糜胸引管，在记录生命体征同时记录引流量。

11. 入 ICU 及每天早上（6 点）进行胸部 X 线检查（直至拔除气管插管及移除胸引管）。

12. 实验室检查：

a._____ 入监护室：各种血细胞（Proflie 8[①]），凝血酶原时间/部分凝血活酶时间，动脉血气（iSTAT[②] CG4+[③]），C 反应蛋白。

b._____ 日常监测：各种血细胞（Proflie 8）。

c._____ 每 12h：血气分析（iSTAT CHEM 8+[④]）。

d._____ 每周一：对肠外营养（PN）者进行肝功能检测。

e._____ 上午 4 点 PT/PTT/血小板计数（拔除心内管道前或关胸前）。

f._____ 动脉血气（iSTAT CG3+[⑤]）呼吸机调整/必要时。

g._____ 动脉血气/乳酸（iSTAT CG4+）每_____h，直到低于 2.2 后，每日 1 次。

h._____ 术后 3d 每天检测 C 反应蛋白。

i._____ 24h 保持 2U 浓缩红细胞备用。

13. 呼吸管理：

a. 初始呼吸机设置：吸入氧浓度（FiO_2）_____　　间歇性强制通气（IMV）_____

潮气量（Tidal）_____　　总容量（Vol）_____

肺内压（PIP）_____　　呼气末正压（PEEP）_____

b. 除非有禁忌证（低血压、严重休克、术后修复），否则将床头抬高至 30°。

c. 口腔护理：使用 0.12% 氯己定漱口（2 个月以上患儿）每 4h 进行一次口腔护理并记录。

d. 根据护理方案轮转和更换患儿体位。

e. 根据需要进行气管插管内雾化吸入治疗。除非有必要（例如：浓稠的分泌物等），不要使用生理盐水吸入雾化。

f. 每 24h（白班）更换一次 Yankauer（抽吸接头）和 Ballard 管路。

g. 调整 FiO_2，使单心室氧饱和度大于 70%，双心室大于 95%。

h. 其他_____。

i. 每隔_____h 吸痰或者必要时_____。

j. 每隔_____h 吸痰时使用呼吸囊。

k. 肺动脉高压预防措施：100% FiO_2 呼吸囊给氧；吸痰或刺激性操作前使用镇静剂。

l. 单心室生理学指导方案：21% FiO_2 呼吸囊给氧或仅设置呼吸机的 FiO_2。

m. 一氧化氮_____ppm（parts per million[⑥]）。

n. 每 6h 查一次高铁血红蛋白。

o. 若一氧化氮含量大于 3ppm，请呼叫医生。

p. 高铁血红蛋白大于 5%，请呼叫医生。

q. 一氧化氮疗法时使用 Ballard 管路吸入。

---

① Proflie 8：一种血细胞计数监测仪

② iSTAT：一种血气分析仪

③ CG4+：iSTAT 试纸型号

④ CHEM 8+：iSTAT 试纸型号

⑤ CG3+：iSTAT 试纸型号

⑥ parts per million：一氧化氮单位

图 69.1　新生儿心脏术后 ICU 检查表样

14. 体液：
    a. 当日每小时总静脉输液量（2/3 维持量）。
    b. 从术后第 1 天_____开始每小时总静脉输液量（全量）。
      总液量：计算：[起始 1~10kg=4mL/（kg·h）；接下来 11~20kg= 追加 2mL/（kg·h）；再 21kg 以上 = 追加 1mL/ kg·h）]。
    c. 维持：
      _____10% 葡萄糖溶液 0.20NS+2meq[①]氯化钾 /100mL（小于 1 月龄）；
      _____5% 葡萄糖溶液 0.20NS+2meq 氯化钾 /100mL（1~3 月龄）；
      _____5% 葡萄糖溶液 0.30NS+2meq 氯化钾 /100mL（3 个月至 3 岁）；
      _____5% 葡萄糖溶液 0.45NS+2meq 氯化钾 /100mL（大于 3 岁）；
      其他_____。
    d. 动脉置管：生理盐水配置肝素溶液，2U 肝素 /mL，1mL/h。
    e. 中心静脉置管：生理盐水配置肝素溶液，2U 肝素 /mL，1mL/h。
    f. PICC 置管：_____配置肝素溶液，1U 肝素 /mL，1mL/h。
    g. 脐动 / 静脉置管：生理盐水配置肝素溶液，2U 肝素 /mL，1mL/h。
    h. 只能通过中心静脉管给钙。
    i. 静脉滴注：10% 葡萄糖溶液。
    j. 通过外周静脉输注血液制品。

15. 须通知医生 / 执业护士 / 医生助理的参数：
    a. HR 小于_____/min 或大于_____/min。
    b. 动脉 BP（平均压 / 收缩压）小于_____mmHg 或大于_____mmHg。
    c. CVP / 右房压 / 双房压小于_____mmHg 或大于_____mmHg。
    d. 左房压小于_____mmHg 或大于_____mmHg。
    e. SaO_2 小于_____% 或大于_____%，或 SvO_2 小于_____% 或大于_____%。
    f. 乳酸大于 2.2 或大于先前记录的值。
    g. 体温大于 101.5 ℉ 或 38.5℃，血细胞比容小于 36%，K^+ 小于 3.4 或大于 4.8，ICa^{2+} 小于 1 或大于 1.4。
    h. 胸管引流量大于 3mL/（kg·h）（4h 内）；大于 2mL/（kg·h）（4h 后）。
    i. 任何心律失常、躁动或疼痛迹象。
    g. 尿量小于 1mL/（kg·h），连续 2h。
    k. 单心室指南。
    l. 肺动脉高压指南。

16. 心律参数：
    a.12 导联心电图（入监护室）。
    b. 起搏器设置：
      模式_____   心率_____   AV 间期_____
      输出：心房_____   心室_____
      灵敏度：心房_____   心室_____

17. 延迟关胸：
    关胸后心电图。
    胸引管负压吸引_____h 后，再进行水封。当胸腔关闭时，将胸引管保持至 20cm 水柱负压。
    当胸腔敞开时，不要更换胸骨或胸引管敷料。

18. 伤口护理：（关闭胸腔 24h 后开始）
    术后第 1 天去除胸骨 / 胸廓敷料。
    每天用氯己定消毒。
    每天或需要时更换引流管，重新使用干燥无菌纱布 / 透气胶膜。
    每天用聚维酮碘或氯己定消毒胸管部位。
    如果胸管维持时间超过 24h，每 3d 或根据需要更换无菌纱布和透气胶膜。

19. 社会工作咨询：是 / 否。

20. 其他_____。

21. 药物：
    a. 呋塞米_____mg 静脉注射 每_____h（每次 1~2mg/kg，每 6~24h 一次）。

---

① meq：毫当量

图 69.1（续）

b. 头孢唑林：每隔_____h给药_____mg持续48h（大于7d每8h一次；如果小7d每12h一次，每次25mg/kg），最后一次给药时间为_____。

c. 万古霉素每_____h_____mg。

    15~20mg/（kg·24h），年龄小于34周妊娠；

    15~20mg/（kg·12h），年龄大于34周妊娠，小于2个月；

    15~20mg/（kg·8h），年龄大于2个月。

    _____万古霉素在第4次给药前达到血药浓度。

d. 头孢他啶_____mg 每_____h。

    50mg/（kg·8h），1月龄及以上；

    50mg/（kg·12h），1月龄以下（对青霉素过敏者慎用）。

    如对青霉素或头孢菌素过敏，请使用：

    克林霉素_____mg 每_____h，持续48h。

    最后一次手术室内给药剂量为_____。

    25mg/（kg·d），分3次给药，1月龄及以上；

    20mg/（kg·d），分3次给药，1月龄以下。

e. 麻醉状态下，必要时Lacrilube滴双眼。

f. 雷尼替丁_____mg 静脉注射 每8h（每次1~2mg/kg）。

g. 多巴胺 _____μg/（kg·min） 静脉持续滴注[2~10μg/（kg·min）]。

h. 米力农 _____μg/（kg·min） 静脉持续滴注[0.25~1μg/（kg·min）]。

i. 肾上腺素_____μg/（kg·min） 静脉持续滴注[0.01~0.2μg/（kg·min）]。

j. 葡萄糖酸钙_____mg/（kg·h） 静脉注射[10~20mg/（kg·h）]。

k. 肝素滴注：

    负荷剂量：_____U（50~100U/kg） 静脉滴注 10~60min；

    维持剂量：_____U/（kg·h）[20~25U/（kg·h）]。

    PT/PTT开始滴注前和滴注后每4h一次。

    目标PTT_____（每治疗方案）。

l. 静滴氯化钾、硫酸镁和葡萄糖酸钙按照CICU治疗方案进行。

m. 其他药物_____。

22. 疼痛/镇静处理：

a. 维库溴铵静脉滴注_____mg/（kg·h）[0.03~0.05mg/（kg·h）]

    维库溴铵静脉滴注_____mg/kg，必要时或有刺激性操作时（每次0.03~0.05mg/kg）。总剂量_____。

b. 罗库溴铵静脉滴注_____mg/（kg·h）[0.25~1mg/（kg·h）]；

    罗库溴铵静脉滴注_____mg/kg，必要时或有刺激性操作时（0.25~1mg/kg）；总剂量_____。

c. 酮咯酸_____mg/6h，必要时，中度至重度疼痛（每6h一次，每次0.5mg/kg）共5d。

    可从_____开始（3月龄以上，血小板大于100×10⁹/L，无活动性出血）。

d. 对乙酰氨基酚（泰诺）每4h一次，口服，必要时或体温大于101.5℉（38.5℃）

    轻至中度疼痛（每次10~15mg/kg）。

e. 芬太尼静脉滴注_____μg/（kg·h）[1~10μg/（kg·h）]；

    芬太尼静脉注射_____μg/kg，必要时或有吸痰等刺激性操作时（每次1~5μg/kg）；总剂量_____。

f. 吗啡_____mg 静脉注射，每隔_____h，严重疼痛如气管插管时（每次0.1mg/kg）；

    吗啡_____mg 静脉注射，每隔_____h，严重疼痛如脱机或拔管时（每次0.05mg/kg）。

g. 咪达唑仑（versed）静脉滴注，_____mg/（kg·h）[0.05~0.1mg/（kg·h）]；

    咪达唑仑（versed）静脉推注，每小时1次，每次_____mg/kg（每次0.05~0.1mg/kg），必要时或烦躁时，总剂量_____。

h. 劳拉西泮（阿替凡）静滴_____mg，必要时或烦躁时，每4h一次（每次0.05~0.1mg/kg）。

    水合氯醛_____mg，口服/鼻胃管每4h一次，必要时或镇静时（每次25~50mg/kg）；最大剂量：2g/24h。

打印姓名_____   手写签名_____

日　期_____   时　间_____

图69.1（续）

CICU 日常查房表（日期_____）

□名字_____   年龄_____   体重_____
□诊断_____术后第_____天
手术步骤_____
□重大事件：术中？ 术后 12~24h？ 体外循环转机？
· 重大手术后事件内容 / 转归？
· 床旁护士：信息更新 / 最近 12h？ 任何当前的患儿 / 护理事件及关注？
□置管
○是否心内置管？   多少天？   是否可以拔除？
○是否中心静脉置管？   多少天？   是否可以拔除？   是否可以更换为 PICC？
□目前的实验室检查结果？
○关注？需要的检查？药物浓度？是否停药？减少实验室检查？整合实验检查？
□系统：
○心脏系统：
节律？ 心电图？ 灌注？ 乳酸？ 混合静脉血氧饱和度（SvO_2）？ NIRS？
肺循环量 / 体循环量（Q_p/Q_s）？
强心药？ 开胸？ 关胸？ 血细胞比容 / 血红蛋白？ 凝血？
残留病灶？ 上次心脏彩超结果 / 再次心脏彩超？ 是否需要置管？
入量 / 出量：尿量？ 电解质：K^+？ Ca^{2+}？ Mg^{2+}？ 导尿管？
心力衰竭药物？ 利尿剂？
○呼吸系统：
插管？ 多少天？ 今天是否拔管？
最后胸片时间？最后 ABG /CBG？ 氧流量？ 积液？ 肺不张？
胸管引流：担心 / 不担心？ 是否可以拔除胸管？
关注：新生儿肺出血？ 声带麻痹？ 膈肌麻痹？ 声门下狭窄？
○营养供给：
进食？ 鼻胃管 / 口服？ / 全胃肠外营养？是否耐受喂养 / 呕吐 / 反流？总能量？体重增加？
需要胃管？ 言语治疗？ 需要学习吞咽？
是否通便？ 多库酯钠 / 甘油栓剂？
○皮肤：
压疮？ 气垫床 /Z-Flo（皮肤护理的药物）？
手术部位？ 胸管部位？ 中心静脉置管部位？ 动脉置管部位？ 静脉留置针部位？ 胃管部位？
○新生儿
瞳孔？ 四肢活动？ 近期 MRI/US/CT 结果？
○疼痛
疼痛控制？ 镇静是否足够？ 静脉滴注可以改为鼻饲 / 口服？ 关注药物戒断？
□药物治疗？
○停药 / 药物由静脉注射改为口服？ 各个液路药物分组及减量？
□床旁护士：家属 / 社会（信息更新）。
□转出计划：请在这个查房表的另一面完善转出计划表。
□审查 / 确定每日计划 / 目标
○团队领导：团队还有其他意见吗？询问床旁护士：是否还有其他医嘱 / 转出？

□宣布查房结束，并宣布下一患儿的姓名 / 房间号

图 69.2　CICU 日常查房表样（迈阿密儿童医院 / 尼克劳斯儿童医院）

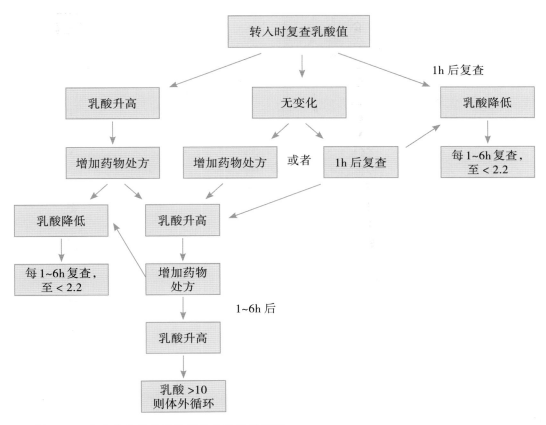

图 69.3　基于连续乳酸测量指导术后护理流程

强效的肺血管收缩剂。在许多医疗中心，肾上腺素已经取代多巴胺成为先天性心脏病新生儿术后恢复期的首选药物。

多巴胺是一种靶向药物，为全身血管收缩剂，其作用类似于肾上腺素。目前它在新生儿中的使用逐渐减少，其原因有二：首先，多巴胺明显增加了新生儿术后全身氧耗量，而肾上腺素则没有；其次，它的使用与术后交界性异位心动过速（JET）的发生有关。

精氨酸加压素是一种用于多血管舒张性休克的强力升压药。血管舒张性低血压的发生可能与体外循环有关，往往是其他加压药物所难以控制的。在这种情况下，精氨酸加压素可以升高血压，改善全身器官灌注，且不升高心率，这对那些心率已经很快的新生儿相当有益。此外，与术后常规使用的其他升压药物不同，它不会增加肺血管阻力。

术后心脏衰竭的机械辅助支持

新生儿心脏术后机械辅助支持是心肌恢复的桥梁。新生儿手术后急性心肌损伤和低心排血量的情况并不少见，对于那些难以耐受药物治疗的患儿来说，机械辅助支持不失为一种行之有效的选择。我们发现监测乳酸趋势可预测先天性心脏病术后患儿的存活率，若乳酸值持续 ≥10mmol/L，则强烈表明患儿在没有机械辅助支持的情况下将无法存活。如果正性肌力药物的剂量过大，亦可以考虑机械辅助支持。已证实肾上腺素等药物在高剂量时可引起心肌细胞凋亡。

对于先天性心脏病手术后的患儿，传统的机械辅助支持是体外膜肺氧合。目前，在等待移植的患儿中，像柏林心脏中心（Berlin GmbH，Berlin，Germany）这样有条件使用可

LCOS 证据
尿量减少
乳酸升高
SvO₂ 或 NIRS 降低
代谢性酸中毒

↓

心率
太快或太慢

↓

前负荷优化？
CVP？
RAP？
LAP？

↓

血红蛋白优化？
完全氧合患儿 ≥ 10？
发绀患儿 ≥ 15？

↓

正性肌力药物剂量增加

↓

SVR 降低

↓

超声心动图
泵功能
心包积液
残留畸形

↓

双心室生理   辅助治疗   单心室生理 + 体—肺分流

右心功能不全	左心功能不全	辅助治疗	PBF 增加和容量超负荷
增加正性肌力支持	降低 SVR	甲状腺素	最大化降低 SVR
降低 PVR	增加正性肌力支持	内固醇类	增加正性肌力支持
PAH：NO 吸入			降低 PBF

图 69.4 低心排输出量综合征的管理。CVP：中心静脉压；LAP：左房压；NIRS：近红外线光谱法；PAH：肺动脉高压；PVR：肺血管阻力；RAP：右心房压；SVR：体循环血管阻力；PBF：肺血流量；LCOS：低心排输出量综合征

植入式心室辅助装置的机构是有限的。尽管机械辅助支持能够改善机体组织氧合，但它仍存在许多严重的并发症，包括神经系统损伤和出血，在临床上应尽快尝试撤机。若7~10d后，心肌功能无法恢复到足以维持血流动力学的程度，此时就应开始考虑临终关怀或启动移植程序。

先天性心脏病患儿具有独特的解剖和生理差异，相对于那些心脏结构正常的患儿，在使用ECMO支持时将面临更难以预料的挑战。单心室和体—肺分流的患儿须通过动脉插管灌注肺循环和体循环，所需流量高于那些具有双心室功能的患儿。此外，ECMO循环中的氧合血液可进一步降低肺血管阻力，可能造成体循环窃血。如果可能，在进行ECMO心室辅助时，尽量不使用氧合器。

镇静、镇痛、神经肌肉阻滞

术后首要任务是为新生儿创造一个无痛的环境，其次是要减少患儿循环儿茶酚胺量和最小化术后氧耗量（VO_2）。术后镇静是通过联合用药完成的。大多数中心联合使用低剂量阿片类药物和苯二氮䓬类药物。通常在术后24~48h内停止阿片类药物的注射，苯二氮䓬类药物的注射可持续至拔管前，偶尔至拔管后。应尽量避免患儿在拔管期间过度躁动和激惹。右美托咪定是α_2肾上腺素受体激动剂，具有镇静、抗焦虑和镇痛作用，且在缺血条件下提供神经保护。右美托咪定是短效药，可以连续输注[0.1~1μg/（kg·h）]或短期使用（每次1~1.5μg/kg）。右美托咪定既可用于带管患儿，也可用于拔管时，乃至拔管后仍可继续使用。它在血流动力学上相对安全，心动过缓是其主要的心血管反应，该作用使其成为治疗术后快速心律失常的有效药物。虽然右美托咪定在治疗新生儿中的经验非常有限，但在术后镇静中仍是有效的，可成为未来术后管理的基石。

术后心律失常

尽管发生率逐渐下降，但心律失常在先天性心脏病术后恢复期患儿中并不少见。术后心律失常会显著增加发病率、住院时间和死亡率。去除病因，尽早准确诊断并治疗，将对患儿的预后产生积极正面的影响。对于先天性心脏病术后恢复期的新生儿来说，虽然也会出现窦房结功能障碍，但完全性房室传导阻滞是ICU中最常见的缓慢型心律失常。交界性异位心动过速（JET）和室性心动过速是最常见的快速型心律失常，其次是室上性心动过速（SVT）。

心动过速发生在各种不同的心脏矫治术后，其发生率和严重程度与矫治类型、手术技术、血流动力学状态、电解质失衡、躁动、疼痛和术后患儿的体温直接相关。发热和循环中儿茶酚胺的增加（内源性或医源性）可导致快速型心律失常。一旦患儿进入重症监护病房，重点应该是优化血流动力学和减少氧耗量，同时防止电解质紊乱。

JET是术后常见的心律失常，发病率为0.8%~8.5%。具有房室（AV）分离性且窄QRS波的复合性心动过速是JET的特征，尽管JET偶尔可能出现逆行性室房（VA）传导，但通常在单个监测导联上很难被诊断。若床旁监护仪上可以显示心房压或中心静脉压波形，则AV分离的JET波形将表现出间歇性的大炮波。JET具有自限性，会随时间的推移而自愈。对于大多数新生儿来说，如果JET的心率低于160/min，血流动力学将不会受到严重影响。

这类患儿的治疗应该从消除术后发热开始。如果患儿体温是正常的，可以考虑缓慢降温，建议把婴儿的体温降低到35℃左右。这通常可以通过关闭婴儿的保温设施来实现。如果缓慢降温和减少儿茶酚胺并没有显著降低心率，则开始药物治疗。静脉注射胺碘酮是治疗术后JET的有效方法。给药后可能会引起低血压，但通常可通过减慢输注速度或给予钙剂来控制。有些人主张持续注射胺碘酮，给予 2~3mg/（kg·h），直到心律失常得到充分控制后；通常在 1~2h 内停药。最大剂量为 15~20mg/（kg·d）。这个方案中患儿接受胺碘酮的总量最小化，有助于减少胺碘酮副作用的发生。

先天性心脏病术后发生 SVT 并不少见。SVT 最常见的类型是 AV 折返性心动过速。对于已存在心房病理因素的新生儿例如 Ebstein 畸形，或已经进行了涉及心房手术的新生儿例如完全型肺静脉异位连接术后，均可能发生心房扑动或房性异位心动过速。即使在 12 导联心电图上，也很难将 SVT 与窦性心动过速区分开来，而从心房起搏导线或食管电极上获取的心电图有助于对二者的区分。回顾心率趋势可诊断折返性心律失常，该心律失常的快速发作和终止往往可以从波形趋势中清楚地辨别出来。

正常情况下，健康婴儿的血流动力学耐受性良好，但在术后阶段，SVT 可显著影响血流动力学，需要及时识别和治疗。腺苷是 SVT 治疗的基础，但对于心脏术后患儿仍应慎用，使用后会导致血流动力学上稳定的节律转化为恶性的节律，在文献中已有详细的记载。心房超速起搏（通过心房起搏导线或经食管起搏导线）或心脏电复律可能是对节律不稳定患儿的合理选择，甚至是首选的治疗方法。

持续性室性心动过速在术后并不常见。若心率不快，尽管在一段时间内可以耐受，但血流动力学仍会受到这种节律的不利影响。室性心动过速的发生率与冠状动脉操作，如大动脉转位和 Ross 手术，以及包括心室切除在内的手术有关。治疗在一定程度上取决于血流动力学不稳定的程度。大多数患儿需要紧急心脏电复律，然后进行药物治疗。可持续输注利多卡因，而使用普鲁卡因胺或胺碘酮治疗效果更佳。

术后心动过缓常表现为窦房结功能障碍或完全性房室传导阻滞。窦房结功能障碍可以耐受，不需要治疗。对于那些因心率下降且出现相关的血流动力学显著变化的患儿，通常使用儿茶酚胺类药物进行治疗。但在包括室间隔缺损（VSD）闭合术在内的相关手术中发生完全性房室传导阻滞者，则需要植入永久起搏器治疗。根据经验，VVI 起搏模式耐受性良好，能充分改善血流动力学，因此无须使用 DDD 等更复杂的起搏模式。众所周知，临时心房起搏在感知心房活动中可能会失效。

特殊注意事项

患儿肺动脉高压

肺动脉高压（PHTN）的患儿发生肺动脉高压危象的风险较高，尤其在术后早期或镇静期间（表 69.1~69.2，框表 69.3~69.4）。气管内吸痰是导致肺血管收缩的常见诱因。随着肺血管血流的阻力增加，右心室（RV）开始衰竭，导致肺血流减少、发绀、心排血量降低和动脉血压下降（PHTN 危象）。围术期护理的重点是进一步避免引发 PHTN 危象的可能因素。包括优化通气、镇静、药物处理和疼痛管理。

早产儿或低体重儿

先天性心脏病早产儿或低体重新生儿的管理仍然具有挑战性（图 69.5）。关于手术时机缺乏临床共识。例如，应给予低体重儿和早产儿身体发育和大脑成熟的时间。然而，异常的生理条件如心室容量超负荷或严重的发绀，使等待发育和成熟后进行手术矫正或缓解危机变得不切实际。此外，患儿无法脱离呼吸机，不太可能等待身体发育成熟再行手术。进行手术还是等待发育，需要在早产儿或低体重儿个案的基础上进行讨论。应该为所有出生体重较轻的婴儿建立一个风险受益方程，以平衡小婴儿或欠成熟婴儿进行手术的风险，并非一定要等待发育到最佳生理条件后再进行手术。

表 69.1　肺动脉高压的治疗策略

避免	促进
增加 PVR 或肺血管收缩的因素	通过扩张肺血管降低 PVR 的因素
缺氧	吸氧
酸中毒 / 高碳酸血症	碱中毒 / 低碳酸血症
躁动 / 疼痛 / 过度刺激	镇静 / 麻醉
高血细胞比容	正常或低红细胞压积
过度膨肺	正常肺功能残气量
肺不张、肺换气不足	吸入一氧化氮

PVR：肺血管阻力

表 69.2　肺动脉高压和肺动脉高压危象的区别

条件	肺动脉高压	肺动脉高压危象
定义	在动脉血压稳定的情况下，PAP 血压急剧升高	突发事件：PAP 收缩压力等于或超过体循环压力，导致右心衰竭和血压下降
心率	稳定或降低	降低
氧饱和度	稳定或升高	升高
CVP 和右房压	升高	升高
肺动脉压	稳定	下降
左房压	下降	严重下降
心排血量	下降稳定	严重下降血压急剧下降前下降

框表 69.3　吸痰时避免肺动脉高压（PHTN）危象 / 事件预防措施

- 吸痰前使用芬太尼（机械通气或遵医嘱）
- 使用纯氧（FiO_2：100%）进行人工过度通气（吸痰前后）
- 如果医嘱使用一氧化氮，呼吸囊人工通气时也必须使用
- 监测 PHTN 事件或危象的体征和症状

框表 69.4　肺动脉高压（PHTN）危象处理

- 使用纯氧（FiO_2：100%）进行人工过度通气，检查胸部运动，听诊，通知医生
- 必要时，芬太尼快速推注，肌松药加深镇静，必要时或遵医嘱
- 监测灌注和压力改善的临床症状和体征，持续监测乳酸
- 新的干预措施包括：呼吸机调整，高剂量的血管扩张剂静注或口服，吸入一氧化氮

新生儿特殊畸形的术后护理问题（参见特定章节）

左心发育不良综合征手术治疗

左心发育不良综合征（HLHS）第一期姑息手术最初是在 1981 年提出来的。这项手术的不同之处在于姑息性治疗一些新生儿常见的疾病，

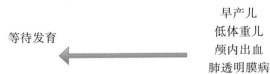

等待发育 ←	早产儿低体重儿颅内出血肺透明膜病	早期矫正或姑息性手术
低风险等待	**短时间等待有益**	**早期手术的风险优于等待**
均衡型 TOF	大型 VSD	HLHS
ASD	非梗阻性 TAPVC	永存动脉干
VSD	TGA	发绀型 TOF
AVC	主动脉缩窄	梗阻性 TAPVC
	主动脉弓离断	

图 69.5　早产儿或低体重儿心脏畸形的外科决策。ASD：房间隔缺损；AVC：房室间隔缺损；HLHS：左心发育不良综合征；TAPVC：全肺静脉异位连接；TGA：大动脉转位；TOF：法洛四联症；VSD：室间隔缺损

如严重的主动脉流出道梗阻、左心发育不良、主动脉弓发育不良及远端缩窄。

自 Norwood 发表关于这些致命疾病的原始报道以来，已有很多手术方法，并取得了不同程度的效果：新生儿心脏移植，改良 Sano 术使用右室—肺动脉管道替代体—肺分流，以及最近的杂交姑息手术。

手术时机

一旦患儿的血流动力学稳定，就应该进行 HLHS 的姑息矫治。

Norwood 手术

目标包括建立从右室到体循环的无梗阻血流通路，加宽主动脉弓，解除升主动脉和弓横部发育不良，并解除主动脉远端缩窄，建立体—肺分流，切除房间隔确保肺静脉血流通畅地流向右室。这种循环本质上效率低下，可能导致许多婴儿术后早期出现明显的血流动力学紊乱。

体—肺分流术会导致血液从体循环和冠脉循环窃血到肺血管。即使在最理想的情况下，这些婴儿的心室容量也会超负荷。心室容量过载的程度与肺血流量直接相关，在不同的生理条件下，肺血流量随时可能发生变化。决定肺血流量的因素包括分流管道内径的大小、分流管道解剖学起源位置，以及体循环阻力与肺循环阻力的比值。肺血流量，或者更恰当地说，与全身血流量相关的肺血流量，由肺循环血流量与体循环血流量比值（Q_p/Q_s）定义。管理这些婴儿的重点是平衡血液循环，优化全身血液流量和氧气输送量。用数学模型进行预测，优化 Q_p/Q_s 使其保持在 0.7~1。很明显，最佳 Q_p/Q_s 与最大的全心排血量和最高的动脉血氧饱和度比值相关。平衡血液循环的重点是尽量减少肺血流量，以提高体循环血流量，通常利用吸入气体来改变肺血管阻力而实现。然而，肺血流量取决于分流导管水平阻力的大小，合理地使用全身血管扩张剂是增加全身血流量的一种更为有效的方法。

有效的术后管理策略是使全身血管舒张

最大化，必要时需增加体循环阻力。全身血管舒张可通过多种血管舒张剂来完成，包括酚苄明、米力农和硝普钠，以使患儿面色红润、末梢肢体温暖，同时使其具有足够的冠状动脉和器官灌注压力。实践中，建议舒张压控制在 30mmHg 或更高，平均动脉血压为 40~50mmHg。

早期并发症包括 LCOS、术后晚期急性心功能衰竭、喉返神经损伤并发声带损伤和吞咽困难、坏死性结肠炎，以及远期主动脉弓再缩窄。

改良 Sano 术

在治疗 HLHS 方面，与传统的 Norwood 术相比，Sano 术后恢复期的婴儿在重症监护室的管理模式更加简单。由于主—肺动脉分流的消失，因此不再需要平衡体循环和肺循环。因为没有分流，患儿舒张压通常较高，冠状动脉灌注得到改善。术后目标与双心室患儿的生理相似。患儿的动脉氧饱和度通常为 75%~85%。早期的发绀常常继发于重建的右室流出道梗阻。

杂交手术（亦见第 65 章）

HLHS 姑息性杂交手术包括使用金属支架维持导管开放、房间隔球囊造口或在房间隔植入金属支架，前者为体循环血流创建无障碍通路，减少肺血流量，保护肺血管床，为将来在双侧已环缩的肺动脉上行腔—肺分流术做准备。杂交手术的恢复非常顺利，在新生儿期避免了心肺转流。另据报道，近 30% 接受杂交手术的患儿可能发生逆行性主动脉弓梗阻，使冠状动脉灌注受损，引发心室功能障碍。

心脏移植术（亦见第 68 章）

HLHS 心脏移植术是历史上的热点话题，很少有治疗方案将其作为主要的治疗手段。心脏移植在 20 世纪 80 年代末至 90 年代初开始流行。移植后的存活率非常高，但是约有 25% 等待移植的患儿因为供体的缺乏而死亡。

完全大动脉转位手术治疗

大动脉调转术（ASO）于 20 世纪 80 年代

初作为心房调转（Mustard 和 Senning）术的一种替代术式被引入，用于治疗完全性大动脉转位（D-TGA）。ASO 可在新生儿早期进行完全的解剖学矫正。这将减少此类发绀患儿的发病率及死亡率。对于室间隔完整的 D-TGA 或合并室间隔缺损的 D-TGA 患儿，ASO 手术现已被认为是首选术式。

手术时机

ASO 手术的时机取决于患儿的临床状况。对于出生时有足够心房交通的患儿，其氧合水平在可接受范围内，出生后的前几日可以选择性地进行手术。对于有较严重发绀的患儿，应行房间隔球囊造口术，待稳定后数日内行血管造影。给 D-TGA 患儿使用前列腺素 E_1（PGE-1）须谨慎，尤其是未进行房间隔膜造口术的患儿。这类患儿在输注 PGE-1 时可引起卵圆孔的闭合或变小，这是由于肺血流量增加导致左心房血流量和压力增加所致。

ASO 术后的护理重点是改善患儿左心室功能。很少需要大剂量正性肌力药物支持。正性肌力药物支持包括多巴胺或低剂量肾上腺素联合全身血管扩张剂，如米力农。硝普钠可代替米力农。在术后左心室功能恢复期间，我们建议使用婴儿能够承受的最大剂量血管扩张剂，维持平均动脉血压在 40~50mmHg。不建议长时间使用呼吸机，应该在血流动力学允许的情况下尽快拔除气管插管。

大约 10% 的 D-TGA 在新生儿期出现肺动脉高压（PAH），通常表现为严重发绀。实践表明，及时的外科矫治、恢复正常的生理循环和动脉氧合，以及术后积极处理肺动脉高压的策略优于术前使用 ECMO 等待肺动脉高压下降的策略。

新生儿法洛四联症手术治疗

新生儿法洛四联症术后的管理具有挑战性。LCOS 并不少见，通常继发于右心室功能障碍。由于右心室流出道切口较大，收缩和舒张功能均可明显降低。肺动脉瓣跨环补片将导致严重的肺动脉瓣反流，进一步加重右心室功能的损害。术后早期需要适度的正性肌力药物支持。所有新生儿均加用米力农输注，具有改善右心室舒张功能的优势。强烈建议外科医生在术中保持卵圆孔开放，在右心室恢复期右向左分流可维持整体的心输出量。

手术时机

我们提倡对有症状的法洛四联症患儿，在新生儿期进行彻底的修复，只有极少数情况下才选择姑息手术。

新生儿处方集
Neonatal Formulary

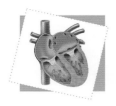

第 70 章
治疗药物

Enrique Oliver Aregullin, Anthony F. Rossi

由于患儿存活周期的延长，临床上可供医生选择的儿童心脏病治疗方法也在不断增加。目前，多种先天性心脏病继发肺动脉高压的患儿都能得到有效治疗。高肺血流量新生儿在进行介入或外科手术前需要长期服用抗充血性心力衰竭药物。这些药物——尤其是正性肌力药物和利尿剂的应用，对 ICU 术后患儿发挥着关键性作用。如今，心脏病患儿尽早进行手术治疗已是大势所趋，且借助先进的麻醉和术后护理技术，患儿大都预后良好。但是，患儿术后常需要进行针对性的镇痛和镇静管理，这又会增加心脏病患儿的住院周期。另外，掌握必要的抗凝知识对于重症新生儿监护者来说也是十分必要的。目前，儿童心脏疾病的药物治疗进展涉及美国食品药品监督管理局批准上市的针对性治疗药物以及许多超适应证用药。本章对用于围术期新生儿低心排血量、充血性心力衰竭、肺动脉高压、镇静、镇痛、抗凝的选择性治疗药物进行了总结归纳（表 70.1~70.2；图 70.1）。

Enrique Oliver Aregullin[1], Anthony F. Rossi[2]

1. Helen DeVos Children's Hospital (Congenital Heart Center CVTS), Grand Rapids, MI, USA
2. Nicklaus Children's Hospital, Miami, FL, USA

表70.1 不同心脏症状新生儿治疗的常用药物

药物	药理作用	临床应用	给药剂量	副作用	注意事项
		低心排血量			
米力农	心肌cAMP磷酸二酯酶抑制剂；降低全身和肺血管阻力	低心排血量(包括术后)	静脉注射，负荷剂量：50~75mg/kg，15min内给完；之后以0.5~0.75μg/(kg·min)静脉滴注	低血压，心律失常	严重的主动脉梗阻、肺动脉瓣疾病和肾功能不全患儿禁用
肾上腺素	剂量依赖性地激活α₁、β₁、β₂肾上腺素受体	低心排血量(包括术后)，心功能不全，心脏骤停	静脉注射，每3~5min给予0.01~0.03mg/kg(即1:10 000稀释后按0.1~0.3mL/kg给药)；或按0.05~2μg/(kg·min)静脉滴注	心律失常、高血压、血管收缩、室性早搏	服用单胺氧化酶抑制剂和三环类抗抑郁药的患儿慎用
去甲肾上腺素	α、β肾上腺素受体激动剂，显著收缩血管	液体复苏治疗后仍存在的休克，心源性休克	起始剂量0.05~0.1μg/(kg·min)，后逐步调整剂量至预期效果。最大剂量1~2μg/(kg·min)	心律失常、心动过缓、外周缺血	给药前补足血容量
多巴胺	去甲肾上腺素生物合成前体，剂量依赖性地激活多巴胺受体DA₁和DA₂以及β₁和α肾上腺素受体	增加液体复苏治疗后休克患者的心输出量，低剂量提高肾灌注	静脉滴注：1~20μg/(kg·min)，低剂量1~5μg/(kg·min)，增加肾血流量；中剂量5~15μg/(kg·min)，增加肾血流量，心率、心排血量；高剂量>15μg/(kg·min)，血管收缩，血压升高	高血压、心动过速、心律失常	给药前补足血容量
多巴酚丁胺	主要激动心脏β₁肾上腺素受体(对β₂和α受体作用弱)，表现为正性肌力和正性频率	心功能代偿失调	静脉滴注：2~20μg/(kg·min)，后逐步调整剂量至预期效果	高血压、室性早搏	给药前补足血容量
去氧肾上腺素	α肾上腺素受体激动剂，显著收缩血管	休克引起的低血压和血管功能衰竭	静脉滴注：0.1~0.5μg/(kg·min)，后逐步调整剂量至预期效果	心律失常、高血压、外周及内脏血管过度收缩	不能作为出血后的止血药物，否则可引起严重的组织坏死
抗利尿激素	与精氨酸加压素受体1(AVPR1)结合，引起细胞内钙浓度增加血管收缩	脉搏消失，室颤或无脉过速，心脏停搏/无脉冲电活动，对液体复苏反应不佳的血管舒张性休克	静脉滴注：0.17~10mU/(kg·h)[0.01~0.6U/(kg·min)]	心律失常、高血压、血管收缩	伴发血管及肾脏疾病的患儿慎用

药物	药理作用	临床应用	给药剂量	副作用	注意事项
氯化钙	通过调节动作电位增加心肌收缩力	低钙血症，高钾血症或低钙血症引起的心功能紊乱，高镁血症	高钾血症或低钙血症引起的心脏停搏，高镁血症，钙离子通道阻滞剂中毒：静脉注射或骨髓腔内输液，起效后，每 10min 重复一次；静脉滴注 20mg/kg；必要情况下，考虑以 20~50mg/（kg·h）静脉滴注	心律失常，心动过缓，低血压，血管舒张，高钙血症	慢性肾衰竭患儿慎用
葡萄糖酸钙	通过调节动作电位增加心肌收缩力	继发于高钾血症的低钙性心功能紊乱	高钾血症，高镁血症，钙离子通道阻滞剂中毒引起的心脏停搏：以葡萄糖酸钙的毫克数计，静脉注射或骨髓腔内输液：必要时，每剂 60~100 mg/kg，静脉注射一次，起效后，改静脉滴注维持，每 10min 重复给药一次	心律失常，心动过缓，低血压，血管舒张，高钙血症	严重低钾血症患儿慎用
地高辛	抑制心肌细胞膜 Na+-K+ 泵，促进钙离子内流；抑制心肌 ATP 酶活性，减慢房室结和窦房结传导	轻中度心力衰竭；慢性心房颤动；降低室上性心动过速的心室率	心力衰竭，房性心律失常：给予注射液或口服液溶液。负荷剂量：起始给予半量继而给予 1/4 量，按每 8h 2 倍剂量给药。早产儿：口服，20~30μg/kg；静注，15~25μg/kg 足月儿：口服，25~35μg/kg；静注，20~30μg/kg 维持剂量：每 12h 等量给药 早产儿：口服，5~7.5μg/kg；静注，4~6μg/kg 足月儿：口服，8~10μg/kg；静注，5~8μg/kg	加速性交界性心动过速，房性心动过速，房室传导阻滞，心脏传导延迟，PR 间期延长	对于终末期肾衰竭患儿，总剂量应降低 50%；解剖型折返引起的房性扑动或扑动型房颤患儿慎用

血管扩张药和抗高血压药

药物	药理作用	临床应用	给药剂量	副作用	注意事项
卡托普利	血管紧张素转化酶抑制剂	高血压，心力衰竭，左心功能不全	早产儿：口服，起始剂量是每次 0.01mg/kg，每 8~12h 给药一次，后逐步调整剂量 足月儿（≤7d）：口服，起始剂量为每次 0.01mg/kg，每 8~12h 给药一次，逐步调整剂量 足月儿（>7d）：口服，起始剂量为每次 0.05~0.1mg/kg，每 8~24h 给药一次，逐步增量至最大剂量，即每次 0.5mg/kg，每 6~24h 给药一次	血管神经性水肿，低血压，心动过速，肾衰竭	低钠血症和血容量不足者降低起始给药剂量
依那普利	血管紧张素转化酶抑制剂	轻至重度高血压，充血性心力衰竭	口服，起始剂量为 0.04~0.1mg/（kg·d），每天一次，逐步调整一次剂量，直至满意疗效。最大剂量每隔儿日调整一次剂量为 0.27mg/（kg·d）	低血压，肾功能恶化	低钠血症和血容量不足患者降低起始给药剂量

药物	药理作用	临床应用	给药剂量	副作用	注意事项
卡维地洛	α、β肾上腺素受体阻断剂	轻至重度慢性心力衰竭，高血压	口服：剂量未定，一般起始剂量是每次0.08mg/kg，每天2次；根据患儿耐受性每2周增量一次，直至平均维持剂量，每次0.46mg/kg，每天2次	房室传导阻滞，心动过缓，水肿，低血压，类过敏反应	轻中度肝功能不全者慎用，有掩盖低血糖症状的风险
酚苄明	非特异性，长效，不可逆性α肾上腺素受体阻断剂——强效外周血管扩张药	高血压，左心发育不良综合征	口服：起始剂量0.2mg/kg，每天一次，最大每次10mg，每4d按0.2mg/(kg·d)增加剂量；常规维持剂量为0.4~1.2mg/(kg·d)，每6~8h给药一次，最大剂量可达2~4mg/(kg·d)	低血压，心动过速	肾功能不全患儿慎用
硝普钠	外周血管扩张药	高血压危象，控制性降压	静脉滴注：从0.3~0.5μg/(kg·min)开始，根据降压效果逐步调整，最大剂量为8~10μg/(kg·min)	心动过缓，心电图异常，低血压，心动过速，氰化物中毒	严重肾功能受损和颅内压增加患儿慎用

抗心律失常药

药物	药理作用	临床应用	给药剂量	副作用	注意事项
腺苷	延长房室传导时间	与解剖型折返相关的阵发性室上性心动过速（如预激综合征）	阵发性室上性心动过速：快速静脉注射，起始剂量为0.05~0.1mg/kg，若在1~2min内未起效，每1~2min增加剂量0.05~0.1mg/kg，直至最大单次剂量0.3mg/kg	房室传导阻滞，低血压，ST段压低，短暂新发心律失常	窦房结或房室结潜在功能不全者，心脏术后患儿慎用
胺碘酮	Ⅲ类抗心律失常药，拮抗α、β肾上腺素受体，延长动作电位时程和不应期	口服：有致命危险的复发性室上性心律失常；静脉注射：复发性室颤，室上性室速，不稳定性室上性心律失常	室上性心律失常。口服：负荷剂量10~20mg/(kg·d)，分2次服用，每天一次，连续7~10d，随后减量至每天5~10mg/kg，60min内给完，必要时可重复给起始负荷剂量，可给到10mg/kg，不能超过15mg/(kg·d)	房室传导阻滞，心动过缓，心律失常，低血压，甲亢，甲减，肺纤维化，视神经炎	静脉推注速率控制在60min左右，以防血压过低
阿替洛尔	Ⅱ类抗心律失常药，长效选择性β肾上腺素受体阻滞剂	室上性和室性心律失常，高血压	口服：起始剂量为0.5~1mg/(kg·d)，一次给完或分两次给药，随后逐步调整剂量至预期效果；常用剂量范围是0.5~1.5mg/(kg·d)；最大剂量为2mg/(kg·d)，单日不超过100mg	水肿，低血压，心动过缓，二度或三度房室传导阻滞	肾功能受损，支气管痉挛，甲亢等患儿慎用
艾司洛尔	Ⅱ类抗心律失常药，选择性β1肾上腺素受体阻滞剂	室上性心动过速，围术期心动过速，高血压	足月儿（<7d）：起始剂量为50μg/(kg·min)，每20min按25~50μg/(kg·min)增加剂量。足月儿（<28d）：起始剂量按50μg/(kg·min)，每20min按50μg/(kg·min)增加剂量，最大剂量为75μg/(kg·min)，增加剂量最大剂量为1000μg/(kg·min)	低血压，外周组织缺血	气道高反应性疾病患者慎用

续表

药物	药理作用	临床应用	给药剂量	副作用	注意事项
氟卡尼	Ic类抗心律失常药，钠通道阻滞剂，细胞膜抑制	致死性室性心律失常，症状性室上性心动过速	室上性心动过速：口服起始剂量为2 mg/(kg·d)，每12h给药一次，根据临床反应调整剂量	水肿，心律失常，窦房结功能障碍	病理性窦房结综合征，心功能异常者慎用
利多卡因	Ib类抗心律失常药，钠通道阻滞剂，局麻抑制心肌兴奋性	室性心律失常，心脏停搏无脉性心动过速和室颤且不适用胺碘酮心脏生命支持指南不推荐使用利多卡因）	室颤等心律失常：静脉注射或骨髓腔内输液，负荷剂量为每次1mg/kg，后改以持续静脉滴注的速率一般为20~50μg/(kg·min)，休克，肝疾病，心脏停搏，慢性充血性心力衰竭新生儿剂量酌减	心律失常，心动过缓，心脏传导阻滞，低血压，惊厥	肝功能障碍患儿起始负荷剂量应减半
普萘洛尔	β肾上腺素受体阻滞剂，II类抗心律失常药	口服：高血压，法洛四联症 静脉注射：室上性心律失常，室上性心动过速	口服：起始剂量为每次0.25mg/kg，每6~8h给药一次，根据需要缓慢增加剂量至最大剂量5mg/(kg·d) 静脉注射：起始按0.01mg/kg静脉推注，10min内给完，根据需要每6~8h重复一次，缓慢增加剂量至最大剂量每次0.15mg/kg，6~8h给药一次	心动过缓，低血压，心肌收缩力受损，支气管痉挛	可能掩盖低血糖引起的心动过速
索他洛尔	β肾上腺素受体阻滞剂，III类抗心律失常药	致死性室性心律失常，维持症状性心房颤动或心房扑动患儿的窦性节律	口服：2mg/(kg·d)，分次给药（每8h一次），必要时按1~2mg/(kg·d)增加剂量	心动过缓，低血压，药物性心律失常，Q-Tc间期延长	给药前务必测定Q-Tc间期基值

导管管理

药物	药理作用	临床应用	给药剂量	副作用	注意事项
布洛芬	非甾体抗炎药，前列腺素合成抑制剂	动脉导管未闭	治疗动脉导管未闭：静脉注射起始剂量为10mg/kg，第2、3剂均为5mg/kg，每剂间隔24h	水肿，肾衰竭，再生障碍性贫血，多形性红斑，消化道出血	肝功能减退或凝血功能障碍患儿慎用
吲哚美辛	前列腺素合成抑制剂	动脉导管未闭	治疗动脉导管未闭：静脉注射，起始剂量为每次0.2mg/kg。第2剂与首剂、第3剂与第2剂的间隔时间分别为12h和24h，第2、3剂的剂量大小取决于首次给药时足月儿的大小：足月儿<48h，剂量为0.1mg/kg；2d<足月儿<7d，剂量为0.2mg/kg；足月儿>7d，剂量为0.25mg/kg	水肿，肾衰竭，再生障碍性贫血，多形性红斑，消化道出血	心功能不全，高血压，肾功能受损以及凝血功能障碍患儿慎用

续表

药物	药理作用	临床应用	给药剂量	副作用	注意事项
前列腺素 E₁	直接作用于血管平滑肌，促进肺部血管、全身性血管以及动脉导管舒张	维持动脉导管开放	静脉滴注：速率为 0.05~0.1μg/（kg·min）	心动过缓，低血压，心动过速，发热，呼吸暂停	给药过程中发生低血压或发热，滴注速率应酌减

抗 凝

药物	药理作用	临床应用	给药剂量	副作用	注意事项
乙酰水杨酸（阿司匹林）	抑制前列腺素合成以及血小板中血栓素 A₂ 的生成	抗血小板聚集，抗炎	用于足月儿抗血小板聚集：口服，每次 1~5 mg/kg，每天一次	贫血，凝血障碍，血小板减少，胃肠道溃疡，间质性肾炎	肾功能受损和凝血功能障碍患儿慎用
氯吡格雷	不可逆性拮抗血小板 ADP 受体，抑制 ADP 依赖性血小板聚集	抗血小板聚集，抗炎	尚缺乏在新生儿中的有效性和安全性资料，一般为口服，每次 0.2mg/kg，每天一次	贫血，凝血障碍，血小板减少，胃肠道溃疡，间质性肾炎	血小板功能紊乱，凝血功能障碍，肝功能受损患儿应慎用
肝素（普通肝素）	加强抗凝血酶Ⅲ对Ⅻa、Ⅺa、Ⅸa、Ⅹa、Ⅱa等凝血因子的灭活作用，并抑制血浆纤维蛋白原向纤维蛋白转换	防治血栓栓塞性疾病	静脉滴注：起始负荷剂量是 75U/kg，10min 内给完，后以 28U/(kg·h) 的速率开始维持给药，逐渐调整剂量，以保证活化部分凝血活酶时间在 60~85s	出血，免疫反应介导的血小板减少症	凝血障碍，肝肾功能不全患儿慎用
依诺肝素	强化抗凝血酶Ⅲ使凝血因子Ⅹa 和Ⅱa 灭活	防治血栓栓塞性疾病	皮下注射。用于预防：每次 0.75mg/kg，每 12h 给药一次；用于治疗：每次 1.5mg/kg，每 12h 给药一次	出血	凝血障碍，肝肾功能不全患儿慎用
华法林	抑制肝脏维生素 K 依赖性凝血因子（Ⅱ、Ⅶ、Ⅸ、Ⅹ）合成	防治血栓栓塞性疾病以及人工心脏瓣膜置换术后和心房颤动引起的血栓栓塞性疾病	口服：负荷剂量为 0.2mg/kg，维持剂量取决于患儿的 INR 数值，常规维持剂量是 0.1mg/（kg·d）	出血	严密监测该药物与其他药物及饮食的相互作用

利尿剂

药物	药理作用	临床应用	给药剂量	副作用	注意事项
乙酰唑胺	碳酸酐酶抑制剂，利尿药	利尿，尿碳酸氢盐增多引起的代谢性酸中毒	口服或静脉注射，每次 5mg/kg，每天一次；最大单次剂量为 375mg	低钾血症，酸中毒，肾结石	呼吸酸中毒和肾功能受损患者慎用

药物	药理作用	临床应用	给药剂量	副作用	注意事项
布美他尼	袢利尿剂，抑制髓袢升支粗段氯离子重吸收	心力衰竭或肾脏病继发的水肿	口服、肌内注射或静脉注射，每次0.01~0.05mg/kg，每12~24h给药一次	低血压、低钾血症、低钠血症、低氯血症、代谢性碱中毒	对磺胺类药物过敏患儿可存在交叉过敏
氢氯噻嗪	抑制肾小管远端钠钾离子重吸收	心力衰竭或肾脏病继发的水肿、高血压	口服：剂量为20~40mg/（kg·d），分2次服用 静脉注射：剂量为5~10mg/（kg·d），分2次给药，可用到20mg/（kg·d）	低钾血症、代谢性碱中毒、低血压	对磺胺类药物过敏患儿慎用
依他尼酸	强效袢利尿剂，抑制髓袢升支粗段氯离子重吸收	充血性心力衰竭或肾脏病继发的水肿、高血压	口服：每次1mg/kg，每天一次；每2~3d增加一次剂量，最大可达3mg/（kg·d） 静脉注射：每次1mg/kg，一般不建议重复给药，若必要，每8~12h重复给药一次	血容量不足、低钾血症、低氯血症、代谢性碱中毒、耳毒性	严重肾功能不全者慎用
呋塞米	袢利尿剂，抑制髓袢升支粗段氯离子重吸收	充血性心力衰竭或肾脏病继发的水肿、高血压	口服：每次1mg/kg，每天1~2次 静脉注射：每次1~2mg/kg，每12~24h给药1次 静脉滴注：0.2mg/（kg·h），按0.1mg/（kg·h）的速率增加，最大可达0.4mg/（kg·h）	血容量不足、低钾血症、低氯血症、低氯性代谢性碱中毒	长久应用会引起肾钙盐沉着症
Metolazone	阻碍远端肾小管钠离子重吸收	充血性心力衰竭和肾功能受损引起的水肿、高血压	口服：0.2~0.4mg/（kg·d），每12~24h给药一次	肝功能不全、钙潴留、低钾血症、低氯性代谢性碱中毒	注意本品的肝损害以及磺胺类药物的交叉过敏反应
螺内酯	醛固酮拮抗剂	保钾利尿剂，充血性心力衰竭和肾功能受损引起的水肿、高血压	口服：1~3mg/（kg·d），每12~24h给药一次	钾潴留、男性乳腺发育、高氯性代谢性酸中毒	与其他保钾药物合用会引起高钾血症

抗肺动脉高压药物

药物	药理作用	临床应用	给药剂量	副作用	注意事项
波生坦	内皮素受体拮抗剂	肺动脉高压	口服：每次1mg/kg，每天2次，短期治疗一般应用2~16d	严重肝功能障碍	贫血患儿慎用；本品有引起水肿的风险
依前列醇	静脉注射：直接舒张全身以及肺动脉血管床 吸入：直接舒张肺动脉血管床	肺动脉高压	给药速率一般以mg/（kg·min）表示 静脉滴注：由2mg/（kg·min）缓慢调整至20mg/（kg·min），最高曾用到60mg/（kg·min） 吸入：按5mg/（kg·min）的速率持续吸入，每15min增加1~2mg/（kg·min）	低血压、心动过速	突然停药会导致反弹性肺动脉高压

续表

药物	药理作用	临床应用	给药剂量	副作用	注意事项
一氧化氮（NO）	直接舒张肺动脉血管床，增加细胞内cGMP浓度，降低细胞内钙离子浓度，舒张血管平滑肌	伴肺动脉高压的低氧性呼吸衰竭	吸入：剂量为10~40ppm	高铁血红蛋白症，急性肺损伤（氧化产物NO_2所致）	NO吸入浓度大于20ppm并不能显著提高氧合作用，且会增加副作用的发生率
西地那非	抑制5型磷酸二酯酶，增加细胞cGMP浓度，舒张肺动脉血管床	新生儿持续性肺动脉高压；NO治疗效果不佳时；NO停药前过渡；心脏术后伴发的肺动脉高压	口服：每次0.5~3mg/kg，每6~12h给药一次　静脉注射：用于新生儿持续性肺动脉高压，新生儿胎龄>34周，PNA<72h时负荷剂量为0.4mg/kg，3h内给完，继以1.6mg/（kg·d）的剂量持续静脉滴注	低血压，心律失常，肌张力过高	患肺动脉高压的儿童和青少年不宜用西地那非，新生儿长期应用后的死亡风险尚不清楚

镇静、镇痛和肌肉松弛药物

药物	药理作用	临床应用	给药剂量	副作用	注意事项
水合氯醛	中枢镇静剂	在开始无痛性诊疗前的短期镇静和催眠	镇静：诊疗开始前口服或直肠给药，每次25mg/kg	胃肠道刺激，喉头痉挛，心肌和呼吸抑制	重复用药可导致本品及其代谢物在体内蓄积
可乐定	中枢α_2肾上腺素受体激动剂	新生儿戒断综合征，高血压	用于阿片类药物的戒断综合征：目前用药信息有限，一般为口服给药，每次0.5~1μg/kg，每4~6h给药一次	口干，心律失常，低血压	不能突然停药
右美托咪定	选择性α_2肾上腺素受体激动剂	用于ICU中机械性通气患儿的镇静，有中枢抗心律失常作用	静脉滴注，负荷剂量为0.5~1μg/kg，继以0.2~0.75μg/（kg·h）的速率维持给药，必要时亦可用到1μg/（kg·h）	心动过缓，呼吸抑制，恶心	心脏传导阻滞，严重心室功能不全，血容量不足患儿慎用
依托咪酯	非巴比妥类催眠药（通过增加边缘系统的GABA样作用）	心血管功能不全时的短时镇静	静脉注射：0.1~0.3mg/kg	肌阵挛	肝肾功能衰竭患儿慎用
芬太尼	半合成阿片类镇痛药	镇静，镇痛，术前给药，全麻辅助用药	静脉注射：每次1~4μg/kg，需要时每2~4h重复给药一次　静脉滴注：速率为1~5μg/（kg·h）	呼吸抑制，胸壁强直	心动过缓，肝肾疾病，颅内压过高患儿慎用
氯胺酮	作用于皮质，边缘系统，产生分离麻醉	麻醉，短时手术，快速诱导插管	静脉注射：剂量数据有限，一般为每次0.5~2mg/kg，必要时每2h给药一次	高血压，心动过速，呼吸抑制，喉痉挛，唾液分泌过多	颅内压过高患儿慎用

续表

药物	药理作用	临床应用	给药剂量	副作用	注意事项
酮咯酸	非甾体抗炎药，抑制环氧合酶；在中枢促进内源性阿片类物质释放	中重度急性疼痛的短时镇痛	静脉注射：剂量数据有限，一般为每次 0.5mg/kg，每 8h 给药一次，连续给药 1~2d	胃肠道出血，血小板聚集功能减弱，急性肾功能衰竭	肝肾功能衰竭患儿慎用
劳拉西泮	增加对边缘系统的 GABA 样作用，抑制中枢	焦虑；术前镇静	静脉注射，肌肉注射或口服给药：一般每次 0.05~0.1mg/kg，最大可达 4mg/ 次，必要时每 4~8h 给药一次	呼吸抑制，低血压，心动过缓，成瘾性	对心脏术后以及血流动力学不稳患儿应加强监护
咪达唑仑	增加对边缘系统的 GABA 样作用，抑制中枢	术前镇静；抗焦虑；机械性通气患儿持续静脉滴注镇静	静脉注射：0.05~0.1mg/kg，最大可达 2.5mg 必要时静滴：0.2mg/kg 必要时口服：0.3~0.75mg/kg 必要时肌内注射 0.1~0.2 mg/kg 必要时直肠给药：0.5~1mg/kg 静脉滴注：0.03~0.1mg/（kg·h）	呼吸抑制，低血压，心动过缓，肌肉痉挛	心力衰竭以及肝肾功能不全患儿慎用
硫酸吗啡	最强的麻醉性镇痛药	严重急性痛；法洛四联症急性发作痛	口服（口服溶液）：每次 0.08mg/kg，每 4~6h 给药一次，最大剂量为每次 0.2mg/kg，用于新生儿戒断反应肌内注射、静脉注射或皮下注射：每次 0.05~0.1mg/kg，每 4~6h 给药一次	躯体依赖性，中枢和呼吸抑制，支气管痉挛	患胆道疾病及急性胰腺炎者慎用
罗库溴铵	突触后乙酰胆碱受体阻断剂	气管插管以及机械性通气时发挥肌松作用	静脉注射：0.6~1.2mg/kg，用于快速序贯诱导时为 1~1.2mg/kg 静脉滴注：速率为 0.5~1mg/（kg·h）	低血压，心律失常，支气管痉挛	肝功能受损以及有神经肌肉疾患的患儿慎用

表 70.2　受体分布以及被血管活性物质激活后的药理效应

受体类型	受体分布	效应
α 肾上腺素受体	小动脉	血管收缩
		后负荷增加
		心动减缓（反射性）
		脑血流增加
		肾及肝、脾灌注减少
β 肾上腺素受体	心肌	变力作用（收缩）
	传导系统	变频作用
	心肌和骨骼肌小动脉	血管舒张
		肝脾灌注增加
α₁ 肾上腺素受体	小动脉	血管收缩
α₂ 肾上腺素受体	冠状血管及肾小动脉	血管收缩
β₁ 肾上腺素受体	心肌	变力作用（收缩）
	传导系统	变频作用
	心肌和骨骼肌小动脉	血管舒张
β₂ 肾上腺素受体	心肌	变力作用（收缩）
	传导系统	变频作用
	心肌和骨骼肌小动脉	血管舒张
多巴胺受体 1	外周血管	血管舒张
多巴胺受体 2	外周血管	血管舒张

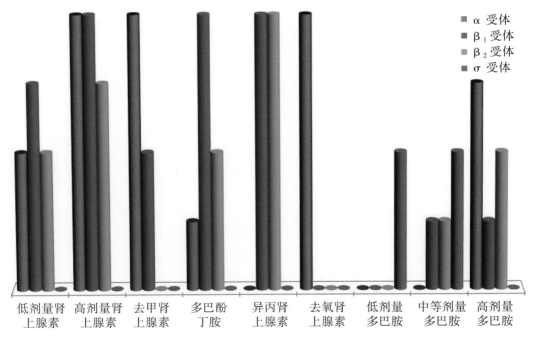

图 70.1　儿茶酚胺类药物对不同受体的相对效应

拓展阅读

Severin PN, Awad S, Shields B, et al. The Pediatric Cardiology Pharmacopeia: 2013 Update. Pediatr Cardiol, 2013, 34: 1–29.

Taketomo CK, Hodding JH, Kraus DM. Pediatric and Neonatal Dosage Handbook, 19th edn. Hudson, Lexi-Comp, 2012.

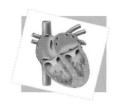

第 71 章
营　养

Nicole Sutton

营养是心脏病患儿至关重要的考虑因素之一。先天性心脏病（CHD）和心力衰竭会导致患儿营养不良，有证据表明营养不良会导致矫治手术的延期或使其复杂化。先天性心脏病手术可以引起代谢和营养变化，优化术后患儿的营养状况及减轻手术的应激反应，可获得更好的预后效果。

手术或休克的应激反应

低灌注时，代谢率降低，当灌注恢复后，则变为高代谢状态，可以持续数天至数周。高代谢状态从分解代谢开始，然后变为合成代谢状态。长时间的应激反应会导致持续性不可逆的分解代谢状态[1]。在这种代谢状态中，会释放包括内分泌因子和促炎性细胞因子在内的应激反应介质，如肿瘤坏死因子 α、白细胞介素 6（IL-6）。高水平的 IL-6 和低水平的胰岛素样生长因子 - 1 与高代谢有关，并可增加重症患儿的发病率和死亡率[2]。出现心排血量增加，外周血管阻力降低，毛细血管渗漏，过度通气和二氧化碳产生增加，肝脏合成的各种促凝血因子增加，白蛋白的产生减少。由平滑肌、骨骼肌及脂肪中储存的能量物质分解产生的葡萄糖异生为这一过程提供了能量。神经系统控制着这一进程，有证据表明适当的镇痛可以减弱这种应激反应[1]。即使在轻度应激下，儿童的蛋白质代谢也会增加，并超过新蛋白质的合成量[3]；这与疾病的严重程度有关[4]。

正常新生儿的代谢平衡很脆弱。新生儿只有少量的碳水化合物、蛋白质和脂肪储存，因此难以应对严重疾病或手术的代谢需求。在心脏手术中，肾上腺素激增，导致脂肪分解和胰高血糖素释放增加，但使用大剂量麻醉药可减轻这些影响。通过控制手术或危重疾病应激反应可降低分解代谢并改善预后，降低死亡率[5-7]。

未矫治先天性心脏病患儿的代谢需求

研究表明，与正常的新生儿相比，未经手术矫正的 CHD 新生儿代谢需求增加，但生长发育障碍的程度有所不同。研究试图将这些发现与发绀、心力衰竭、肺动脉高压或分流的类型（右向左或左向右）联系起来，但尚未发现相关性；最有可能的是心血管损害的程度与发育不良和体重增加缓慢有关[8]。CHD 新生儿体重不增加的原因很多，许多与发育不良和（或）喂养困难相关的染色体异常有关，也可能是新

Nicole Sutton
Albert Einsein College of Medicine; Children's Hospital at Montefiore, Bronx, NY, USA

陈代谢过度，或由于呼吸困难和身体虚弱，导致的氧供或营养摄入不足有关。

在一项对出生5d的婴儿进行双心室修复的研究中，排除了面部、胃肠、神经系统异常，染色体异常或出生体重低于2500g的患儿，手术时年龄体重Z值（WAZ）的中位数为-0.2，出院后降至-1.2。术后延迟给予营养和术后早期拔管后再插管与WAZ的降低有显著独立相关性。住院时间的长短也与平均每日体重增加相关。术前营养摄入不足与术后[9]生长发育不良之间亦存在相关性。

儿童心脏病医疗网络联合研究团队对单心室婴儿进行随机安慰剂对照试验研究，即给单心室患儿使用血管紧张素转化酶（ACE）抑制剂依那普利。共有1245名新生儿被纳入研究，结果为：16%的新生儿早产，而正常新生儿早产率为12%；18%的新生儿出生体重低于2.5kg，而正常新生儿则为8%；孕龄小的占22%。对照组孕龄小占10%；8%有遗传综合征。大约49%患有左心室发育不良综合征（HLHS），与其他单心室生理[10]的患儿相比，HLHS患儿的大小并无差异。研究的主要结局指标是14个月大时的WAZ。另有研究表明，服用依那普利的患儿生长发育并没有受益。该研究排除了出生时孕周<35周、胎龄较小（<10%百分位数）和染色体异常的患儿后，全面收集整理患儿一系列的生长数据。平均WAZ值从出生到进入研究由-0.15下降到-1.27。与其他形式的单心室生理数据相比，HLHS不是生长不良的危险因素。从Glenn手术后的数据来看，较早的手术年龄和每天摄入更多的热量与较好的生长有关[11]。此外，研究还发现，婴儿早期较低的身高Z值与神经发育障碍有关[12]。

进一步的研究表明，单心室的一期和二期姑息手术之间不仅有体重的丧失，还与Glenn手术的不良结果有关。Anderson等[13]对100例行Glenn手术的单心室婴儿进行研究发现，从出生到入院行Glenn手术，WAZ值从-0.04下降到-1.3。手术时WAZ值低，年龄小，其进行主动脉弓重建术后住院时间更长。此外据报道，Fontan手术时WAZ值越低，感染风险越大，住院时间越长[14]。

喂　养

对于足月儿和早产儿，尽量进行母乳喂养。关于早产儿喂养，全球新生儿共识研讨会上强调，出生后立即进行积极的肠内和肠外营养对预防营养不良进一步发展，长期改善生长和神经发育具有重要意义[15]。通常，如果患儿无CHD，且临床表现稳定，应在出生后不久就开始经口喂养，以促进口腔功能发育。

新生儿肠内喂养的益处是众所周知的，但对CHD患儿是否有风险，尤其是对前列腺素依赖性新生儿的风险尚不清楚。研究表明，肠内喂养在不同医院的临床应用结果有很大差异，美国以外的医院更偏向于为前列腺素依赖性患儿提供喂养，无论有或无脐动脉置管（UAC）[16]。最近的研究表明，对于有脐动脉置管或脐静脉置管（UVC）[17-18]的前列腺素依赖性未手术的患儿，进行肠道内喂养是安全的。

有研究注意到Norwood Ⅰ期手术方式的差异与胃肠道并发症和生长的关系。行Blalock-Taussig分流（BTS）或Sano分流[19]，两组在体重增加、坏死性小肠结肠炎（NEC）、喂养不耐受等方面无明显差异。此外，Norwood Ⅰ期手术与杂交Ⅰ期手术相比，两者都增加了声带麻痹的发生率，增加了经口喂养（70%异常）及钡剂吞咽评估（81%异常）的异常，且患儿在出院时[20]尚无法正常进食。有研究发现，患儿在Norwood手术后接受常规光纤内镜评价吞咽和声带功能时，声带功能障碍的发生率很高（23%），似乎与主动脉弓解剖分离的方式有关，但可通过采用不同的主动脉弓重建术式来降低[21]。声带麻痹和吞咽困难者常需要放置胃造瘘管（GT）。一些临床中心提倡HLHS患儿常规放置 GT，这样可缩短住院时间，改善两次手术期间患儿生长发育，增加双向 Glenn 术后的存活率。诸多研究[22]并未显示放置 GT 与缩短住院时间或获得更好的手术间期生长相关，但有研究明确显示其与 Glenn 术后的更高存活率有关。研究表明[23]，鼻胃管（NGT）在单心室两次手术间期使用是安全的。30%~50% 的患儿出院后可以经口进食。完全经口进食可能与手术与首次进食之间的时间、第一次喂养的摄取量、主动脉阻闭时间和呼吸机辅助时间较长以及遗传异常有关[24]。不同的喂养方式不会导致两次手术间期平均每日体重增加有显著差异，仅仅采用经口喂养的患儿可能比经鼻饲管喂养（NGT 或 GT）[25]的患儿更早停止体重增加。

研究还表明，与未使用肠道喂养方案的患儿相比，使用肠道喂养方案的 HLHS 患儿术后过渡至完全进食时间、住院时间和 NEC 发生率均减少[26-27]。

2003 年，先天性心脏病联合委员会（JCCHD）成立，加强了代表婴幼儿心脏病学者、CHD 外科医生和成人 CHD 学者等专业学会之间的交流，如美国心脏病学院、美国心脏学会、美国儿科学会、美国儿科委员会、先天性心脏病外科协会等。JCCHD 制定了一个质量改进（QI）项目，提出从提高先天性心脏病婴幼儿的治疗效果出发，儿科心脏病专家们须符合美国儿科委员会（ABP）认证的要求。该项目选择将重点放在患有 HLHS 的儿童身上，以提高生活质量、降低死亡率为目标确定 Norwood 手术和双向 Glenn 手术之间的过渡期。JCCHD 定义了三个关键驱动因素，其中一个是优化营养状况[28]。这一做法是基于 Norwood 术后至下次手术前，对体重和血氧饱和度持续监测可降低两次手术间期患儿死亡率[29-30]的研究结果。家庭监测项目是参与 JCCHD 质量改进合作中心手术间期照护的一部分。在家庭照护项目中，教会家长们如何喂养患儿，即喂养类型，是 NGT、GT 还是经口喂养，多少热量，多少量，以及喂养频次，记录每日体重和氧饱和度。当出现"危险信号"时家长们应及时联系心脏病专家，包括体重减轻 >30g/d，3d 内增重小于100g，或摄入差、氧饱和度变化等。当然这会增加家长寻访有关治疗问题的门诊量。

最近某医疗中心[31]研究观察了 148 例患儿两次手术间期监测情况，结果显示此期间生长速度有所改善，平均体重增加（26±8）g/d。此外，即使 WAZ 从出生时（-0.4±0.9）至 I 期手术出院阶段（-1.3±0.9）降低，但手术间期至双向 Glenn 手术期间 WAZ 有所改善（-0.9±1）。JCCHD 质量改进合作组织最近报告了来自 16 个不同区域的 132 例婴儿的生长情况。他们发现，在 I 期手术出院前使用特定喂养方案以及在两次手术间期监测与生长相关的特定危险因素，则这些区域的患儿生长显著优于无此要求区域的患儿[32]。此研究中的生长发育不良定义为体重增加不超过 20g/d 和（或）体重与身长比率减少大于 2 个百分点[33]。

针对 HLHS 患儿从出生到等待双向 Glenn 手术期间的喂养，JCCHD 质量改进项目组建了一个专门的喂养工作组并提出相关建议[34]。通过总结回顾文献以及合作研究所取得的喂养临床经验，他们建议，在术前阶段应尽早开始全肠外营养（TPN），并对血流动力学稳定的患儿进行肠内喂养；对使用脐动脉置管或 PGE 的患儿，尽可能利用母乳喂养。术后患儿血流动力学稳定时，建议尽早开始肠内喂养。经口喂养应同时开展喂养评估。在手术间期，建议密切监测体重增加。当发现生长发育迟缓时，应改变营养管理方式，并由营养师参与评价和管理手术间期生长状况的每一次询访，必要时使用与喂养有关的危险信号预警。

作者所在中心在 2009 年加入了 JCCHD 的 QI 合作项目，这也是正在进行的 QI 项目的一部分，参考上述要求制定了喂养计划，并随时更新数据。目前对所有 CHD 新生儿使用这些喂养方案。为插管患儿设计制定的方案（图

71.1）适用于所有孕龄 >36 周、体重 >2kg 新生儿，无 NEC 或其他胃肠道异常史。患儿应具有稳定的心排血量（即生命体征平稳、外周循环良好）。插管时先行 NGT 喂食，只有在出现呕吐或反流等明显问题时才改用鼻十二指肠管（NDT）。使用 UAC 或 UVC 及 PGE 喂养患儿。喂养可以与米力农、多巴胺，多巴酚丁胺、肾上腺素 ≤ 0.02μg /（kg·min）同时进行或提前进行。当肾上腺素 >0.02μg /（kg·min）及应用任何剂量血管升压素或去甲肾上腺素时均不采用肠内营养。每天评估患儿是否适合喂饲，当具备喂饲条件时，制定喂饲目标，一般为 6mL/（kg·h），热量 120~150kcal/（kg·d）。喂养以母乳或 20cal 热量的家庭配方奶粉开始。在喂养前，应记录腹围和饲管位置。喂养按 1mL/（kg·h）的标准连续进行 4h，如有腹胀、

呕吐、恶心、腹泻等症状，改为喂养 1h，症状缓解后恢复为 1mL/（kg·h）的速度喂养 4h。如果没有腹胀、呕吐、恶心或腹泻，可增加到 2mL/（kg·h）。饲量有一个逐步增加的过程，直至达到喂养的目标量。达到目标量并耐受 24h 后，热量从 20cal 增加到 24cal、27cal，最后达到目标热量即 30cal/（kg·d）。当达到目标卡路里时，喂食时间被压缩为 2h、1.5h、1h 和 30min。当患儿耐受 2mL/（kg·h）后，应降低肠内喂养 TPN。

对已拔管的患儿也制定了指导方针（图 71.2）。在持续的正压通气（CPAP）、双水平正压通气（BiPAP）、高流量鼻插管（NC）、或 NC ≥ 3L 的患儿并没有实施经口喂饲，而是继续使用 NGT 或 NDT 插管进行喂养支持，直到婴儿停止呼吸辅助支持。随后评估患儿风险

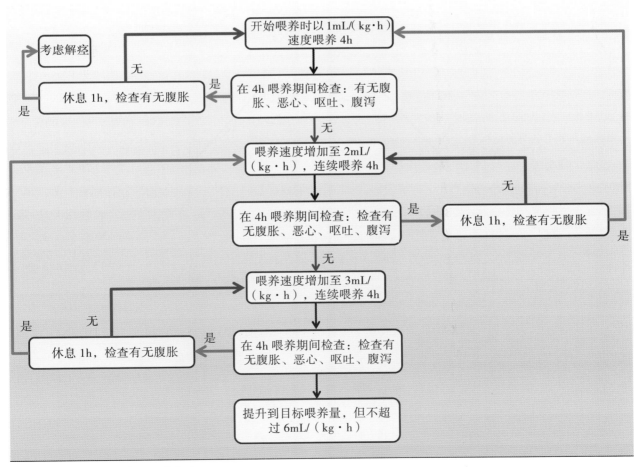

图 71.1 插管心脏病患儿喂养指南

或是否适合经口喂养。高风险被定义为插管 >5d，主动脉弓部手术（HLHS、弓中断修复、弓发育不良修复，但不包括弓缩窄矫治），有误吸和（或）吞咽困难史，以及不能耐受 NDT 喂养的患儿。低危定义为不符合上述高危标准，72h 内拔管，耐受当前喂养和（或）术前成功经口喂养的患儿。吞咽和进食障碍高危患儿接受全面评估确定安全后，方可进行经口喂养。并应按照评估后的建议进行喂养。低风险患儿在开始经口喂养前要对呼吸做功（WOB）增加、呼吸频率增加和（或）声音 / 哭声嘶哑等进行评估，如果出现这些症状中的任何一种，都应该在口饲前评估吞咽和进食障碍情况。如果没有出现这些征象，可以经口喂食。喂食20~30min，观察患儿的口腔活动、能量消耗、

反流症状、进食时低氧和呼吸做功，以确定能否成功经口进食。如果进食成功，慢慢调整口饲的目标，可以尝试母乳喂养。如果进食不成功，则可能存在吞咽和进食障碍。

本喂养方案在患儿、护理和医务人员的临床实践中应用非常成功。对那些有单心室婴儿的家庭进行喂养指导，包括配方奶粉的类型、热量、应该吃多少以及间隔时间。这些家庭用特殊的表格记录每一次喂食，并记录每日的氧饱和度和体重。每周随访单心室患儿，根据需要调整总供给量，使其保持每天每千克体重的目标热量。此外，在出院前和每周的随访中，都会告知这些家庭危险信号标准，包括体温 >100.5 华氏度（38℃）、WOB 升高、发绀、低氧饱和度、体重增加小于 100g，或者患儿非常

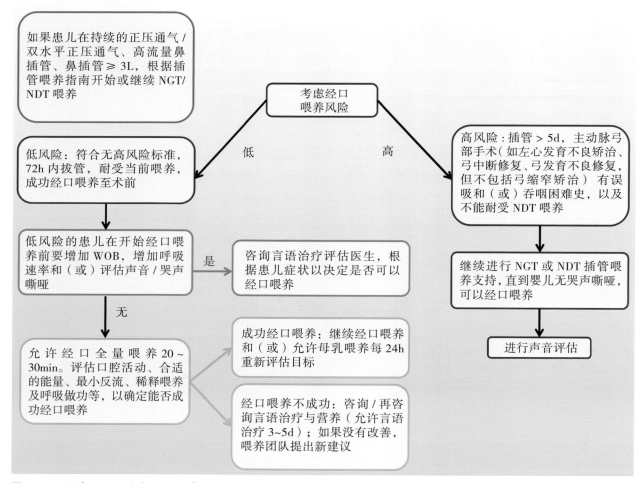

图 71.2　拔管后心脏病患儿的喂养指南。NGT：鼻胃管；NDT：鼻十二指肠管；WOB：呼吸做功

烦躁或需要安抚。这些操作要求对患儿家庭来说，都易于理解并能掌握。

参考文献

[1] Zuckberg AL, Lefton-Greif MA. Nutrition and metabolism in the critically ill child with cardiac Disease// DG Nichols, RM Ungerleider. Critical Heart Disease In Infants and Children: 2nd edn. Philadelphia: Mosby, 2006.

[2] van den Berghe G, de Zegher F, Bouillon R. Clinical review 95: acute and prolonged critical illness as different neuroendocrine paradigms. J Clin Endrocrinol Metab, 1998, 83: 1827–1834.

[3] Tomkins AM, Garlick PJ, Schofield WN, et al. The combined effects of infection and malnutrition on protein metabolism in children. Clin Sci, 1983, 65 (3): 313–324.

[4] Cogo PE, Carnielli VP, Rosso F, et al. Protein turnover, lipolysis and endogenous hormonal secretion in critically ill children. Crit Care Med, 2002, 30 (1): 65–70.

[5] Anand KJ, Brown MJ, Bloom SR, et al. Studies on the hormomal regulation of fuel metabolism in the human newborn infant undergoing anesthesia and surgery. Horm Res, 1985, 22: 115–128.

[6] Anand KJ, Hansen DD, Hickey PR. Hormonal-metabolic stress responses in neonates undergoing cardiac surgery. Anesthesiology, 1990, 73 (4): 661–670.

[7] Anand KJ, Sippell WG, Aynsley Green A. Randomized trial of fentanyl anaesthesia in preterm babies undergoing surgery: Effects on the stress response. Lancet, 1987, 329: 62–66.

[8] Mitchell IM, Logan RW, Pollock JCS, et al. Nutritional status of children with congenital heart disease. Br Heart J, 1995, 73: 277–283.

[9] Anderson JB, Marino BS, Irving SY, et al. Poor postoperative growth in infants with two ventricle physiology. Cardiol Young, 2011, 21: 421–429.

[10] Williams RV, Ravishankar C, Zak V, et al. Birth weight and prematurity in infants with single ventricle physiology: pediatric heart network infant single ventricle trial screened population. Congenit Heart Dis, 2010, 5 (2): 96–103.

[11] Williams RV, Zak V, Ravishankar C, et al. Factors affecting growth in infants with single ventricle physiology: a report from the Pediatric Heart Network Infant Single Ventricle Trial. J Pediatr, 2011, 159: 1017–1022.

[12] Ravishankar C, Zak, V, Williams IA, et al. Association of Impaired Linear Growth and Worse Neurodevelopmental Outcome in Infants with Single Ventricle Physiology: a report from the Pediatric Heart Network Infant Single Ventricle Trial. J Pediatr, 2013, 162: 250–256.

[13] Anderson JB, Beekman RH, Border WL, et al. Lower weight-for-age z score adversely affects hospital length of stay after bidirectional Glenn procedure in 100 infants with a single ventricle. J Thorac Cardiovasc Surg, 2009, 138: 397–404.

[14] Anderson J B, Kalkwarf HJ, Kehl JE, et al. Low weight-for-age z-score and infection risk after the Fontan Procedure. Ann Thorac Surg, 2011, 91: 1460–1466.

[15] Lapillonne A, O'Connor D, Wang D, et al. Nutritional recommendations for the later preterm infant and the preterm infant after hospital discharge. J Pediatr, 2013, 162: S90–100.

[16] Howley LW, Kaufman J, Wymore E, et al. Enteral feeding in neonates with prostaglandin-dependent congenital heart disease: international survey on current trends and variations in practice. Cardiol Young, 2012, 22: 121–127.

[17] Natarajan G, Reddy Anne S, Aggarwal S. Enteral feeding of neonates with congenital heart disease. Neonatology, 2010, 98: 330–336.

[18] Willis L, hureen P, Kaufman J, et al. Enteral feeding in prostaglandin-dependent neonates: is it a safe practice? J Pediatr, 2008, 153: 867–869.

[19] Johnson JN, Ansong AK, Li JS, et al. Celiac artery flow pattern in infants with single right ventricle following the norwood procedure with a modified Blalock–Taussig or right ventricle to pulmonary artery shunt. Pediatr Cardiol, 2011, 32 (4): 479–486.

[20] Davies RR, Carver SW, Schmidt R, et al. Gastrointestinal complications after Stage I Norwood versus hybrid procedures. Ann Thorac Surg, 2013, 95: 189–196.

[21] Averin K, Uzark K, Beekman RH, et al. Postoperative assessment of laryngopharyngeal dysfunction in neonates after Norwood Operation. Ann Thorac Surg, 2012, 94: 1237–1261.

[22] Garcia X, Jaquiss RDB, Imamura M, et al. Preemptive gastrostomy tube placement after Norwood Operation, J Pediatr, 2011, 159: 602–607.

[23] Hebson CL, Oster ME, Kirshbom PM, et al. Association of feeding modality with interstage mortality after single-ventricle palliation. J Thorac Cardiovasc Surg, 2012, 144: 173–177.

[24] Sables-Baus S, Kaufman J, Cook P, et al. Oral feeding outcomes in neonates with congenital cardiac disease

undergoing cardiac surgery. Cardiol Young, 2012, 22: 42–48.

[25] Uzark K, Wang Y, Rudd N, et al. Interstage feeding and weight gain in infants following the Norwood operation: can we change the outcome? Cardiol Young, 2012, 22: 520–527.

[26] Braudis NJ, Curley MAQ, Beaupre K, et al. Enteral feeding algorithm for infants with hypoplastic left heart syndrome status post stage I palliation.Pediatr Crit Care Med, 2009, 10 (4): 460–466.

[27] Del Castillo SL, Mc Culley ME, Khemani RG, et al. Reducing the incidence of necrotizing enterocolitis in neonates with hypoplastic left heart syndrome with the introduction of an enteral feed protocol. Pediatr Crit Care Med, 2010, 11 (3): 373–377.

[28] Kugler JD, Beekman RH, Rosenthal GL, et al. Development of a Pediatric Cardiology Quality Improvement Collaborative: from inception to implementation. From the Joint Council on Congenital Heart Disease Quality Improvement Task Force. Congenit Heart Dis, 2009, 4: 318–328.

[29] Ghanayem NS, Hoffman GM, Mussatto KA, et al. Home surveillance program prevents interstage mortality after the Norwood procedure. J Thorac Cardiovasc Surg, 2003, 126: 1367–1377.

[30] Srinivasan C, Sachdeva R, Morrow WR, et al. Standardized management improves outcomes after the Norwood Procedure. Congenit Heart Dis, 2009, 4: 329–337.

[31] Hehir DA, Rudd N, Slicker J, et al. Normal interstage growth after the Norwood Operation associated with interstage home monitoring. Pediatr Cardiol, 2012, 33: 1315–1322.

[32] Anderson JB, Iyer SB, Schidlow DN, et al. Variation in growth of infants with a single ventricle. J Pediatr, 2012, 161: 16–21.

[33] Iyer SB, Anderson JB, Slicker J, et al. Using statistical process control to identify early growth failure among infants with hypoplastic left heart syndrome. World J Pediatr Congenit Heart Surg, 2011, 2: 576–585.

[34] Slicker J, Hehir DA, Horsely M, et al. Nutrition algorithms for infants with hypoplastic left heart syndrome: birth through the first interstage period. Congenit Heart Dis, 2013, 8 (2): 89–102.